中国显微外科系列

中国显微外科
传承与创新论坛 2021

顾立强　汪华侨　刘小林　主编

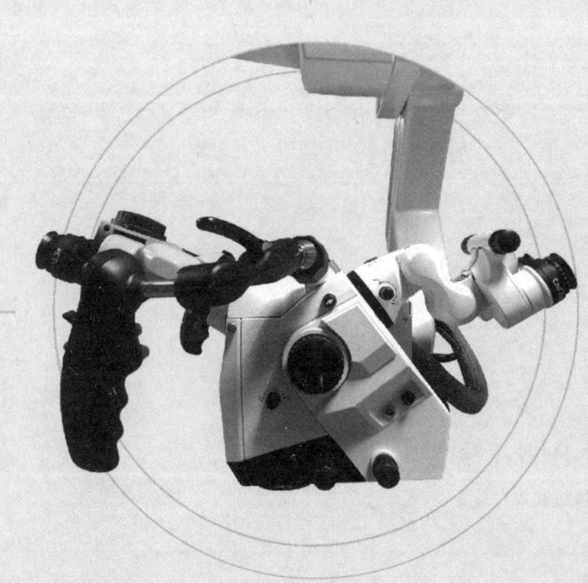

ZHONGGUO XIANWEI WAIKE
CHUANCHENG YU CHUANGXIN LUNTAN 2021

中山大學出版社
SUN YAT-SEN UNIVERSITY PRESS
·广州·

图书在版编目（CIP）数据

中国显微外科传承与创新论坛. 2021/顾立强，汪华侨，刘小林主编．—广州：中山大学出版社，2022. 11

（中国显微外科系列）

ISBN 978-7-306-07674-8

Ⅰ. ①中…　Ⅱ. ①顾…　②汪…　③刘…　Ⅲ. ①显微外科学—文集　Ⅳ. ①R616. 2-53

中国版本图书馆 CIP 数据核字（2022）第 247418 号

出 版 人：王天琪
策划编辑：李海东
责任编辑：李海东
封面设计：林绵华
责任校对：梁嘉璐
责任技编：靳晓虹
出版发行：中山大学出版社
电　　话：编辑部 020-84110283，84113349，84111997，84110779，84110776
　　　　　发行部 020-84111998，84111981，84111160
地　　址：广州市新港西路 135 号
邮　　编：510275　　传　　真：020-84036565
网　　址：http：//www. zsup. com. cn　E-mail：zdcbs@ mail. sysu. edu. cn
印 刷 者：恒美印务（广州）有限公司
规　　格：787mm×1092mm　1/16　21. 5 印张　600 千字
版次印次：2022 年 11 月第 1 版　2022 年 11 月第 1 次印刷
定　　价：138. 00 元

本书编委会

主　　编：顾立强　汪华侨　刘小林

编　　委：唐举玉　芮永军　徐永清　喻爱喜　张长青
　　　　　侯建玺　王　欣　陈山林　王保山　谢振荣
　　　　　黄　东　徐达传　朱庆棠　冷　柏

主编助理：封　静　侯雯惠

支　　持：《中华显微外科杂志》编辑部
　　　　　中华医学会显微外科学分会
　　　　　骨科在线
　　　　　广州和平骨科医院
　　　　　科创医疗集团

前　言

2021 年又是不平凡的一年。国际上新型冠状病毒（简称新冠）肺炎疫情仍在蔓延，尤其是新冠德尔塔变异株、奥密克戎毒株相继出现后，国际航班屡屡熔断，国境口岸冷链物流频频告急，对中国国内防疫构成严重威胁。一旦稍有疏忽，未严格执行与落实“外防输入、内防反弹”防控策略，疫情就会出现反弹，个别地区“周期性中、高风险预警”成了常态，疫情防控形势依然严峻。目前，国际线下学术交流基本停止，国内线下学术交流也随时可能被延期、叫停，甚至取消。《中华显微外科杂志》联合中华医学会显微外科学分会、国内显微外科优势单位及骨科在线、广州和平骨科医院、科创医疗集团等支持方主办的“2021 中国显微外科传承与创新论坛”就是在这种困难的情况下完成了 8 站。最后一站——西安站“暨青年医师病例报告总决赛”连续 3 次推迟，终于于 2022 年 6 月 16—17 日，在西安凤城医院等各方的努力与支持下，成功举办“华山论剑　王者争霸”，西安凤城医院郑宇棋和湖北医药学院附属太和医院文科 2 位青年医师获全国总决赛一等奖，林乾等 5 位青年医师获二等奖，李苗钟等 8 位青年医师获三等奖，还有多名青年医师获优胜奖和本届论坛设的特别奖。

《中国显微外科传承与创新论坛 2021》一书包括两大部分。第一部分延续了《中国显微外科传承与创新论坛 2020》的风格，凝聚了 8 站主题论坛的专家讲课精华，深入探讨和分析当下我国显微外科有关重点、热点专题，文章作者多为我国目前活跃于显微外科临床、教学、科研一线的专家、学者；第二部分为“2021 中国显微外科传承与创新论坛”各站青年医师病例报告竞赛优胜奖获得者的病例报告，多为近几年来国内一线青年医师在上级指导下，充分发挥显微外科技术在临床修复重建中的优势而完成的优秀作品。

尽管 2021 年困难重重，《中华显微外科杂志》一直在思考如何做好常态化疫情防控形势下显微外科的科学传播和学术交流，并努力筹备创办一本有中国特色、具有国际视野的临床显微外科英文杂志，目前终于有了进展。2021 年 10 月，在中山大学附属第一医院、国际骨科及创伤学会（SICOT）骨显微外科委员会支持下，经过 1 年多时间的筹备，《中华显微外科杂志》内刊——*Clinical Orthopaedic Microsurgery*（《临床骨显微外科杂志》英文版，内部交流）创刊。目前，刊选作品以“The Classic”“Comment”“Review”“Case Report”等为主，重点扶植临床一线中国青年显微外科医生，切实为他们提供积极参与中英文学术交流的平台，真正做到“把论文写在祖国大地上”。当然，今后的路还很长，路途还很艰难，需要我们显微外科人团结一致、奋发图强，早日获得国家及国际正式出版物刊号，实现公开发行！

文以言志，书以流传。“传承创新”是本论坛的核心要义，在新时代更应弘扬中国显微外科精神，切实推动后疫情时代我国显微外科事业的进步与发展。

顾立强　汪华侨　刘小林

2022 年 6 月 25 日于广州

2021 中国显微外科传承与创新论坛 9 站内容

次序	专题	时间	协办单位/地点	论坛主席	执行主席	联系人及电话
1	穿支皮瓣与软组织缺损修复（1）	2021 年 4 月 10 日	中南大学湘雅医院/张家界	顾立强、唐举玉	吴攀峰	欧　原 18890399008
2	严重肢体创伤（2）	2021 年 5 月 15 日	无锡市第九人民医院/无锡	顾立强、芮永军	糜菁熠	赵　刚 15951583736
3	穿支皮瓣与软组织缺损修复（2）	2021 年 6 月 5 日	中国人民解放军联勤保障部队第九二〇医院/昆明	顾立强、徐永清	范新宇	赵万秋 13150754030
4	骨感染－骨缺损显微重建	2021 年 7 月 10 日	武汉大学中南医院/武汉	顾立强、喻爱喜	陶圣祥	漆白文 13971471490
5	严重肢体创伤	2021 年 9 月 25 日	上海市第六人民医院/上海	顾立强、张长青	郑宪友	韩　艳 18930173538
6	手外伤及断指再植（1）	2021 年 9 月 30 日	郑州仁济医院/郑州	顾立强、侯建玺	谢书强	谢书强 18037893336
7	手外伤及拇手指再造	2021 年 10 月 9 日	宁波市第六医院/宁波	顾立强、王　欣	潘佳栋	潘佳栋 18969868195
8	儿童显微外科进展	2021 年 10 月 16 日	北京积水潭医院/北京	顾立强、陈山林	李文军、栗鹏程	沈　杰 13401105320
9	手外伤及断指再植（2）（论坛＋总决赛）	2022 年 6 月 16—17 日	西安凤城医院/西安	顾立强、王保山	郑晓菊	李海军 15319460292

目　　录

一、专家讲课

二、病例报告

一、专家讲课

对显微外科传承与创新的一点认识

侯春林

海军军医大学附属长征医院骨科

1963 年，陈中伟等[1]成功实施的世界首例断指再植开创了中国显微外科的新纪元。58 年来，在中国显微外科发展史上，老一辈开创的显微外科事业，经一代代年轻人在学习和继承老一辈事业的基础上，在传承中不断创新，进一步推动了我国显微外科事业的发展。

一、在学习中继承，在继承中发展

中国显微外科经过几代人不断努力，取得了辉煌的成就。我们每一位后来者只有在学习中继承，才能在继承中发展。1975 年，在我国显微外科发展的初始阶段，我有幸到解放军第八九医院学习断指再植，师从王成琪老师。我在学习中目睹了采用显微外科技术治疗一个个用传统方法无法治疗的疑难病人，激起了我对显微外科浓厚的兴趣和热情。从此我在显微外科道路上奋斗了 46 年。最初，我和显微外科同道一样，努力学习并开展断肢（指）再植和吻合血管的游离皮瓣移植手术。1984 年，我收治了一位因外伤截瘫导致巨大骶部褥疮的病人，由于用传统皮瓣无法修复，而采用吻合血管游离皮瓣移植修复又存在较大风险，当时设想采用就近皮瓣转移来修复骶部创面。在通过尸体解剖模拟手术的基础上，我设计了以臀上动脉浅支为血管蒂的上半部臀大肌肌皮瓣，通过局部转移一期修复病人骶部褥疮，手术一次完成，创面一期愈合[2]。这例病人治疗的成功给了我很大启发，从此我在显微外科的临床实践中重点开展了对血管蒂皮瓣移位修复创面的临床研究，不仅将其成功用于修复骶部、坐骨结节部、股骨大转子等部位褥疮，而且成功用于四肢创面修复及骨髓炎的治疗。在人体皮瓣供区越来越多的情况下，就近选择皮瓣，通过局部转移已可用于人体任何部位的创面修复。1985 年，我又遇到一位因产伤造成臂丛神经损伤的病人，尽管病人手的功能是好的，但因肩关节不能外展，连刷牙、吃饭都做不到。我们设计了一种全新的手术方法，即切取病人同侧胸大肌上半部，以支配肌肉的血管神经为蒂，通过局部转移的方式来重建肩关节外展功能。患者术后肩外展功能明显改善，可从事正常工作和生活[3]。这例病人治疗的成功，又开启了采用带血管神经蒂组织瓣移位进行感觉和运动功能重建的研究。随后，我们针对多种拇指缺损情况，设计并实施了 6 种带血管神经蒂皮瓣转移再造拇指的方法[4]，进一步扩大了带血管蒂组织瓣临床应用范围。为了指导游离皮瓣手术，顾玉东[5]在 1983 年提出了皮瓣的“点”“线”“面”概念。在此基础上，1988年我们提出了“旋转弧”的概念，即皮瓣切取后以皮瓣的营养血管为蒂进行旋转，其皮瓣远端所能达到的位置和范围。至今“点”“线”“面”“弧”已成为指导皮瓣选择和设计的重要理论，形成的带血管蒂皮瓣移位术已成为目前临床应用最广的组织缺损修复技术。1988年，我主编出版了我国第一部相关的学术专著《带血管蒂皮瓣肌皮瓣转移术》[6]，后在我国皮瓣外科发展的不同阶段又主编出版了5部皮瓣外科专著，从理论及实践上推动了我国皮瓣外科的普及和发展。

二、从临床找课题，为病人搞科研

医生在临床工作中会遇到各种各样的问题和难题，需要我们研究解决。作为临床医生，我们应善于观察、勤于思考，从临床找课题，为病人搞科研，最终造福于病人。如1995年我参加的上海市残联组织的一次座谈会上，一些截瘫病人诉说了他们在日常生活中最苦恼的是小便问题，截瘫后造成的排尿功能障碍不仅严重影响他们的生活质量，还因并发肾功能障碍而威胁他们的生命。如何才能帮助截瘫病人改善排尿功能？带着这个问题，我们进行了长达20余年的研究，先后针对以下问题进行研究：①圆锥以上脊髓损伤所致痉挛性膀胱如何重建排尿功能？②脊髓圆锥损伤所致弛缓性膀胱如何重建排尿功能？③单纯圆锥下部脊髓排尿中枢（$S_2 \sim S_4$）损伤所致排尿功能障碍而下肢运动功能正常者如何重建排尿功能？④如何重建膀胱感觉功能？⑤脊髓损伤及膀胱功能重建后，脊髓及大脑排尿功能区变化规律是怎样的？带着这些问题，我们通过动物实验研究探索脊髓损伤病人排尿功能重建方法，并最终用于临床。我们在国际上首次提出利用与膀胱排尿反射同为深反射的腱反射，采用显微外科技术，通过神经移位或移植建立新的膀胱反射通路，重建排尿功能，发明了4种膀胱功能重建的新手术：①利用脊髓损伤平面以下残存腱反射，通过神经移位，重建圆锥以上脊髓损伤所致痉挛性膀胱排尿功能；②利用脊髓损伤平面以上正常脊神经根，通过神经移植，重建脊髓圆锥损伤所致弛缓性膀胱排尿功能；③利用正常腰骶神经根作为动力神经重建膀胱功能，并在国际上首次提出切断单根腰骶神经根对下肢运动功能无明显影响；④通过同时重建膀胱传入和传出通路，重建膀胱感觉和排尿功能。我们的研究成果得到了国际学术界的高度评价；我们主编出版了我国第一部相关的学术专著《脊髓损伤后膀胱功能重建》[7]，并由德国Springer出版社出版了该著的英文版[8]。应该说，坚持临床与科研相结合，从临床找课题，为病人搞科研，是我们临床医生从事医学科学研究的必由之路。

三、病人成就了医生

55年的从医经历使我深深体会到，医生的成长和医学科学的发展离不开病人。因为新技术的临床应用存在疗效的不确定性和对病人可能的损害，病人愿意接受新的治疗技术是对医生的信任和对医学的贡献，任何新技术都需要在治疗病人的实践中得到验证和完善，所以说病人是医生的良师益友，是病人成就了医生。如在临床工作中，我们会遇到一些因骨折损伤第1腰髓（S_1）导致单纯膀胱功能障碍，而下肢运动功能正常的病人，排尿功能障碍给其生活带来极大痛苦。对于这些仅损伤圆锥下部脊髓排尿中枢（$S_2 \sim S_4$）的病人，我们设想能否利用截瘫平面以上正常的第1骶神经根作为动力神经，通过 S_1 与 S_2 或 S_3 神经吻合来重建病人排尿功能。虽然这一设想在猕猴动物实验中得到了证实，但上述方法能否有效改善这类病人排尿功能，是否会因 S_1 神经切断而对病人下肢功能造成损害，尚需临床进行验证。2008年，我们收治了一位骨折损伤 S_1 致膀胱功能障碍、并行膀胱造瘘病人，这位病人给了我极大的信任和支持，正是这位接受将正常 S_1 前根与受损 S_2、S_3 前根吻合手术的病人，使我成功跨越了从实验室到临床的鸿沟。术后病人不仅拔除了膀胱造瘘，改善了排尿功能，下肢运动功能也未受到损害。在完成对第一位病人治疗的基础上，我们先后对50余例类似病人进行了治疗，均证实临床可利用正常 S_1 神经根作为动力神经进行膀胱功能重建，并在国际学术期刊上首次报道这一学术观点[9]，得到了国外专家的高度评价。如果没有病人给我们提供验证新技术的临床实践，那再好的设想最终也只能停留在实验室。所以从这个意义上说，是病人成就了医生。

四、传承和发扬显微外科精神

中国显微外科经历了58年的发展历程，形成了对病人、对工作“认真负责、勇于创新、不畏艰辛和团结协作”的显微外科精神。正是在这种精神的指引下，一代代显微外科人在面对病人严重创伤或复杂疾病时，能以“对病人极端负责、对技术精益求精”的白求恩精神，不畏艰辛，敢于创新，创造了许多奇迹，成功实施了诸如从世界首例断肢再植[1]，到十指离断再植[10]、单手十七节完全离断再植[11]、新生儿末节离断再植[12]等高难度手术，创造了许多“世界第一”和医学奇迹，挽救了无数病人的肢体及其功能。这种由显微外科前辈创立的、通过几代显微外科人不断丰富而形成的显微外科精神是我们最宝贵的精神财富，需要年轻一代继续传承下去，并不断发扬光大。

参考文献

[1] 陈中伟，鲍约瑟，钱允庆. 前臂创伤性完全截肢的再植（一例成功报告）[J]. 中华外科杂志，1963，11（10）：767－771.

[2] 侯春林，包聚良，张文明. 臀大肌上部肌皮瓣转移修复骶部褥疮[J]. 临床应用解剖学杂志，1985，3（2）：84－85.

[3] 侯春林，张文明，包聚良，等. 胸大肌上半部反转移位代三角肌术[J]. 上海医学，1985，8（12）：687－690.

[4] 侯春林，樊文甫. 介绍几种带血管神经蒂皮瓣转移再造拇指方法[J]. 修复重建外科杂志，1988，2（2）：46－47.

[5] 顾玉东. 皮瓣设计与解剖学的点、线、面[J]. 中国临床解剖学杂志，1985，3（1）：60－63.

[6] 孙弘，侯春林. 带血管蒂皮瓣肌皮瓣转移术[M]. 南京：江苏科学技术出版社，1988.

[7] 侯春林. 脊髓损伤后膀胱功能重建 [M]. 北京：人民军医出版社，2006.
[8] HOU C L. Function bladder reconstruction following spinal cord injury via neural approaches [M]. Berlin：Springer，2013.
[9] LIN H，HOU C L. Transfer of normal S_1 nerve root to reinnervate atonic bladder due to conus medullaris injury [J]. Muscle Nerve，2013，47 (2)：241 - 245.
[10] 葛竞，褚晓朝，王臻，等. 十指再植全部成活（一例报告）[J]. 中华骨科杂志，1986，6 (6)：401 - 403.
[11] 谢昌平，侯建玺，谢书强，等. 单手多平面 17 节段离断再植成功一例 [J]. 中华显微外科杂志，2009，32 (3)：244 - 245.
[12] 雷彦文，李亮，张敬良，等. 新生儿小指末节离断再植成功一例 [J]. 中华显微外科杂志，2014，37 (1)：101 - 102.

坚持传承，鼓励创新，搭建学术交流新平台

顾立强

《中华显微外科杂志》编辑部
中山大学附属第一医院显微创伤手外科

日月其迈，时盛岁新。2020 年 12 月 17 日，中国科协发布了《世界学术期刊学术影响力指数（WJCI）期刊名录》，《中华显微外科杂志》（以下简称杂志）WJCI 为 1.017，位列全球“外科学综合”学科期刊前 54.5%（该学科入选国内外 77 种期刊），在仅入选的 8 种中文期刊中排第 2 位，进入世界有影响力期刊行列。我们谨向长期以来一直支持和关心杂志发展的各级领导、编委、审稿专家，以及广大的作者、读者和同仁致以最衷心的感谢、最美好的祝福和最崇高的敬意！

《中华显微外科杂志》的前身为《显微外科》，创刊于 1978 年；1985 年更名为《显微医学杂志》并由邮局公开发行；1986 年更名为《中华显微外科杂志》，成为中华医学系列杂志之一；1989 年中华医学会显微外科学分会成立，《中华显微外科杂志》即成为分会机关刊物。40 余年风雨，杂志见证了中国显微外科事业的壮大，促进了我国显微外科学科的建立，辅佐了显微外科技术推广与显微外科学科发展，是一本影响和伴随几代显微外科人成长的杂志。今天，在突如其来的新冠肺炎疫情蔓延全球的背景下，为了响应国家建设国际一流科技期刊的号召，杂志更应该肩负起“传承、创新、团结、合作、国际化”的初心和使命，谋划显微外科进一步普及与提高的举措，为中国显微外科可持续发展出力，重点打造学术交流的新品牌，着力培养致力于显微外科一线工作的中青年骨干，积极参与国内外学术交流，加强与国际同行的合作，为创办有中国特色的国际化杂志不懈努力。

一、传承是显微外科进一步发展与提高的源泉

（一）讲传统、明方向

中国显微外科在老一辈带领下取得了辉煌成果，对世界显微外科的发展作出巨大贡献。2020 年，杂志开设了“世界显微外科大师”“中国显微外科先驱”（中英文双语）栏目，分别介绍了“世界显微外科之父（World Father of Microsurgery）”Harry J. Buncke 教授（美国）、世界首例完全离断拇指再植成功实施者（The 1st successful case：complete separated thumb replantation in the world）Susumu Tamai 教授（日本）、世界首例不

完全离断拇指再植成功实施者（The 1st successful case：incomplete separated thumb replantation in the world）Harold E. Kleinert 教授（美国）、世界首例踇趾移植再造拇指成功实施者（The 1st successful case：first toe transplant to reconstruct the thumb in the world）John R. Cobbett 教授（英国）、世界淋巴显微外科基础与培训第一人（The 1st man in Lymph Microsurgery，fundamentals and training in the world）Bernard O'Brien 教授（澳大利亚）、世界首例断臂再植成功实施者（The 1st successful case：separated arm replantation in the world）Ronald A. Malt 教授，介绍了"世界断肢再植之父（Father of amputated limb replantation）"陈中伟（Chen Zhongwei）院士、世界首例第 2 足趾移植再造拇指成功实施者（The 1st successful case：second toe transplant to reconstruct the thumb in the world）杨东岳教授（Yang Dongyue）、中国首次犬肢体移植（自/异体）实验实施者［The 1st canine limb transplant（auto/allograft）in China］王志先教授（Wang Zhixian）、中国首个犬断肢再植实验实施者（The 1st amputated canine limb replantation experiment in China）屠开元教授（Tu Kaiyuan）、中国首个小血管显微吻合系列实验实施者（The 1st Small vessel microsurgical suture series experiments in China）崔之义教授（Cui Zhiyi）、中国首次兔断耳再植与首例不全断指再植实施者（Rabbit amputated ear replantation and 1st successful case of incomplete amputated finger replantation in China）王澍寰院士（Wang Shuhuan），重点叙述了 20 世纪 60 年代初中国显微外科事业艰难起步时的重要人物与事件、世界显微外科顶尖大师的丰功伟绩及其对中国显微外科的积极影响。

"显微外科大师访谈录"栏目分别访谈了王成琪、范启申、于仲嘉、侯春林、朱家恺、刘均墀、程国良等教授。访谈录中展现的是前辈们开展显微外科的初心、对显微外科的热爱、做人做事的真谛，以及老一辈对显微外科事业发展的期望和对年轻一代工作的前进方向的指引。殷殷期许暖人心，催人奋进。2021 年，我们将继续办好这些传统教育栏目，刊出中国显微外科先驱黄承达、孔令震等教授的事迹，介绍对中国显微外科起积极影响的世界显微外科大师 Joseph Kutz（美国）、Hanno Millesi（奥地利）等，专访显微外科解剖大师钟世镇院士等。希望杂志编委积极向编辑部推荐国内外显微外科大师名录，帮助收集整理显微外科历史图文资料，讲好中国显微外科故事。杂志编辑部力争在 3～5 年内将其汇集成册，以中英文双语出版、国内外发行，使之成为一张彰显我国显微外科历史业绩的"中国名片"。

（二）捋文献、正历史

2020 年 1 月，杂志编辑部启动了《中国显微外科中英文文献索引》（中英文双语）编纂，目的是全面和系统梳理中国学者在显微外科发展进程中的每个时间段发表的中英文文献，尤其是 1960—1985 年；向国际同行传递每个时间段中国的显微外科工作信息，克服以往因为中文语言、中文杂志现刊、中文数据库检索等造成的语言障碍，为善意引导国际友人客观、公正认识中国学者对世界显微外科的贡献提供坚实基础。针对编纂初期遇到的问题——如何选择合适的中文期刊及其文献？如何选用中文期刊论文数据库（中文期刊论文检索系统）？如何确定中国显微外科中英文文献索引主题词？如何对中国显微外科中文文献作相应的英文标识？——制定了相应对策。本索引最核心的内容：一是收录 1960 年至今有关显微外科基础研究、临床应用等重要的中文文献，并作相应的英文标注；二是收录1960年至今中国学者显微外科英文文献；三是收集整理世界显微外科原创性和对中国显微外科发展有极大推动作用的英文、法文、德文、日文、俄文、西班牙文等文种文献，以及其他文献资料（附录1～10）。2020年7月10日，在长沙召开了《中国显微外科中英文文献索引》第一次编委会，与会的编委会顾问侯春林，编委刘小林、张长青、徐永清、徐达传、芮永军、唐举玉、章一新、朱庆棠、汪华侨、顾立强等充分肯定了编纂《中国显微外科中英文文献索引》的必要性与紧迫性，审查、通过了青年编委会委员名单，确定中山大学附属第一医院等22个单位参与编纂工作。现编纂工作正有序和顺利推进，已收集中国显微外科中文文献50000余条、英文文献5000余条，结合中文文献英文标注，共计约500万字，拟于2021年10月出版。与此同时，重点收集整理1973年以前的史料（图文兼顾，中英文双语），拟在2021年11月中华医学会第十三次全国显微外科学术大会期间举办首期《创造显微外科历史的人物图片展》。

（三）强基础、重培训

杂志见证了中国显微外科的普及与提高，其中行之有效的举措之一就是各地显微外科优势单位（中心）坚持显微外科的基础教育，系统普及显微外科基本知识、基本理论、基本技能，重点进行显微外科技术进阶性培训，巩固、强化显微外科技术临床实践；制定显微外科技术临床应用基本原则与规范，不断提高显微外科从业者的自信心与进取心，在中国各地、各级医院及时、有效运用显微外科技术解决各种常见病患（如断指再植、断肢再植、游离皮瓣移植修复创面等）和疑难杂症（如严重肢体创伤保肢、拇手指缺损再造等），推动了显微外科学科建设。杂志将联合中华医学会显微外科学分会、中国医师协会显微外科医师分会，依靠显微外科优势单位（中心），继续保持显微外科基础教育与技术培训的光荣传统，并进一步发扬光大。

二、创新是显微外科进一步发展与提高的动力

（一）抓机遇、迎挑战

显微外科学是一门实践科学。1963年1月，“断肢再植之父”陈中伟院士对1例完全性前臂离断病例，挑战医学禁区，成功完成了断肢再植的创举，开创了显微外科的新纪元。历史经验告诉我们，成功只眷顾有准备的人。因此，必须认真对待临床每一个病例，制定最佳诊疗方案，敢于挑战高难度手术。近几年来，不乏新时代显微外科创新佳作，如“双前臂并十指离断再植成功”“四指二十平面完全离断再植”等。同时，不仅要总结成功的经验，也要探讨失败的原因、分析病理难点，为下一次临床攻坚克难提出宝贵的建议。这也应是我们在创新显微外科过程中应有的学术态度。

（二）站前沿、知进展

新时期科学技术日新月异，如智能技术、数字化技术、导航技术、再生医学、机器人技术、5G技术等新技术出现，新器械应用与新理念更新，不断冲击着我们的生活。

谋求显微外科跨学科、跨领域与现代科学技术紧密结合，拓展显微外科新的发展空间与方向，值得探索。杂志编辑部将加强杂志网站建设与新媒体建设，及时介绍国内外显微外科最新科研资讯动态，全面、系统地收集、整理、传播显微外科临床新进展，为广大读者服务。2020 年，杂志开设了“中国显微外科技术临床应用进展（中英文双语）”栏目，邀请侯春林、芮永军、王增涛、徐永清等教授分别撰写“中国学者对世界显微外科的一些贡献”“股前外侧皮瓣在中国的研究进展”“拇指及手指的全形再造”“小腿穿支皮瓣在中国的临床应用及研究进展”，读者反响热烈。2021 年，编辑部将继续进行这方面工作，力争杂志成为国内外同行了解中国显微外科的“窗口”。

（三）懂科研、攀高峰

临床医疗是“保底工程”，科学研究是“上台阶”的必由之路。不断开展临床研究，如从术前临床影像学研究到术后客观有效随访评价，因地制宜开展基础研究与应用基础研究如临床解剖学研究。目前，从杂志编辑部审稿、编辑工作中发现：不少作者显微外科基本技术扎实，修复与重建治疗方案设计周全、操作完美、疗效佳，但重手术、轻随访，功能评价方面欠客观、系统、全面。为此，2020 年，杂志编辑部联合中华医学会显微外科学分会青年委员会，启动编撰了《显微外科功能评价》一书，希望对推动显微外科的临床科研有益。杂志也将优先刊登显微外科临床原创性成果（包括病例个案，中英文双语），优先刊登显微外科相关领域国家级基金有关临床研究与临床基础研究论文，让显微外科同仁有“把论文写在祖国的大地上”的平台，为鼓励显微外科同仁勇攀科研高峰提供学术舆论阵地。

三、搭建学术交流新平台——中国显微外科传承与创新论坛

2020 年发生在华夏大地上的这场波澜壮阔的抗疫斗争，在中共中央的坚强领导下，由于全国人民众志成城、不畏艰险，医务人员成为最美的“逆行者”，取得了全国抗疫斗争重大战略成果，充分彰现了中国特色社会主义制度的显著优势。《中华显微外科杂志》编辑部克服疫情带来的重重困难，一是在 2020 年第 43 卷第 2 期组织“新型冠状病毒肺炎防治专栏”，刊发“中华医学会显微外科学分会新型冠状病毒肺炎疫情期间开展显微外科手术专家共识（中英文双语）”，取得了很好的指导作用；二是在遵照中华医学会学术会议管理相关规定以及国内新冠疫情的防控要求下，联合中华医学会显微外科学分会、骨科在线、广东和迈集团和 12 家协办单位举办“2020 中国显微外科传承与创新论坛”。从 2020 年 7 月至 12 月，在全国开展 12 场系列专题论坛并同步视频直播，线上、线下同仁受益，获得普遍好评，达到了预期目的，取得成功。2021 年，杂志编辑部将继续举办“2021 中国显微外科传承与创新论坛”（9 场系列专题论坛并同步视频直播），旨在通过若干年论坛的举办，创建显微外科学术交流的品牌活动，以品牌促进效应。

（一）系列专题研讨

“2020 中国显微外科传承与创新论坛”专题涉及腹股沟皮瓣、特殊类型穿支皮瓣、

显微外科培训、骨不连骨缺损显微修复、慢性创面显微修复、周围神经卡压症与胸廓出口综合征、肢体严重创伤救治、下肢复合组织缺损显微修复、保留足趾和（或）趾甲再造手指、趾-指动脉与拇手指再造、颅颌面部显微重建等，授课与主题研讨专家聚集了当今多数活跃于中国显微外科临床、教学、科研一线的学者。授课内容一部分将作为杂志优秀稿源，一部分汇聚整理成《中国显微外科传承与创新论坛 2020》（预计 2021 年 5 月出版）。“2021 中国显微外科传承与创新论坛”将举办 9 场，专题将聚焦于严重开放性肢体创伤（早期救治、创面修复）、穿支皮瓣与软组织缺损修复、断指（肢）再植、骨感染-骨缺损的显微重建、拇手指再造、儿童先天性畸形显微重建等，重点研讨某一专题并形成“专家共识”初稿，将会同中华医学会显微外科学分会、中国医师协会显微外科医师分会等学术组织多次反复研讨，达成“专家共识”定稿，在杂志发布。同时，由牵头人负责整理研究资料、出版研究专集，如《严重肢体开放性创伤早期救治》《穿支皮瓣系列》。

（二）病例竞赛

2020 中国显微外科传承与创新论坛各专题论坛均设了青年医生病例报告竞赛环节，通过网上报名、专家评选、各专题论坛主题病例报告竞赛等环节，以及线上、线下相结合的形式，共吸引了 200 余名选手参赛，得到了显微外科同道们的广泛好评。12 月 26 日，各站 44 位优胜奖青年才俊代表汇聚羊城，角逐病例报告总决赛桂冠。经两轮激烈比拼，最终决出一等奖 2 名、二等奖 5 名、三等奖 8 名、特别纪念奖 7 名、优胜奖 22 名。按比赛规则，总决赛一、二等奖病例报告将优先刊登于 2021 年杂志，获奖者优先纳入下一届杂志特约青年编委候选人。祝贺他们在各自单位学术带头人的指导下，传承创新、敢担重任，诊治了一例例高难度伤病疾患，完成了具有国际水准的显微修复重建手术。从他们身上，我们看到了中国显微外科事业的未来和希望。

（三）网上直播

2020 各专题论坛在骨科在线帮助下，实现了网上同步视频直播，后期又得到科创医疗集团加盟支持现场直播，场均线上、线下有近万名显微外科、手外科、骨科等领域同道关注受益，充分发挥了网络传播的广泛性、时效性。2021 年，杂志将进一步加强与科创医疗集团、骨科在线等合作，做好论坛网上同步视频 5G 直播。

（四）国际交流

中国显微外科传承与创新系列论坛的目的之一，就是要发挥编委们在国际学术组织兼职的优势，尝试与国外同行进行国际视频会议，探索研讨国际间显微外科合作、交流的新形式。2020 年 9 月 5 日广州站，在 SICOT Microsurgery Committee 骨显微委员会朱庆棠主席精心组织、策划下，美国手外科协会（ASSH）前主席 Neil F. Jones 教授网上连线作了 30 min 学术讲座（Decision making in the treatment of the mangled hand），与中国同行分享他的经验，阐述了十大相关问题，强调要注重肢体创伤救治的效益比；还同步直播了 2 h SICOT Webinar 严重肢体创伤早期救治研讨会，来自美国、德国、罗马尼亚、意大利、埃及、日本、中国等 10 余位专家学者围绕 Salvaging a mangled extremity

(SAME)：the emergency management protocol 的主题，交流、分享了在严重肢体创伤救治方面的经验。从 2021 年第 1 期起，杂志将陆续刊登国际讲师们的稿件。由此，中国显微外科传承与创新论坛为放眼世界、践行国际间合作，为杂志创造条件国际化迈出了第一步。我们将进一步动员、依靠广大编委同仁，继续努力，做好国际化“人、财、物”储备，深入开展与显微外科英文杂志 *J Reconstr Microsurg*、*Microsurgery*、*J Hand Microsurg* 等的交流、合作，待各方面条件成熟、时机合适时，筹备创办一本具有中国特色和国际视野的显微外科英文杂志。

中国显微外科在老一辈带领下取得了辉煌成果，对世界显微外科的发展做出了巨大贡献。让我们记住侯春林、程国良、刘小林教授的谆谆告诫：显微外科的昨天、今天告诉我们，显微外科的明天应抓住机遇、与时俱进、继续创新、再创辉煌；不仅要培养青年医生敬业精神、高度责任感，让他们勇于挑战高难度手术，还要把专业内容做实、做深、讲透，培养发掘一批新人。

路漫漫其修远兮，吾将上下而求索。《中华显微外科杂志》将坚持传承、鼓励创新、搭建学术交流新平台，发现新人、培育骨干、壮大队伍、造福患者，为中国显微外科事业可持续发展出力，为中国显微外科走向世界、融入世界学术大家庭添彩。

（本文发表于《中华显微外科杂志》2021 年第 1 期）

足趾组织移植拇手指再造意见

程国良

中国人民解放军海军第九七一医院（原第四〇一医院）

杨东岳（1966年）采用第2足趾移植拇指再造以来已经历55年，随着解剖学及显微外科技术的发展与提高，足趾组织移植拇手指再造又有了新的发展与提高[1-7]。我院自1979年10月至2021年10月对不同程度拇手指缺损采用不同形式足趾组织移植再造计2333例、2718指，成活2681指，成活率为98.6%。2021年10月15—16日应中华医学会显微外科分会主任委员顾立强教授之邀在宁波参加“2021中国显微外科传承与创新论坛”。会上我作了“足趾组织移植拇手指再造意见”发言。会后应《中华显微外科杂志》之约，把这次发言整理成文。

足趾组织移植拇手指再造的目的是恢复手外形与功能。1980年在美国休斯顿，以Swanson为主席、O’Brien为副主席召开国际上肢创伤失能评估研讨会（我国陈中伟教授参会），1983年Swanson在美国《手外科杂志》增刊发表了《上肢损伤性失能功能评估》一文，为拇手指缺损实施再造提供了依据（图1、图2、图3）。

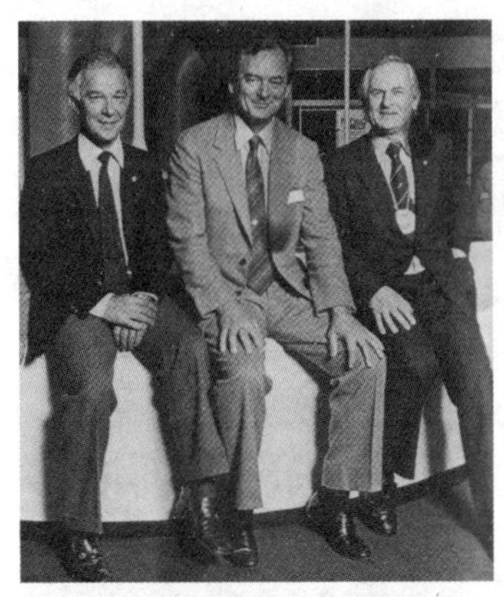

图1 Swanson(中)、O’Brien(左)

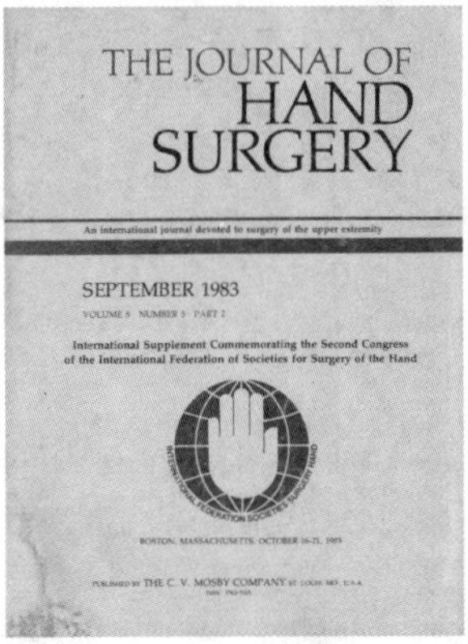

THE JOURNAL OF HAND SURGERY

SEPTEMBER 1983

图2 1983年美国《手外科杂志》增刊

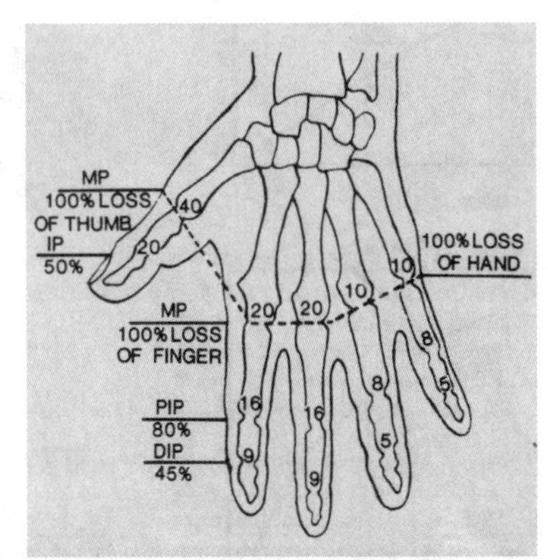

图3 各手指失能评估

目前我国足趾组织移植拇手指再造方法大同小异，笔者认为再造方法不求统一，应以功能与外形好、不损害供区、手术方法简单且易被推广应用为原则。现就“足趾组织移植拇手指再造意见”陈述如下。

一、拇指缺损分度与手术方案

Ⅰ°$_1$缺损：于末节指骨中段以远缺损，这类缺损拇指长度基本保留，部分病员残留指甲，丧失拇指功能 20%～30%，丧失手功能 10%。部分病人为了美观要求再造，可选踇趾末节移植实施部分再造。

Ⅰ°$_2$缺损：于末节指骨基底处缺损，丧失拇指功能近 40%，丧失手功能近 20%。为了增进拇指外形与拇指功能，满足病人心理及职业需要，再造方法同Ⅰ°$_1$缺损（图 4、图 5）。

Ⅱ°缺损：于 PIP 缺损，丧失拇指功能 50%，丧失手功能 20%。为了增进手与拇指功能，改善外形，应予以再造，可选用踇趾末节移植行 PIP 融合再造（图 6）。

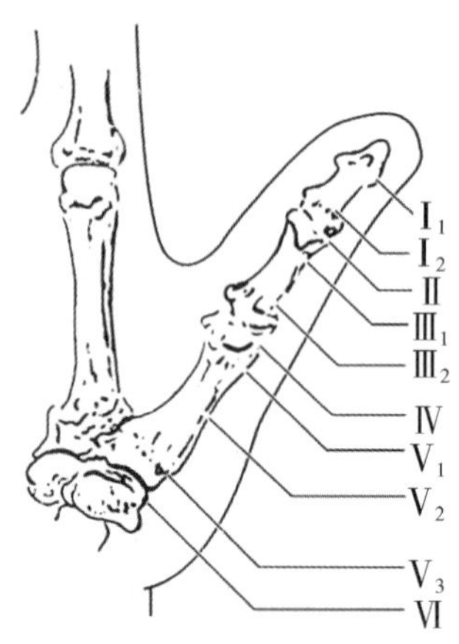

图 4 拇指缺损分度

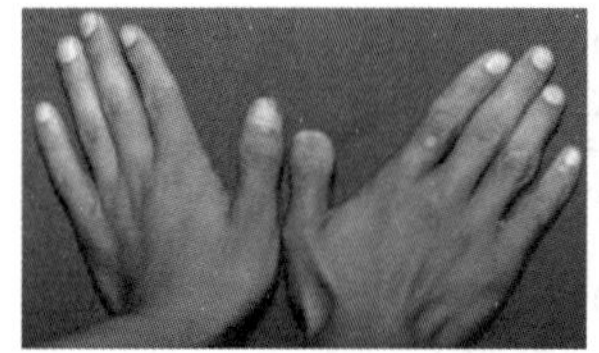
A. 术前伤情

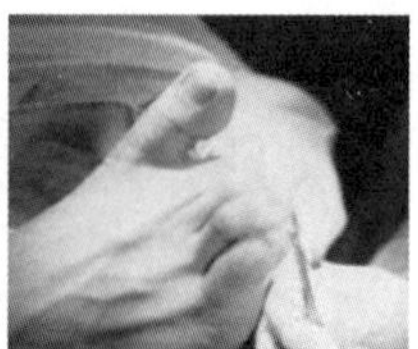
B. 手术设计

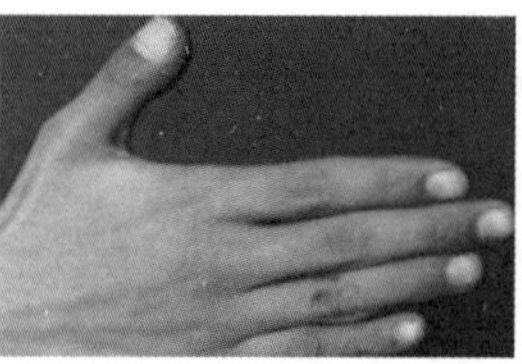
C. 术后 1 年外形

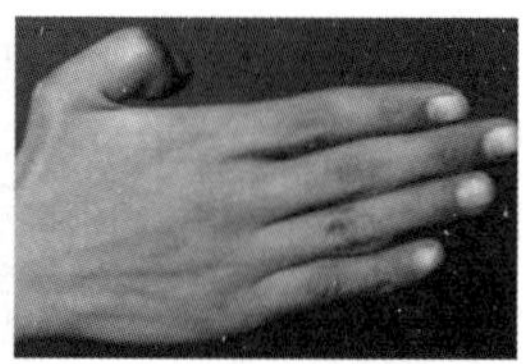
D. 术后 1 年功能

图 5 右拇Ⅰ°$_2$缺损，选用同侧踇趾末节移植再造，术后 1 年外形与功能

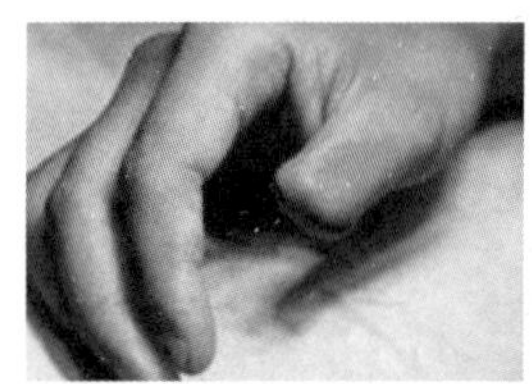
A. 术前伤情

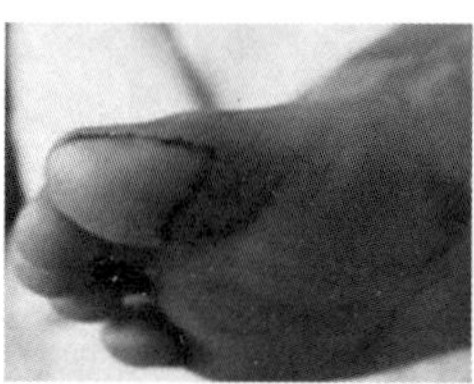
B. 手术设计

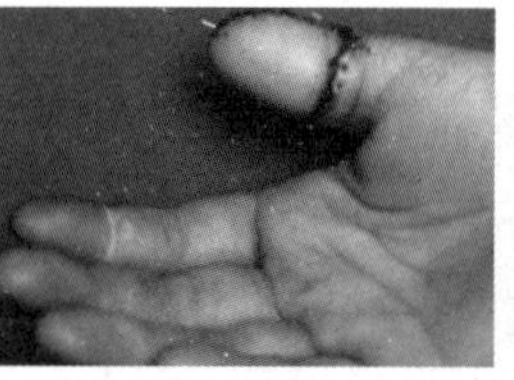
C. 出院时外形

图 6 右拇Ⅱ°缺损，选用同侧踇趾末节移植行 PIP 融合再造，出院时外形

Ⅲ°缺损：于拇指近节缺损，丧失拇指功能的 60%～90%，丧失手功能的 25%～35%，适应再造。笔者单位常规选用第 2 足趾移植再造（图 7）。

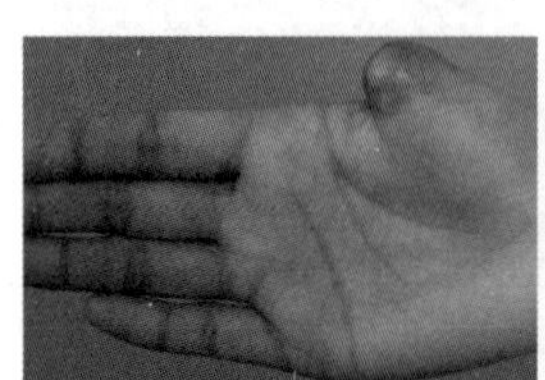
A. 右拇术前伤情

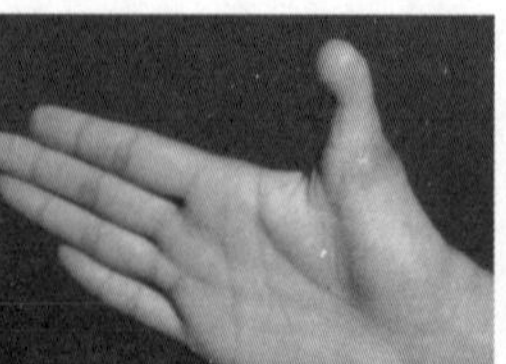
B. 再造术后

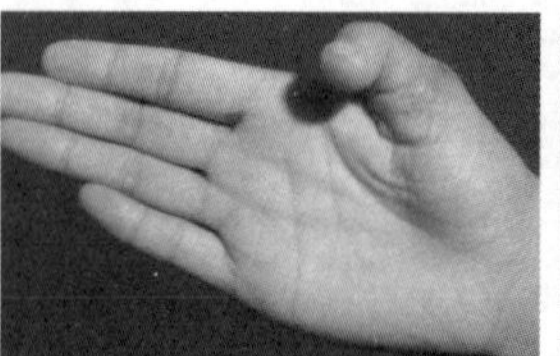
C. 拇屈曲

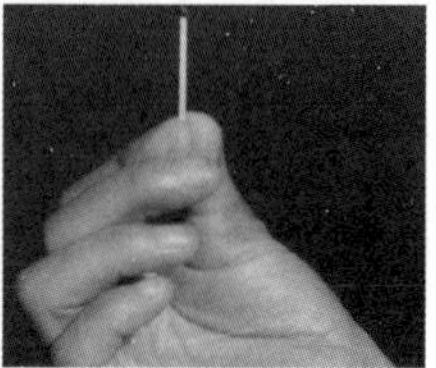
D. 持物

图 7 右拇Ⅲ°缺损，选同侧第 2 足趾移植再造，术后 3 年外形与功能

Ⅳ°缺损：于 MP 部缺损，这类缺损已丧失拇指功能100%，丧失手功能40%，是再造的绝对适应证。笔者单位常规选用对侧带跖趾关节第 2 足趾移植再造，术中应注意修复拇短展肌功能（图 8）。

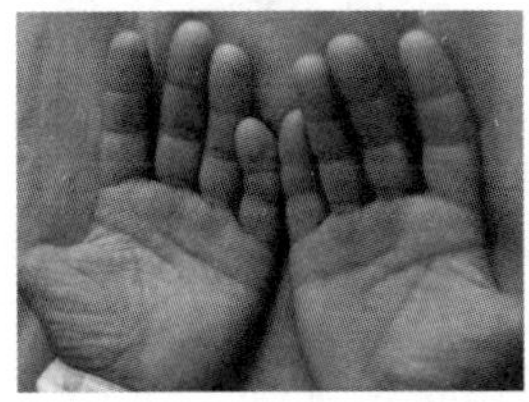
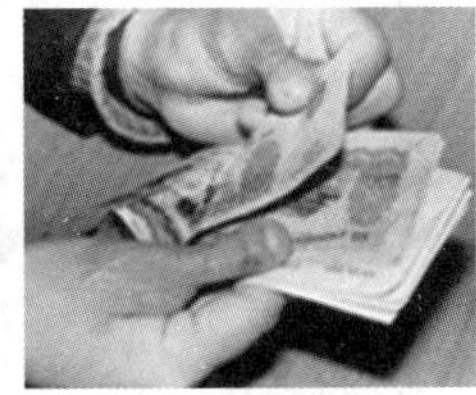
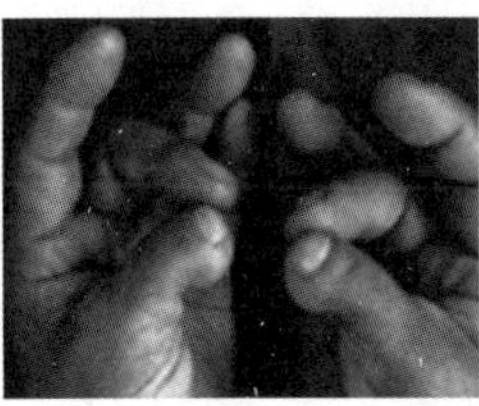
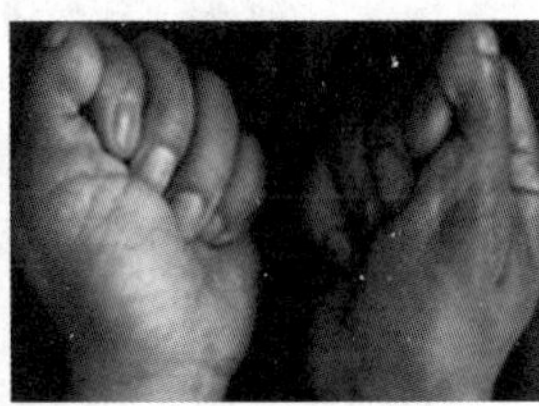

A. 术前伤情　B. 术后半年外形与功能　C. 术后 18 年外形与功能

图 8　双拇Ⅳ°缺损，选双侧第 2 足趾带跖趾关节交叉移植再造

Ⅴ°缺损：于第 1 掌骨部缺损，因第 1 掌骨较长，根据拇指缺损的不同部位，需采用不同的再造方法。笔者把Ⅴ°缺损分为：Ⅴ°$_1$、Ⅴ°$_2$、Ⅴ°$_3$ 三种。

Ⅴ°$_1$ 缺损：于第 1 掌骨头部缺损，这类缺损再造方法与Ⅳ°缺损相同。

Ⅴ°$_2$ 缺损：于第 1 掌骨中段缺损。这类缺损残端有两种情况：①残端保留拇短展肌，再造时选用对侧带菱形足背皮瓣及跖趾关节第 2 足趾移植，除修复拇长伸、屈肌腱外，将残存的拇短展肌作适当分离后，修复拇对掌功能；②残端拇短展肌缺损，术中需行拇对掌功能重建（图 9）。

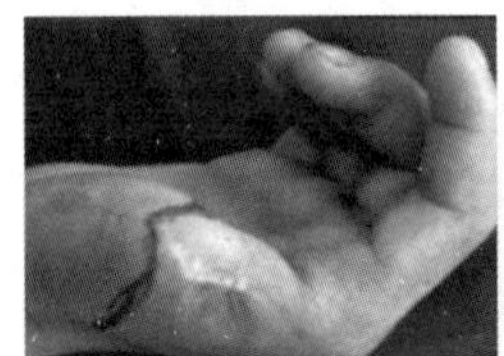
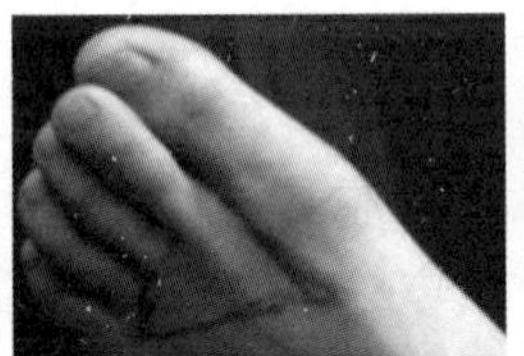
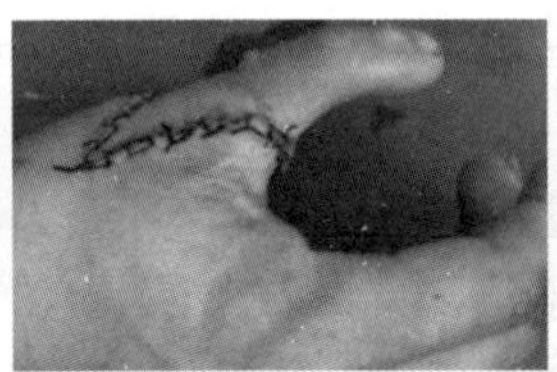
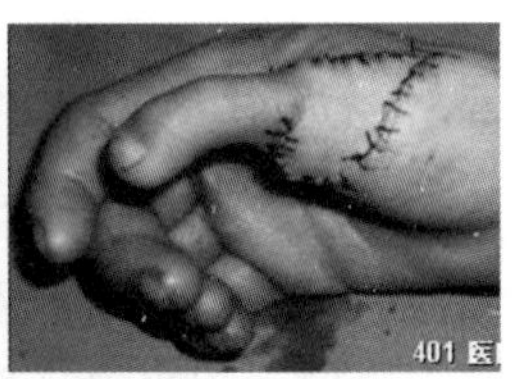

A. 术前伤情与切口设计　B. 舵样足背皮瓣切口设计　C. 术后当时外形

图 9　右拇Ⅴ°$_2$ 缺损，选对侧带舵样足背皮瓣及跖趾关节第 2 足趾移植再造

Ⅴ°$_3$ 缺损：于第 1 掌骨基底部缺损，这类缺损再造方法同Ⅴ°$_2$ 缺损。

Ⅵ°缺损：于腕掌关节或腕骨部位缺损。这类缺损再造方法同Ⅴ°$_3$，再造时将第 2 跖骨与大多角骨、舟状骨或第 2 掌骨行骨性对掌位固定（图 10）。

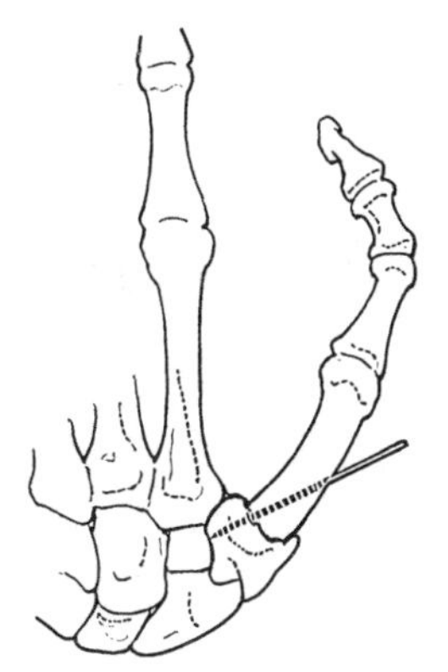
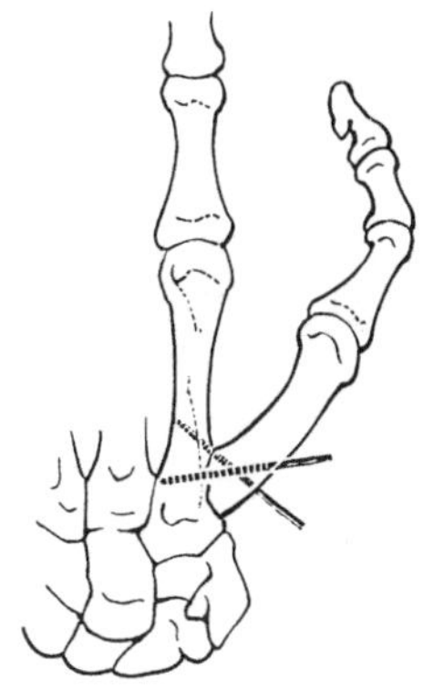

A. 示意图

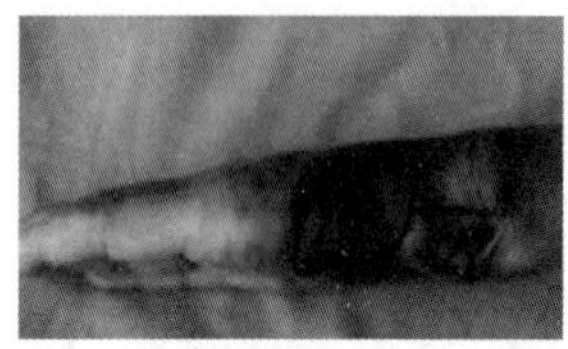
术前伤情与切口设计

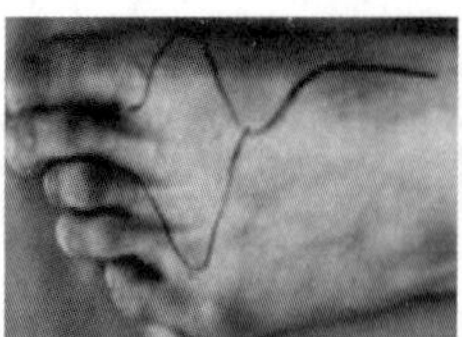
菱形足背皮瓣切口设计

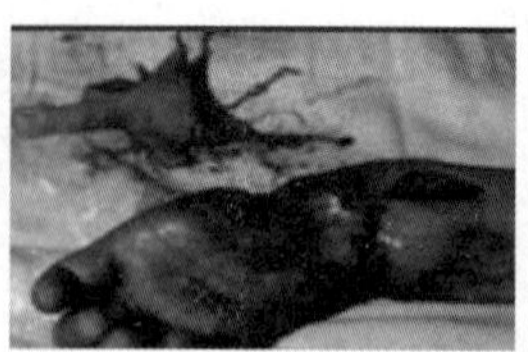
移植复合组织移至受区

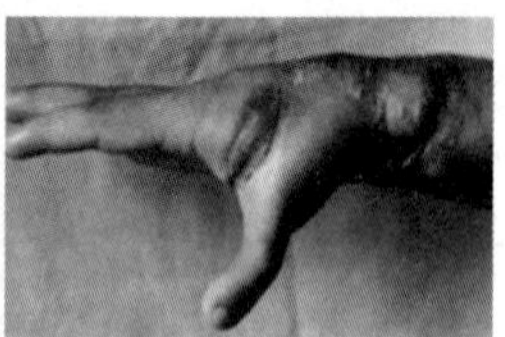
术后 50 天外形

B. 右拇Ⅵ°缺损，选对侧带菱形足背皮瓣及跖趾关节第 2 趾行骨性对掌位移植再造

图 10 第 2 跖骨与大多角骨、舟状骨或第 2 掌骨行骨性对掌位固定

对拇指皮肤脱套性离断，无再植条件，可选对侧踇趾甲皮瓣移植再造（图 11）。

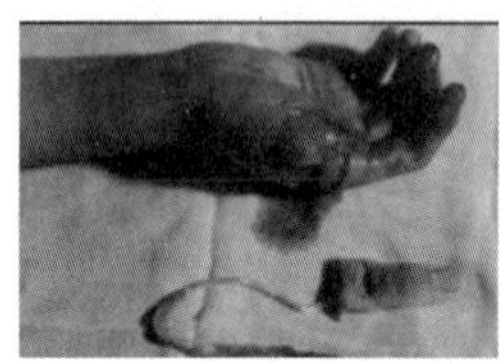

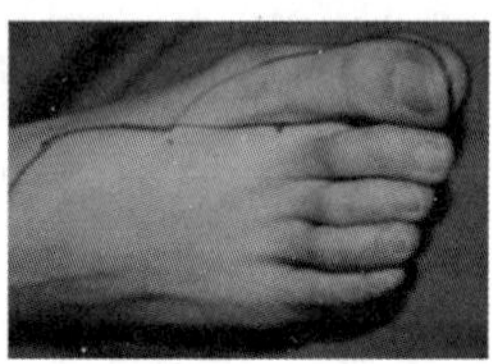

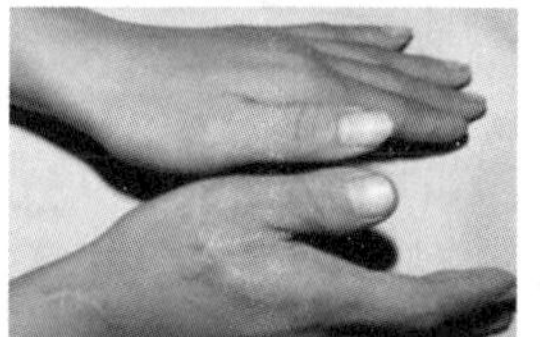

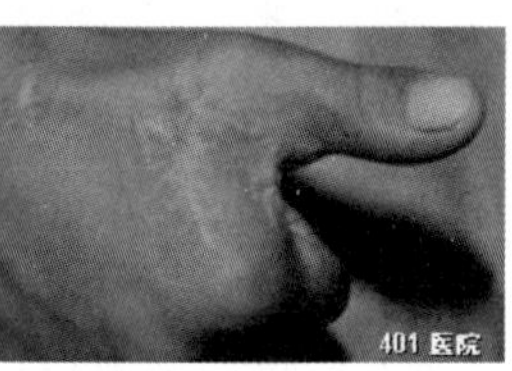

A. 当时伤情 B. 踇趾甲皮瓣皮肤切口设计 C. 术后 1 年外形

图 11 男，27 岁，右拇指皮肤脱套性离断，无再植条件，选踇趾甲皮瓣移植再造

二、手指缺损分度与手术方案

一手有拇、示、中、环、小指 5 个手指，每个手指都有一定的功能，缺损一指会造成手外形的不完整性并影响手的功能。部分病人造成手指不同指别与不同程度缺损，根据职业及代偿功能有不同的需求。笔者经 40 余年对手指不同指别及不同程度缺损的研究，根据手指缺损分度（图 12），提出了相关再造方案，供参考。

Ⅰ°缺损：于手指末节指骨部缺损。这类缺损基本保留该手指的功能长度，部分病人尚保留指甲，仅丧失该指功能的 20%～30%，失能不多，一般可不予以再造（图 13）。

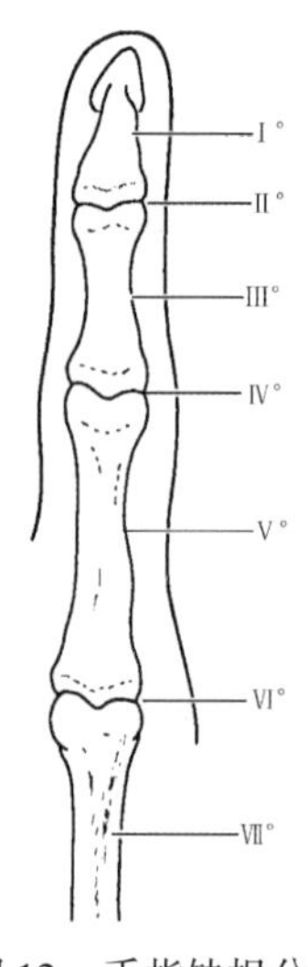

图 12 手指缺损分度

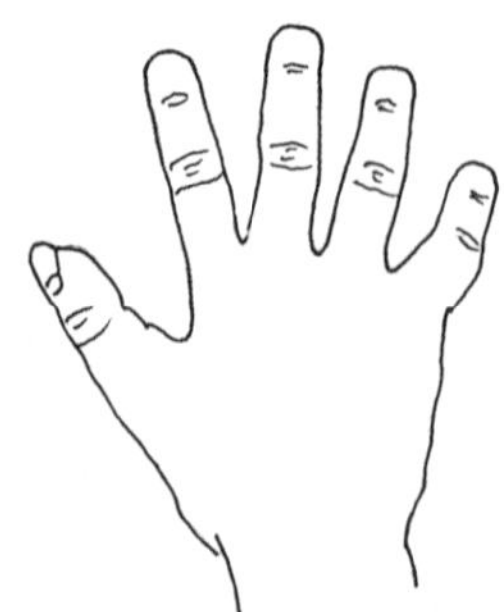

图 13 手指Ⅰ°缺损

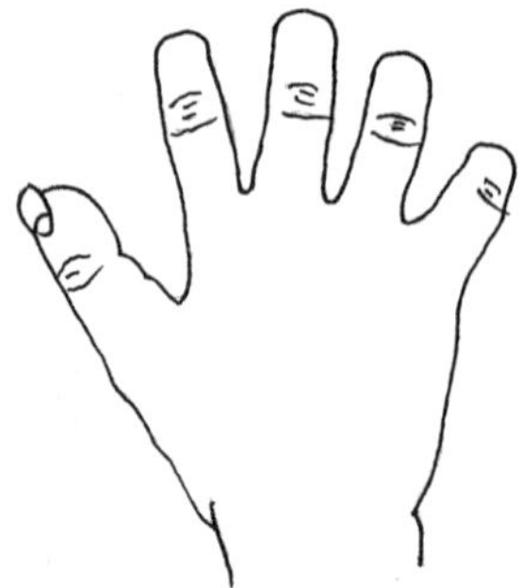

图 14 手指Ⅱ°缺损

Ⅱ°缺损：于 DIP 部缺损。单一示、中指Ⅱ°缺损，丧失该指功能的45%，丧失手功能9%；单一环、小指Ⅱ°缺损，丧失该手功能5%；即使是示、中指或示、中、环、小指同时Ⅱ°缺损，也仅丧失该手功能18%～27%。由于基本保留手指功能长度，失能不多，体力劳动者可不予以再造（图14）。

例1：男，24岁，工人，因外伤造成右示指Ⅱ°缺损、中指Ⅰ°缺损，女友提出分手，他从石家庄专程来青岛强烈要求再造，我们满足了他的要求，因双第3足趾外形较好，故选双第3足趾移植再造，术后满意出院（图15）。

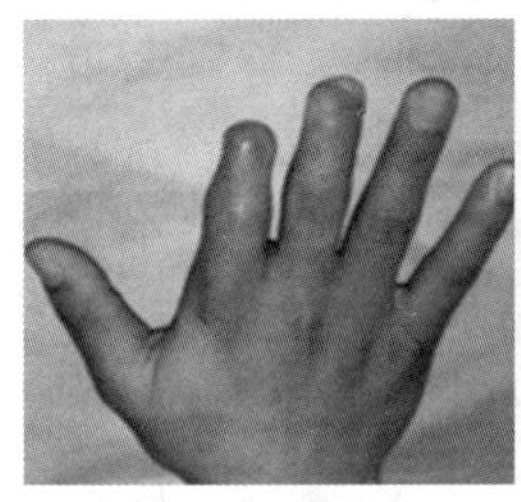
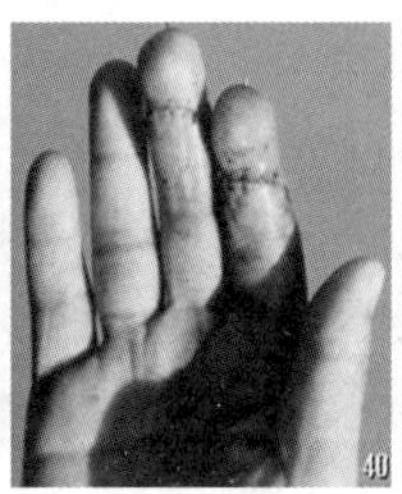
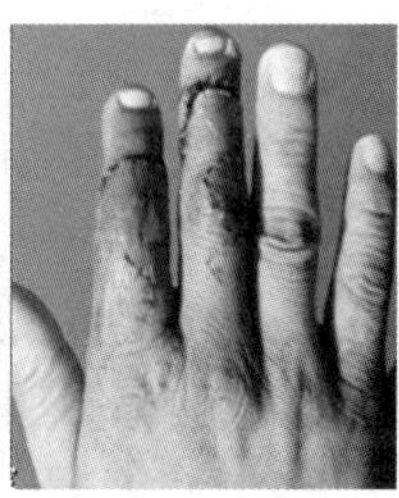

A. 术前伤情　B. 双第3足趾皮肤切口设计　C. 术后满意出院

图15　右示指Ⅱ°缺损、中指Ⅰ°缺损，选双第3足趾移植再造

例2：男，17岁，学生，右示指Ⅱ°缺损，强烈要求再造，因左第4足趾趾甲较大，故选第4足趾移植再造，术后1年获满意外形与功能（图16）。

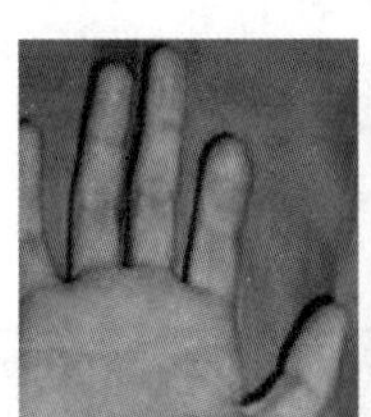
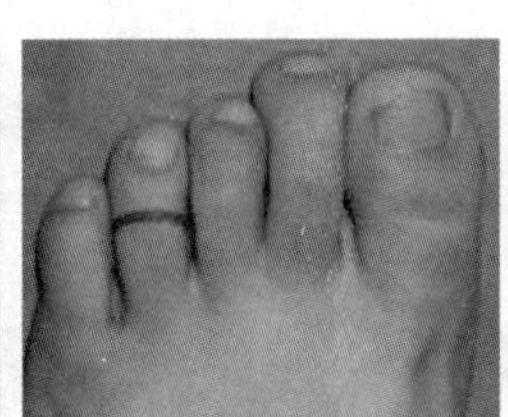
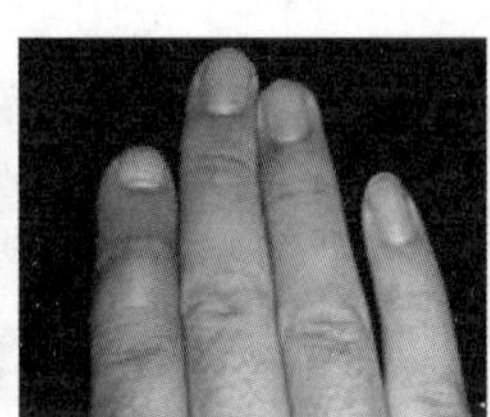
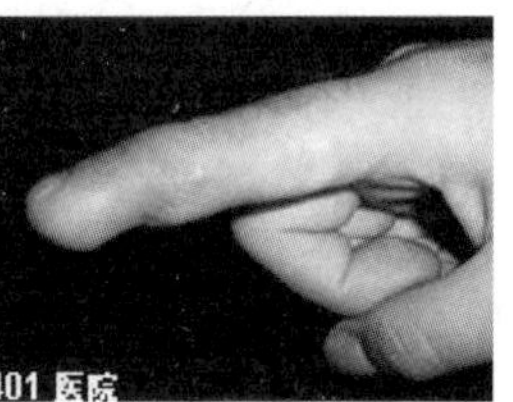

A. 术前伤情　B. 左第4足趾趾甲较大　C. 术后1年获满意外形与功能

图16　右示指Ⅱ°缺损，选第4足趾移植再造

Ⅲ～Ⅳ°缺损：单一中、环指Ⅲ～Ⅵ°缺损，明显影响外形与功能，要求再造者，可选用第2足趾移植再造（图17）；若造成示、中、环、小指同时四指Ⅲ～Ⅳ°缺损（图18），虽丧失手功能达48%，但病人能不断地使用伤手代偿适应，不宜施行再造。

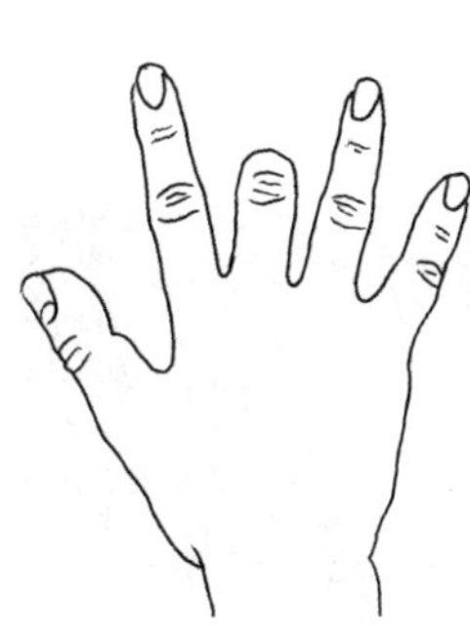
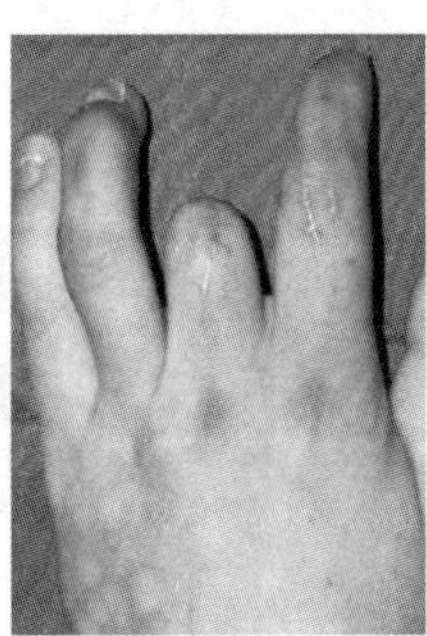
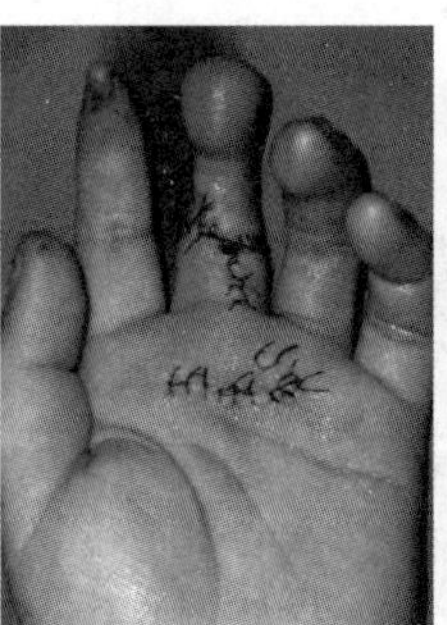
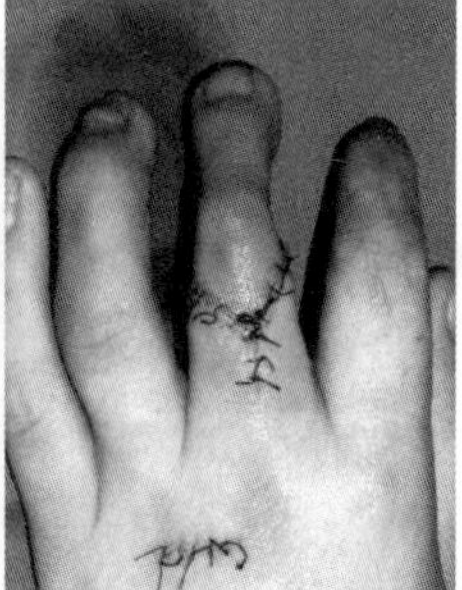

A. 单一中指Ⅳ°缺损　B. 术前伤情　C. 取第2足趾移植术后

图17　单一中、环指Ⅲ～Ⅵ°缺损，取第2足趾移植再造

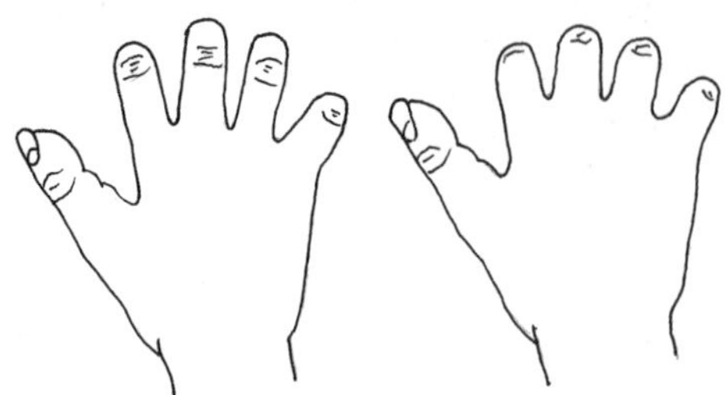

图 18　示、中、环、小指同时Ⅲ～Ⅳ°缺损

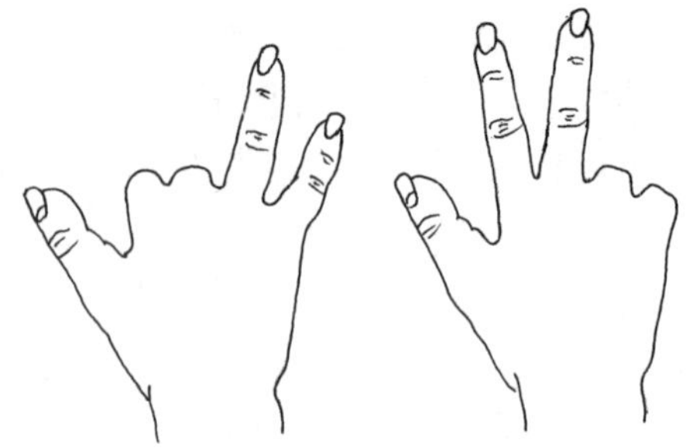

图 19　示、中指及环、小指同时Ⅴ°缺损

Ⅴ°缺损：于手指近节缺损，单一示指Ⅴ°缺损，由于中、环、小三指长度及功能正常，原则上不必再造；若造成示、中指或环、小指同时Ⅴ°缺损，由于环、小指及示、中指均属正常，也可以不再造（图 19）；若造成单一中、环指Ⅴ°缺损，为改善外形，可选双第 2 足趾节段桥接移植长指再造（图 20）；若同时造成中、环指Ⅴ°缺损，选双第 2 足趾移植长指再造（图 21）；若同时造成示、中、环、小指Ⅴ°缺损，以再造示、中指或中、环指为原则（图 22）。

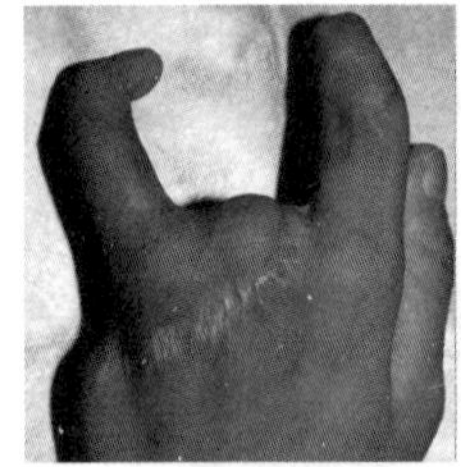

A. 左中指Ⅴ° 缺损

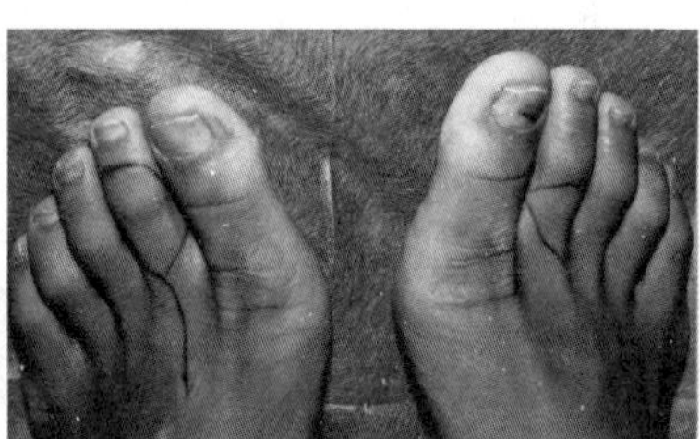

B. 双第2足趾节段桥接移植切口设计

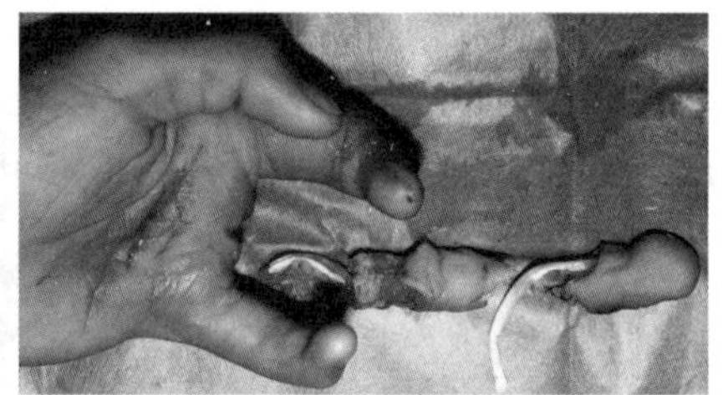

C. 双第2足趾节段组织移至受区

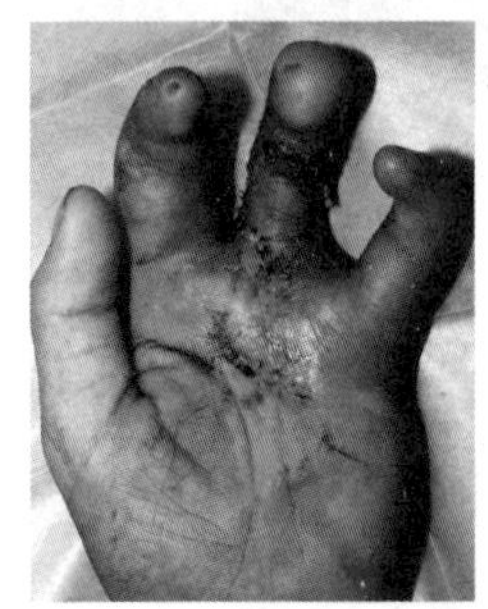

D. 双第2足趾节段桥接移植术毕

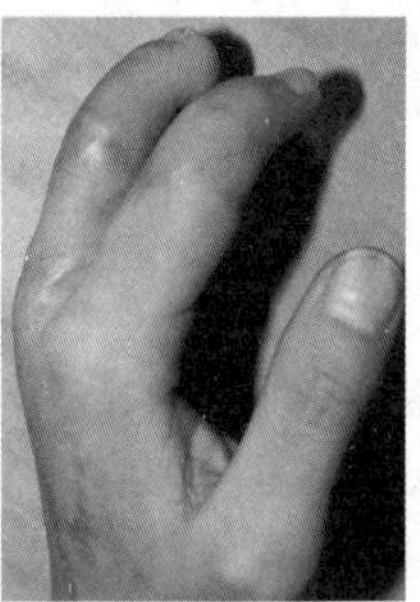

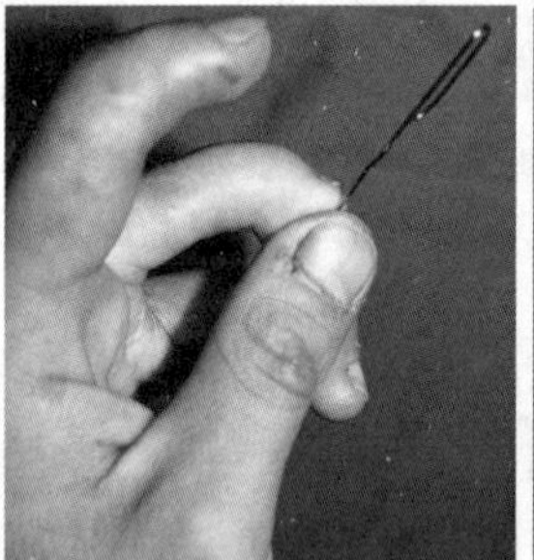

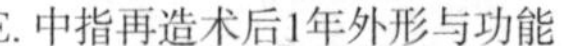

E. 中指再造术后1年外形与功能

图 20　左中指Ⅴ°缺损，选双第 2 足趾节段桥接移植长指再造

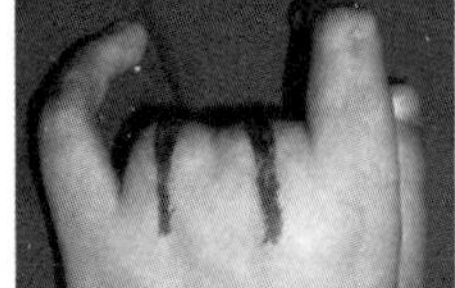

A. 左中、环指Ⅴ°缺损

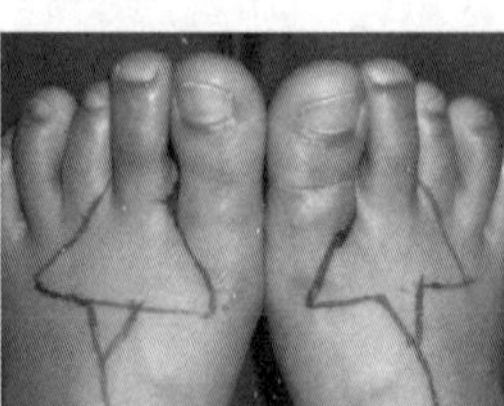

B. 双第 2 足趾移植皮肤切口设计

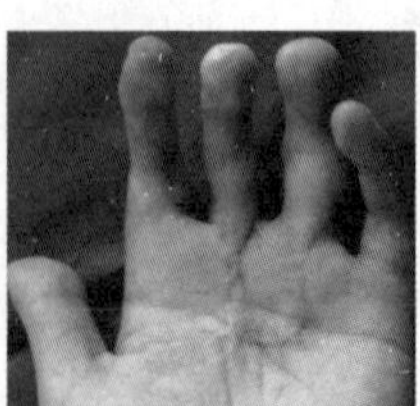

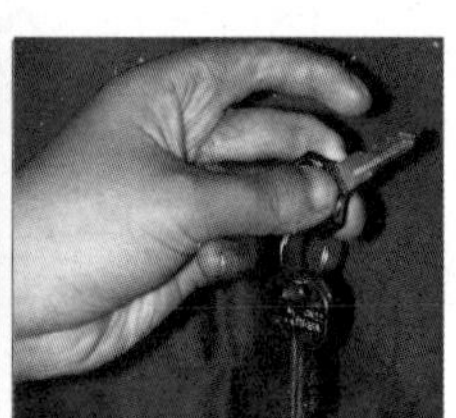

C. 再造术后 1 年外形与功能

图 21　左中、环指Ⅴ°缺损，选双第 2 足趾移植长指再造

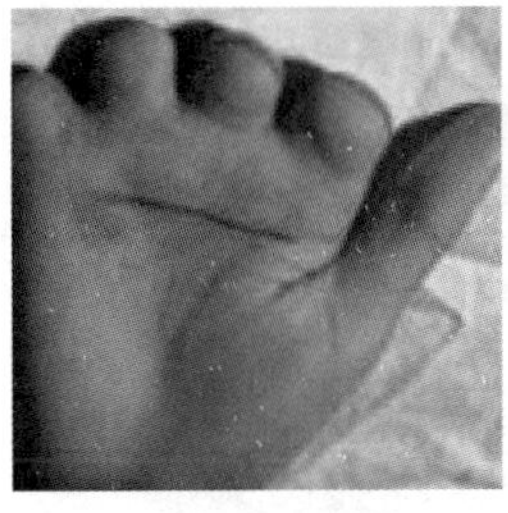
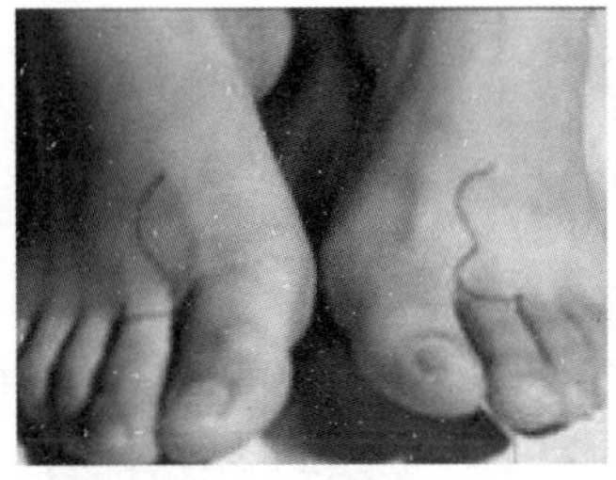
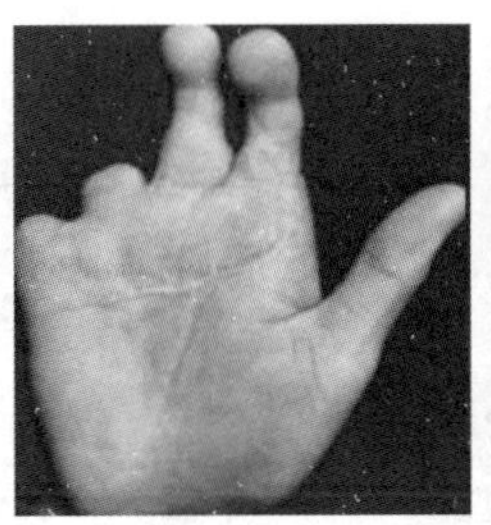
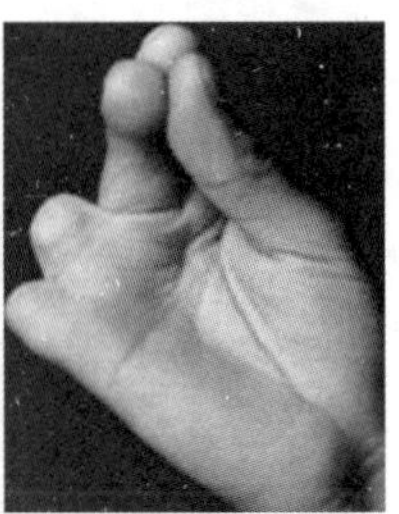

A. 右第 2～5 指Ⅴ°缺损　B. 取双第 2 足趾移植切口设计　C. 再造示、中指术后 1 年外形与功能

图 22　右第 2～5 指Ⅴ°缺损，选双第 2 足趾移植再造示、中指

Ⅵ～Ⅶ°缺损：手指于掌指关节及掌骨段缺损。单一示、小指或示、中指及环、小指同时Ⅵ°缺损，不宜再造；若第 2～4 指同时Ⅵ°缺损，可根据小指外形与功能，将小指于掌骨截骨移位于第 4 掌骨，以利于对捏（图 23），不宜再造其他指；若第 2～5 指同时Ⅵ～Ⅶ°缺损，可选一侧第 2、3 足趾移植，行趾掌骨功能位融合再造示、中指或中、环指（图 24），也可选用带跖趾关节双第 2 足趾移植再造示、中指或中、环指（图 25）；若双手第 2～5 指Ⅵ～Ⅶ°缺损，仅选带跖趾关节双第 2 足趾移植再造各手示指或中指（图 26）。

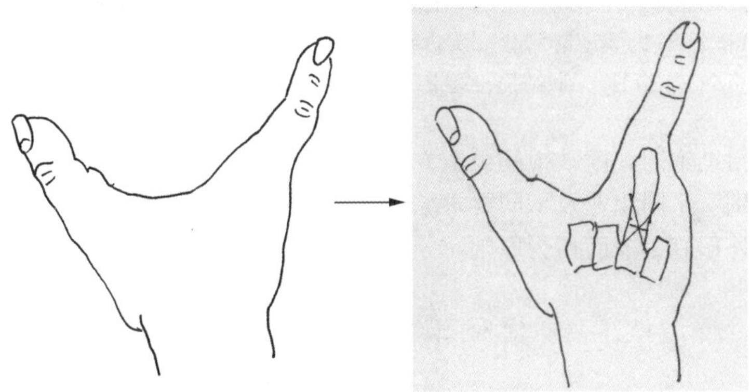

图 23　根据残存小指外形与功能，将小指于掌骨截骨、移位于第 4 掌骨，以利于对捏动作

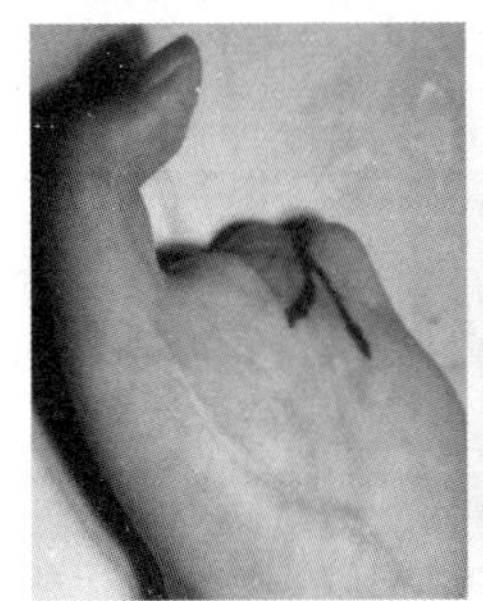
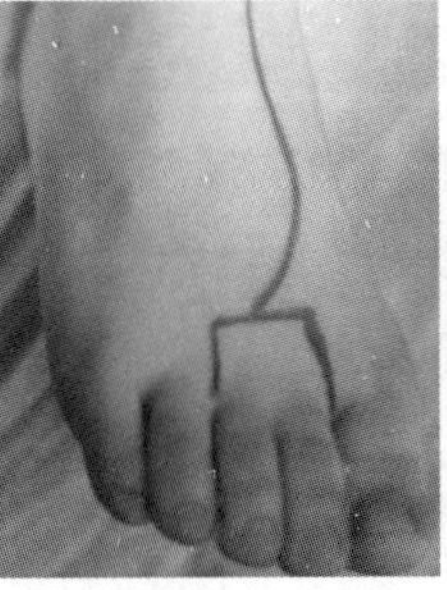
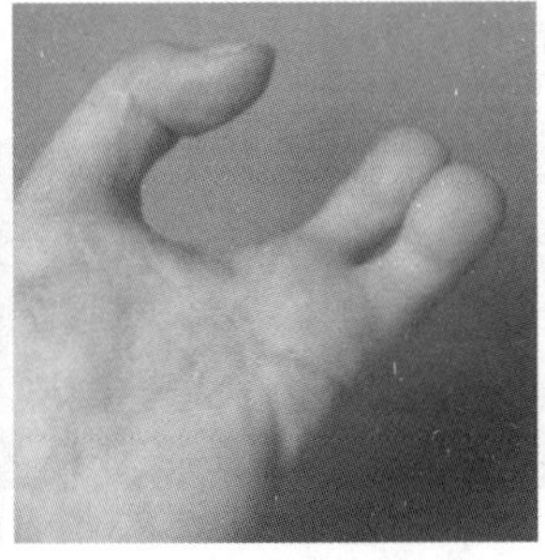

A. 左手伤情　B. 取右第 2、3 足趾移植术皮肤切口设计　C. 再造术后 1 年外形与功能

图 24　第 2～5 指同时Ⅵ～Ⅶ°缺损，取右第 2、3 足趾移植，趾、掌骨功能位融合再造中、环指

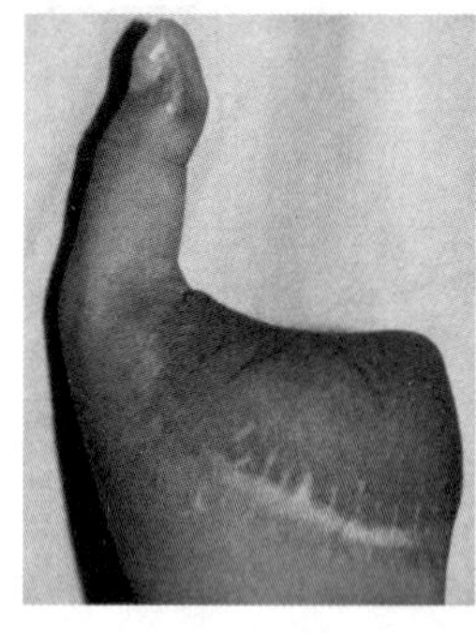
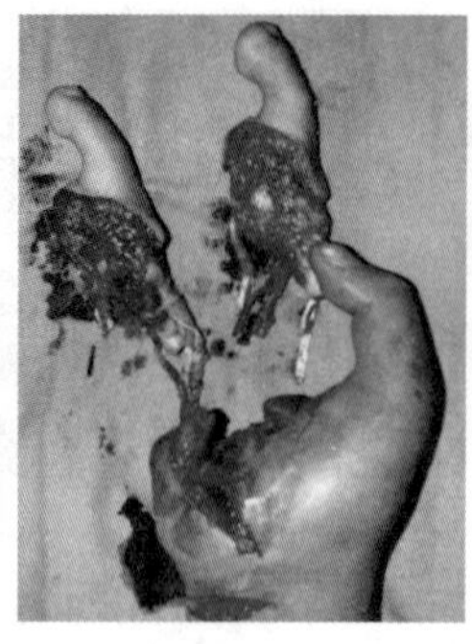
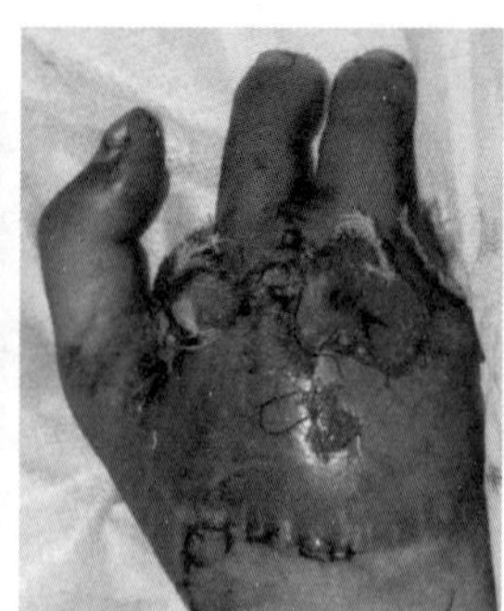
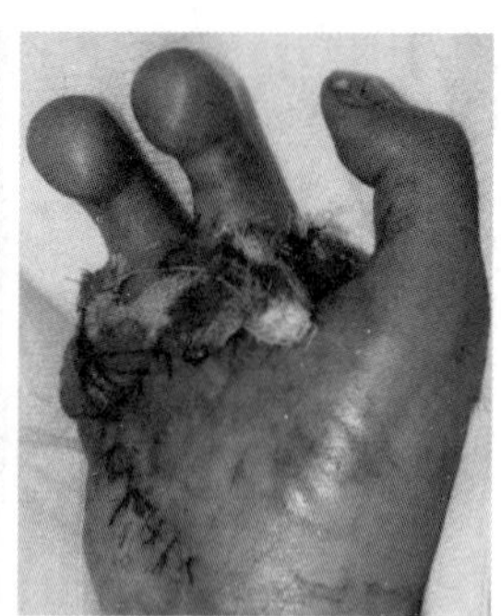

A. 右手第 2 ～ 5 指Ⅶ°缺损　B. 取带跖趾关节双第 2 足趾移植再造中、环指　C. 术后外形

图 25　选用带跖趾关节双第 2 足趾移植再造示、中指或中、环指

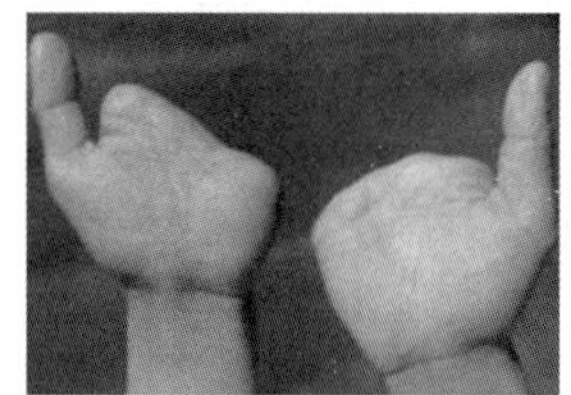
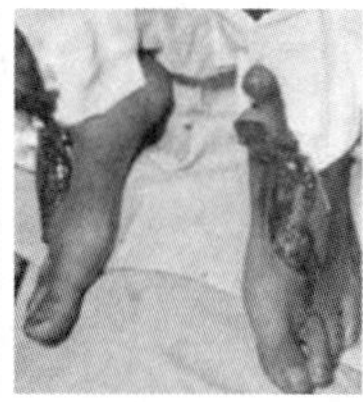
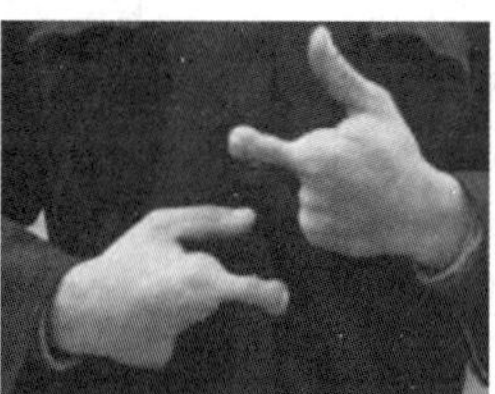
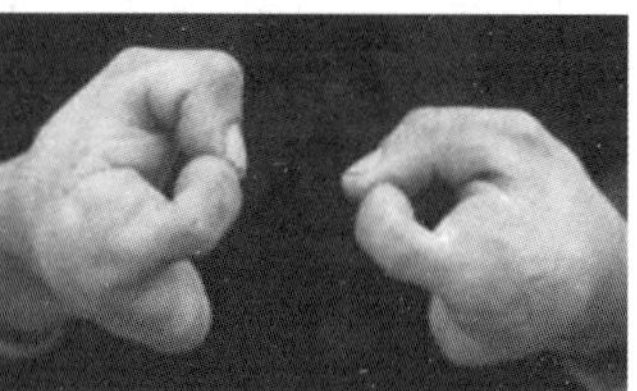

A. 病人伤情　B. 取双第 2 足趾游离移植　C. 术后 4 年随访所示外形与功能

图 26　双手第 2 ～ 5 指Ⅵ～ Ⅶ°缺损，选带跖趾关节双第 2 足趾移植再造右手示指、左手中指

手指不同指别不同程度缺损的再造方法多种多样，应根据术者技术水平及病人不同年龄、不同性别、不同职业及不同要求综合制定手术方案。再造手指以方法简单、供区损害少、功能外形好、少而精为原则。

三、拇、手指同时缺损再造

拇、手指同时缺损，可根据病人要求，按照上述不同程度拇、手指缺损的再造方案灵活选择，以功能第一、外形第一，少而精、不求多而全，既要再造拇手指、又不损供足功能为原则（图 27 ～图 30）。

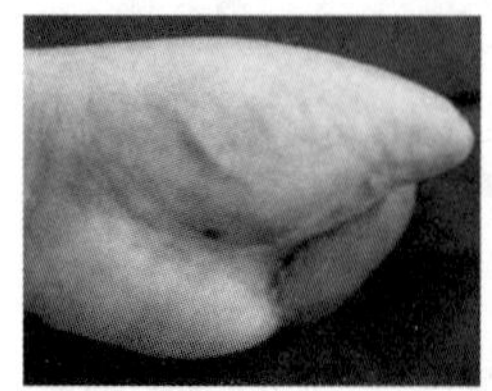
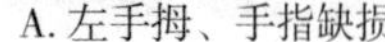
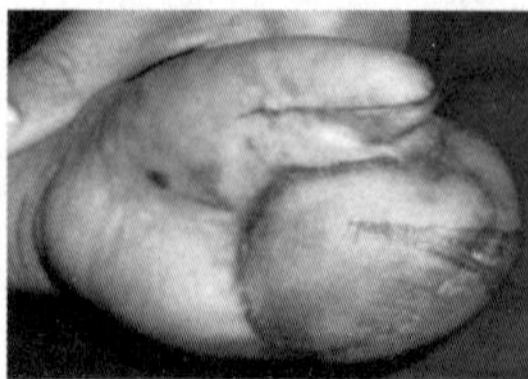
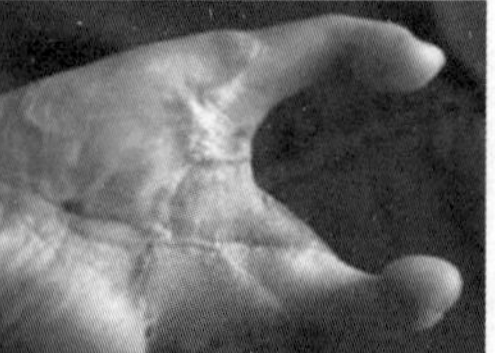

A. 左手拇、手指缺损　B. 受区皮肤切口设计　C. 取双第2足趾移植再造拇中指术后1年外形与功能

图 27　左手拇、手指同时缺损，选双第 2 足趾移植再造拇指及中指

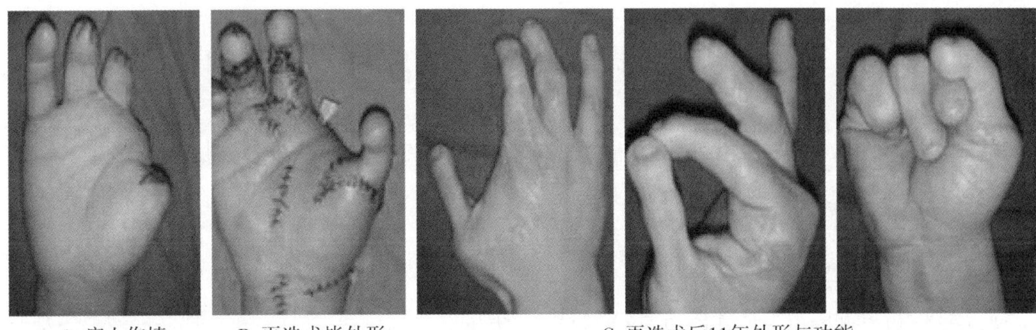

A. 病人伤情　B. 再造术毕外形　C. 再造术后11年外形与功能

图 28　14 岁，男，学生，右拇指Ⅴ°、中指Ⅳ°、环指Ⅲ°缺损，选对侧第 2 足趾移植再造拇指，同侧第 2、3 足趾移植再造中、环指

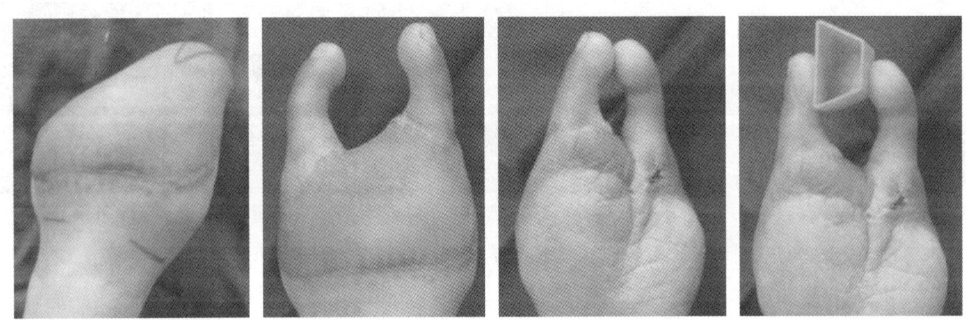

A. 当时伤情　B. 术后16个月随访所示外形与功能

图 29　左手毁损、腹部皮瓣术后，要求再造拇、手指。选带跖趾关节双第 2 足趾移植再造拇、环指

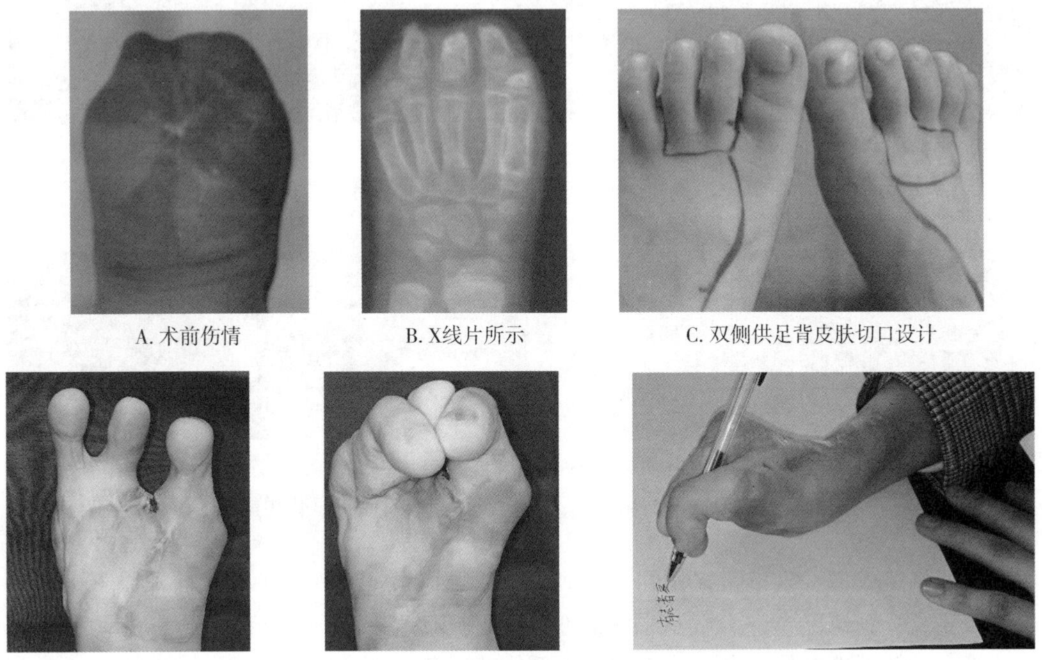

A. 术前伤情　B. X线片所示　C. 双侧供足背皮肤切口设计

D. 术后12年再造指外形与功能

图 30　5 岁，女孩，因脱粒机伤致右手第 1～5 指缺损。选同侧带舵样足背皮瓣第 2 足趾移植再造拇指，选对侧第 2、3 足趾移植再造中、环指

四、急症、亚急症及利用废弃趾拇、手指再造

病人因外伤致拇、手指缺损急症或亚急症要求再造时，术者应根据伤情、指别、缺损程度及预后全面考虑。急症或亚急症再造具有不可否认的优点：①伤指断端皮肤正常、弹性好，残端皮肤可以获得充分利用；②伸、屈指肌腱为新鲜断端，近端肌肉弹性正常；③残端保留较完好的神经，可在无张力下缝合并获早期感觉恢复；④骨断端为新鲜骨折断面，利于骨内固定及正常骨连接；⑤手术一期成功，减轻病人多次手术痛苦及经济负担，使病人未经残缺痛苦而一期获再造，且功能恢复优于择期再造（图 31 ～图 33）。

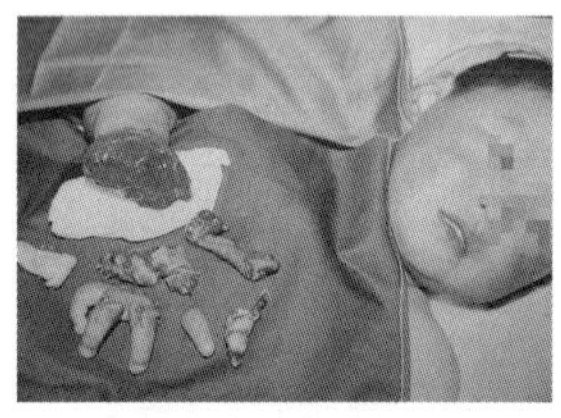
A. 当时伤情

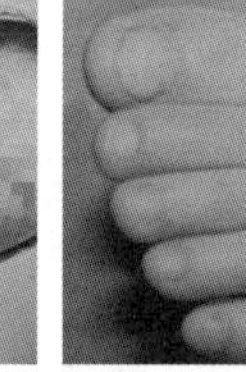
B. 皮肤切口设计

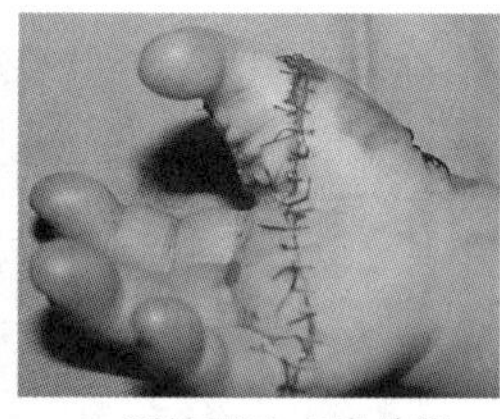
C. 再植再造术毕外形

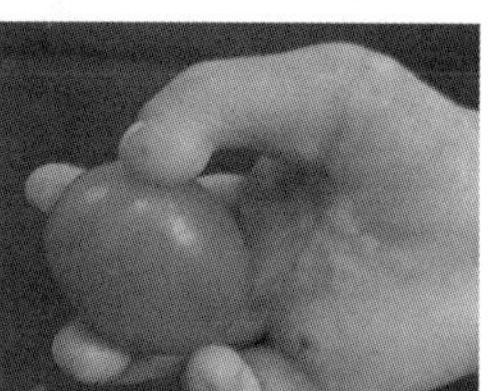
D. 术后1年半外形与功能

图 31 2 岁 8 个月男孩，因铡草机致右手毁损，有指蹼相连。中、环、小指行掌指关节成形、原位再植，取对侧带菱形足背皮瓣及跖趾关节第 2 足趾移植再造拇指

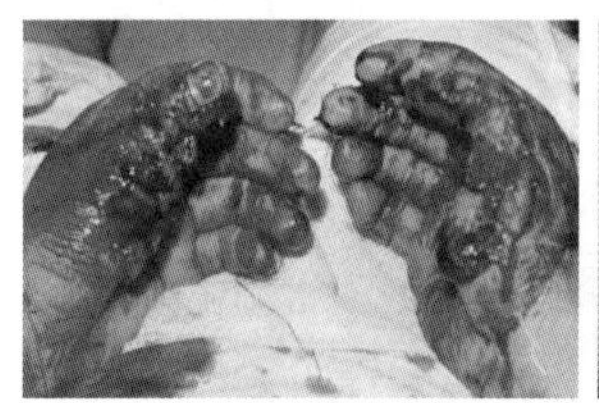
A. 当时伤情

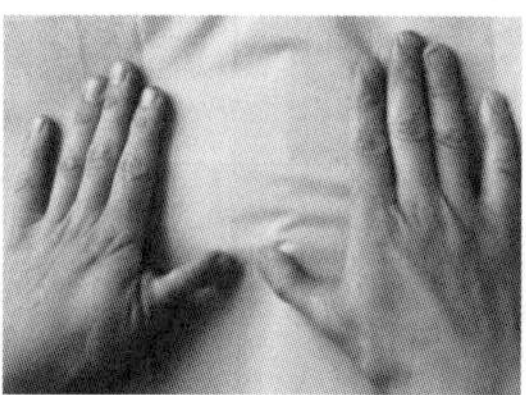

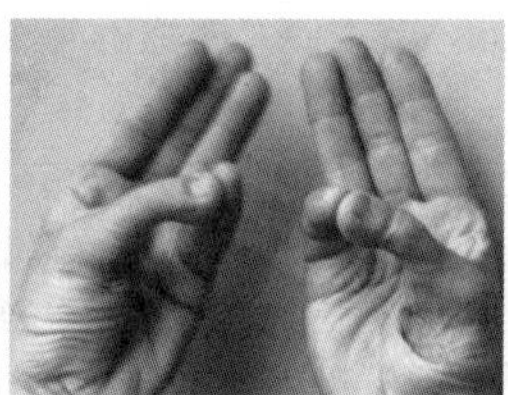

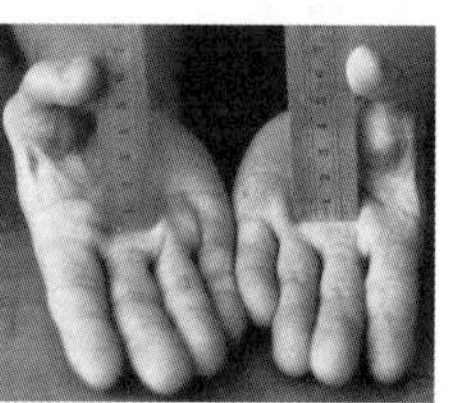
B. 再造术后5年所示双拇指外形与功能

图 32 工人，男，因汽锤砸伤致双拇指挫灭毁损，急诊取双足带舵样足背皮瓣第 2 足趾移植再造双拇指

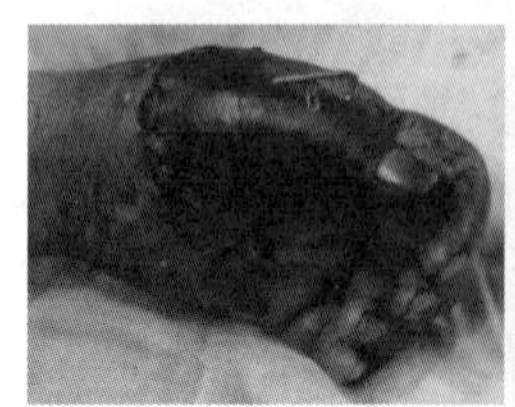
A. 当时伤情

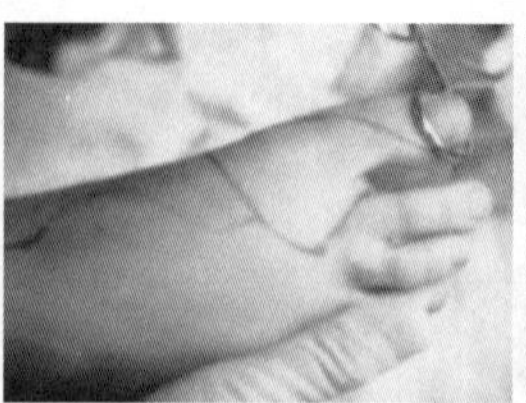

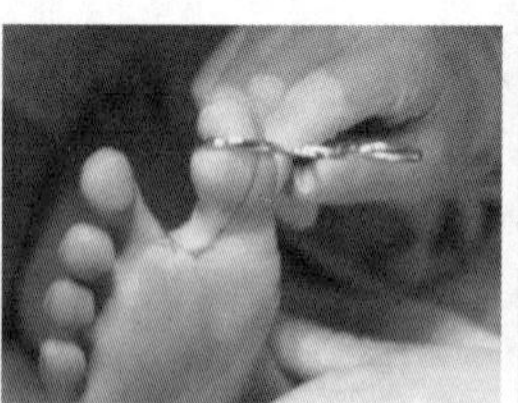
B. 带足背皮瓣蹋甲瓣皮肤切口设计

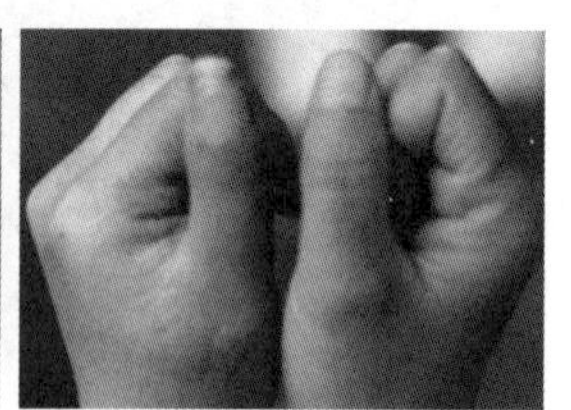
C. 术后1年再造拇指外形

图 33 女工，左拇皮肤撕脱离断再植失败 5 天入院，经扩创取对侧带足背皮瓣蹋甲瓣移植亚急症再造

因外伤造成拇、手指毁损伤同时又造成小腿毁损伤丧失再植条件，而踝以下足部完好，在病人全身情况允许急症截肢的同时，可利用废弃足趾组织移植施行拇、手指再造，是一种时不再来的机遇，笔者实施 2 例均获成功（图 34）。

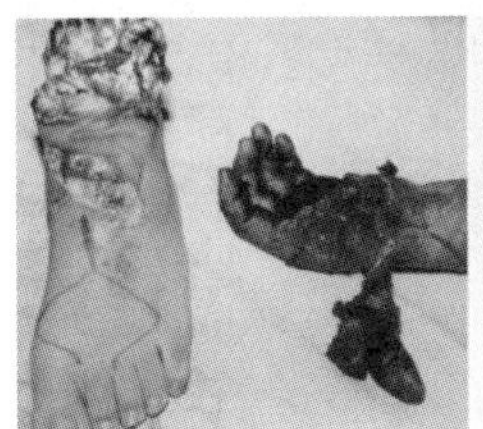
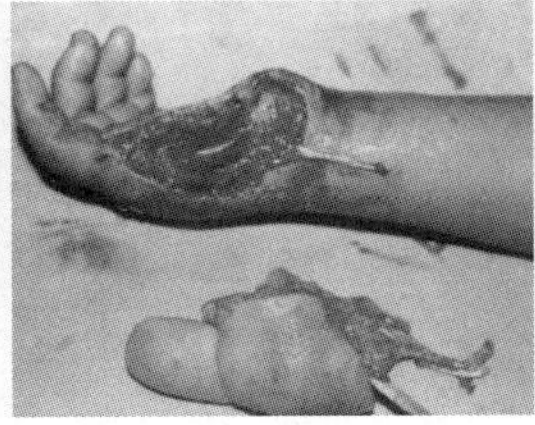
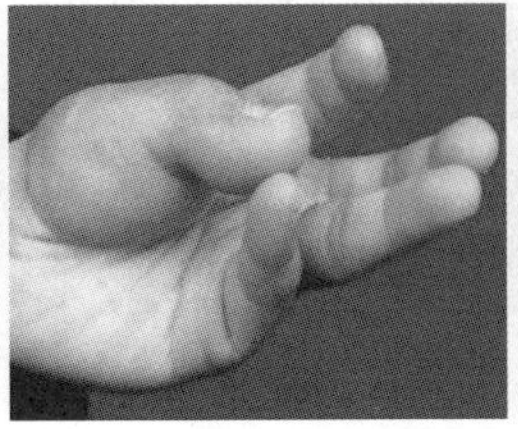
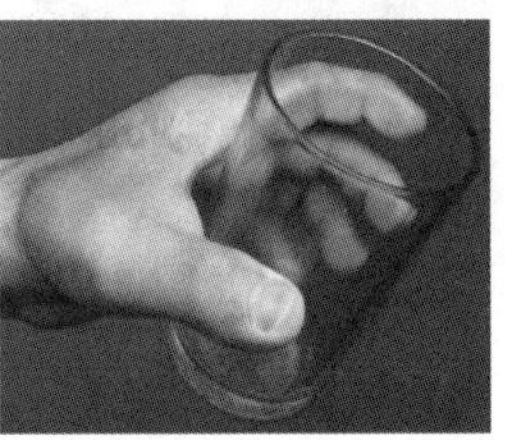

A. 当时伤情　　B. 踇趾移至受区　　C. 术后2年外形与功能

图 34　男，26 岁，因操作不慎左侧肢体连同人体被卷入传送带，致左拇指毁损及左小腿完全离断。左小腿无再植条件。术中曾设计带足背皮瓣第 2 足趾移植，因难以覆盖创面而改带胫侧皮肤踇趾移植再造

五、带足背皮瓣拇指再造

拇指Ⅴ°～Ⅵ°伴虎口皮肤缺损，张涤生（1979）采用带足背皮瓣第 2 足趾移植一期完成拇指再造。笔者（1979）根据受区皮肤缺损情况采用带舵样、菱形、瓶样及不规则足背皮瓣第 2 足趾或踇趾甲瓣移植再造 131 例，获得较好的外形与功能（图 35～图 38）。

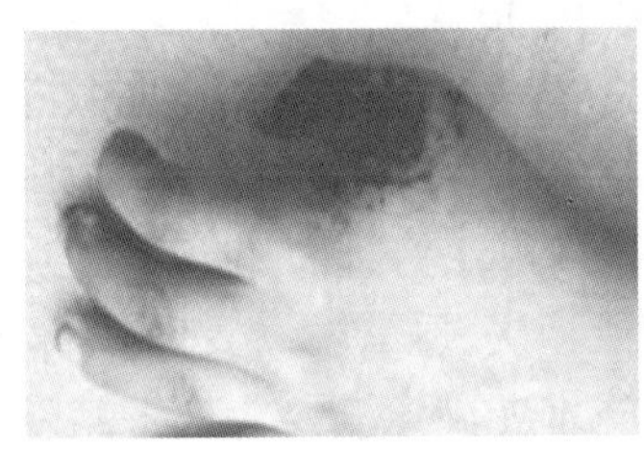
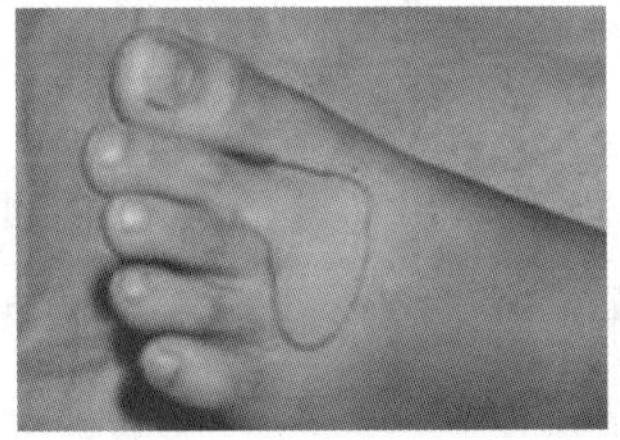
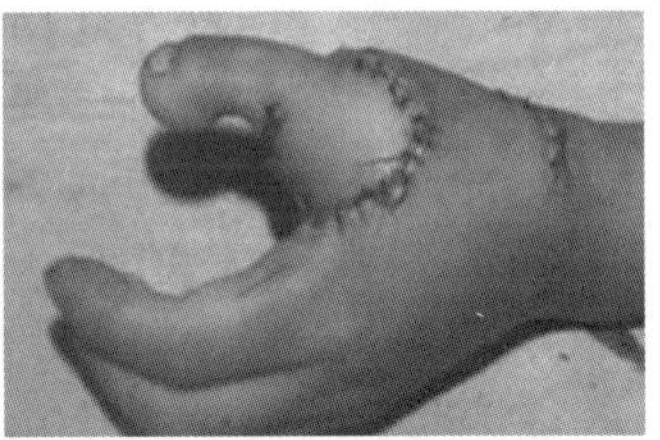

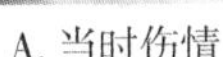

A. 当时伤情　　B. 舵样足背皮瓣皮肤切口设计　　C. 再造术毕外形

图 35　8 岁男孩，左拇在他院再植坏死 7 天入院。选带舵样足背皮瓣第 2 足趾移植再造

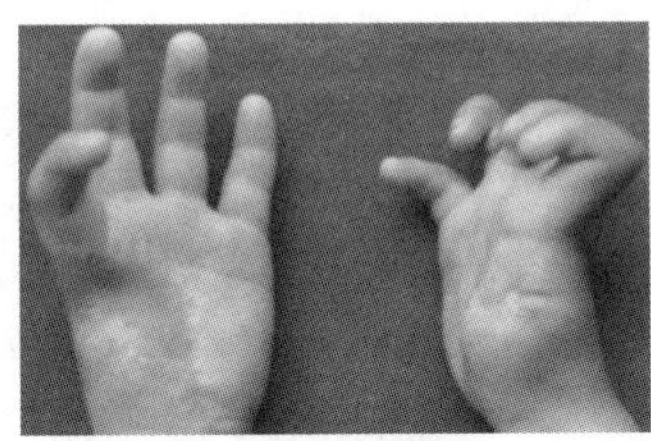
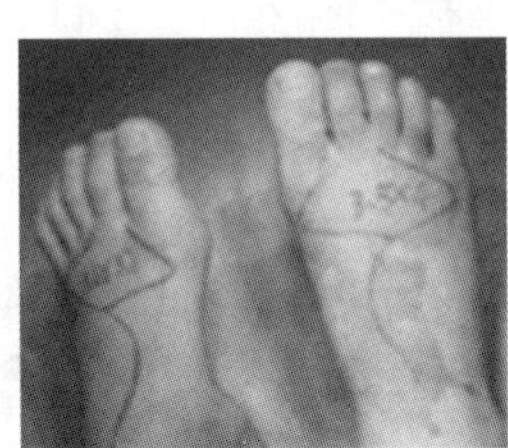
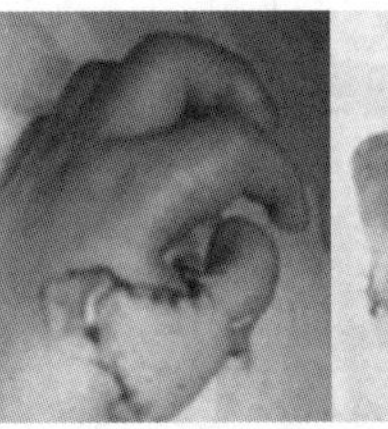

A. 当时伤情　　B. 双足皮肤切口设计　　C. 双拇再造术毕外形

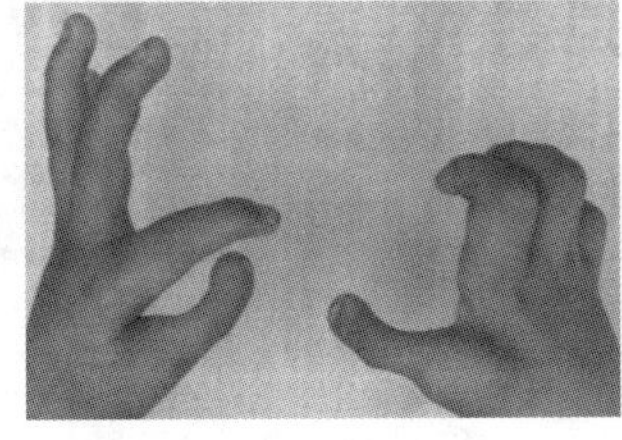
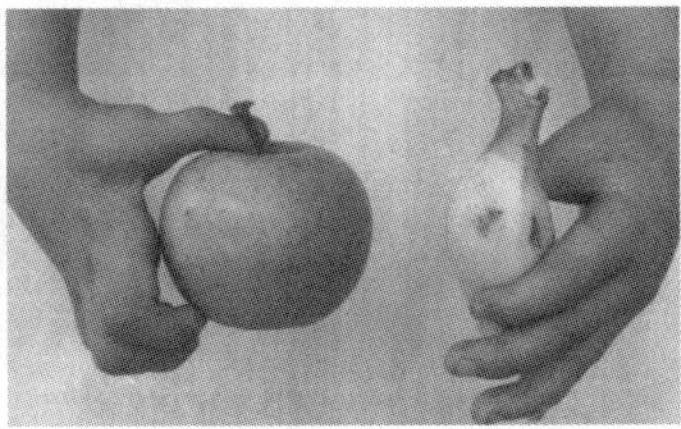
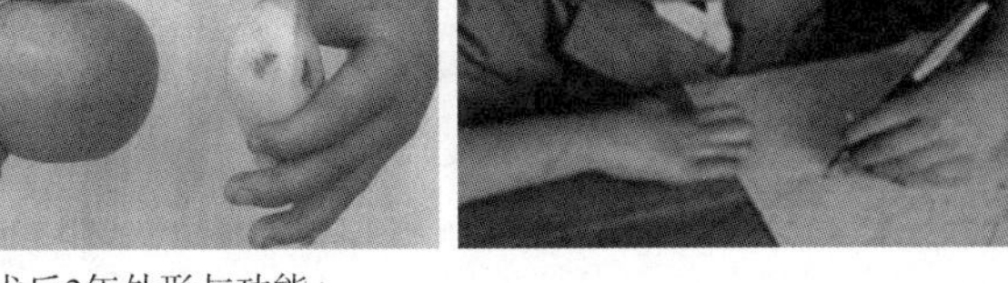

D. 术后2年外形与功能

图 36　7 岁男孩，因电击伤致双拇指Ⅵ°缺损，选带菱形足背皮瓣及跖趾关节双第 2 足趾移植再造

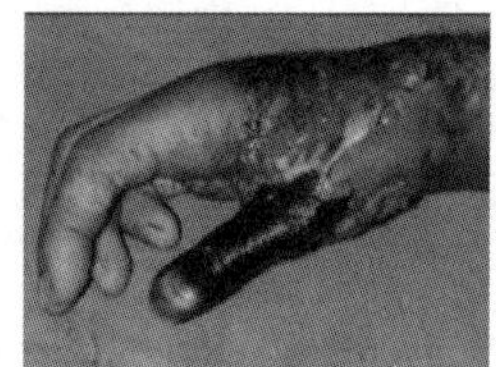
A. 当时伤情

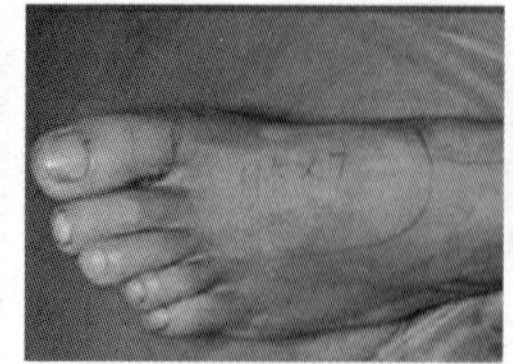
B. 瓶样足背皮瓣皮肤切口设计

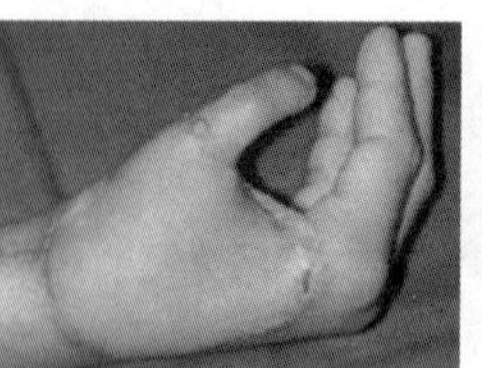

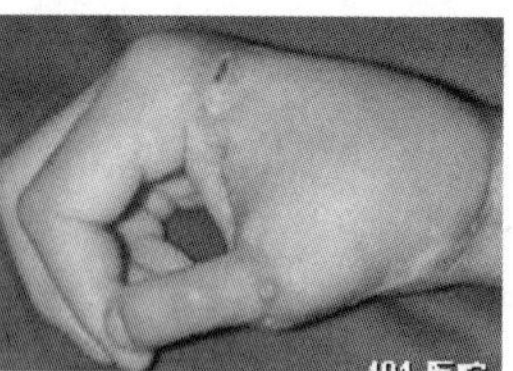
C. 再造术后半年拇指外形与功能

图 37　27 岁，女，右拇外伤后坏死入院。选带瓶样足背皮瓣第 2 足趾移植再造拇指

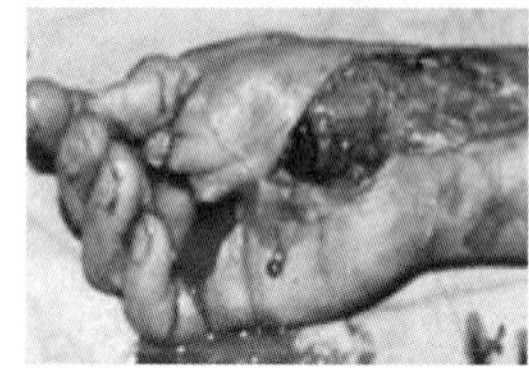
A. 当时伤情

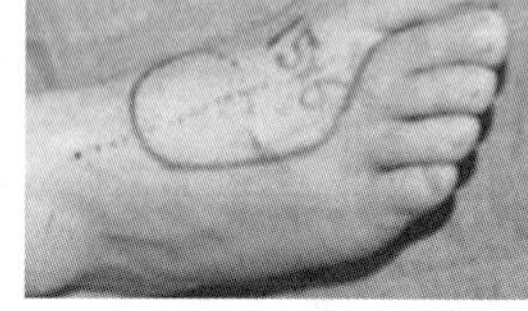
B. 供足皮肤切口设计

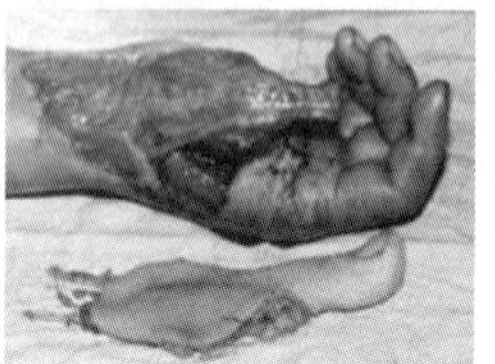
C. 踇甲瓣移至受区

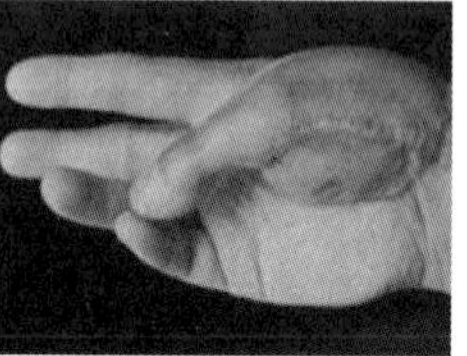
D. 术后2年右拇指外形与功能

图 38　24 岁，女，右拇皮肤套状撕脱无再植条件，选带足背皮瓣踇甲瓣移植再造拇指

六、手指缺损一期外形修饰再造

第 2 足趾移植手指再造术中若不做修整、单纯搬家，再造术后外形仍像足趾，因此部分病人放弃再造或再造术后不愿拿出来使用，失去再造意义。"修饰"的含义为：选第 2 足趾移植，术中以去肥、补瘦实施外形修整，精心设计，认真操作，精细塑形，做得完美、漂亮、真实，获得精致修饰再造，使病人满意、施术者满意、专业人士满意。

1. 去肥

根据病人足趾外形于趾腹中央及趾端一侧或两侧各切除宽 4 ～ 6 mm、长 2 ～ 7 mm 梭形皮肤，精细修饰缝合近似手指外形（图 39 ～图 41）。

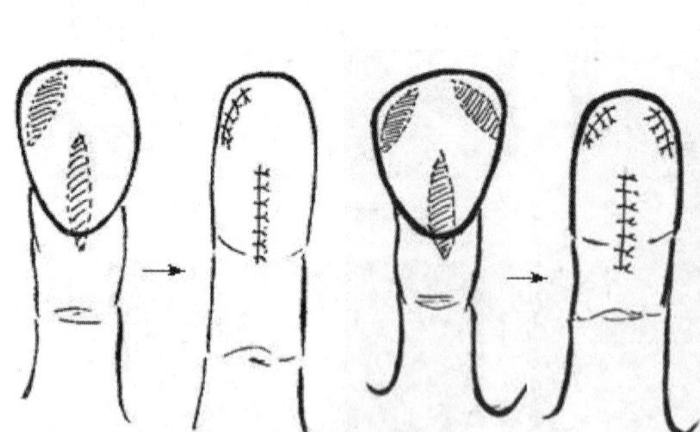
A. 切除趾腹中央、趾端一侧或两侧梭形皮肤示意

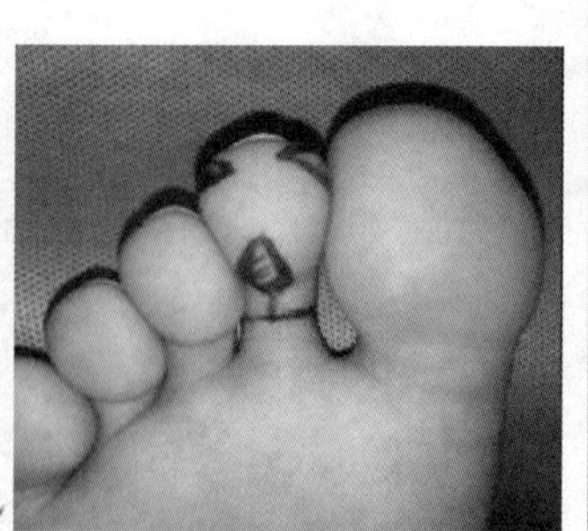
B. 梭形皮肤切除切口设计

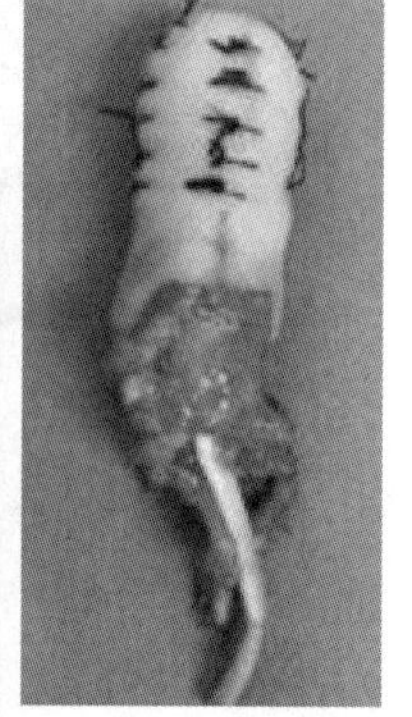
C. 修饰缝合术毕外形

图 39　切除趾腹中央、趾端一侧或两侧梭形皮肤示意图及临床实例

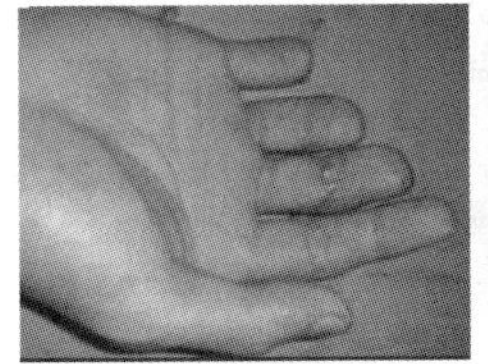
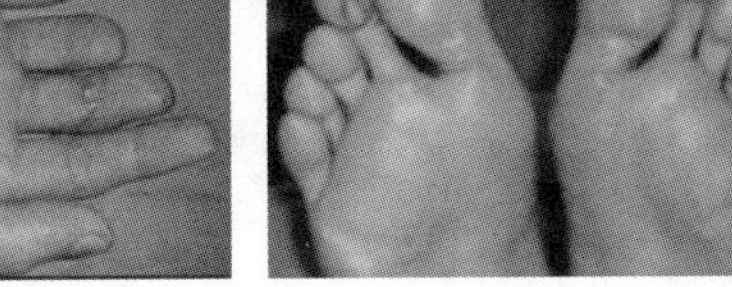
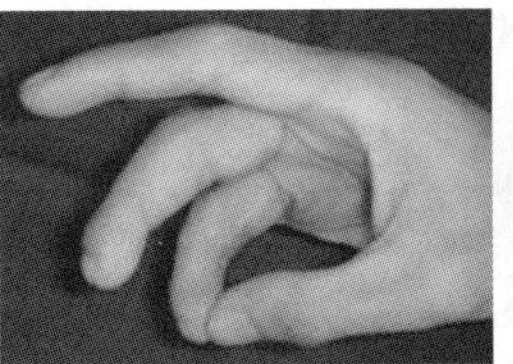
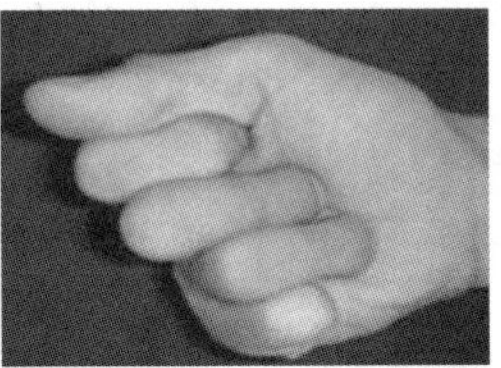

A. 当时伤情　B. 切除梭形皮肤切口设计　C. 术后4年外形与功能

图 40　男，27 岁，右中指Ⅱ°缺损、环指Ⅲ°缺损，取双第 2 足趾移植一期外形修饰再造中、环指

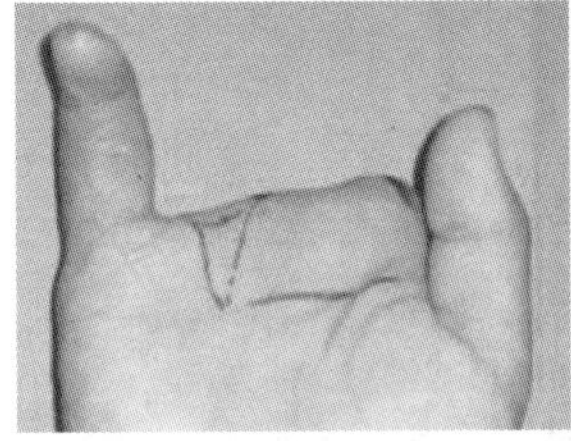
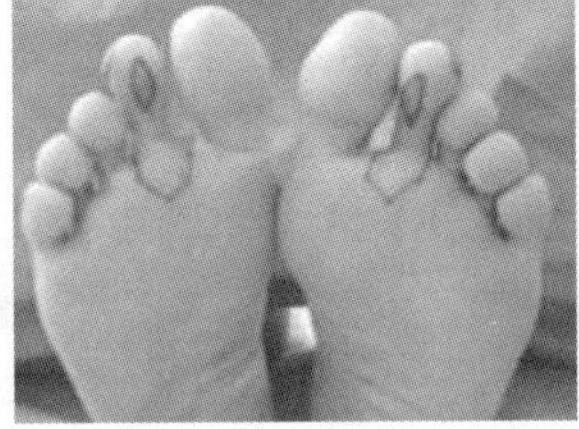
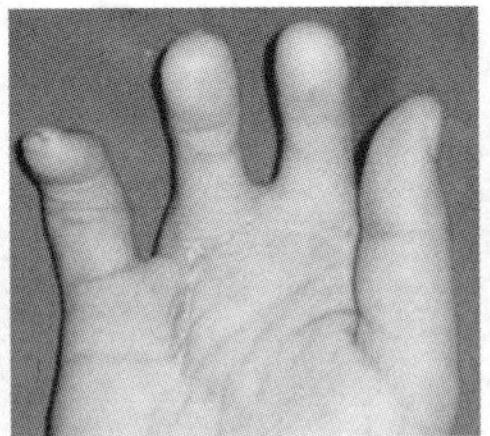
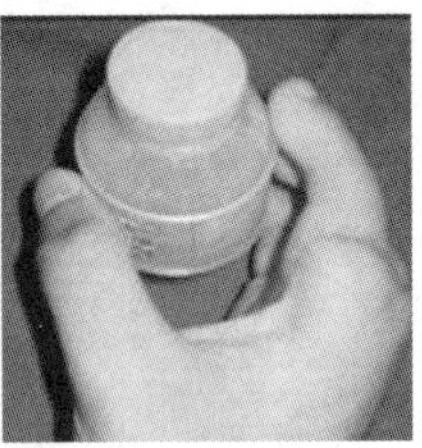

A. 当时伤情　B. 切除梭形皮肤切口设计　C. 术后4年外形与功能

图 41　男，17 岁，右示、中、环指Ⅴ°缺损，取双第 2 足趾移植一期外形修饰再造示、中指

2. 补瘦

（1）手指Ⅱ～Ⅲ°缺损补瘦：择期再造时残端掌侧→背侧设计相延续三角形皮肤镶嵌；急症再造时利用残端掌侧多余皮肤修成三角形皮肤镶嵌（图 42 ～图 44）。

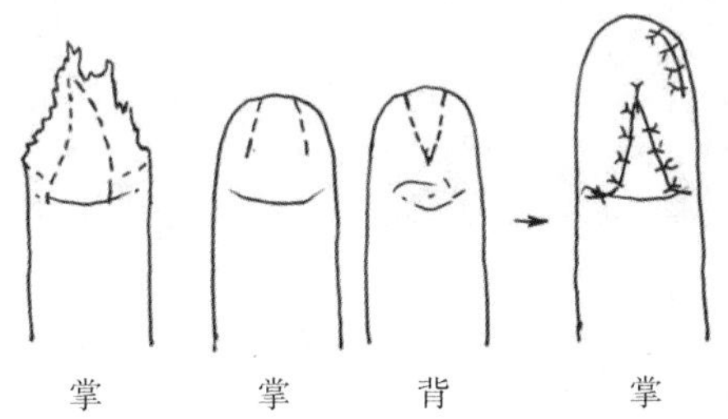

图 42　择期或急症再造手指皮肤切口设计示意

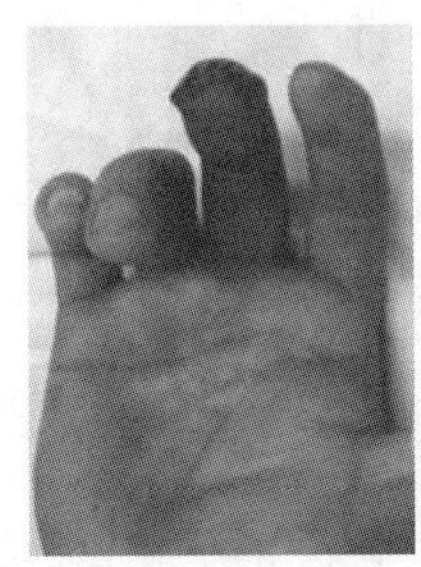
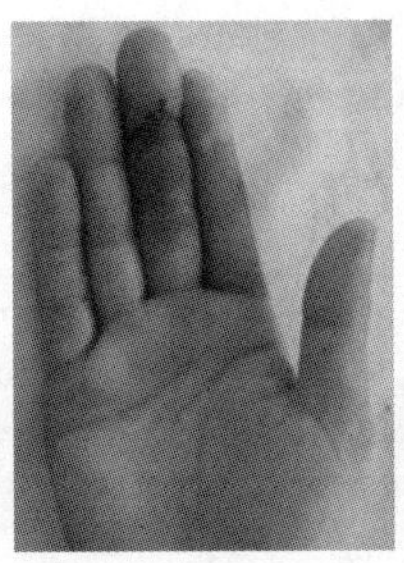
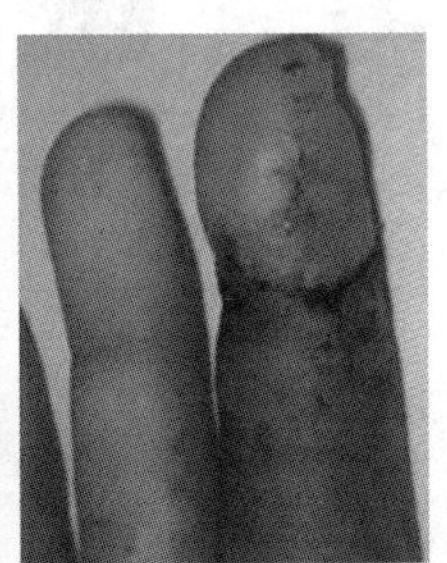

图 43　右中指残修后要求再造，三角形皮肤嵌入术后指腹外形

（2）手指Ⅲ～Ⅴ°缺损补瘦：在第 2 足趾跖侧狭窄处做纵切口，用门形克氏针横置撑开造成人为皮肤缺损，切取踇趾腓侧或第 3 足趾胫侧血管神经蒂岛状皮瓣与第 2 足趾形成共同血蒂，将岛状皮瓣移位嵌入，术后 3 周取出克氏针（图 45、图 46）。

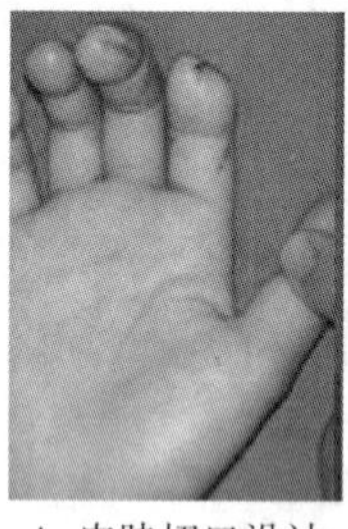
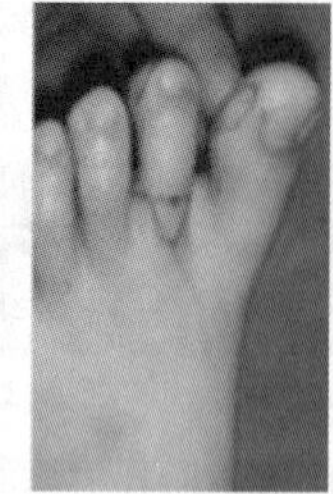
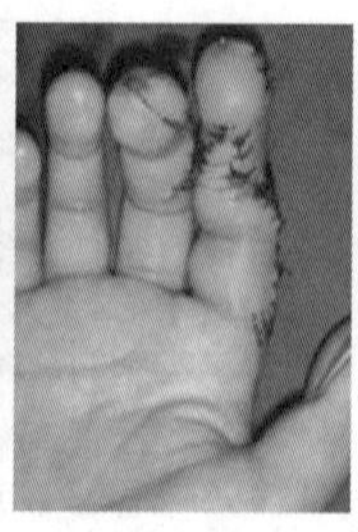
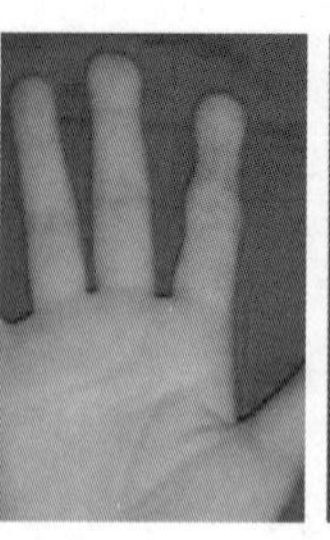
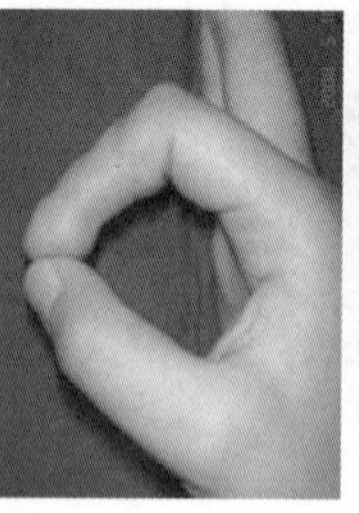
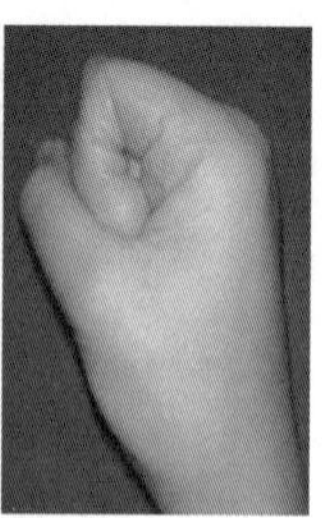

A. 皮肤切口设计　B. 供趾切口设计　C. 再造术毕　D. 术后7年右示指外形与功能

图 44　女，7 岁，右示指Ⅱ°缺损，取第 2 趾移植残端掌侧三角形皮肤嵌入再造；中指指端桡侧部分皮肤缺损，取踇趾胫侧微形皮瓣移植修复

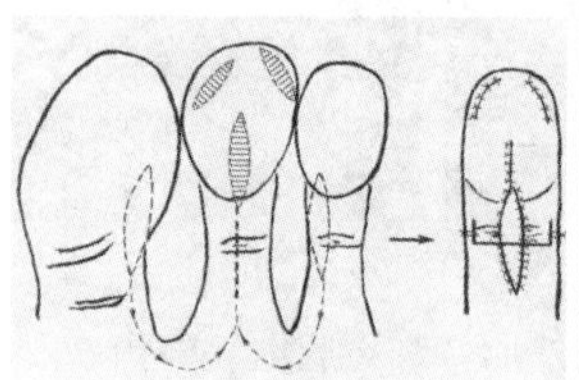
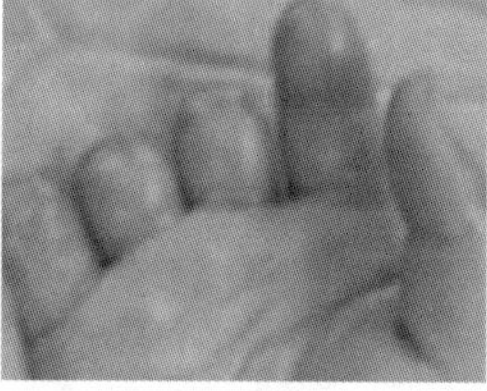
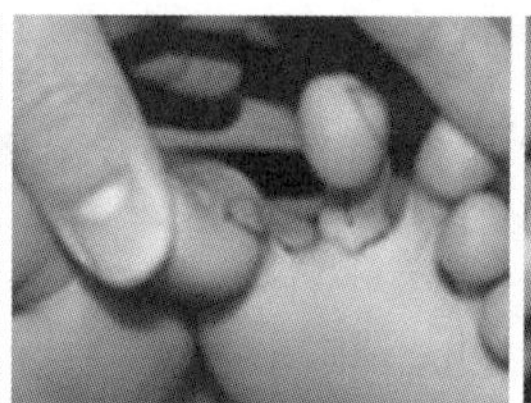
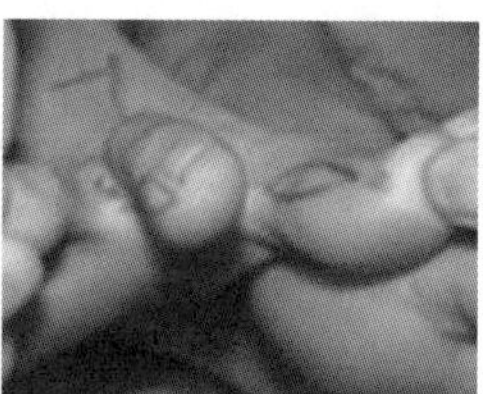

A. 岛状皮瓣皮肤切口设计示意　B. 右中、环指Ⅴ°缺损　C. 双供趾皮肤切口设计

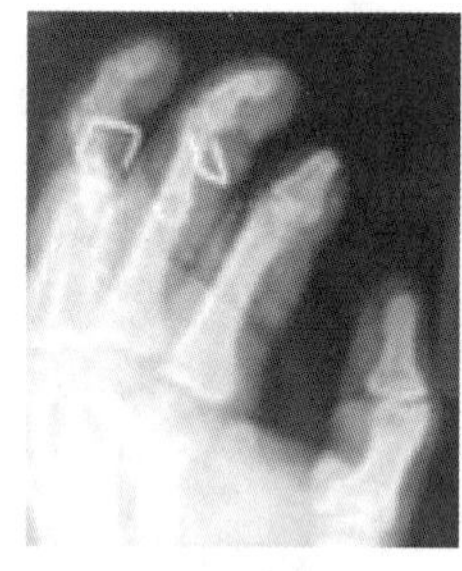
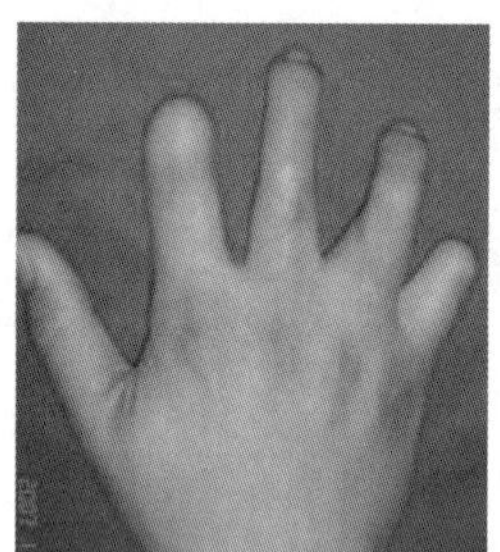
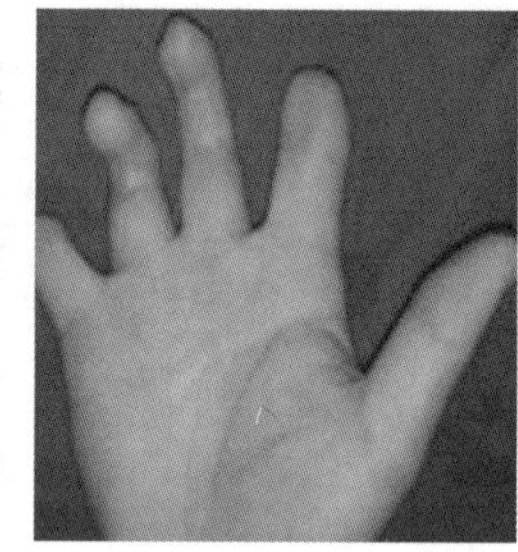
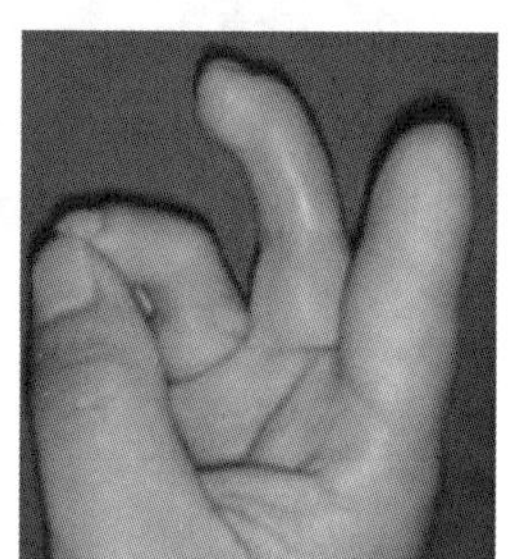

D. 门形克氏针横置X线片　E. 再造术后1年外形与功能

图 45　手指Ⅴ°缺损，双踇趾腓侧血管蒂岛状皮瓣嵌入第 2 足趾狭窄段一期外形修饰病例

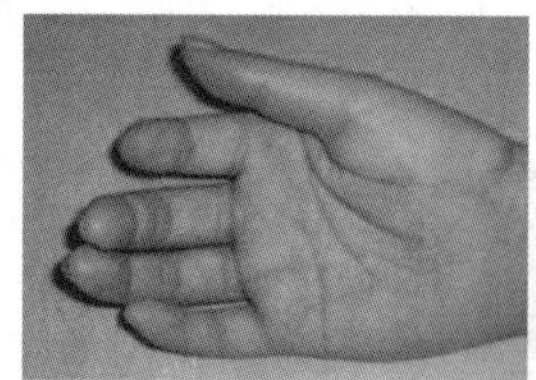
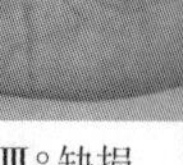
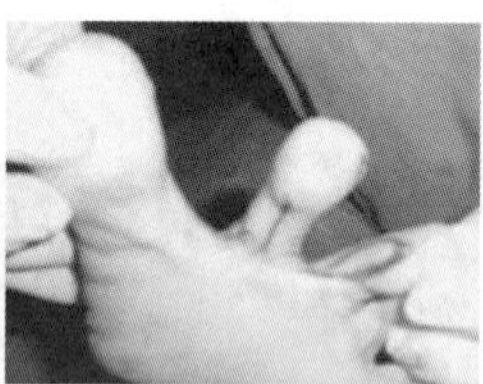
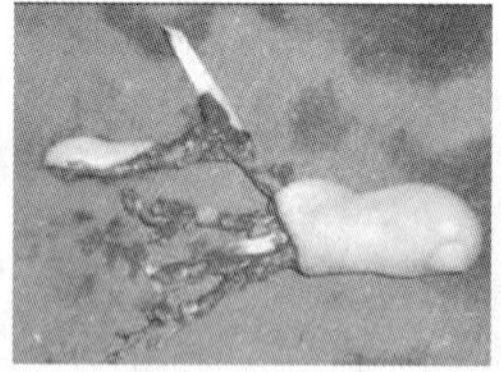
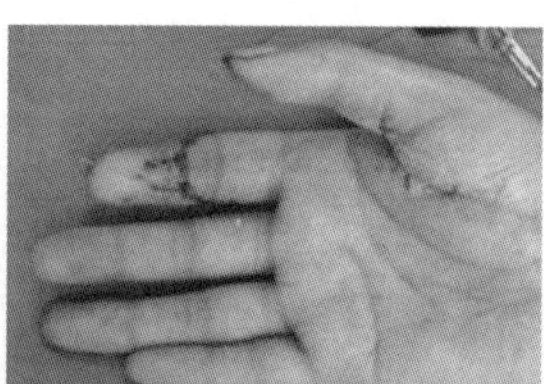

A. 右示指Ⅲ°缺损　B. 皮肤切口设计　C. 形成共同血蒂　D. 再造术后出院时外形

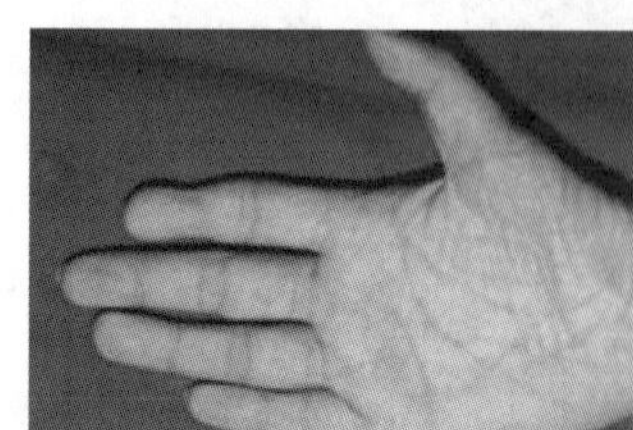
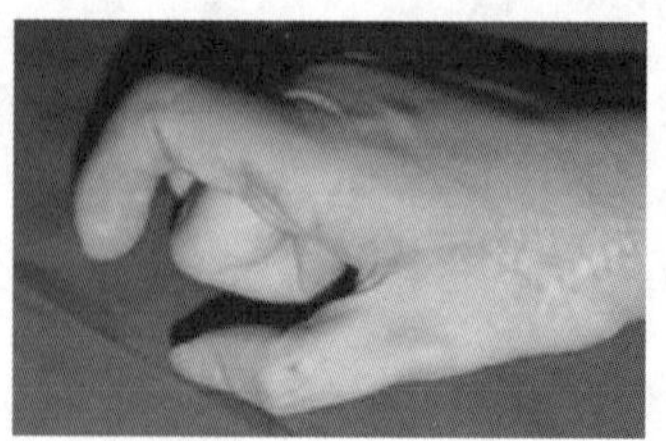
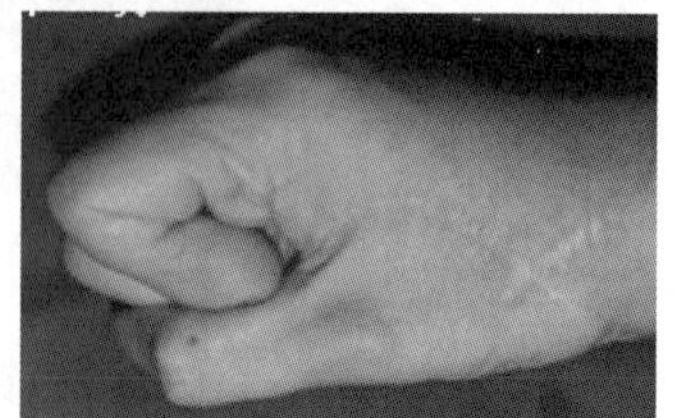

E. 再造术后9年外形与功能

图 46　男，27 岁，右示指Ⅲ°缺损，选第 3 足趾胫侧血管蒂岛状皮瓣移位嵌入第 2 足趾狭窄段一期外形修饰再造

(3) 第2～4或第2～5指Ⅴ°缺损再造：再造以“少而精”为原则，仅再造示、中指或中、环指，小指细或缺损，第2足趾狭窄段不必扩容，仅切除趾端及趾腹梭形皮肤即可（图47）。

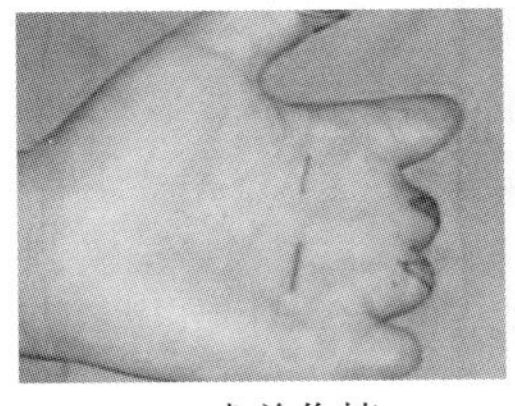
A. 术前伤情

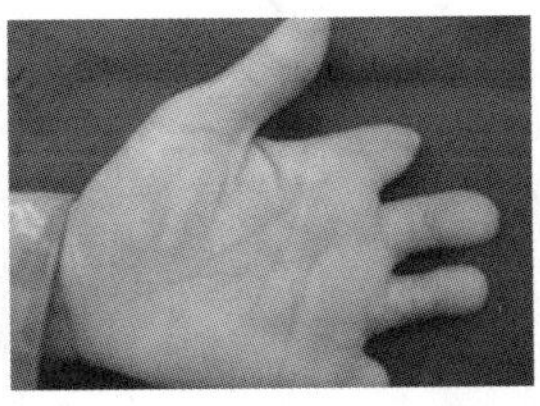

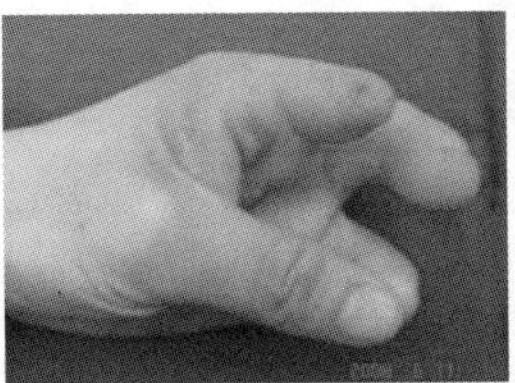

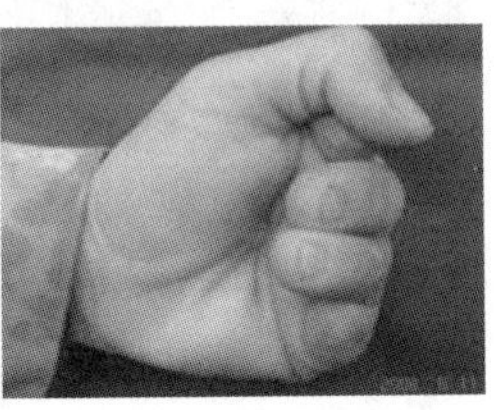
B. 再造术后7年外形与功能

图47　男，21岁，左第2～5指Ⅴ°缺损，取双第2足趾移植，仅切除指端及指腹梭形皮肤一期修饰再造中、环指

3. 小结

不论是修饰性再造、全形再造或采用3D打印技术再造，凡选用足趾组织移植，目前尚不能再造出原形手指。笔者认为以手术方法简单、外形功能好、易被推广应用为原则。

七、术中注意事项

1. 消除驼颈畸形及臃肿

供受区应合理设计皮肤切口，受区残端掌背侧须切除三角形皮肤，供趾设计小“V”形皮肤切口，使皮肤嵌入面积形状等于受区皮肤切除面积形状，使趾、指体皮肤缝合呈一体（图48）。

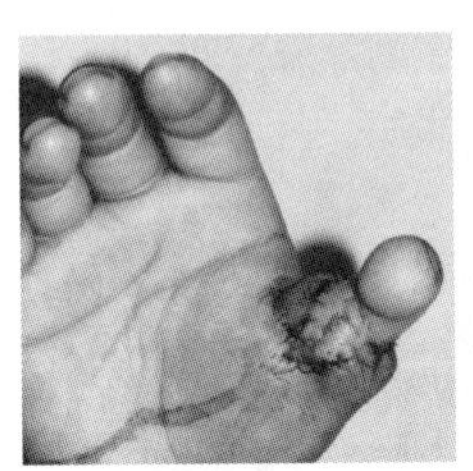
A. 驼颈畸形

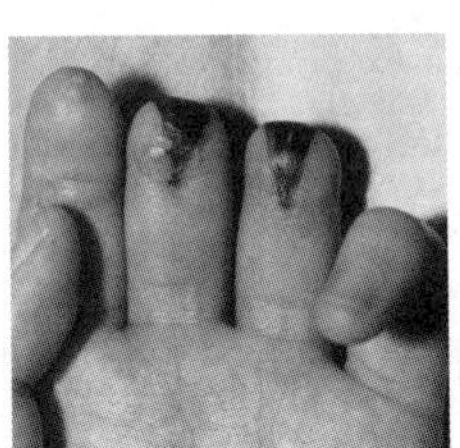
B. 受区残端切除三角形皮肤

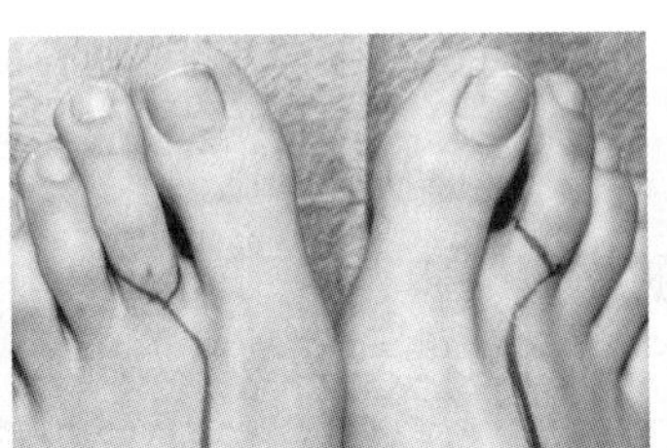
C. 供趾设计小“V”形皮肤切口

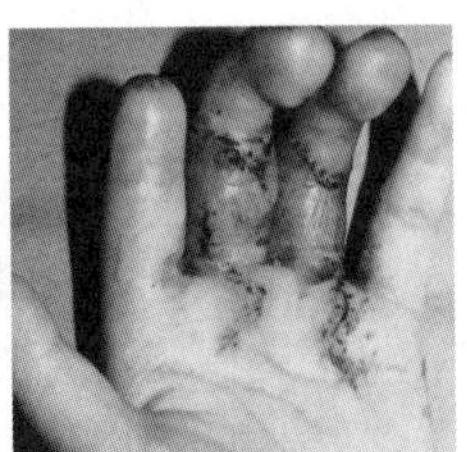
D. 趾指体皮肤缝合呈一体

图48　供趾设计小“V”形皮肤切口，使趾、指体皮肤缝合呈一体

2. 防跖趾关节过伸畸形

拇、手指Ⅵ°以上缺损带跖趾关节第2足趾移植再造时，术中采用跖板前移固定拇对掌或蚓状肌功能重建以消除跖趾关节过伸畸形（图49～图51）。

3. 防踇趾末节及踇趾甲瓣移植趾体过大

应根据患者性别、个子合理设计踇趾胫侧舌状瓣，术中咬除末节基部膨大骨嵴，修细趾骨，剪除跖侧部分脂肪，使趾体缩小，缝合皮肤使之近似拇指外形（图52）。

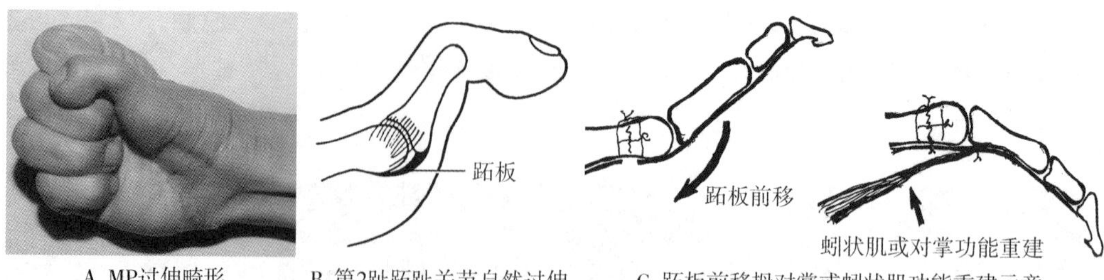

A. MP过伸畸形　B. 第2趾跖趾关节自然过伸　C. 跖板前移拇对掌或蚓状肌功能重建示意

图 49　跖板前移固定拇对掌或蚓状肌功能重建，消除跖趾关节过伸畸形

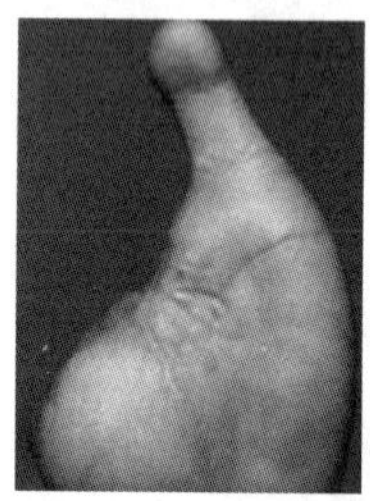
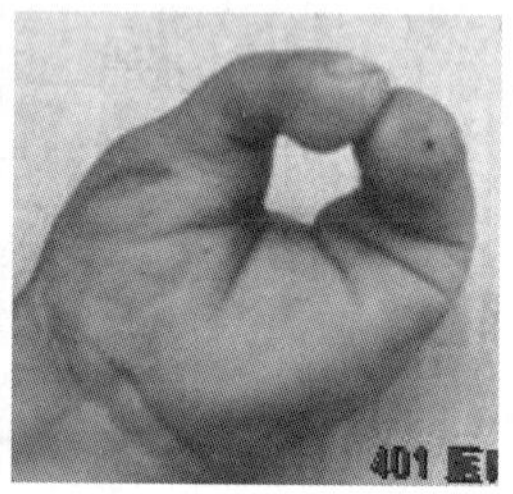

50　左拇V°缺损，再造术后 MP 形态正常

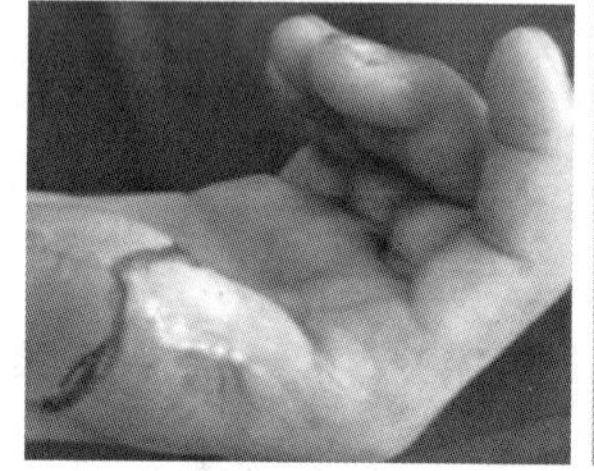
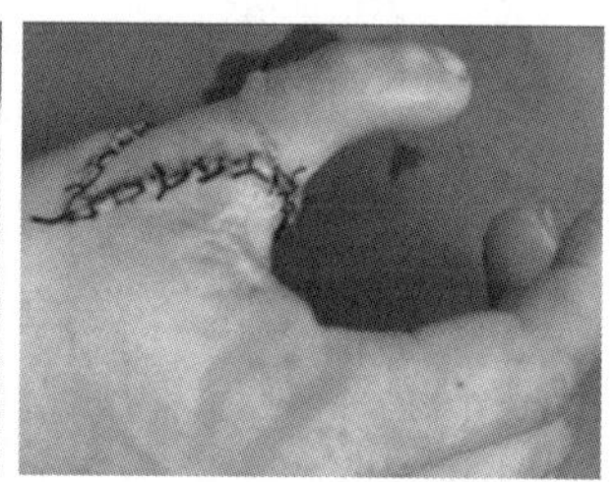

图 51　右拇 V°缺损，再造术后 MP 形态正常

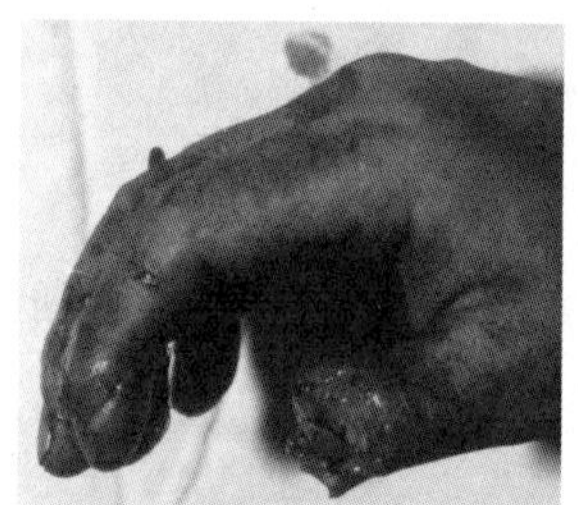

A. 右拇 I°缺损

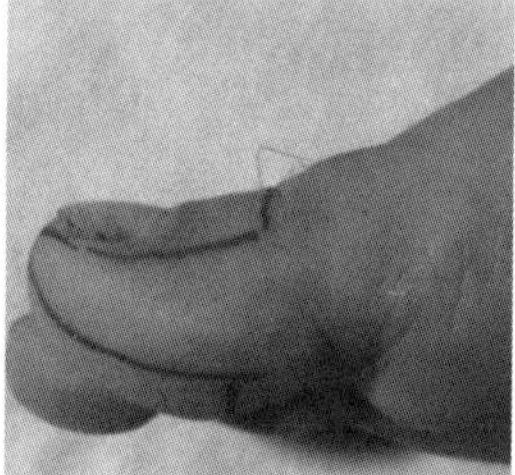

B. 合理设计胫侧舌状瓣

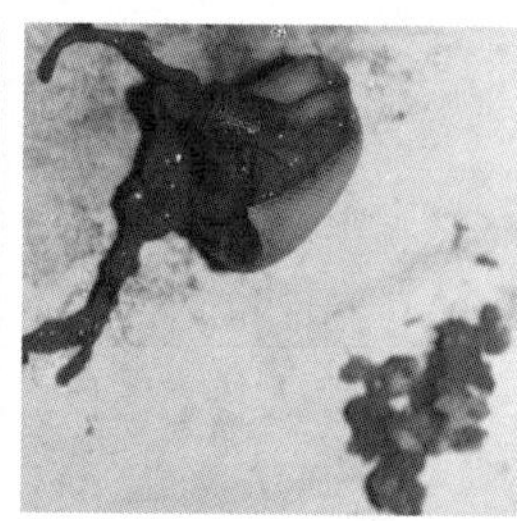

C. 咬除骨嵴，剪除跖侧脂肪

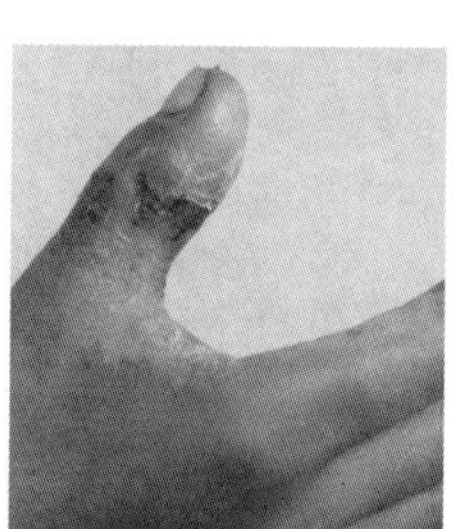

D. 再造术后拇指外形

图 52　男，24 岁，右拇 I°缺损。取踇趾末节移植，咬除基部骨嵴，剪除跖侧部分脂肪，获近似拇指外形

4. 再造手指要防 PIP 前移

单一中指或环指 V°缺损再造以外形为主，不可避免会出现 PIP 前移；第 2 ～ 5 指 V°缺损再造则以功能为主，移植趾 PIP 应与健指 PIP 平齐，防 PIP 前移，利于功能重建（图 20 ～图 22）。

5. 带第 2 足趾骨架与肌腱踇趾甲瓣移植再造拇指

本手术优点是既有近似拇指外形，又保存有伸屈趾肌腱及骨与关节的功能。术中应特别注意，带肌腱骨架第 2 足趾除有血供外，还须将带有关节支的趾神经一并移植修复，以防夏柯关节发生（图 53）。

6. 踇趾甲瓣或第 2 足趾甲瓣移植再造

踇趾甲瓣或第 2 足趾甲瓣移植再造时须将带腓深神经背侧支与受区指背神经缝合，以防甲挛生。

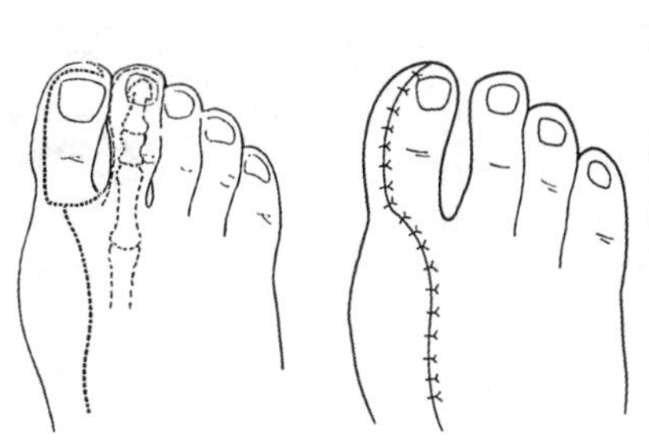

A. 手术切口设计示意

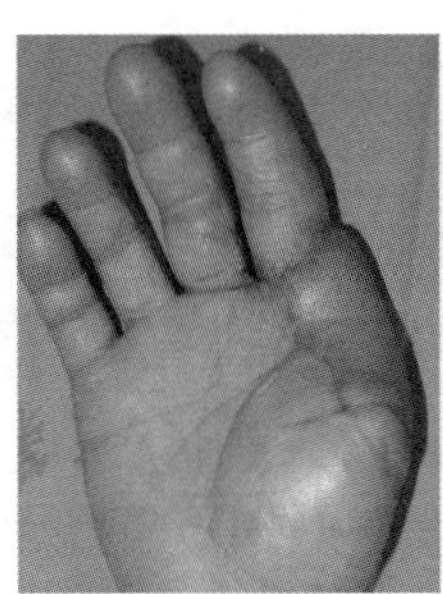

B. 右拇V°缺损

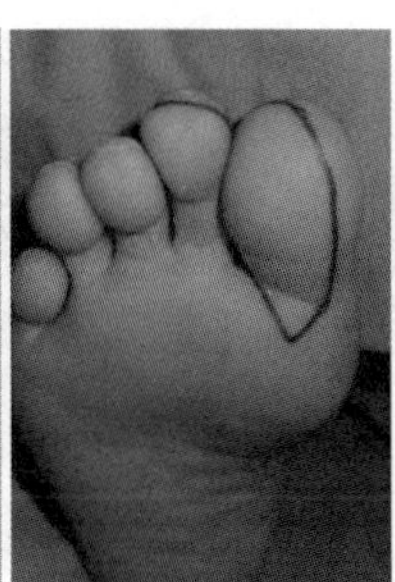

C. 踇甲瓣皮肤切口设计

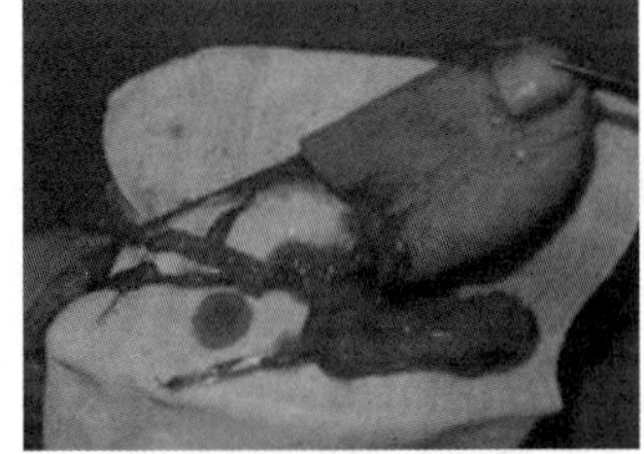

E. 甲瓣及第2足趾肌腱骨架已游离

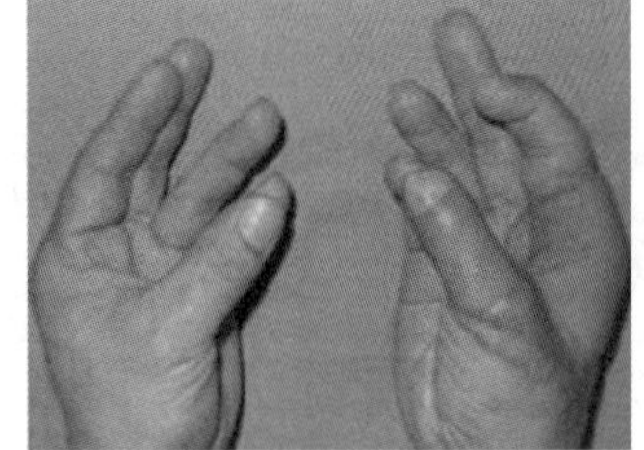

F. 术后双拇指外形

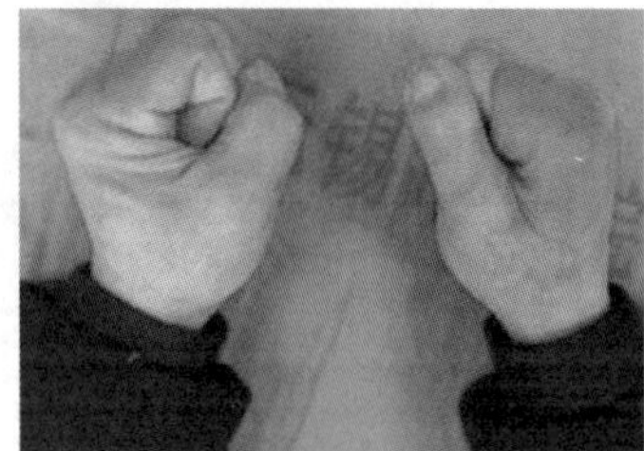

G. 双拇指功能

图 53 第 2 趾带肌腱骨架、踇甲瓣移植再造拇指手术示意图及临床病例

（本病例资料由无锡市第九人民医院芮永军提供，特此感谢）

7. 加强术后功能康复训练指导

①术前术后向病人强调功能练习的重要性，指出“三分治七分练”的意义，要求定期随诊并指导功能练习；②指导病人行自主伸屈指功能练习，并告诫病人主动练习与被动练习的区别；③病人出院后，凡有康复治疗的医院，应及时返院行功能康复治疗；回农村或无康复治疗条件的地区，可采用家庭简易功能练习或其他相应功能练习的方法积极进行功能练习（图 54、图 55）。

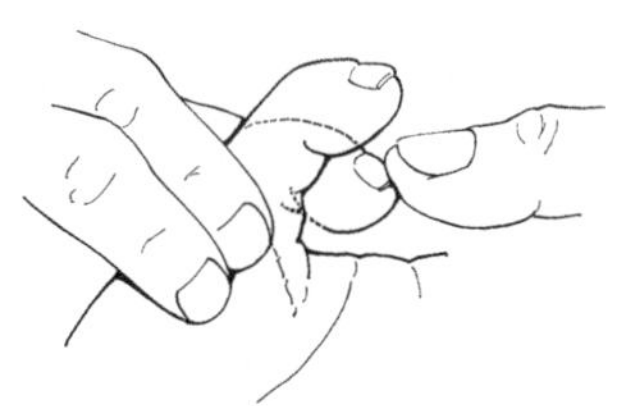

A. 主动伸指练习

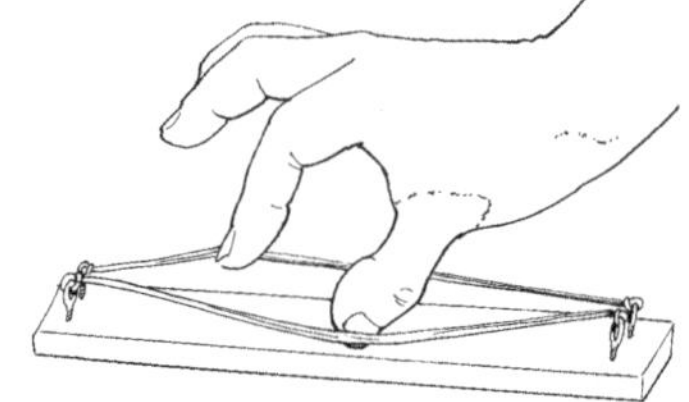

B. 弹开两钢丝主动伸展练习

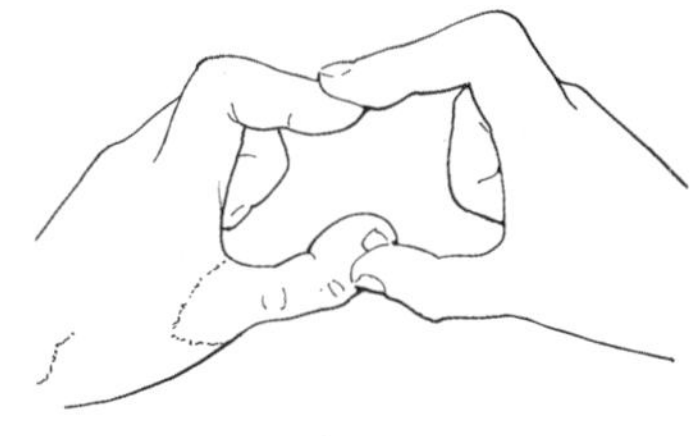

C. 健指拮抗伸展练习

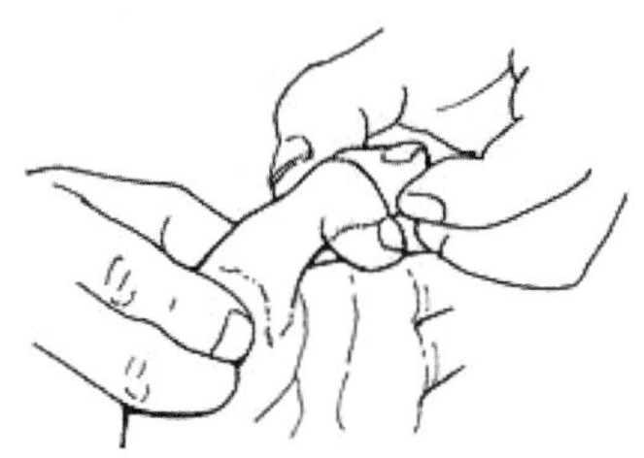

D. 主动屈指拮抗练习

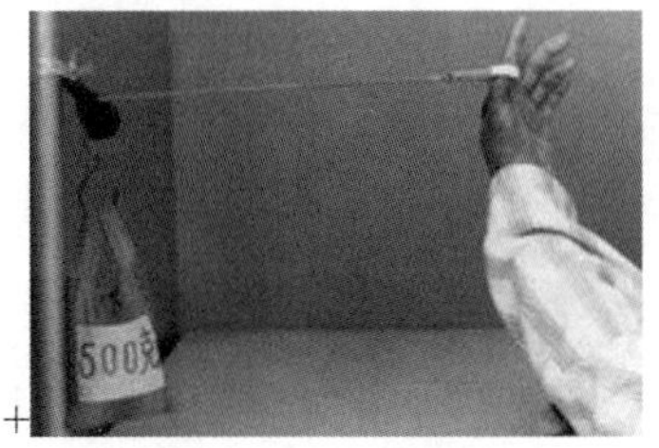

E. 用滑轮牵引主动屈拇练习

图 54 家庭简易功能练习

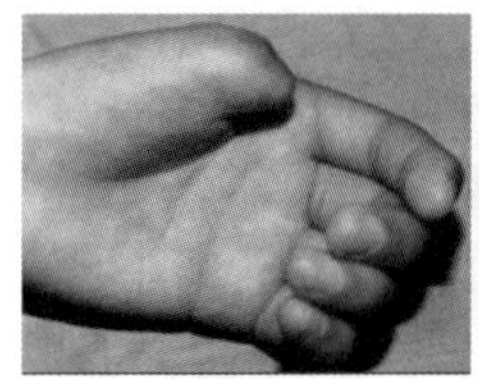

A. 术前伤情

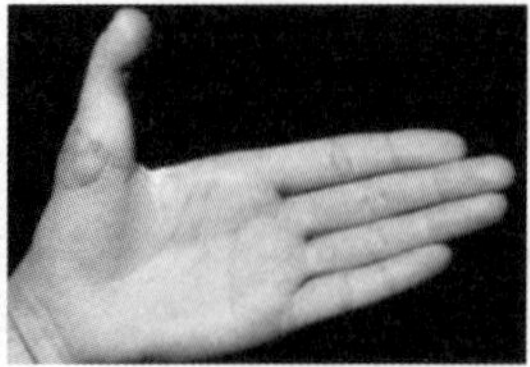

B. 术后1年伸拇

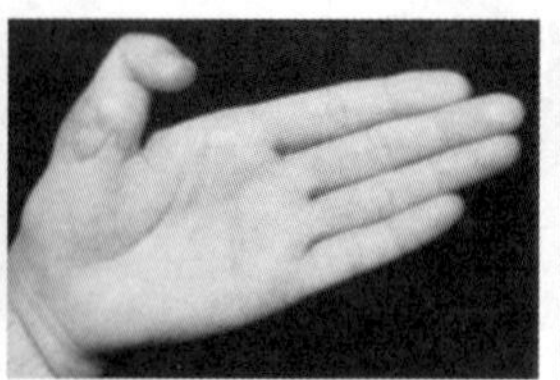

C. 屈拇

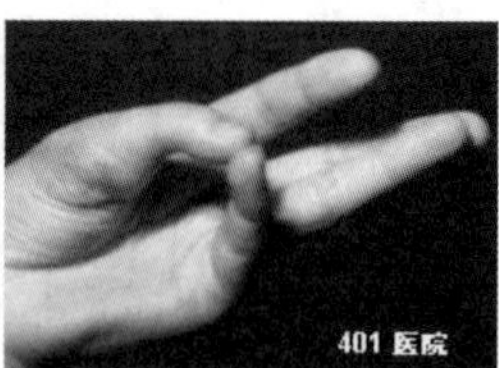

D. 拇对掌

图 55 女，17 岁，左拇Ⅲ°缺损，第 2 足趾移植再造术后，积极进行家庭简易功能练习，恢复满意功能

参考文献

[1] 杨东岳，顾玉东，吴敏明，等. 第二趾移植再造拇指 40 例报告［J］. 中华外科杂志，1977，25（1）：13.

[2] 陈中伟，杨东岳，张涤生，等. 显微外科［M］. 上海：上海科技出版社，1978.

[3] 程国良，潘达德，杨志贤，等. 第 2 足趾拇指手指化的几个技术问题［J］. 中华外科杂志，1987，35（5）：272.

[4] 张涤生，王炜，吴晋宝. 应用第 2 足趾足背皮瓣（包括二者合并）修复手部缺损［J］. 上海医学，1979，2（5）：282.

[5] 程国良，潘达德，杨志贤，等. 吻合血管带足背皮瓣足趾移植再造拇手指［J］. 中华显微外科杂志，1989，12（1）：12.

[6] 程国良 . 手指再植与再造［M］. 2 版. 北京：人民卫生出版社，2005.

[7] 程国良，方光荣，侯书健，等. 拇手指部分缺损的修饰性修复与重建［J］. 中华医学杂志，2005，38：2667.

介绍几种拇指再造的方法

侯春林

海军军医大学附属长征医院骨科

手的捏、持、握、抓功能依赖于拇指与其他手指的对指活动，一旦拇指长度丧失，必将影响手的功能，应予重建。理想的再造拇指应具有足够的长度、良好的血运与感觉、有力的对指功能及好的外形。拇指再造方法很多，各有其优点和缺点。拇指帽状提升植骨方法简单，但增加长度不够；游离足趾移植再造拇指外形及功能均较满意，但需牺牲正常足趾；传统的皮管植骨法虽可恢复拇指长度，但需二次手术完成，且再造拇指粗大，缺乏感觉，易冻伤破溃；运用带血管神经蒂皮瓣转移代替传统的皮管植骨法，使再造拇指获得丰富的血运和良好的感觉，手术可一次完成，外形及功能也较满意[1-2]；通过缓慢牵引方法延长拇残指，方法更为简单、安全，同样可获得满意的治疗效果[3-4]。

一、带血管蒂皮瓣再造拇指

（一）示指背侧岛状皮瓣再造拇指方法

1. 适应证

本法适用于拇指次全或完全缺损的晚期再造，残端软组织条件较好，无贴骨瘢痕者。

2. 手术方法

在拇指残端背侧作一基底位于远端的 3 cm×3 cm 皮瓣，将皮瓣翻向掌侧。十字形切开骨端瘢痕，暴露髓腔，将切取的髂骨块，修成指骨形，保留骨膜，插入拇指残端髓腔内，骨膜与残端瘢痕缝合，克氏针内固定，切取示指背侧岛状皮瓣，通过皮下隧道转移覆盖再造拇指创面，示指背侧供皮区用全厚皮片修复（图1）。

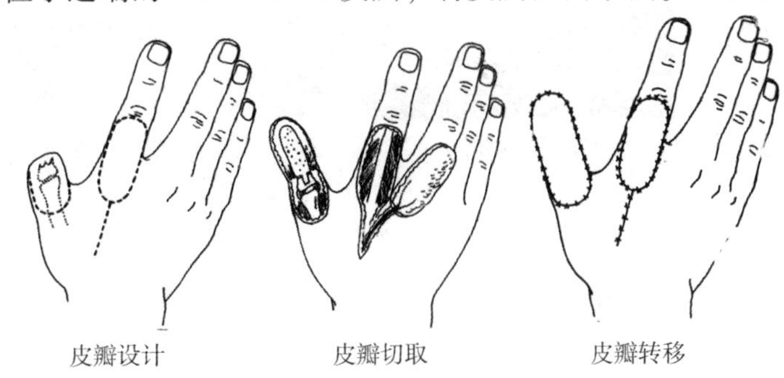

图1　示指背侧岛状皮瓣再造拇指方法

3. 病例举例

患者，男，27 岁。4 个半月前因电锯伤致右拇指Ⅱ°缺损，残端掌指关节活动良好，采用示指背侧岛状皮瓣再造拇指，5 个月后即能持 5 kg 重物，外形及功能满意，已恢复原来工作（图 2）。

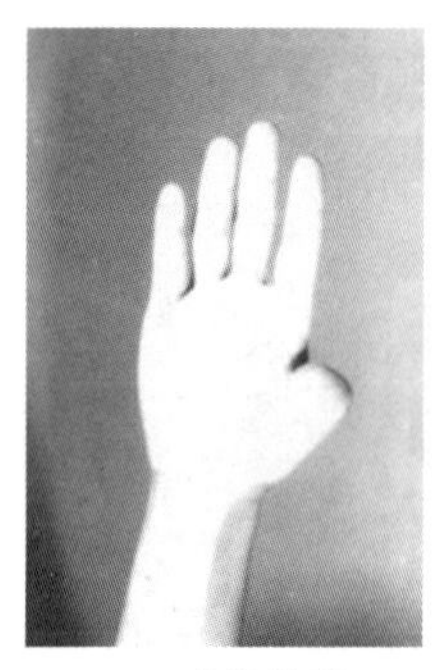
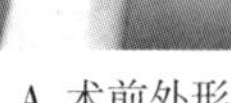
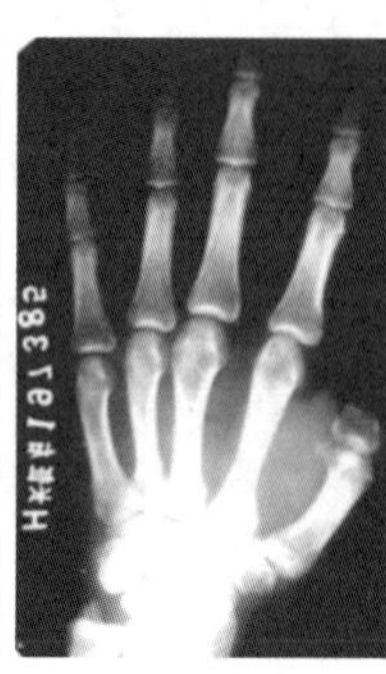
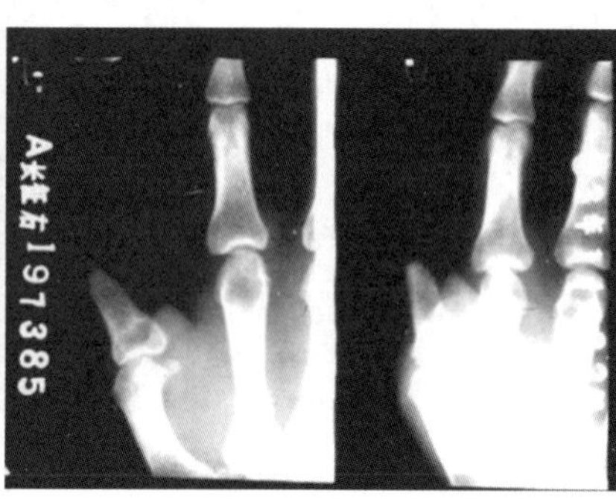
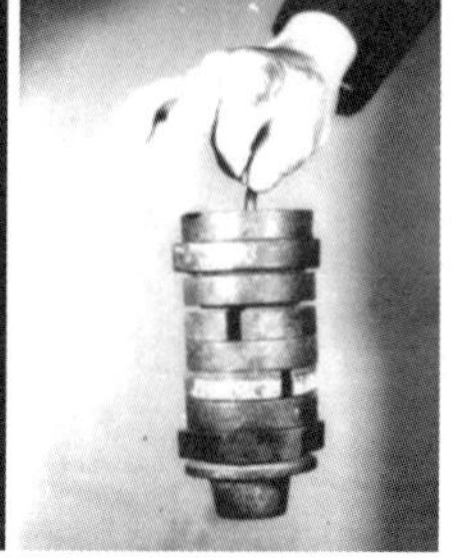

A. 术前外形　B. 术前X线片　C. 术后X线片　D. 术后半年功能

图 2　示指背侧岛状皮瓣再造拇指法

（二）示指桡侧岛状皮瓣再造拇指方法

1. 适应证

本法适应证同上法。

2. 手术方法

拇指残端植骨延长同上法。根据指骨延长后拇指创面，切取包含指掌侧固有神经背侧支的食指桡侧岛状皮瓣，一期修复创面再造拇指（图 3）。

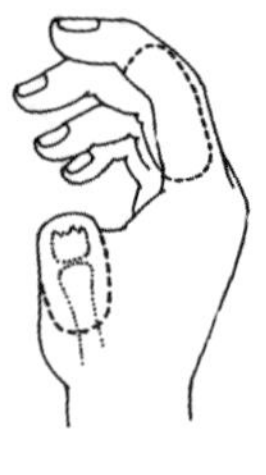
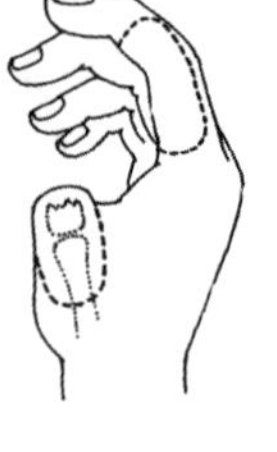

皮瓣设计　拇指再造

图 3　示指桡侧岛状皮瓣再造拇指法示意

3. 病例举例

患者，男，21 岁。5 个月前因机器外伤致右拇指自近节指骨基底处缺损，残端软组织愈合良好。采用示指桡侧岛状皮瓣再造拇指，功能良好（图 4）。

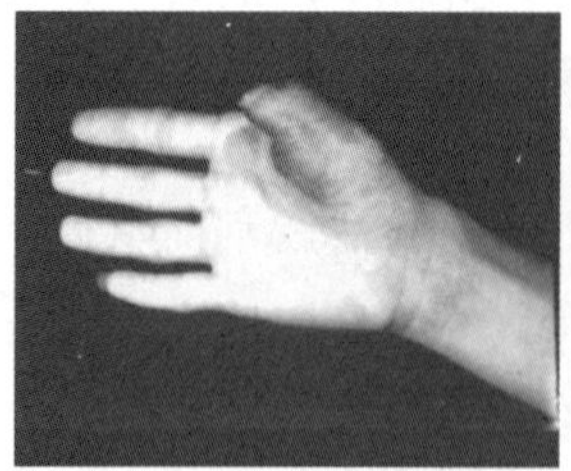
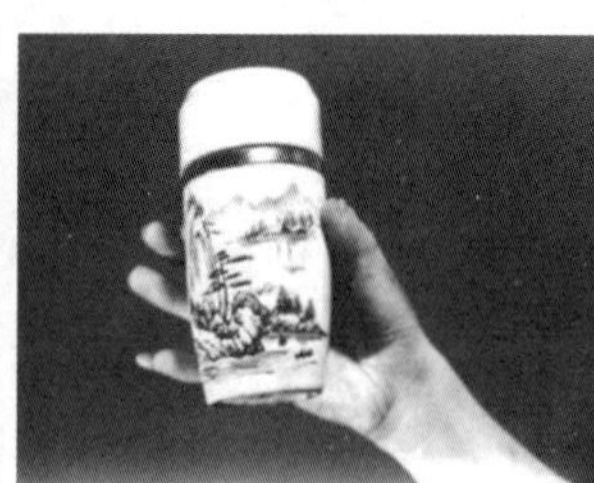
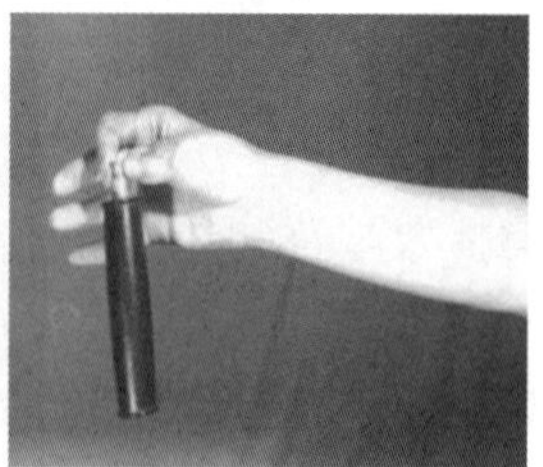

A. 术前右拇指外形　B. 术后拇指功能（持物）　C. 术后拇指功能（捏物）

图 4　示指桡侧岛状皮瓣再造拇指

（三）示指背侧和中指桡侧岛状皮瓣联合再造拇指方法

1. 适应证

本法适用于拇指急诊离断无再植条件或拇指残端软组织条件较差，残端无法形成翻转皮瓣时，可用两块皮瓣呈瓦状包埋再造拇指指骨。

2．手术方法

髂骨块植骨或利用离断残指骨组织延长拇指残端，然后切取两块皮瓣呈瓦合式包埋再造拇指指骨，即用示指背侧岛状皮瓣修复拇指背侧创面，再用中指桡侧岛状皮瓣覆盖拇指掌侧创面（图5）。

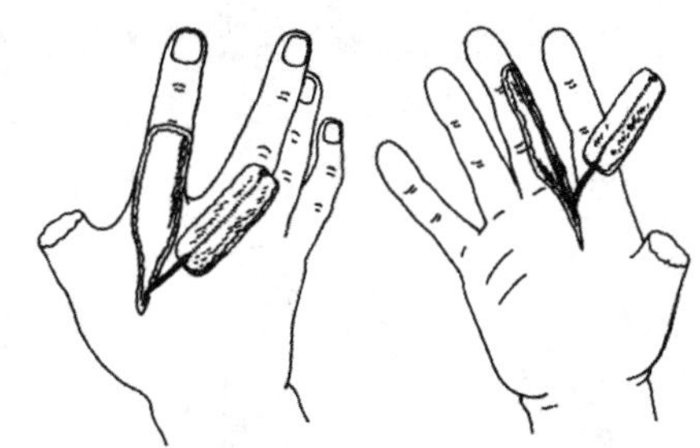

图5　示指背侧、中指桡侧岛状皮瓣联合再造拇指方法示意

3．病例举例

患者，男，52岁。1个半月前在掌指关节平面外伤离断，再植后坏死。入院后切除坏死组织，髂骨植骨延长掌骨残端，切取示指背侧、中指桡侧岛状皮瓣，包埋髂骨条，再造拇指4 cm，外形及功能满意（图6）。

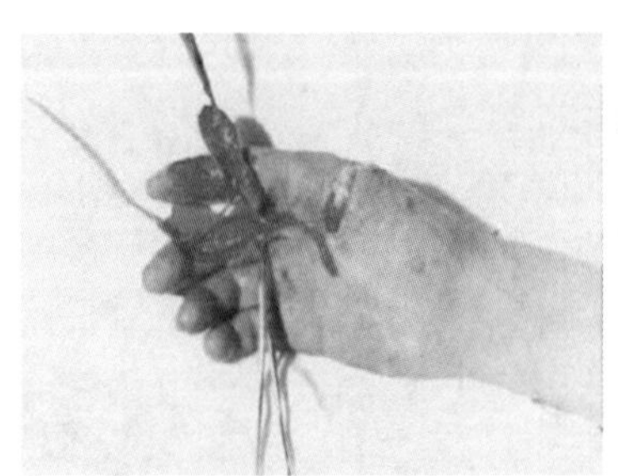

A. 术前拇指外伤缺如

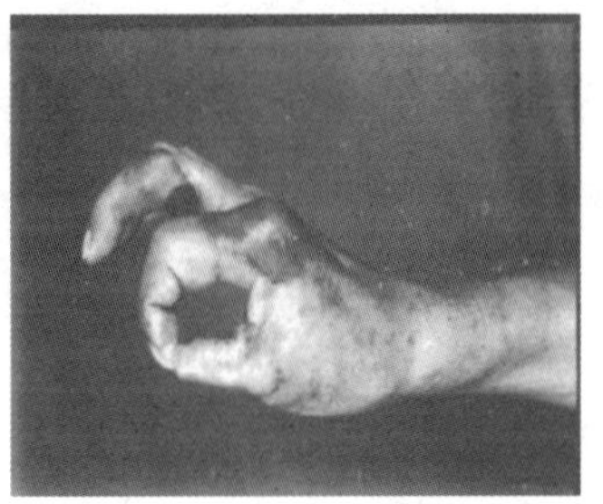

B. 术后再造拇指外形及功能

图6　示指背侧和中指桡侧岛状皮瓣联合再造拇指

（四）示指桡侧、中指桡侧皮瓣再造拇指、示指背侧皮瓣重建虎口方法

1．适应证

本法适用于拇指离断位于虎口平面需同时重建拇指及虎口者。

2．手术方法

先切取示指桡侧倒“U”形皮瓣，皮瓣基部位于拇指残端桡侧，向外翻起作为再造拇指桡侧皮瓣，切取中指桡侧包含指掌侧固有神经背侧支的指动脉皮瓣，通过皮下隧道转移作为再造拇指尺侧皮瓣，髂骨块植骨延长拇指后用上述两块皮瓣包埋，同时用示指背侧三角形皮瓣覆盖第1、2指蹼创面，重建虎口（图7）。

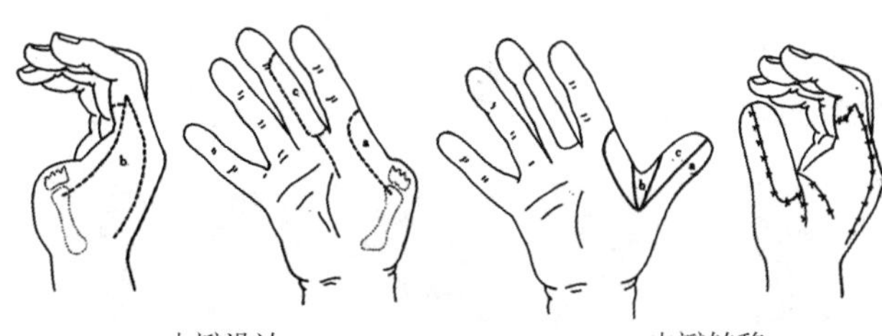

图7　示指桡侧、中指桡侧皮瓣再造拇指与示指背侧皮瓣虎口重建方法示意

3．病例举例

患者，男，12岁。10年前因电扇击伤致右拇指近节基底外伤离断，拇指缺损位于虎口平面，采用示指桡侧、中指桡侧皮瓣再造拇指，示指背侧皮瓣重建虎口。术后外形

及功能满意（图 8）。

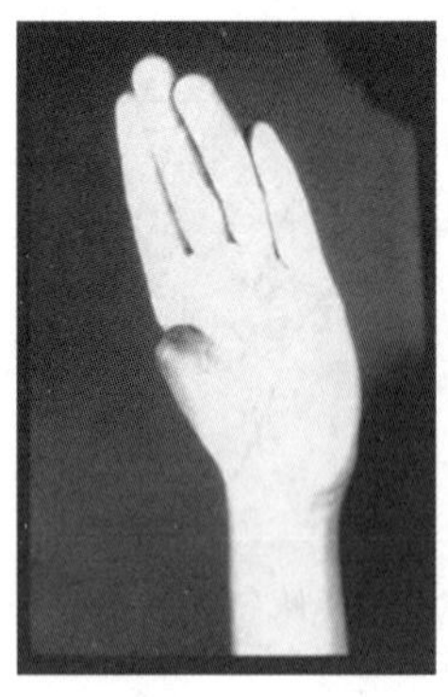

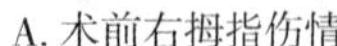

A. 术前右拇指伤情

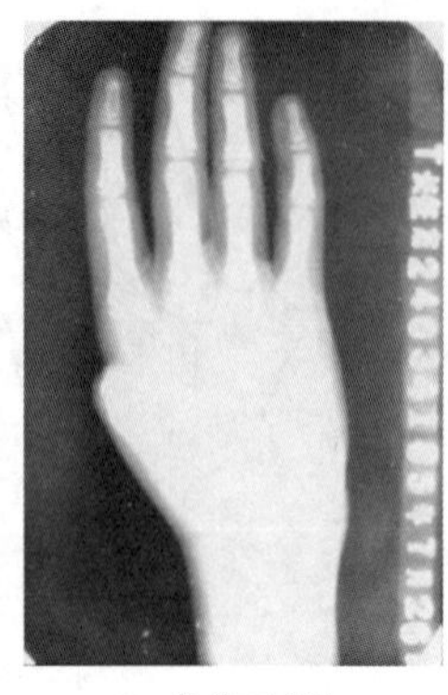

B. 术前X线片

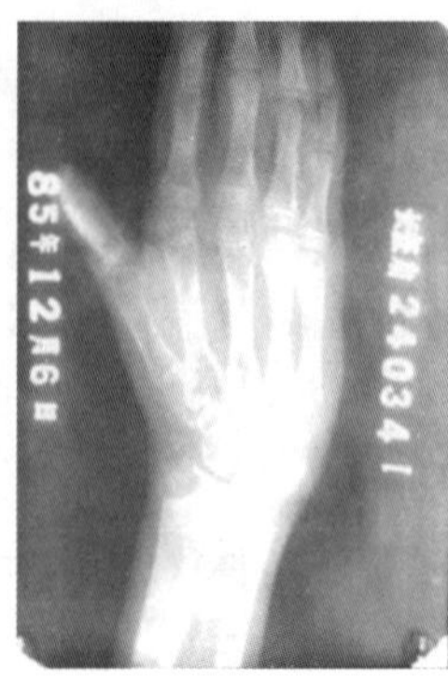

C. 术后X线片

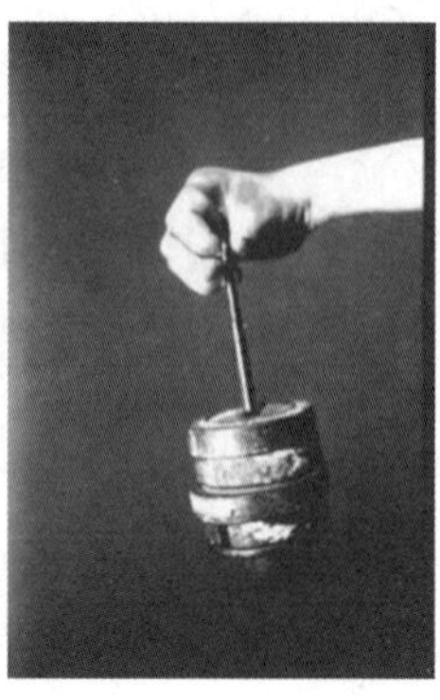

D. 术后1年右拇指功能

图 8　示指尺侧、中指桡侧双叶皮瓣再造拇指方法

（五）前臂桡侧菱形皮瓣再造拇指方法

1. 适应证

本法适用于拇指离断位于虎口平面者。

2. 手术方法

切取示指桡侧倒“U”形皮瓣，基部位于拇指残端桡侧，形成再造拇指桡侧瓣。拇指植骨延长后，根据拇指尺侧、示指桡侧的创面，设计前臂桡侧菱形皮瓣。转移后皮瓣两翼刚好覆盖拇指与示指相对创面，而皮瓣远近两端则位于虎口掌背两端（图 9）。

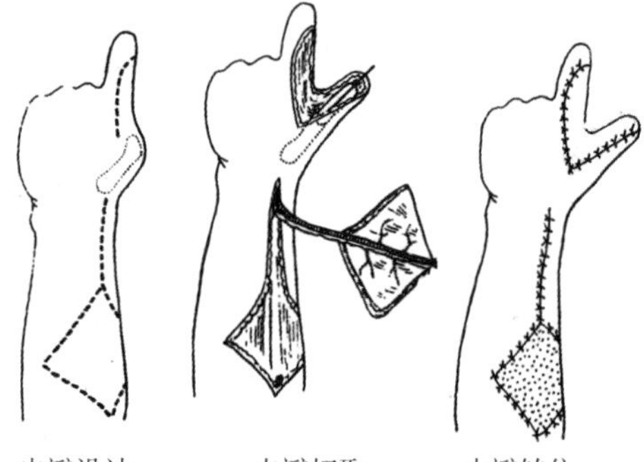

皮瓣设计　　皮瓣切取　　皮瓣转位

图 9　前臂桡侧菱形皮瓣再造拇指方法示意

3. 病例举例

患者，男，37 岁。7 个月前因外伤致左手第 1、3、4、5 指自掌指关节平面离断，第 2 指自指骨间关节平面缺损，对指功能完全丧失，入院后采用前臂桡侧菱形皮瓣再造拇指，重建虎口，恢复了对指功能，能持笔写字（图 10）。

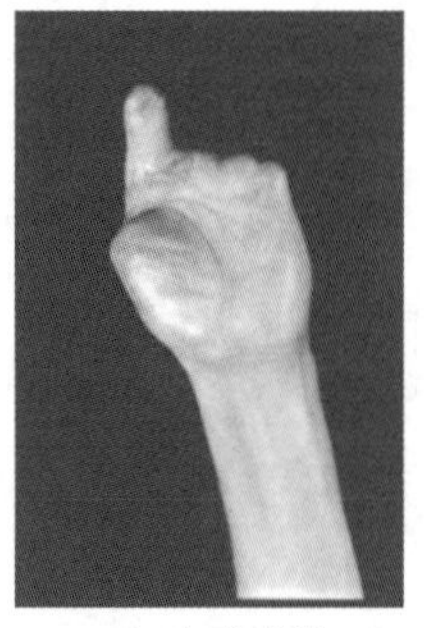

A. 左手术前

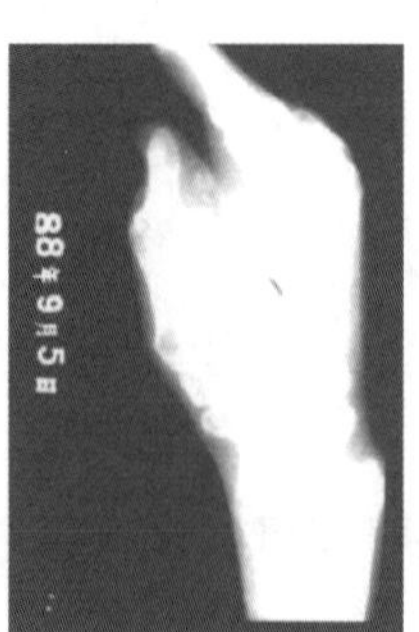

B. 术前X线片

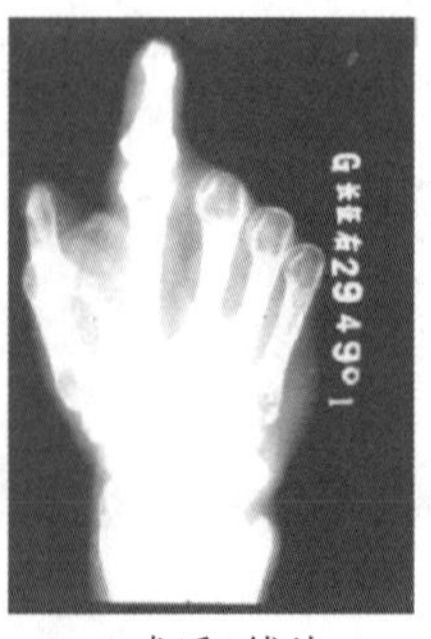

C. 术后X线片

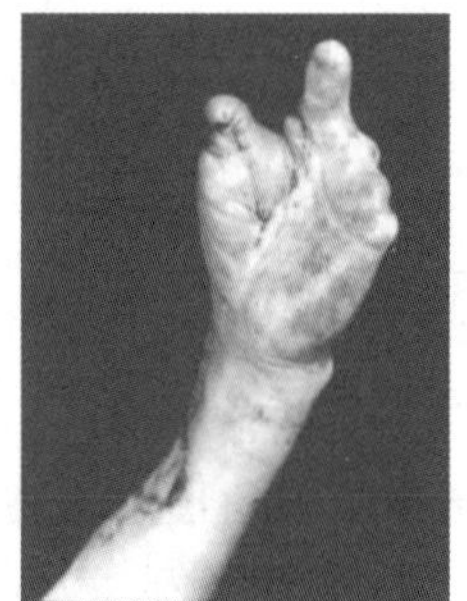

D. 术后再造拇指外形

图 10　前臂桡侧菱形皮瓣再造拇指

（六）带桡骨片前臂桡侧皮瓣再造拇指方法

1. 适应证

本法适用于掌腕关节以远任何平面的拇指缺损。

2. 手术方法

在腕横纹上约 3 cm 处，以桡动脉为中心设计上部基底 5 cm，下部基底 6 cm 的梯形皮瓣，皮瓣长度略大于再造拇指的长度。术中应保护从桡动脉进入桡骨的营养血管。切取桡骨片时骨膜不作剥离，以保持骨瓣－骨膜－皮瓣的完整性，形成以桡动、静脉为血管蒂的前臂骨皮瓣，向上翻转，一期再造拇指。将皮瓣内皮神经与拇指残端的指掌侧固有神经缝合，以恢复再造拇指的感觉功能（图 11）。

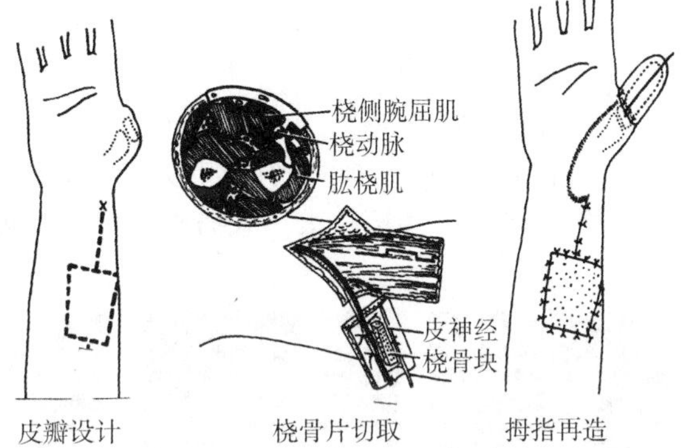

图 11　示指桡侧、中指桡侧皮瓣再造拇指与示指背侧皮瓣虎口重建方法示意

3. 病例举例

患者，男，18 岁。2 年前电锯伤致左拇指第 1 掌骨近侧缺损，掌腕关节活动功能存在。入院后采用带桡骨片前臂皮瓣，一期再造拇指，1 年后复查再造拇指对指有力，能持针、持物，功能满意（图 12）。

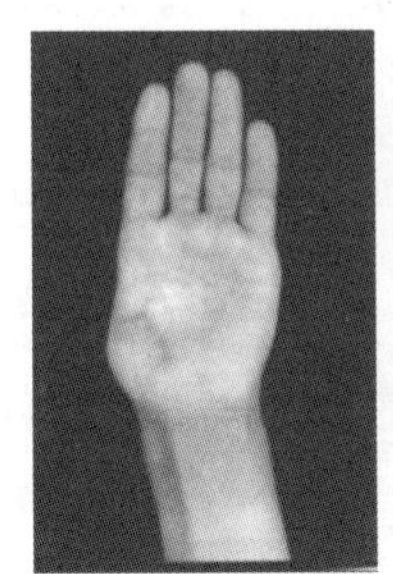

A. 术前左拇指缺损

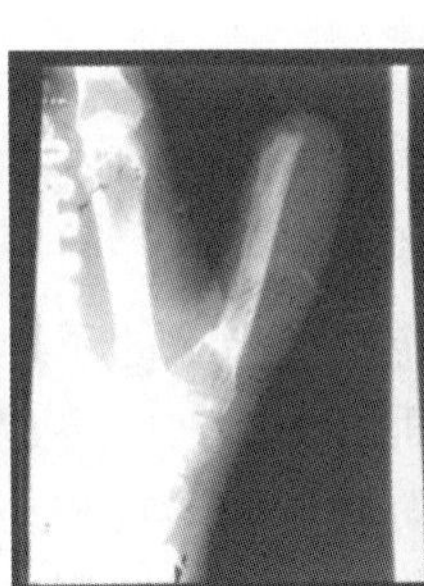

B. 术前X线片

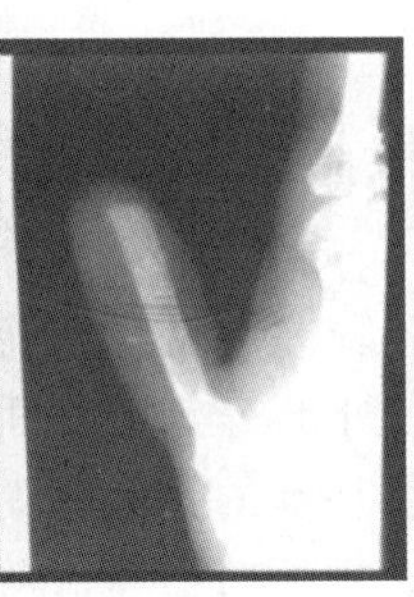

C. 术后X线片

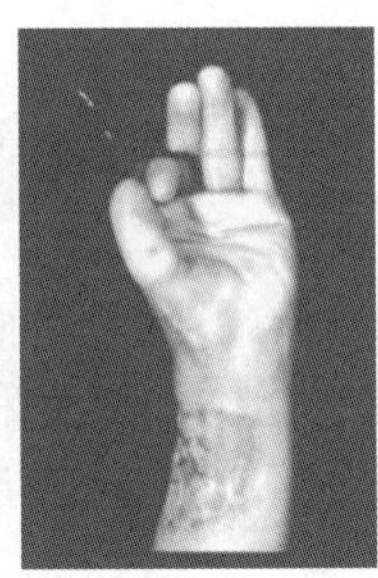

D. 术后1年对指功能

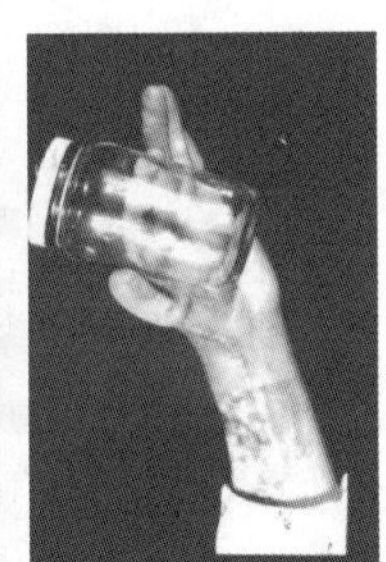

E. 术后1年活动功能

图 12　带桡骨片前臂桡侧皮瓣再造拇指

二、残指延长再造拇指

1. 适应证

适用于第 1 掌骨残端 1 cm 以上任何平面的拇指缺损，残端软组织条件良好者。

2. 手术方法

手术分两期进行。先行掌骨或指骨截骨术，并安装手指延长器。拇指残端指骨在 1 cm 以上者可行指骨截骨延长，残端指骨过少或者缺如者可行第 1 掌骨延长术。在指骨或第 1 掌骨背外侧作 2 cm 长纵切口，显露指骨或掌骨，纵行切开骨膜，行骨膜下剥离显露截骨部位。在掌骨或指骨截骨部位远侧先横穿一枚骨圆针，用线锯或小骨刀截断掌骨或指骨。将手指延长器调到最短长度，确定桡骨穿针部位，平行钻入另一枚骨圆针，安装手指延长器。术中可即时牵开 4 ～5 mm，术后以每天 1～2 mm 速度缓慢牵伸，使残指逐渐伸长。待 2 ～3 周获得满意长度后，行二期植骨术。从原切口进入，在牵开的两骨端间嵌入髂骨块，克氏针固定。必要时后期行“Z”字皮瓣成形或食指背侧皮期转移，以加深虎口或指蹼。

3. 病例举例

患者，男，30 岁，外伤致右手第 1 ～4 指完全丧失，拇指丧失平面位于第 1 掌骨中部，行第 1 掌骨延长植骨术，术后半年复查，再造拇指恢复对指及握物功能（图 13）。

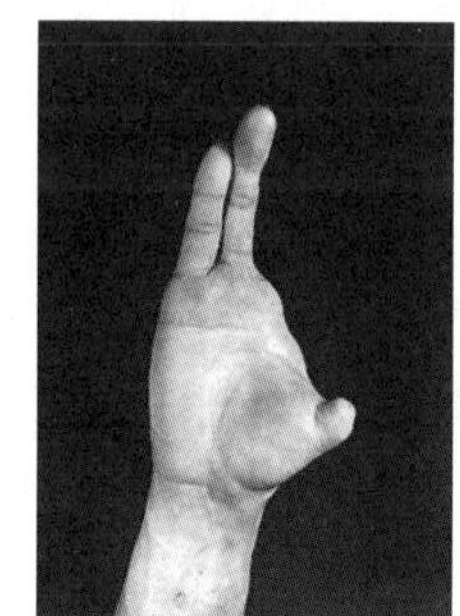

A. 术前

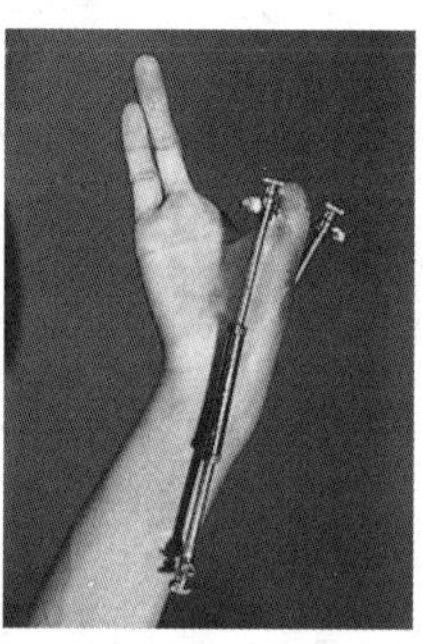

B. 拇残指延长中

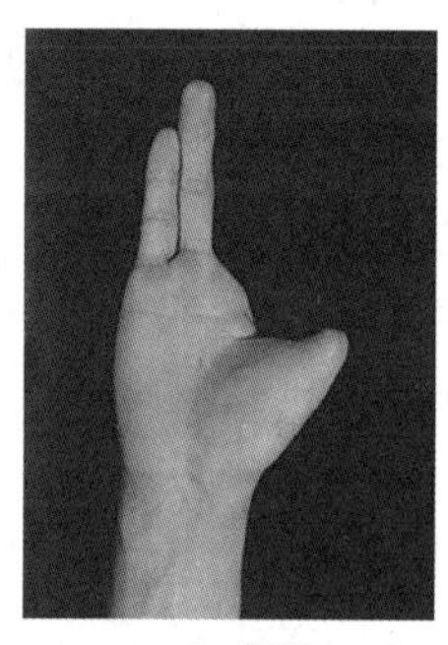

C. 术后

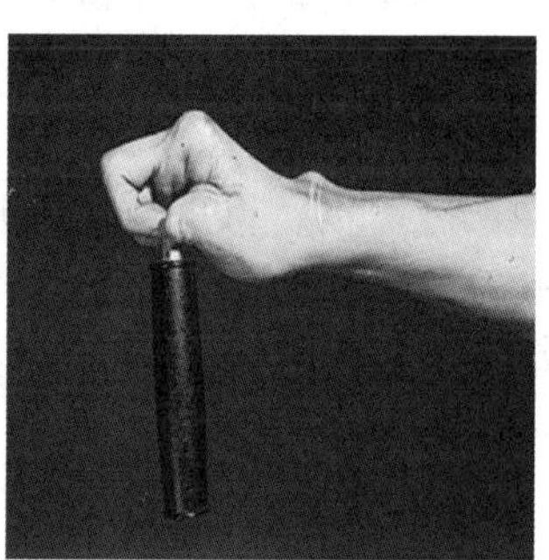

D. 术后功能

图 13　残指延长再造拇指

三、拇指再造应考虑的几个问题

手依赖于拇指与其他手指对指而发挥捏持等功能。拇指功能重建应考虑拇指长度、位置、稳定性、力量、运动、感觉和外形等 7 个方面因素，其中再造拇指长度、位置、稳定性和力量是维持拇指正常功能最基本的因素，而运动、感觉和外形是第二位因素。拇指需有足够长度来完成对指功能，通常拇指在近节指骨以上缺损，将影响捏持功能，应予重建。再造拇指必须处于外展对掌位，才能维持正常对指功能，而拇指捏持功能又依赖于再造拇指运动来获得一个无痛、稳定、具有正常功能位置的拇指柱，用其他手指来与拇指对指。拇指精细动作的完成依赖于良好的感觉功能，在拇指再造时应尽可能重建。再造拇指外形是拇指功能重建中相对次要的因素，但从美学及心理学角度亦应予以注意。因此，一个理想的再造拇指应具有足够的长度、有力的对指功能、良好的感觉和外形。

四、拇指再造方法的选择及其评价

游离足趾移植再造拇指，可同时满足拇指再造 7 个方面的因素，无论是外形还是功能，均是目前拇指再造方法中最佳的；但由于其手术难度大，有一定失败风险，且需要牺牲一个正常足趾，使其应用受到一定限制。本文介绍的几种方法，可作为无条件开展游离足趾移植或病人不接受该手术时选用。由于拇指正常功能依赖于掌腕、掌指和指骨间 3 个关节和 9 块肌肉，其损伤程度和缺损范围与功能丧失成正比，我们根据解剖结构将拇指缺损分成 3 种情况，并提出相应处理意见。

1. 掌指关节以远缺如

拇指在指骨间关节以远缺如，由于残留拇指有足够长度来维持对指功能，通常可不予治疗。而拇指在近节指骨平面缺损，由于拇指内在肌功能未受损害，掌指关节功能正常，只要增加拇指残端长度，即能获得满意的拇指功能重建。若拇指残端软组织条件良好，残端指骨长度在 1 cm 以上，可行指骨延长术再造拇指。由于保留残指正常皮肤结构，术后再造拇指外形及功能均十分满意。若残端指骨不足 1 cm，无法行指骨延长时，可行第 1 掌骨延长来增加拇指长度，由于掌指关节前移，虎口变浅，需二期行虎口加深术。亦可采用残端翻转皮瓣，结合示指背侧或桡侧皮瓣转移再造拇指。对于残端软组织条件较差或拇指外伤离断无再植条件者，可采用示指尺侧、中指桡侧双叶皮瓣再造拇指，或示指背侧、中指桡侧皮瓣再造拇指。采用带血管神经蒂皮瓣一期再造拇指是对传统皮管植骨再造拇指的改进，由于再造拇指皮肤质地近似，有良好的血运和感觉，外形和功能较为满意。但本法仍不能解决植骨块吸收而使远期再造拇指变短问题，且供区留有较大瘢痕；影响外观是本法另一不足之处。

2. 拇指掌指关节平面缺如

拇指在这一平面缺如，虽然长度缺损较多，但维持拇指对掌活动的腕掌关节功能正常，治疗目的仍是增加拇指长度，恢复对指功能。对无法进行再植的断指，可剥去软组织，将骨与肌腱固定于原位，用皮管包绕再造拇指，二期用中指或环指尺侧血管神经皮岛转移重建感觉功能。对陈旧性拇指缺损者，可采用第 1 掌骨延长术或带血管蒂皮瓣移位再造拇指，前者需二期行“Z”形虎口加深术或示指背侧皮瓣移位重建虎口。后者可选用示指桡侧皮瓣和中指桡侧皮瓣联合再造拇指、示指背侧皮瓣重建虎口。既可选用示指桡侧皮瓣和前臂桡侧菱形皮瓣再造拇指，重建虎口，也可选用带桡骨片的前臂桡侧皮瓣一期再造拇指，由于植入桡骨片带有血运，不会发生骨吸收而影响远期效果。

3. 第 1 掌骨近侧平面缺如

由于残留掌骨过短，功能重建需增加 5 cm 以上长度，且除拇外展肌外，拇指其他肌肉均已缺损，使残留的第 1 掌骨运动功能大多丧失，故要求再造拇指具有一定活动功能，尤其是屈指功能，以获得与其他手指良好的对指功能。而上述掌骨延长术或带血管蒂皮瓣移位再造拇指均不能达到此要求，不宜选用。通常采用游离足趾移植来再造拇指，也可利用其他伤残手指或正常示指转移来再造拇指。前者为残指废物利用，应予首选；后者虽有好的外形和功能，但缺点是少了一个手指，手掌变窄。

参考文献

[1] 侯春林. 介绍几种残指延长拇指再造的方法［J］. 中华手外科杂志，1995，11（4）：211－213.

[2] 侯春林. 手指延长器的研制与临床应用［J］. 上海医学，1989，12（1）：629－

631.
[3] 侯春林，樊文甫．介绍几种带血管神经蒂皮瓣再造拇指的方法［J］．修复重建外科杂志，1988，2（2）：46－47.
[4] 侯春林，臧鸿声，徐印坎．拇指残端植骨加食指背侧岛状皮瓣转移再造拇指一例报告［J］．上海医学，1985，8（12）：715－716.

显微再植的多样性

雷彦文 张敬良 何明飞 等

顺德和平外科医院 广东省和迈骨科疾病研究所

伴随着手术显微镜下小血管吻合技术的发展，显微再植也取得了长足的进步。1960年美国的 J. H. Jacobson 和 E. L. Suarez 在《小血管吻合显微外科》中提到："我们坚信：手术显微镜下小血管吻合技术将把血管外科带向以往未曾触及的领域。"这指引着血管外科与显微再植的碰撞与融合，带来了显微再植发展的契机。1965 年，Buncke 和 Schult 将猴的拇、示指再植成功，Kleinert、Komatsu 和 Tamai 也取得了临床大部离断、完全离断拇指再植成功。国内，通过前辈们的不懈努力，1966 年陈中伟国内首例完全拇指再植成功，标志着中国的显微外科技术迈上了新的台阶。

一、显微再植的发展

显微再植的发展大致分为 4 个阶段：存活→外观→功能→美学再植（评估、固定、修复、康复）。20 世纪 90 年代，在改革开放的时代背景下，广东涌现了大量手外伤的患者，显微外科和手外科的医生严重短缺，技术水平参差不齐，修复材料跟不上，如修复肌腱只有尼龙线，且不是每个医生都配备，大部分医生使用的是普通的、缝合皮肤用的丝线。这个时期再植后能存活即已成功，谈不上外观和功能。现阶段，通过充分的评估、固定、修复材料的改变、系统康复的介入，可以达到美学再植的效果。其实，再植并不简单，需要细致入微的神经和血管的修复，如一例痛性神经瘤（环指脱套伤后）的患者（图 1），外院在没有注重神经修复的情况下治疗痛性神经瘤，多次手术疼痛无法缓解，后来又使用了静脉移植、前臂皮神经修复等方法都无济于事。到我院就诊后，通过仔细的血管探查和应用"神桥"修复、前臂静脉包裹等方法缓解了患者的疼痛。但在当时的大环境下，患者的治疗效果对医院和医生都没有太大的影响，多数患者治疗完成后没有复查和随访，以至于部分医生错误地认为再植简单。随着社会发展和人们生活水平、思想认识的提高，人们对生活质量的要求也越来越高，同时，手术失败的患者也可以通过多种途径获得公正的处理，这就对医生和医院提出了更高的要求，医生也面临着更大的挑战。

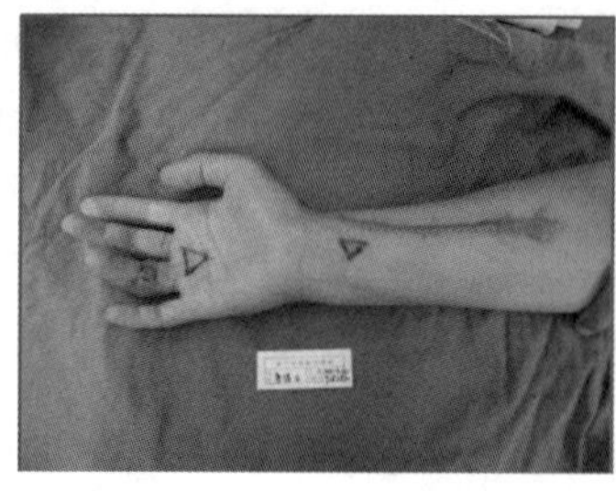
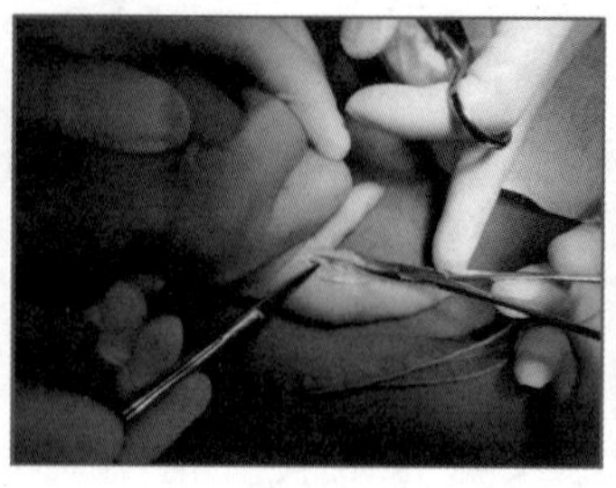
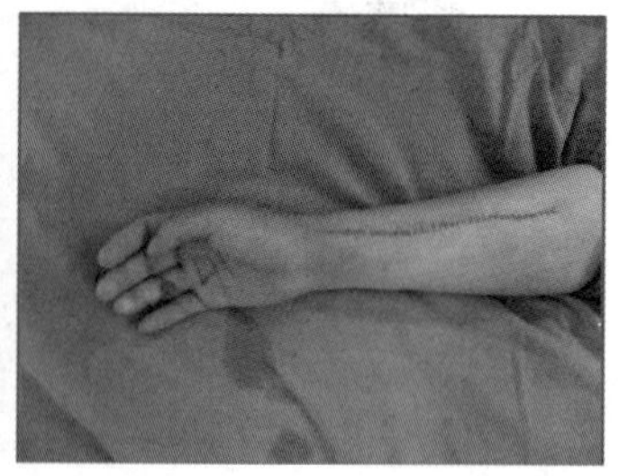

图 1 环指脱套伤后痛性神经瘤

二、影响再植成活的因素及再植的适应证

影响成活的因素包括致伤机制、热或冷缺血时间、离断平面、保存方法、医生技术、血管致命性痉挛等，可通过准确判断、制定诊疗方案、高质量的血管吻合（基础和重点）、正确处理周围环境（如血管床、皮肤等）及其他因素（物理、药物）来达到再植存活的目的。例如，手指离断后使用片状和条状物结扎血管的区别在于：有基础血管疾病（如糖尿病）者或者高血压患者，如果使用条状物结扎血管可能破坏近端血管内膜，使之脱落栓塞而存在术后不通血导致坏死的风险。对于“三抗”（抗感染、抗痉挛、抗凝）问题存在的争议作如下解释：①感染的主要原因是清创不到位，如果严格按清创原则来清创，基本不需要使用抗生素；②如果具备高质量的血管吻合，可以不卧床休息 1 周，鼓励患者早期下床活动；③我院已极少使用抗痉挛、全身肝素化的抗凝方法。

手指再植存活的血管吻合比例，一般认为动脉和静脉吻合数量的比例是 1∶2，个人主张吻合的数量越多越好，尽可能找到最多数量的血管进行吻合，可以保证血液循环，减少季节变化引起的疼痛。手指神经缝合方面，指掌侧固有神经很重要，但是指背神经也非常重要，神经缝合必须无张力缝合，缺损的情况下可采用“神桥”或神经移植的方法。另外，再植的适应证也在不断拓宽，从只有断面整齐或大肢体才能再植，到远端无挫伤及瘀斑也能再植，再到严重的旋转撕脱抽拉伤、严重挫伤及指尖（手指螺纹顶点以远）、皮肤、肢体颜色变黑后都能再植成功。

三、手部再植案例分析

（一）实例，勿轻言放弃

病例 1

4 岁女童，在幼儿园误用橡皮筋绑住中指末端，导致末节指体发黑、几近坏死。见到照片时医师本人也认为没有太大希望，但行医讲究眼见为实，只要还有一线希望就不轻言放弃。于是指引家属从深圳来顺德面诊，见到指端没有干，仍有弹性，于是进行了血管探查和吻合。术后手指恢复接近正常（图 2）。此案例说明，在遇到特殊的或者网络咨询的病例时，医生务必亲自看诊，不能只靠一张照片就给患者下诊断和结论。

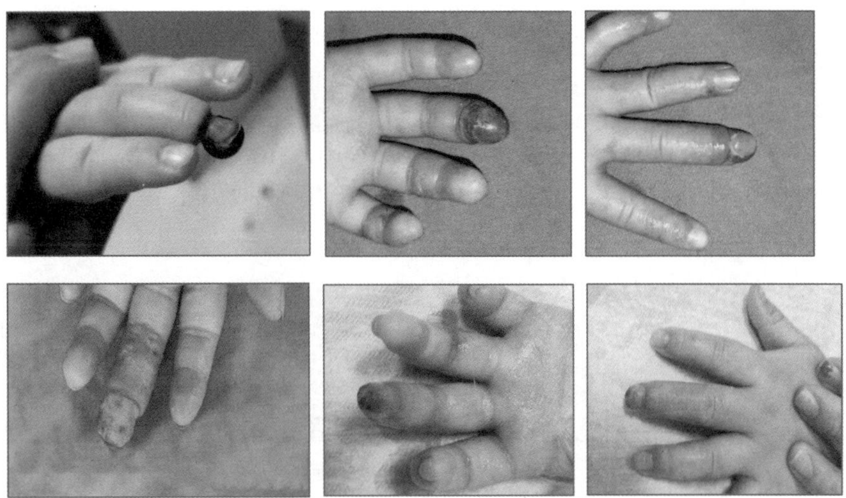

图 2　病例 1 左手中指血管危象的处理及转归

病例 2

3 岁女童，外院再植术后 4 天，指端发黑，来院后行血管探查及吻合术。虽然存活之路艰难而曲折，术后 32 天患指也曾有明显萎缩，但是最终保住了手指的长度（图 3）。

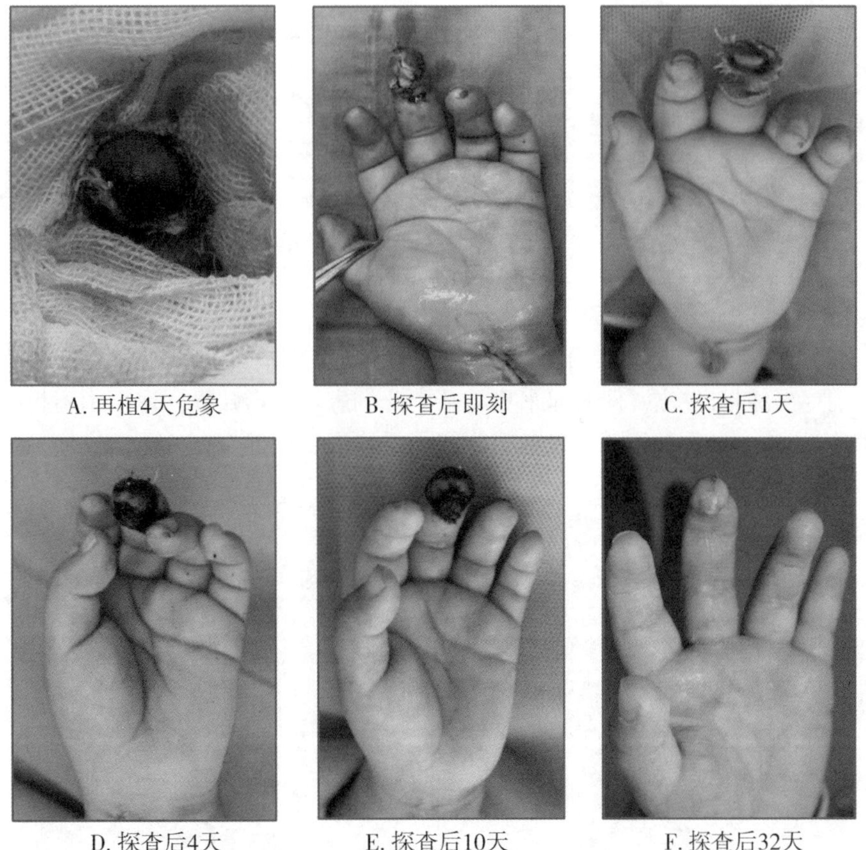

图 3　病例 2 左手中指血管危象的处理及转归

（二）保证存活、功能为主、外观为辅，“条件具备”、三者兼顾

病例 3

35 岁男性患者，左手毁损严重。对于这类病例，在恢复的过程中应以保证存活、恢复功能为原则，不宜苛求外观的完美无瑕。对该病例行彻底清除、妥善固定骨支架、皮瓣覆盖等处理后，效果良好（图 4）。

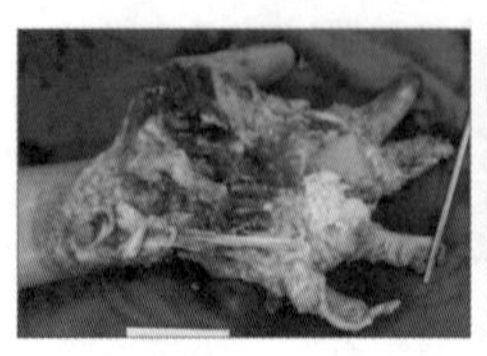
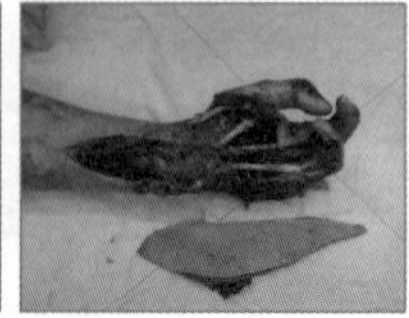
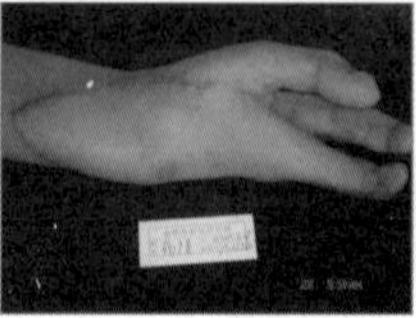
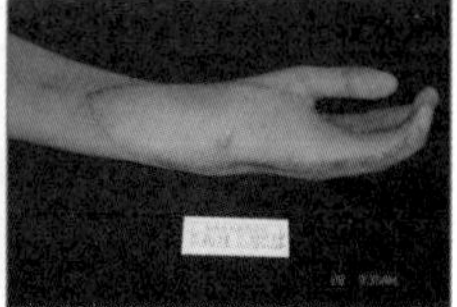

图 4　左手严重毁损缺损创面的治疗

病例 4

45 岁男性患者，右腕部毁损离断，前臂上段（接近肘窝）至前掌部位基本全无。如果行短缩再植手术，解决不了皮肤问题，后期延长手术过程也复杂。于是通过固定、急诊行皮瓣覆盖处理，虽然功能和外观都不太理想，但至少能存活，恢复部分功能（图 5）。

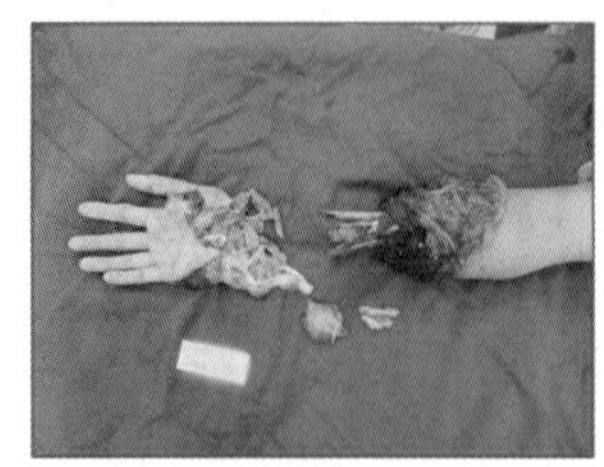
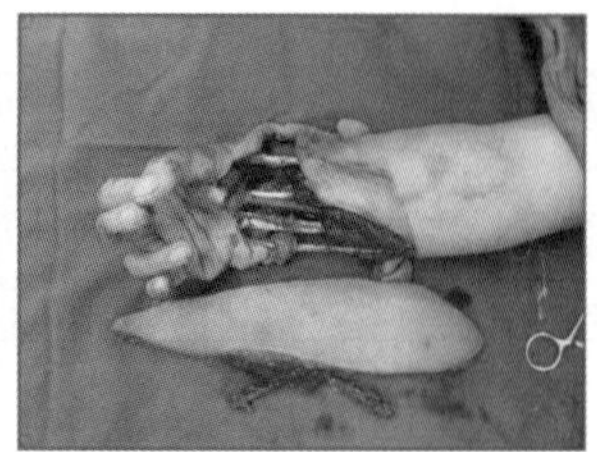
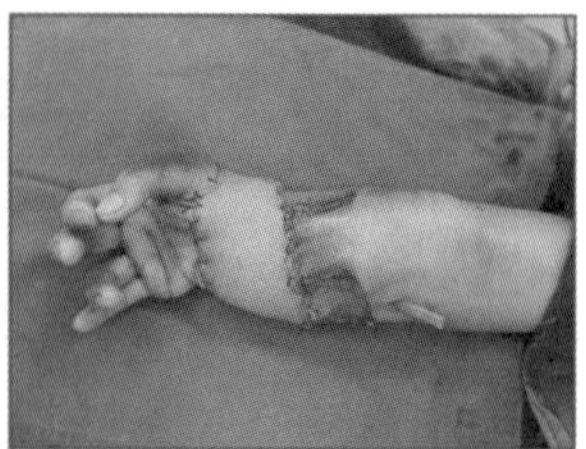

图 5　右腕部毁损离断的修复

病例 5

32 岁男性患者，右手掌毁损伤，无拇指。先彻底清创，因为掌骨短缩，如果保留 4 个手指，手掌会拥挤占位，修复起来更复杂。此例患者拇指缺损，采用示指拇化、皮瓣覆盖、桥接动脉，术后 1 年随访患者功能和外观均恢复良好（图 6）。

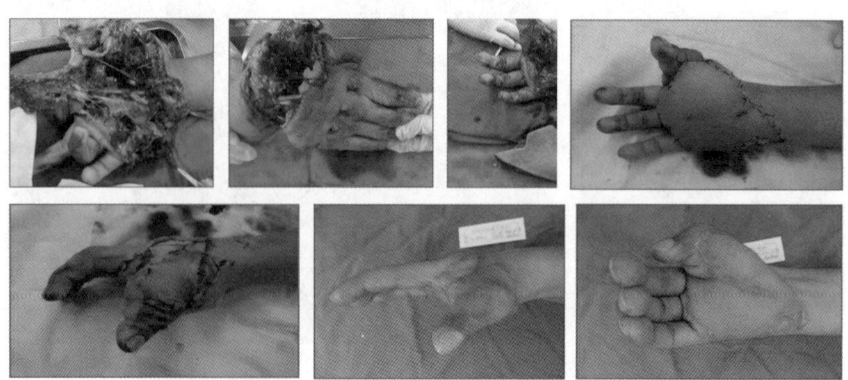

图 6　右拇指、手掌毁损的修复

病例 6

22 岁男性患者，左拇指近段离断，手掌及手背皮肤组织缺损，通过固定、股前外侧皮瓣修复，第 2 掌骨移位至拇指位置等处理，患者功能和外观基本恢复（图 7）。此类修复难度较大的、对团队要求较高的手术，在没有条件或团队一期手术，可以考虑这种传统做“寄养”的有效手术方式。

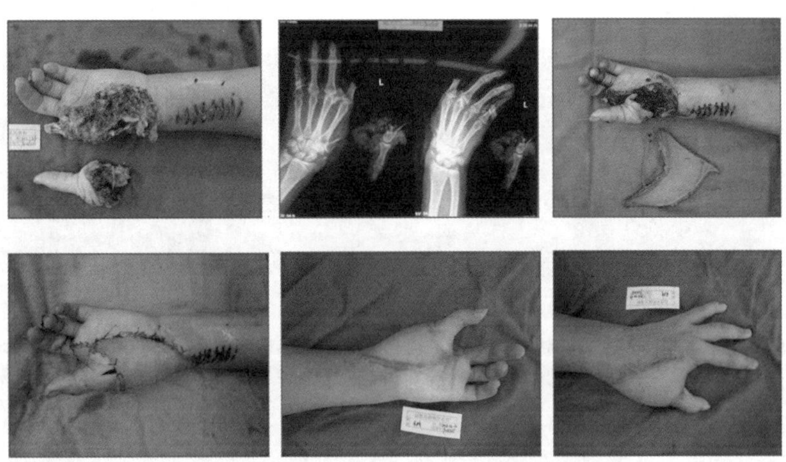

图 7　左拇指离断、手掌皮肤组织缺损再植

病例 7

39 岁男性患者，左拇指撕脱离断，形成了 2 段离断，屈肌腱几乎完全抽出，末节指骨完整，近节指骨也相对完整，但近端皮肤上无动脉、皮下静脉挫伤严重、无法保留近节环形缺损，只好去除环形缺损，在固定好后取前臂静脉皮瓣进行桥接（图 8）。术后 3 年随访，拇指的指腹无明显萎缩，外观及功能的恢复都达到了很好的效果。

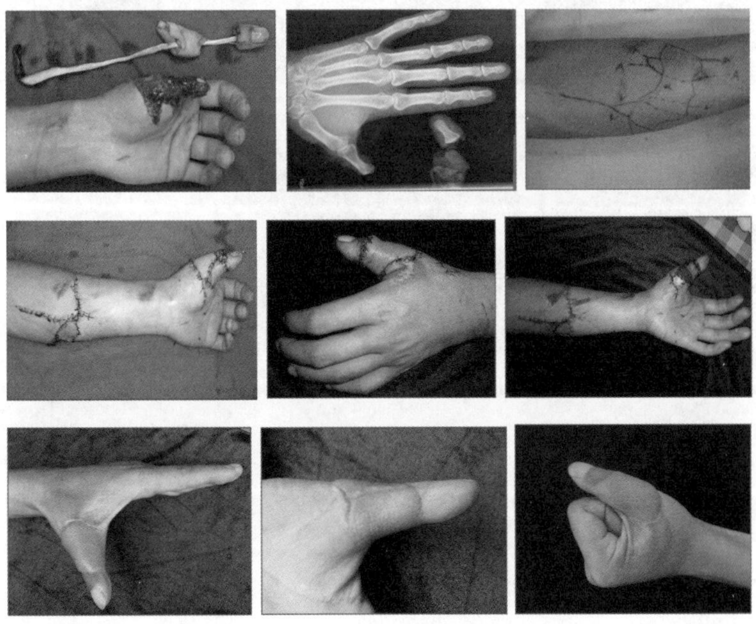

图 8　左拇指撕脱离断、皮肤无动脉的再植

病例 8

29 岁男性患者，左手示、中、环、小指挤压伤，示、小指相对完好。如果只做中、环指的短缩再植，会严重影响手指指端的自然弧度，为平衡手指的弧度。取 2 块前臂的静脉皮瓣环形修复中、环指，术后 3 个月，左手外形和功能良好（图 9）。该方法不仅修补了缺损部位，同时也保证了手指的自然长度，达到了预期的效果。

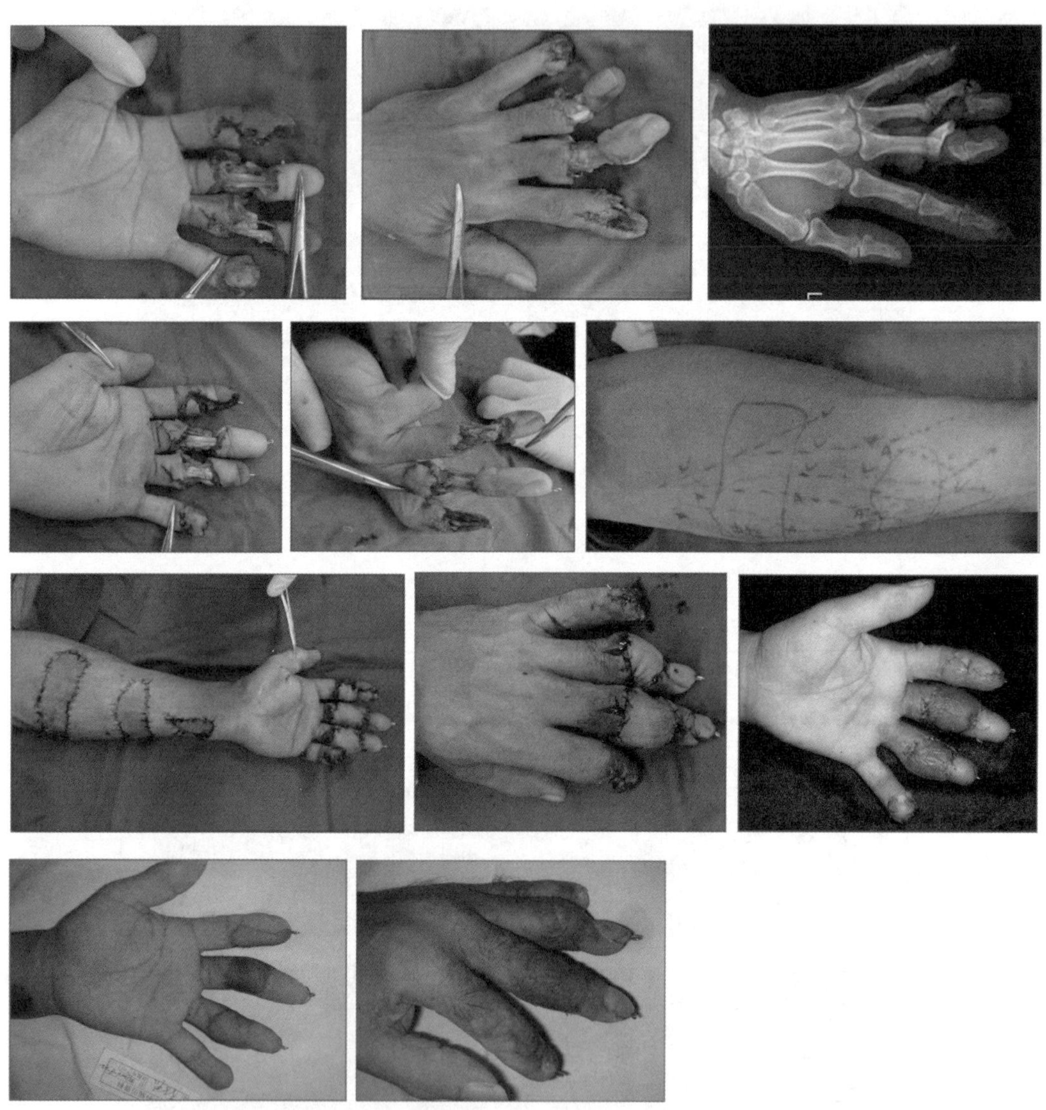

图 9 左手示、中、环、小指挤压伤的治疗

（三）争分夺秒，建立绿色通道，多科室协作，多组人员同时手术

病例 9

2 岁男童，因贪玩触动工厂脚触机器造成双手掌离断。来院后立即建立绿色通道，分秒必争，多科室联动协作，多组人员同时为患儿进行再植手术。为了不影响骨及掌指

关节的生长发育，术中未对患儿做任何的短缩再植。术后恢复很好，半年后随访发现患儿手部的外观、精细动作都恢复良好（图 10）。

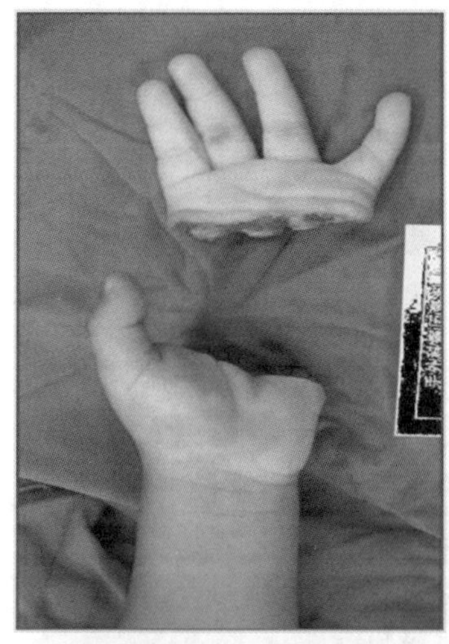
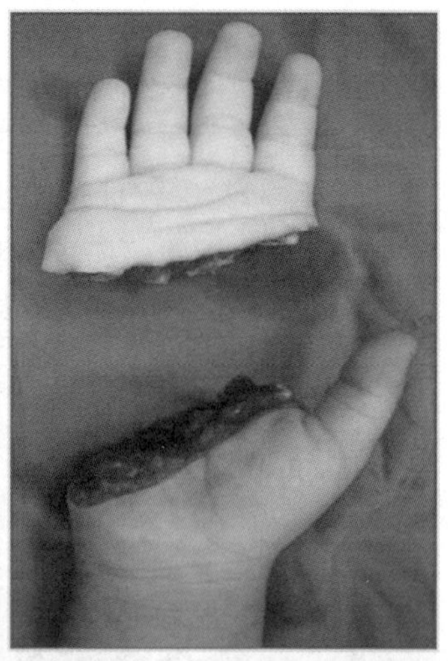
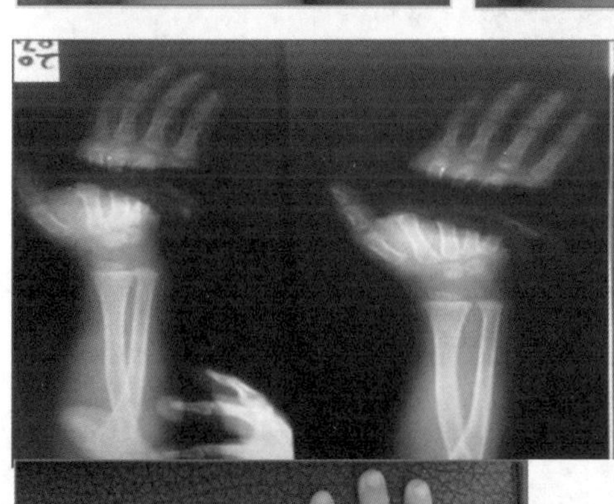
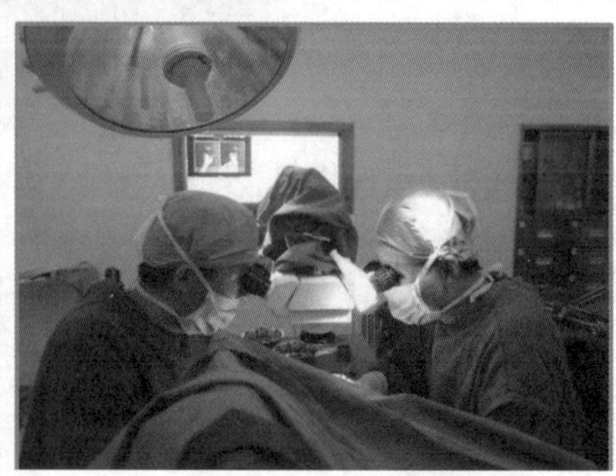
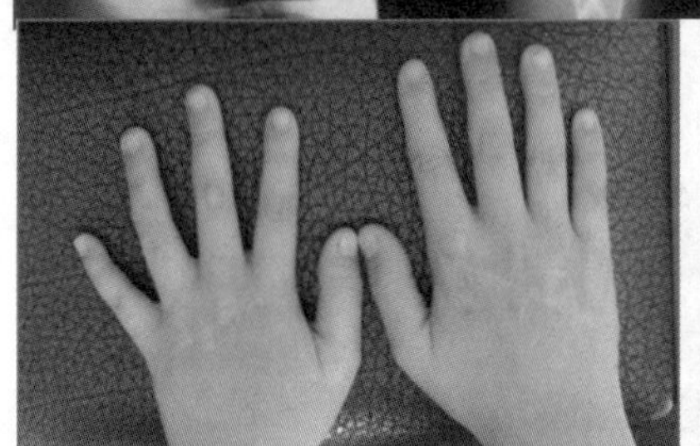
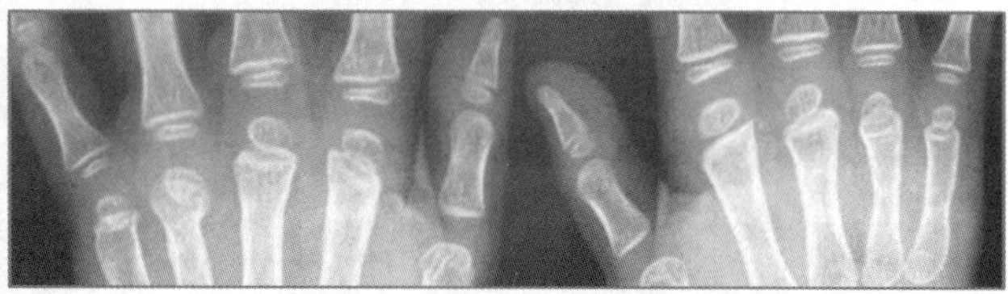
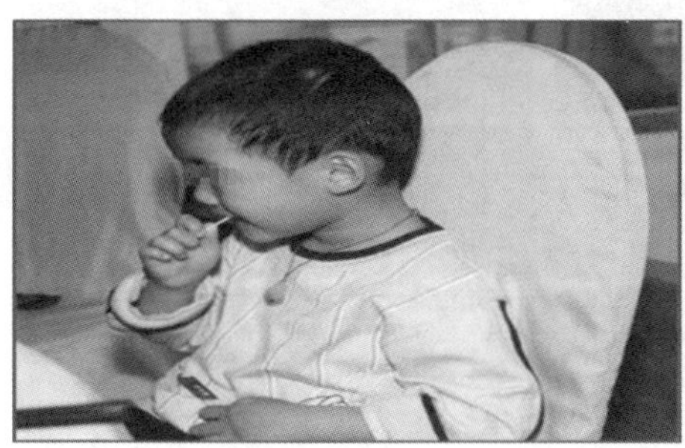
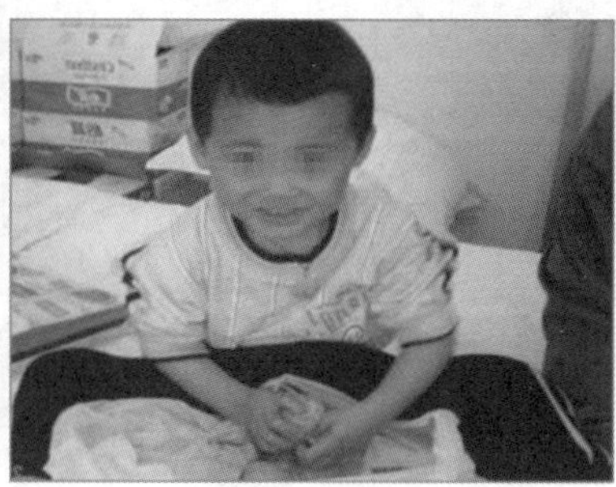

图 10　2 岁患儿双手掌离断的再植

（四）世界首例新生儿左小指末节完全离断再植

病例 10

新生儿，男，生后 0.5 h 医源性左小指末节完全离断。在选择手术方案时，虽然不确定的因素很多，但经过慎重考虑，最终没有选择原位回植手术，而是果断采取了显微再植手术。通过为患儿进行认真细致的血管、神经等的缝合，术后亲自在新生儿重症监护病房（NICU）精心守护患儿 1 周。最后，不仅保住了小指末节，术后半年功能和外观都得到了最大程度的恢复（图 11）。首例新生儿左小指末节完全离断再植成功的病例已在《中华显微外科杂志》（2014 年第 37 卷第 1 期）发表。

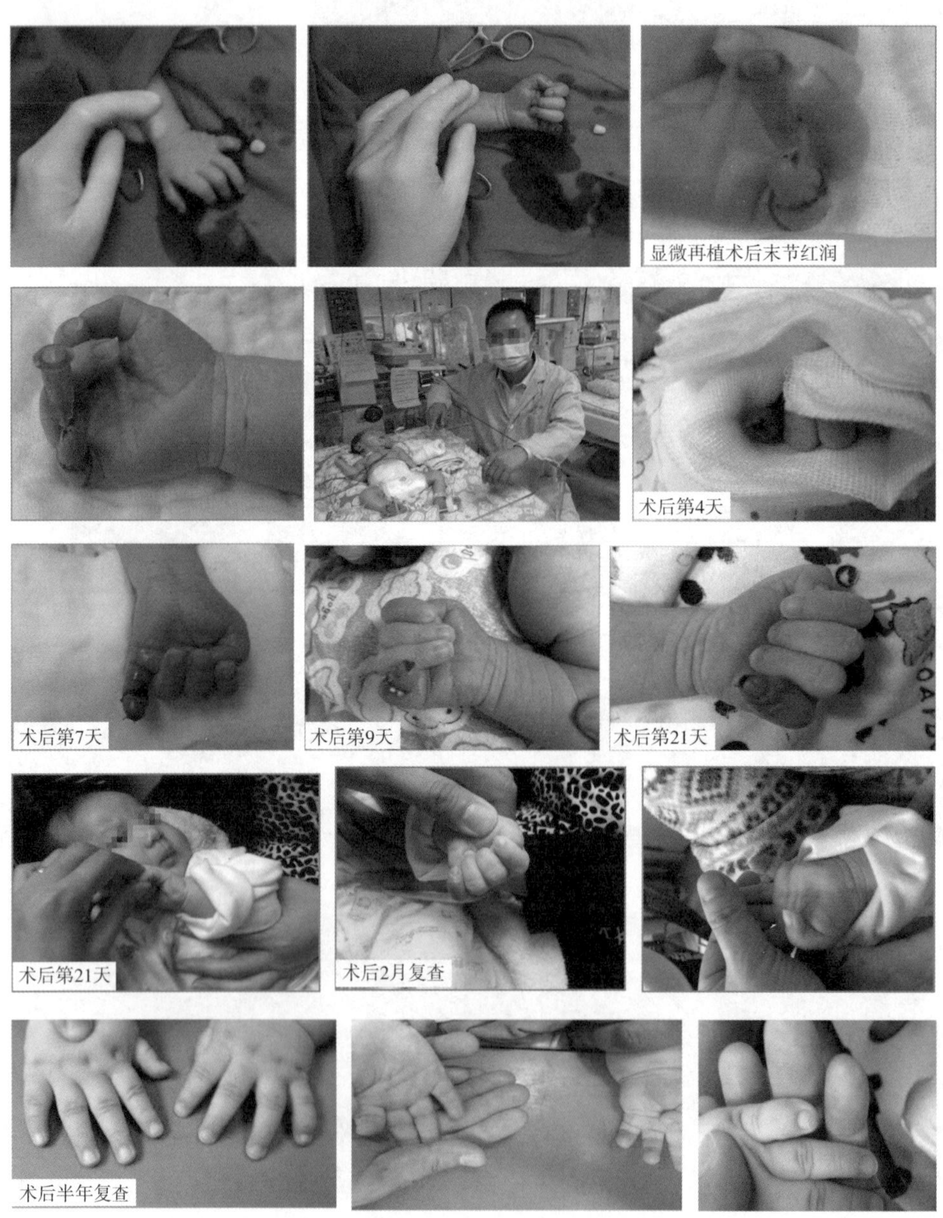

图 11　新生儿左小指末节完全离断再植

四、显微组织（体表器官）再植案例分析

（一）耳廓微小组织块离断再植

病例 11

患者左耳廓意外离断缺损，经过积极地对其进行血管吻合再植，患者左耳廓完整性得到恢复，没有出现组织萎缩（图 12）。

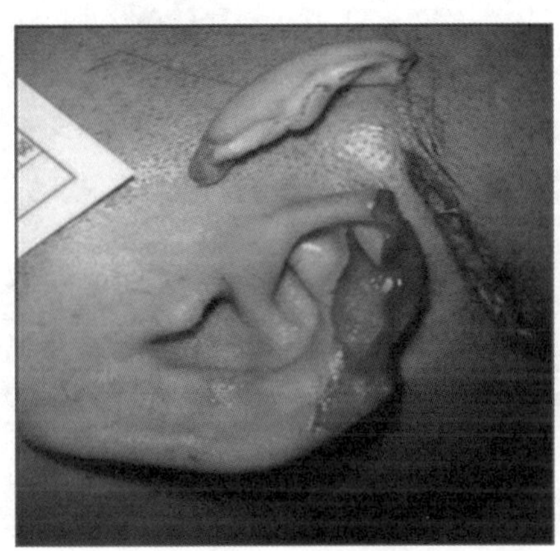
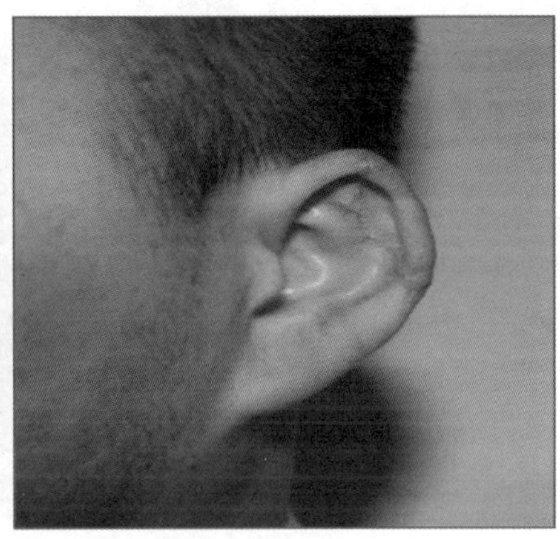

图 12　耳廓微小组织块离断的再植

病例 12

患者右耳廓部分被咬掉，在外院行再植术后出现坏死。为修复患者耳廓，我院张敬良团队为其进行了前臂骨间后动脉皮支微型皮瓣再造耳廓手术。术后右耳廓外形及功能都得了很好的恢复（图 13）。依据该病例的手术方式，团队进一步将该技术应用于临床，并依据此项技术撰写了科研论文《骨间后动脉单一皮穿支微型皮瓣的显微解剖及其临床应用研究》，该科研成果荣获佛山市顺德区 2013 年科技进步一等奖。

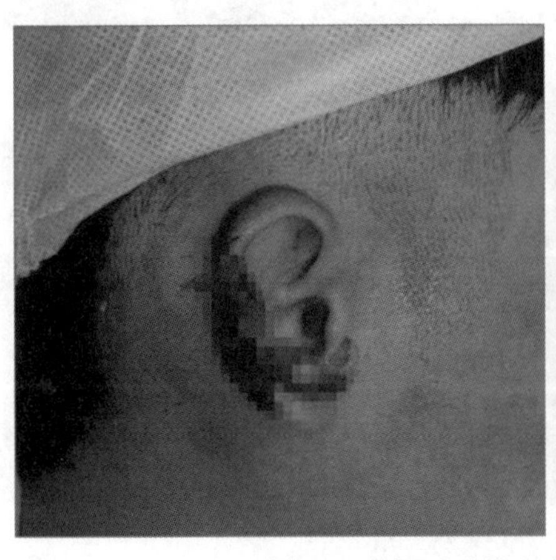
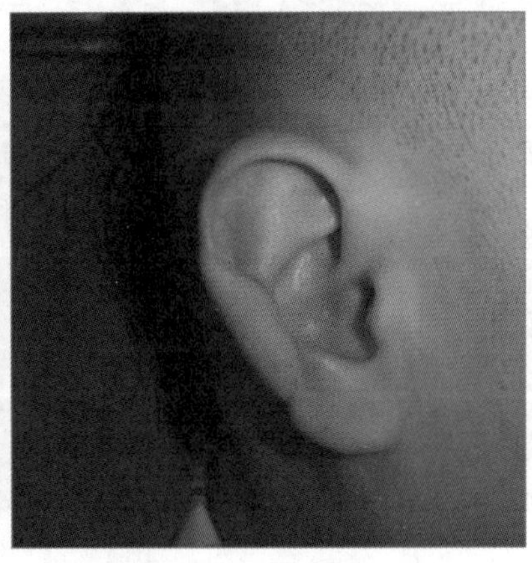

图 13　骨间后动脉皮支微型皮瓣再造耳廓

（二）鼻尖离断再植

病例 13

42 岁女性患者，鼻尖离断，术中先在鼻尖组织块上标记好血管，再用 11－0 进口血管线做血管吻合。术后 7 天鼻尖组织成活，但有色素沉着。术后 1 年随访，鼻尖外观完全恢复，美观性甚至超过受伤前。术后 2 年随访，患者鼻部无瘢痕，无色素沉着（图 14）。

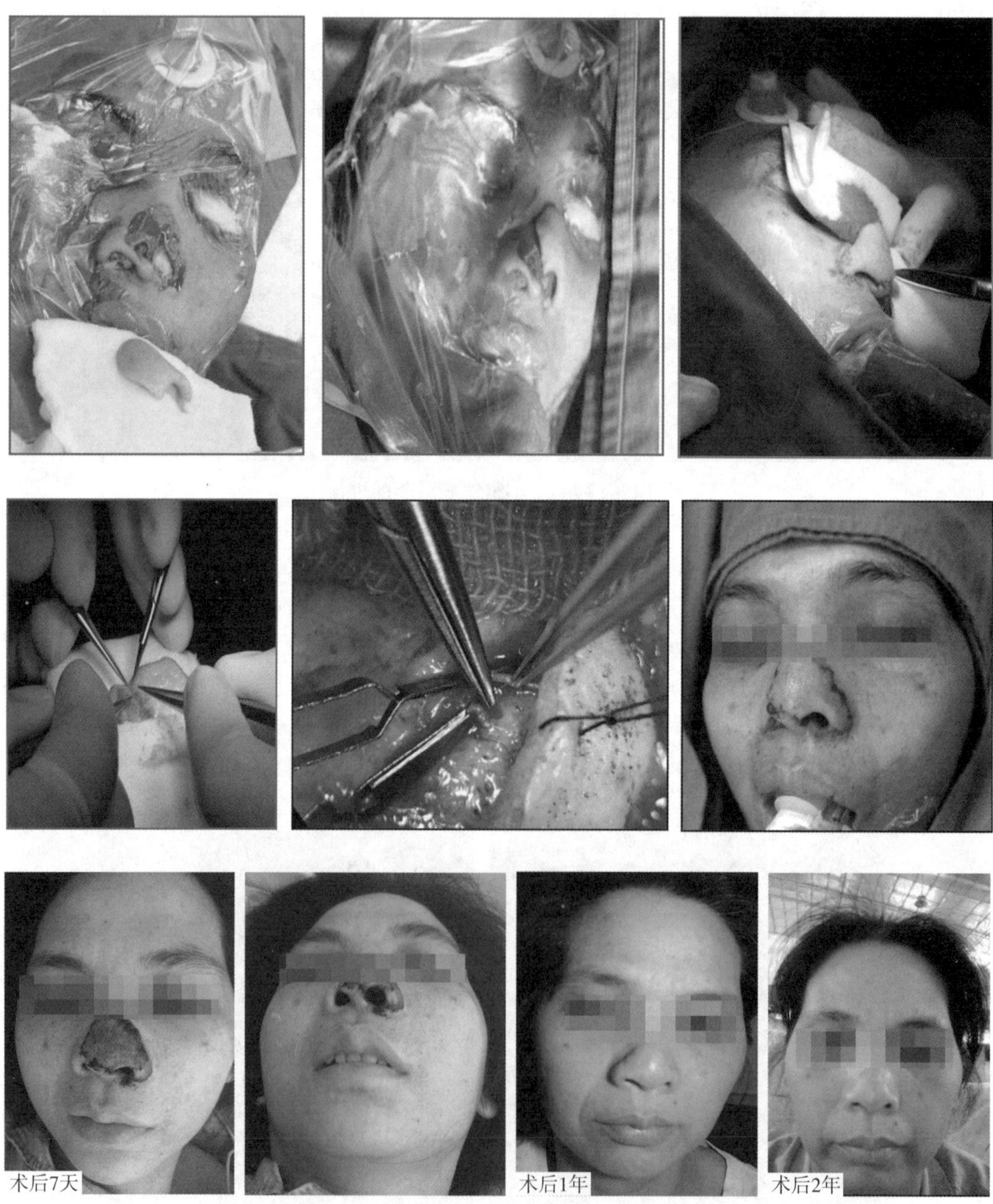

图 14　患者鼻尖离断再植

（三）下唇离断再植

病例 14

32 岁女性患者，被砍 26 刀，下口唇离断。因为伤势过重，一直在抢救，做完再植手术后，又出现了呼吸心跳骤停的情况，经全力抢救成功后患者成活，皮瓣也顺利存活。术后 3 年随访，患者下唇组织饱满，存活良好，且瘢痕已经淡化，不影响美观（图 15）。

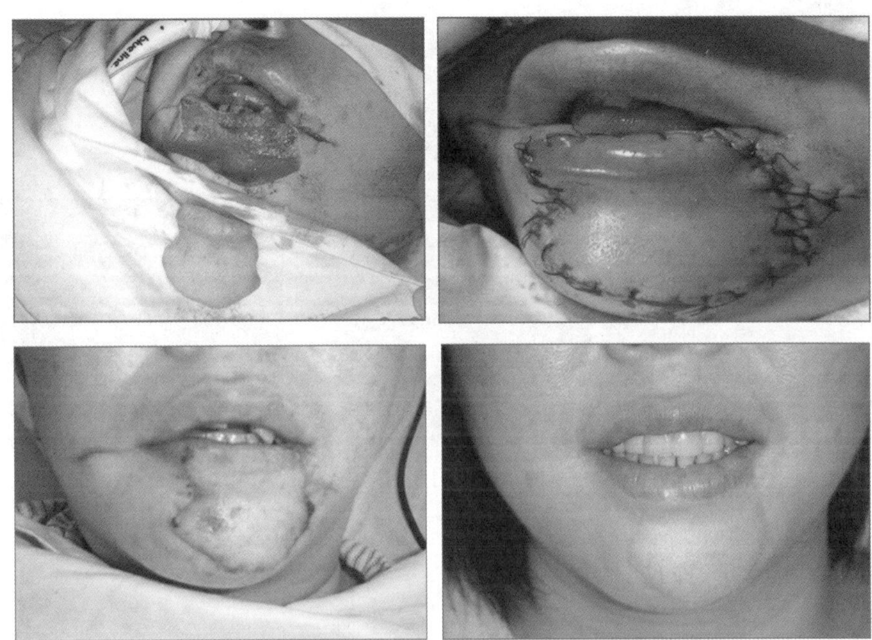

图 15　患者下唇离断再植

（四）左侧睾丸离断再植

病例 15

38 岁男性患者，左侧睾丸脱出离断。通过认真细致地对血管、神经、组织、皮肤等的吻合，实现睾丸的成功再植，生理功能得到恢复（图 16）。

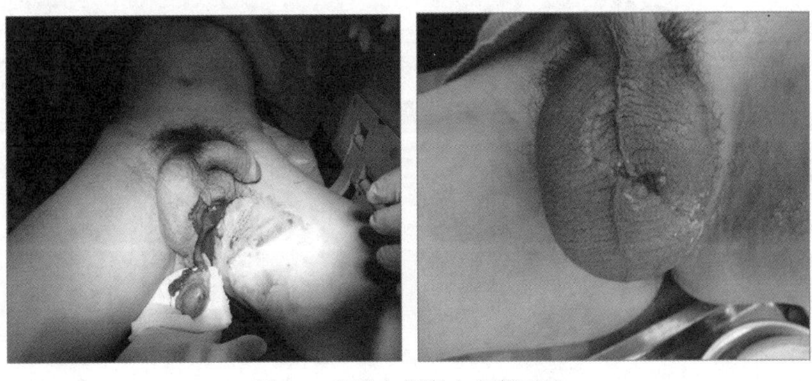

图 16　患者左侧睾丸离断再植

（五）阴茎离断再植

病例 16

38 岁男性患者，阴茎意外离断，通过对横断面各个离断组织的再植修复，不仅保住了阴茎，患者的排尿、性功能等都未受影响（图 17）。

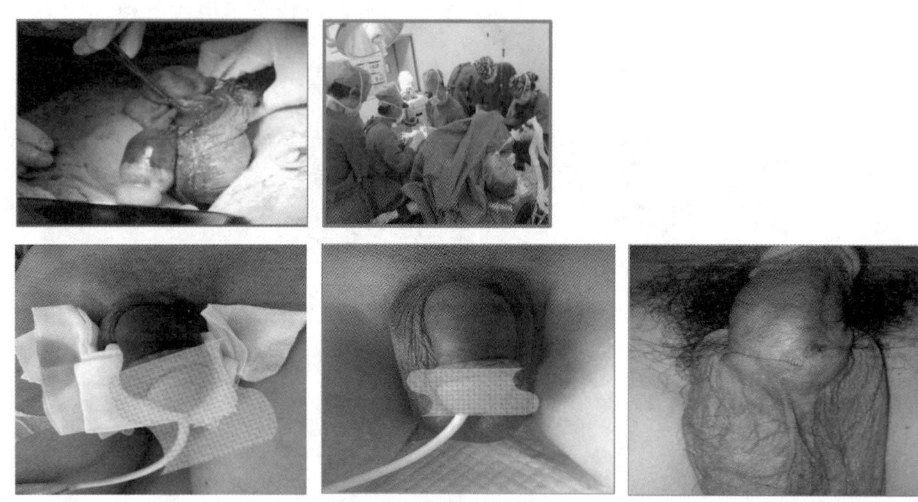

图 17　患者阴茎离断再植

（六）足跟离断再植

病例 17

27 岁男性患者，右足跟完全离断。由于离断部位血管少而细，没有知名的血管，只能采取吻合小血管的方法对其进行再植。术后患者足跟存活。术后 2 年随访，皮肤、质地恢复良好（图 18）。虽然仅进行了部分小的皮神经的缝合，感觉恢复依然较差，但也没有发生局部溃疡的情况。这个案例说明，不能轻易去掉任何一个有可能存活的组织。

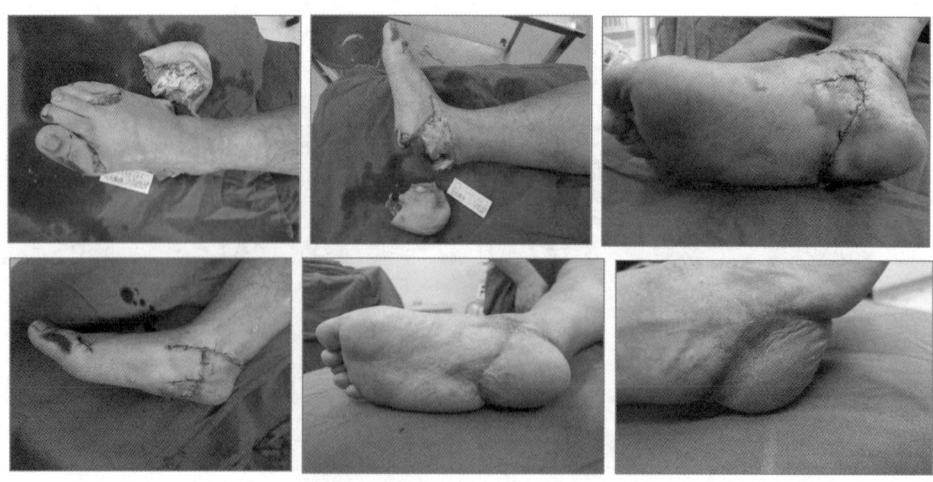

图 18　患者右足跟离断再植

（七）皮肤再植

病例 18

25 岁男性患者，左手掌皮肤撕脱伤。部分医生可能认为皮肤损伤过多，无法修复，只能清创、削薄后行植皮手术。手掌皮肤撕脱伤出现坏死，最主要的原因不仅仅是动脉供血差，回流更需要关注。如何保证血液回流是再植成功的关键。术中采用在手掌虎口（手掌侧远端）的位置进行 3 条血管吻合的方法进行再植，术后 2 周，手掌皮肤成活良好（图 19）。

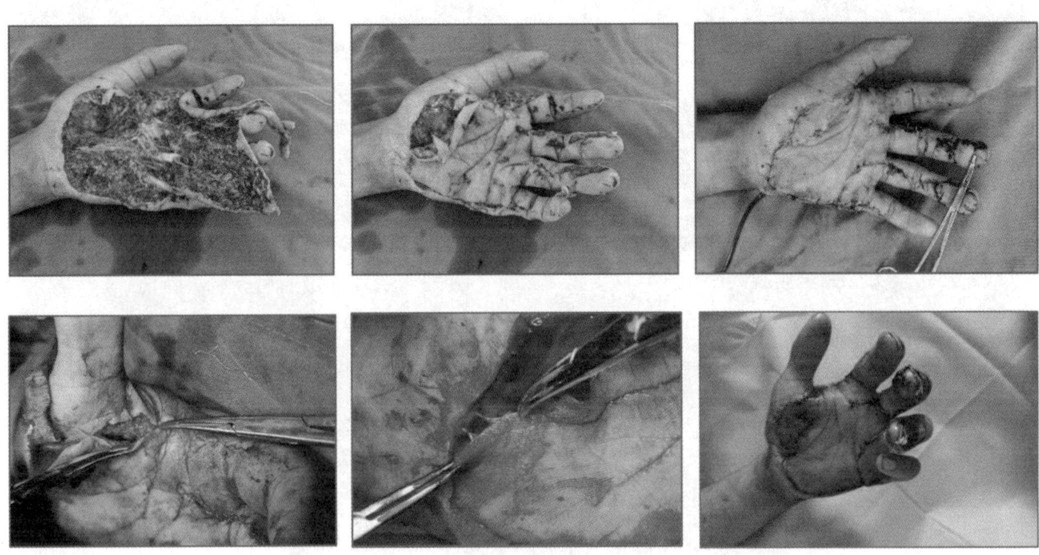

图 19　患者左手掌皮肤再植

五、头皮撕脱离断

（一）分型

Ⅰ型：头皮不全撕脱离断伤（图 20）。

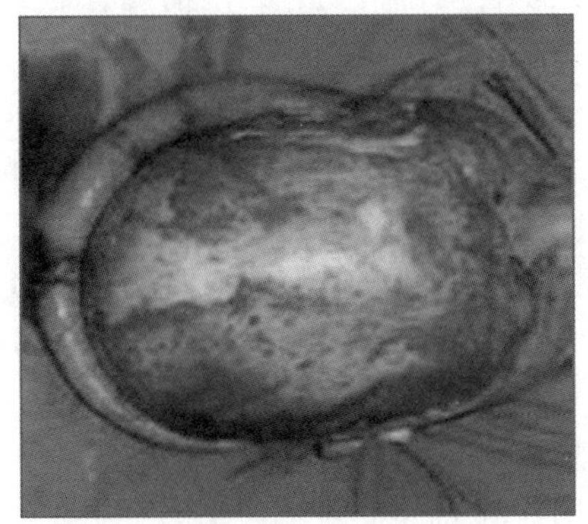

图 20　头皮不全撕脱离断伤

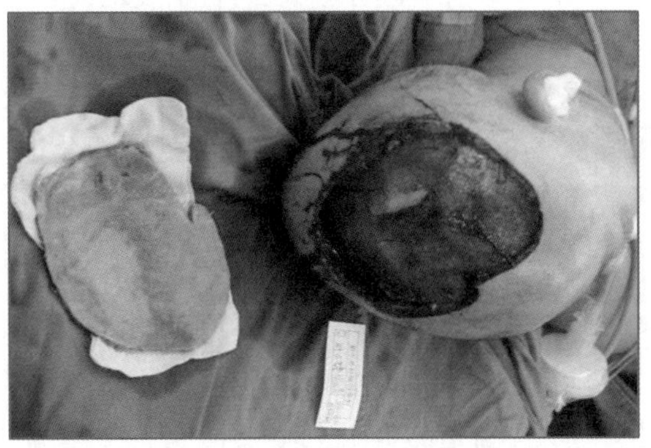

图 21　部分头皮完全撕脱离断伤

Ⅱ型：部分头皮完全撕脱离断伤（图 21）。

Ⅲ型：全头皮完全撕脱离断伤（图 22）。

Ⅳ型：头皮连带眉弓撕脱离断伤（图 23）。

Ⅴ型：头皮联合小器官撕脱离断伤（图 24）。

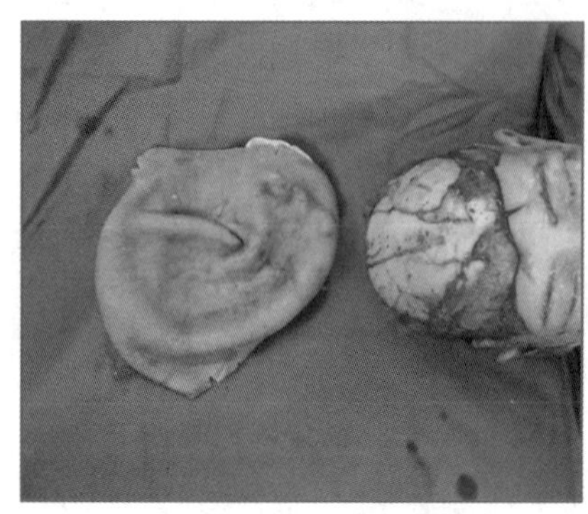

图 22 全头皮完全撕脱离断伤

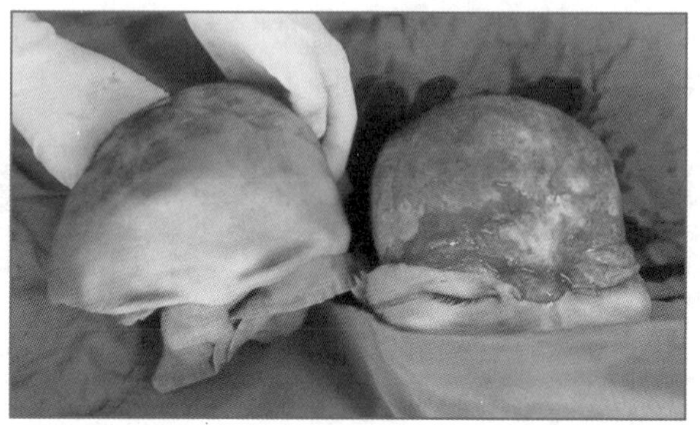

图 23 头皮连带眉弓撕脱离断伤

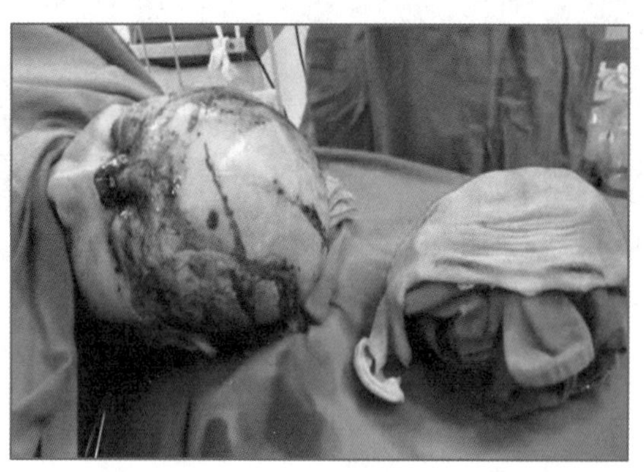

图 24 头皮联合小器官撕脱离断伤

（二）头皮撕脱伤血管吻合的原则（成活“五要素”）

（1）“顾前不顾后”。在吻合头皮的时候，尽量先吻合前部的血管，因前侧有框上动脉，先保证前侧和头顶部的头皮成活。

（2）“顾左不顾右”（或“顾右不顾左”）。将头皮偏向血管条件好的一侧，先对该侧进行颞浅动脉吻合，即尽量先保证单侧存活；不能两侧兼顾，否则很容易发生双侧都不能存活的情况。一侧顺利吻合完成后，再对另一侧进行移植吻合。

（3）高质量的血管吻合。所有的头皮撕脱伤再植都离不开高质量的血管吻合，且血管吻合的数量并不是越多越好（详见案例 21）。

（4）固定。

（5）引流。引流管留置的好坏直接影响头皮的固定，需调整好引流管的位置，使之形成大小合适的负压，既不压迫头皮，又能保证引流和成活；要避免为了固定而在颅骨打孔的方法。

（三）头皮撕脱伤案例分析

病例 19

女性患者，头皮连带眉弓撕脱离断伤（Ⅳ型）。对该病例，没有做过多的血管吻合，只对影响成活关键部位的血管进行吻合。术后 2 周，患者头皮存活；术后 2 年随访，头发及头皮都生长良好（图 25）。

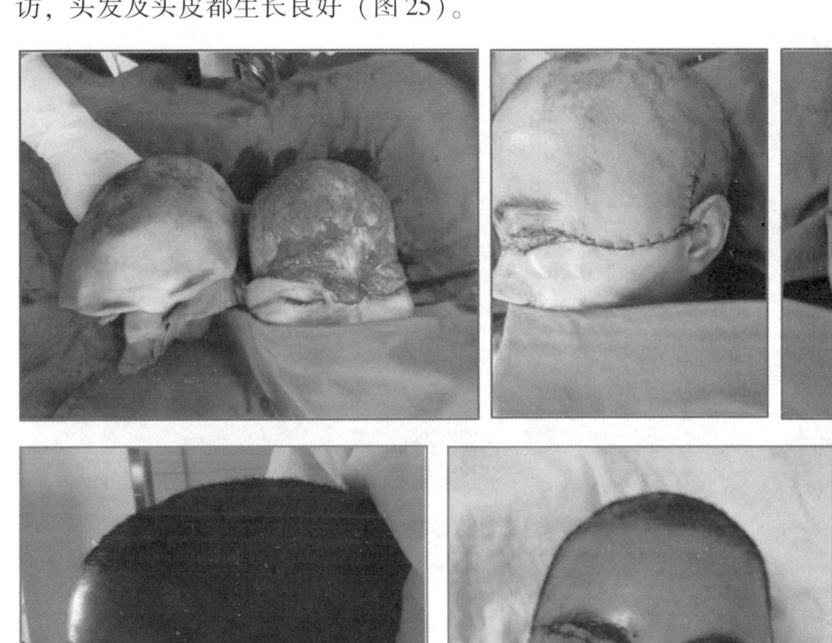

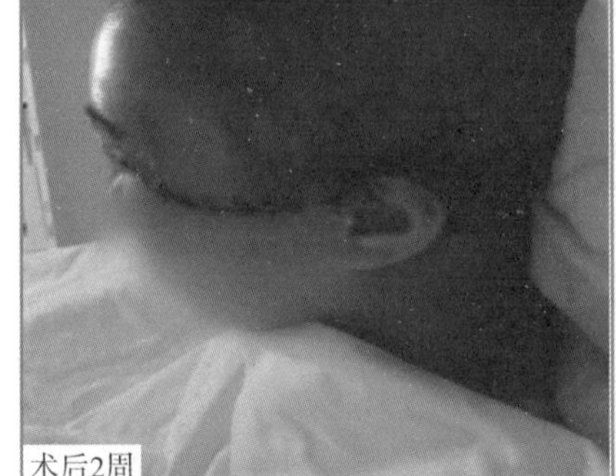

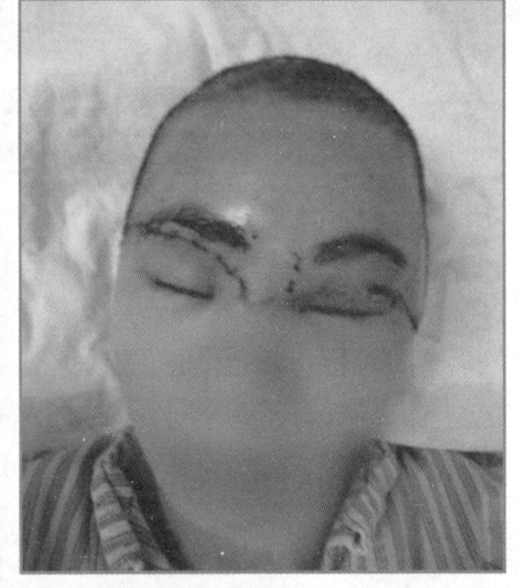

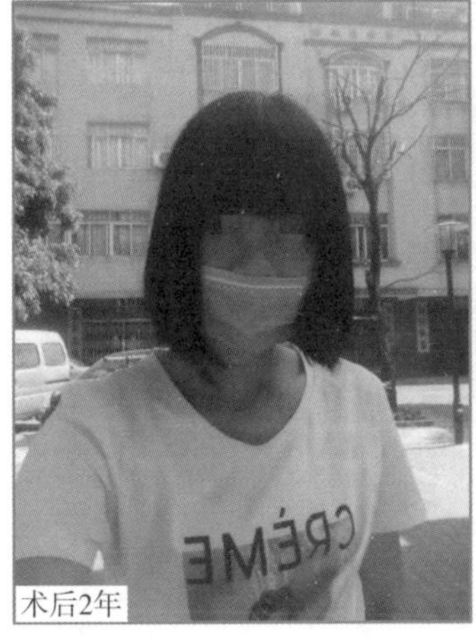

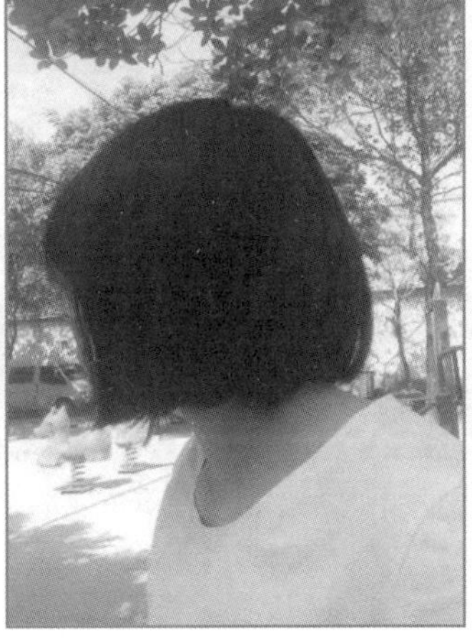

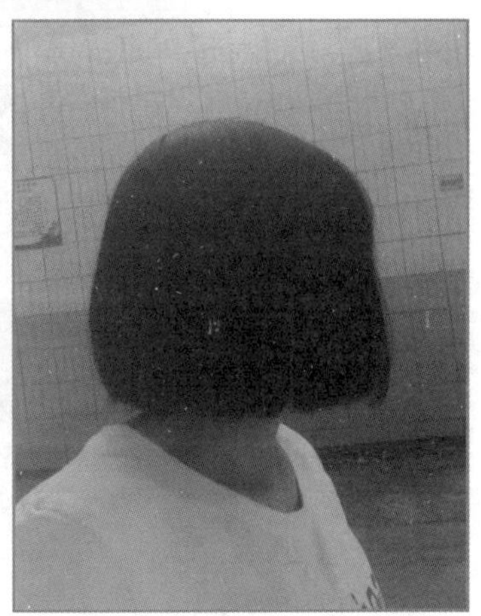

图 25　患者头皮连带眉弓撕脱离断伤（Ⅳ型）的治疗

病例 20

女性患者，头皮联合小器官撕脱离断伤（V 型）。患者头皮撕脱严重，完整性受损，右耳撕脱，颅骨外露。术后 3 周，头顶部及右耳均存活。枕后部头皮由于缺损太多，且撕脱时已坏死，此部位通过植皮恢复了皮肤（图 26）。

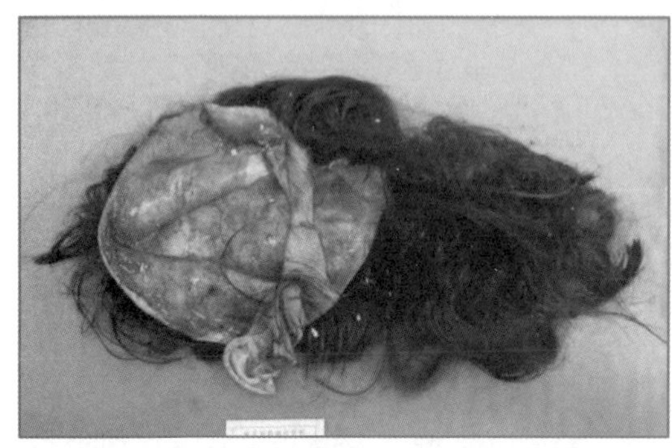
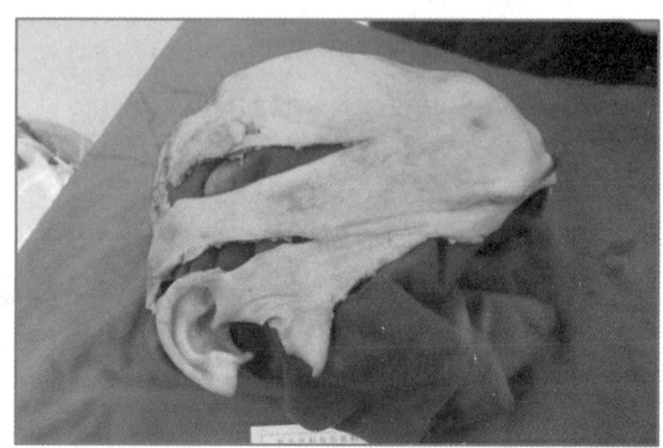
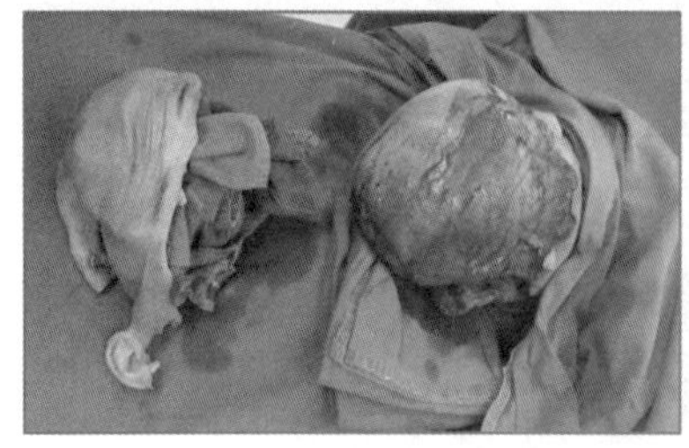
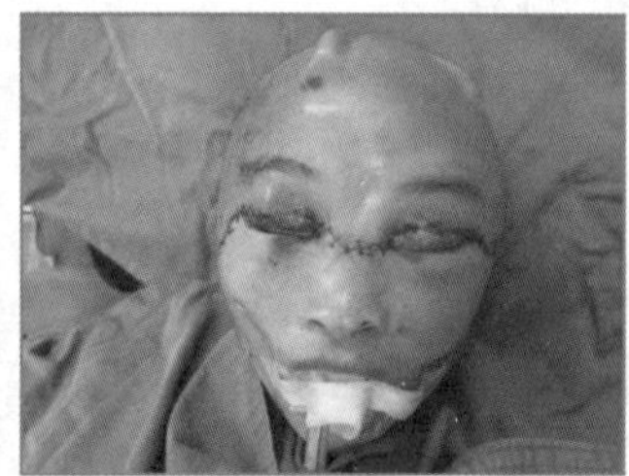
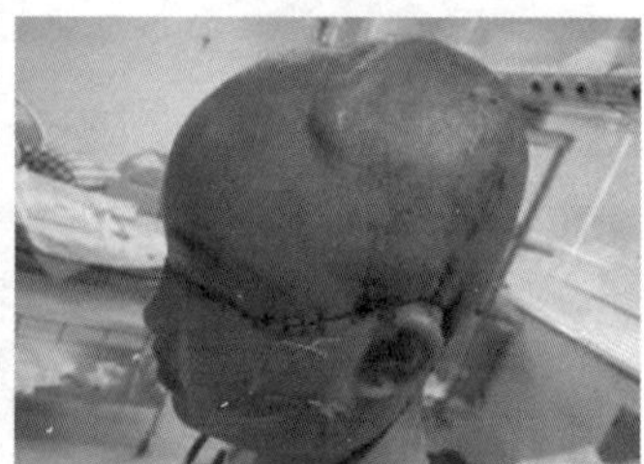

图 26 患者头皮联合小器官撕脱离断伤（V 型）的治疗

病例 21

女性患者，头皮撕脱伤后行再植手术。患者头皮条件良好，但是却发生了坏死。由于患者两侧的血管情况欠佳，所以对其进行了双侧的颞浅动脉的移植，过多的血管移植反而造成了坏死，术后 3 周情况如图 27 所示。因此，尽可能多的血管吻合并不能提高头皮撕脱伤再植的存活率。

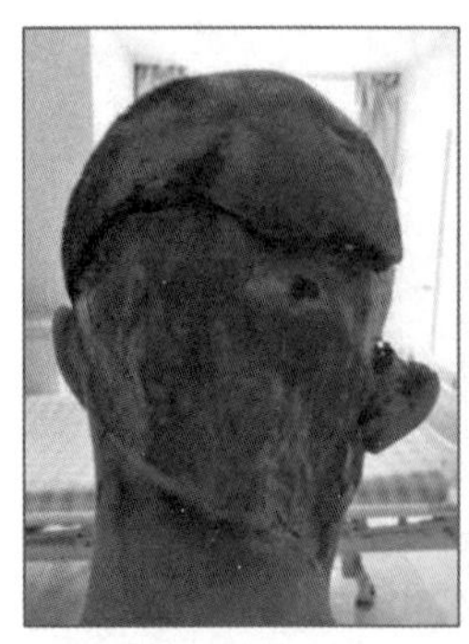
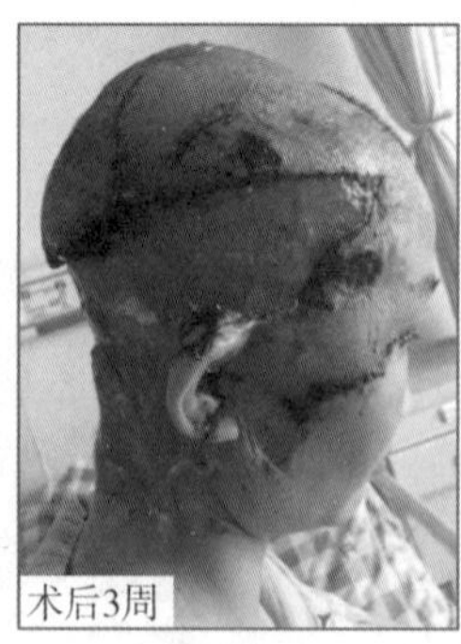

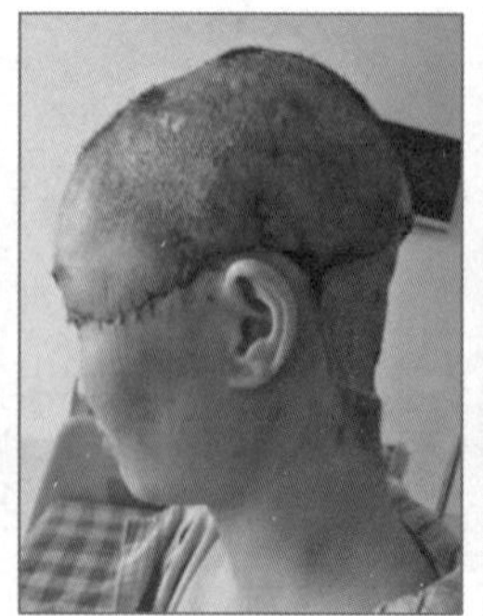
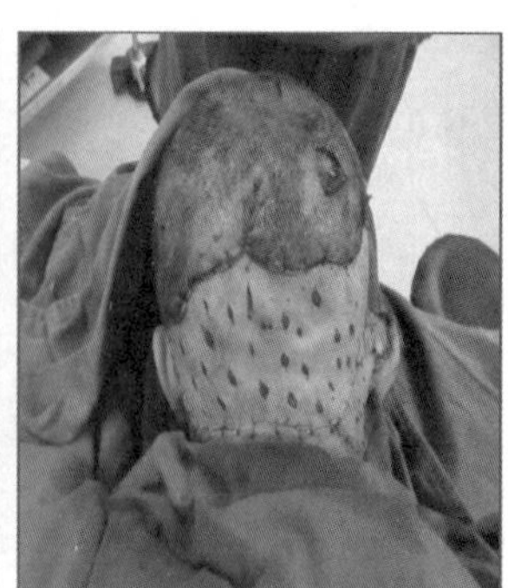

图 27 患者头皮撕脱伤再植后坏死

六、小　结

（1）再植成功是显微外科医生最有成就感的事情：再植几乎不造成患者任何的负损伤，或者能把负损伤降到最低。离体的接上来，缺了的补上去，再植与再造有着天壤之别，再造需要取其他部位的组织或器官达到修补的目的，而再植则基本不需要。

（2）功能和外观是永远追求的目标。

（3）理念很重要：正确的价值观会影响一个显微外科医生一生想要达到的高度。

（4）保持初心，与患者一起凝望相同的方向。

（雷彦文、张敬良、何明飞、吴祥、高增阳，顺德和平外科医院、广东省和迈骨科疾病研究所）

游离组织移植修复创面的经验与体会

崔树森　吴广智

吉林大学中日联谊医院手外科

一、病例 1：桡动脉掌浅支游离皮瓣修复指端皮肤缺损

手外伤后指端软组织缺损临床较为常见，且大部分伴有肌腱与骨组织外露，通常需要皮瓣进行修复。指端软组织缺损对修复的要求较高，尤其是一些特殊工种，患者对外观及感觉要求更高。2003 年，Sakai 首次报道利用桡动脉掌浅支游离皮瓣修复手指创面，因供区损伤小、瘢痕隐蔽、皮瓣外观好，而且可以同时修复皮肤、神经、血管、肌腱的复合组织缺损，现已广泛应用。我们应用桡动脉掌浅支游离皮瓣修复指端皮肤缺损，重建感觉，功能恢复良好，效果满意（图 1）。

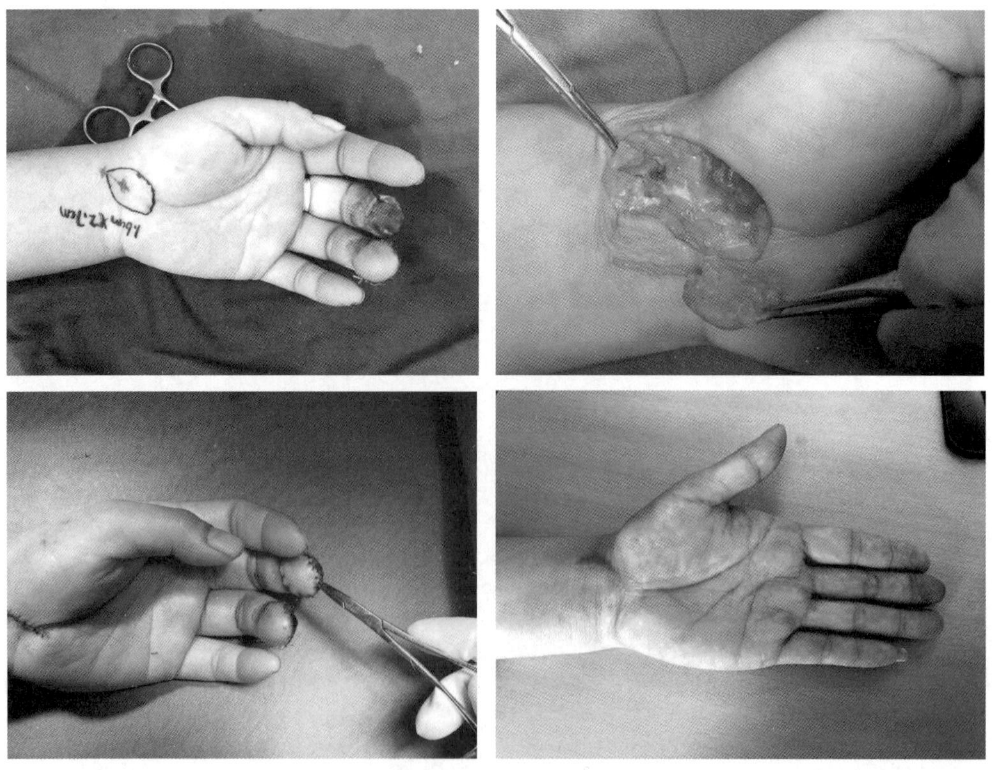

图 1　患者左中指指腹组织缺损的修复

桡动脉掌浅支皮瓣的主要优点：①皮瓣薄，质地好，没有汗毛生长，适合修复指腹皮肤缺损；②腕部供区和手指受区可以在一个消毒区域内完成，减少了体位的改变；③血管口径吻合，桡动脉浅支与指固有动脉口径相近，皮下静脉与指背侧静脉口径相近；④桡动脉浅支皮瓣可以同时修复皮肤、神经、血管、肌腱的复合组织缺损，可以桥接缺损的血管形成 flow-through 皮瓣；⑤皮瓣供区隐蔽，可以一期缝合切口。

该皮瓣的主要缺点：①皮瓣可以修复的范围有限，以腕部供区可以直接缝合为标准；②皮瓣血管蒂部动脉较短，长 2～3 cm，不适合远距离吻合。

该手术的注意事项：①因为桡动脉浅支有血管变异发生，所以术前行彩色多普勒超声检查，了解桡动脉浅支及伴行静脉的走行、口径、发出部位，如果有血管变异，术中可以向近侧延长切口解剖，使手术得以完成；②术后患者腕部瘢痕明显，建议术中减张缝合，术后早期屈腕包扎；③皮瓣血管蒂部的解剖在深筋膜平面，还不能做到皮支的解剖。

二、病例 2：骨间后动脉分叶皮瓣修复多指指背皮肤缺损

外伤导致多指背侧软组织缺损，临床上常见，多伴有骨、肌腱外露，其修复效果既应追求最大限度恢复手指的功能及外观，又应追求最小的供区外观及功能的损害。Tonkin 等于 1989 年首先报道了前臂骨间后动脉皮瓣游离移植修复手部软组织缺损。游离骨间后动脉皮瓣较薄，与指背皮肤质地、颜色相近，临床上广泛应用于修复手部软组织缺损。骨间后动脉在前臂中远段发出多个穿支血管营养皮肤，可设计分叶皮瓣，游离移植修复多指软组织缺损。我们设计骨间后动脉分叶皮瓣修复多指指背皮肤缺损，外形满意，皮瓣供区一期闭合，留下线性瘢痕（图 2）。

该皮瓣的优点有：①供、受区在同一肢体，切取方便。供区宽度小于 3. 0 cm，可直接缝合；供区宽度大于 3. 0 cm，需腹股沟全厚皮片或前臂近端尺侧全厚皮片移植修复。②不破坏前臂主干血管，对前臂供区损伤较小。③皮瓣质地、皮肤颜色与指背皮肤相近，修复后手指外形满意。④皮瓣内可带入前臂后侧皮神经，与指掌侧固有神经指背支缝合，可较快地恢复皮瓣的感觉。

缺点是：①动脉血管较细，且设计分叶皮瓣时需要单独的血供系统。术中需要在头戴式手术放大镜下分离血管，同时应用超级显微外科技术，做精准的血管吻合，以保证皮瓣成活。②皮瓣切取范围有限。③前臂术后会遗留瘢痕. 对前臂外观要求高者不适用。

手术要点及注意事项有：①术前彩超定位皮瓣的穿支穿出点，术中先切开皮瓣一侧暴露皮瓣穿支走行，必要时可及时调整皮瓣的设计；②手术应用臂止血带，术野清晰；③分离骨间后动脉主干时，应仔细分离骨后背神经，避免损伤神经；④术中应彻底止血，防止积血导致皮瓣血管受压，影响皮瓣血运；⑤术后 2 周，皮瓣成活后，尽早进行患指功能康复训练，同时应用瘢痕贴及弹力指套对患指皮瓣进行塑形。

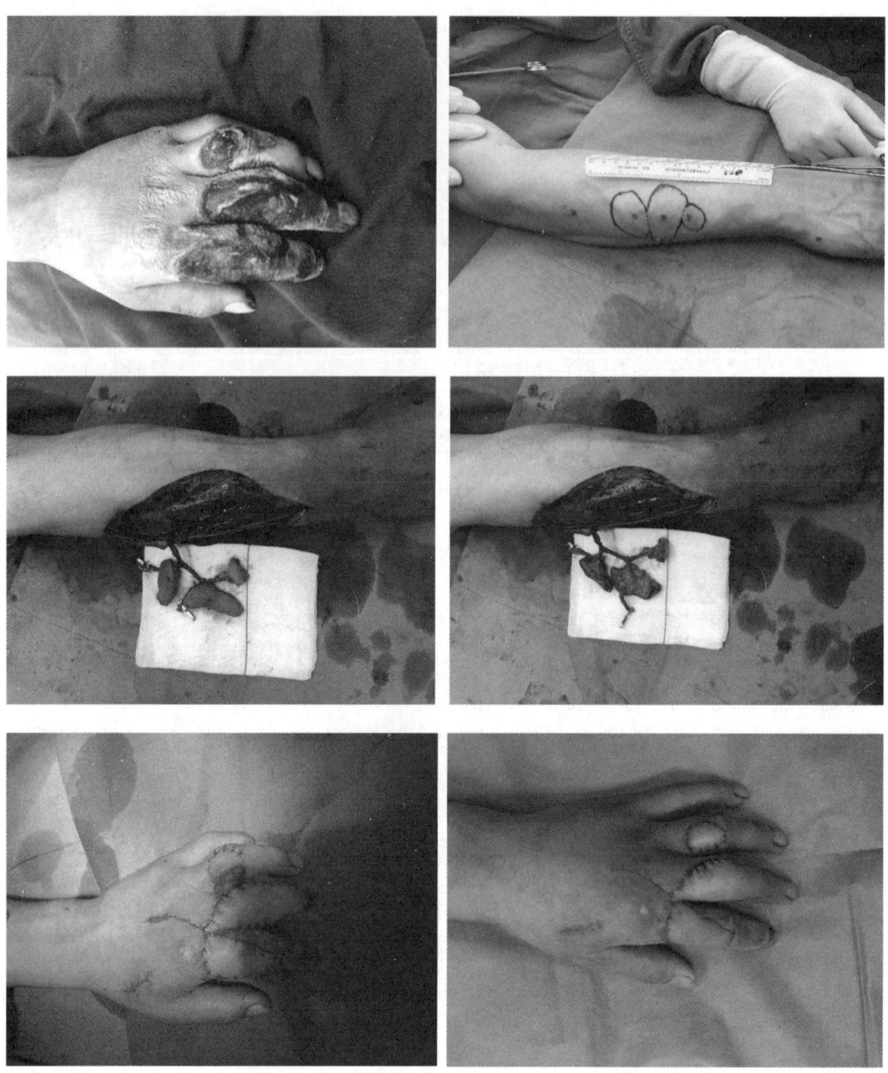

图 2　患者左手多指指背皮肤缺损的修复

三、病例 3：游离的臂外侧皮瓣修复手背侧中、小面积皮肤缺损

随着农用小型机械的广泛应用，手背部中、小面积皮肤缺损临床上较常见，多伴有骨及肌腱等重要组织外露，修复创面的方法很多。游离臂外侧皮[illegible]一种可局部或游离应用的血运可靠的肌间隔筋膜皮瓣。1982 年，宋儒耀等首先报道[illegible]的臂外侧皮瓣。1984 年，Katsaros 等对该皮瓣做了详细的解剖学和临床应用研究。随后[illegible]皮瓣被广泛应用于整形外科领域，并已成为修复头颈部皮肤缺损常用的供区皮瓣之一。[illegible]4 年，芮永军等报道该皮瓣应用于上肢的皮肤缺损后重建。我们应用了游离的臂外侧皮[illegible]修复手背侧中、小面积皮肤缺损，修复后的皮瓣与手背皮肤颜色接近，质地良好外形与[illegible]满意（图 3）。

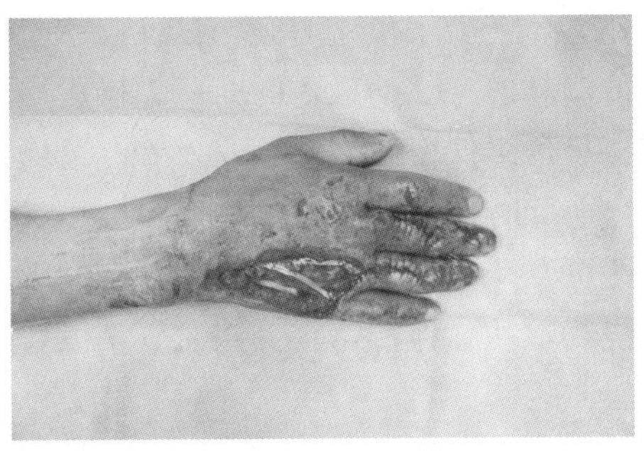

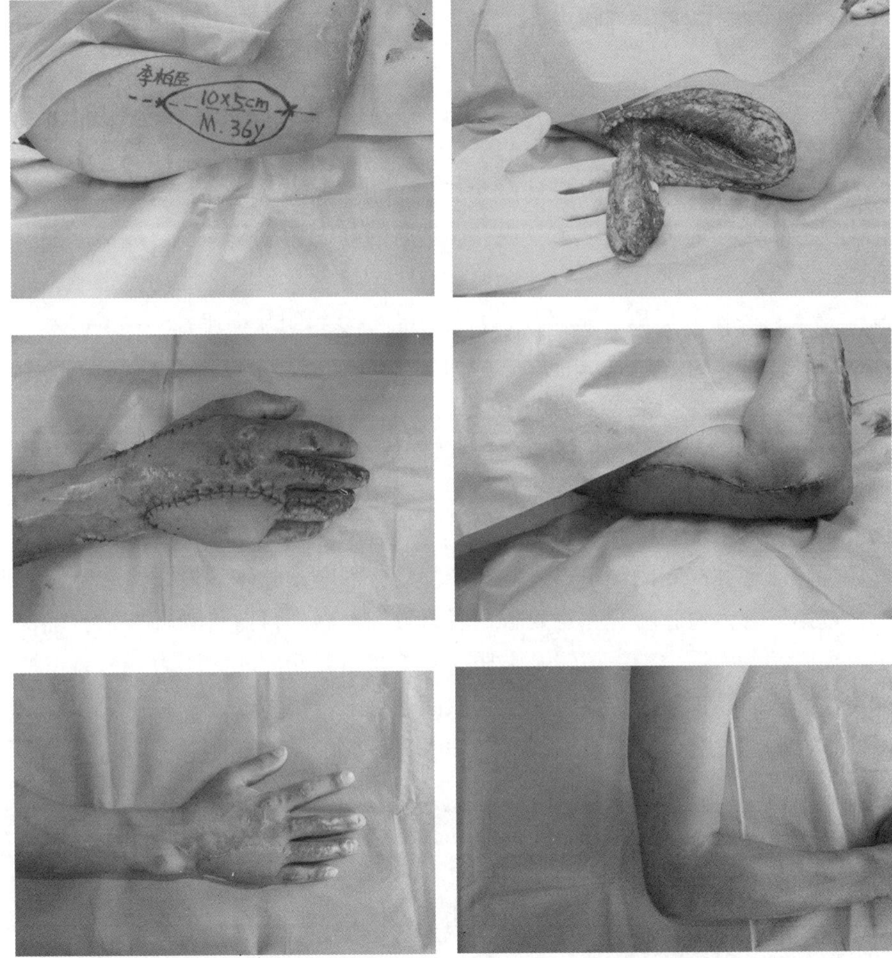

图3　患者右手手背皮肤缺损的修复

臂外侧皮瓣显著的优势在于有恒定的血管解剖、以肱深动脉终末支为蒂、供区损伤小以及可多样性设计。从手外科角度来看臂外侧皮瓣具有以下优点：①皮肤穿支丰富，血运可靠；②与手背皮肤颜色接近；③皮瓣中等厚度，耐磨性良好；④手术中切取游离较方便；⑤皮瓣可带感觉神经，形成感觉皮瓣；⑥皮瓣宽度在 6.0 cm 以下可直接闭合。本组皮瓣血管蒂长度平均 6.0 cm，皮瓣宽度均在 6.0 cm 以内，完全可以满足手背部受区的要求；供区均直接闭合，仅遗留线性瘢痕。

手术操作要注意以下几点：①为了供区美观，设计皮瓣时不宜过宽，直接闭合时张力不宜过大，避免导致桡神经麻痹。②切取皮瓣时应先做皮瓣后侧切口，深筋膜下向前解剖，显露皮肤穿支血管，尽量多保留肌间隔穿支血管，以增加皮瓣血运。③解剖皮肤穿支血管及桡侧副动脉后支血管时应注意保留少许筋膜，尽量使血管蒂不裸露。这不仅能保护血管蒂避免牵拉，还可以减少血管危象的发生，有利于皮瓣的成活。④桡神经在桡神经沟内与肱深动脉和桡侧副动脉伴行，在分离血管蒂以增加血管蒂长度时，应注意保护避免损伤桡神经。

四、病例4：腓动脉穿支皮瓣修复足背皮肤缺损

足背皮下组织量少，皮肤较薄，受挤压、砸等致伤原因导致皮肤挫灭缺损形成创面，裸露肌腱及骨组织。处理不当可能会引起感染，严重者导致截肢，往往需要皮瓣来覆盖创面才能保存肢体。以腓动脉肌间隔穿动脉为蒂的小腿筋膜皮瓣首先由 Donski 等于 1983 年报道。腓动脉穿支皮瓣血管位置恒定，皮肤质地好，易于切取及移植，成活率高；能够保留小腿主要血管，小腿供区只遗留线性瘢痕，对小腿活动及踝关节活动无影响；满足皮瓣供区修复“最大得失比”原则，是修复足背侧小面积软组织缺损比较实用的手术方法。所以我们选择腓动脉穿支皮瓣修复足背皮肤缺损，获得满意疗效（图4）。

腓动脉穿支皮瓣穿支恒定，解剖简单易行。其优点有：不损伤主要动脉，皮肤质量好，外观无臃肿，血管蒂较长，供区只遗留线性瘢痕。临床应用时要注意以下问题：①创面处理。创面予以急诊清创，切除挫灭皮肤及坏死污染组织，如有骨折应予复位并固定，肌腱损伤应根据损伤情况予以修复。②皮瓣设计。腓动脉较大皮肤穿支一般较为恒定，术前应用彩超探测腓动脉穿支的穿出点。确定穿支后，沿腓动脉体表投影线在穿出点两侧设计皮瓣。③皮瓣转移。血管吻合注意要求术者有较高显微外科血管吻合技术，确保血管吻合口通畅，血管蒂张力适中，无扭转及卡压。皮瓣与足背侧皮肤无张力缝合，皮瓣下适当引流。④皮瓣面积。该皮瓣因位置限制，切取面积有限，修复创面不宜过大，以宽度不超过 5 cm 为宜。因皮瓣供区位于小腿外侧，切取面积过大，需植皮修复供区，增加了损伤。

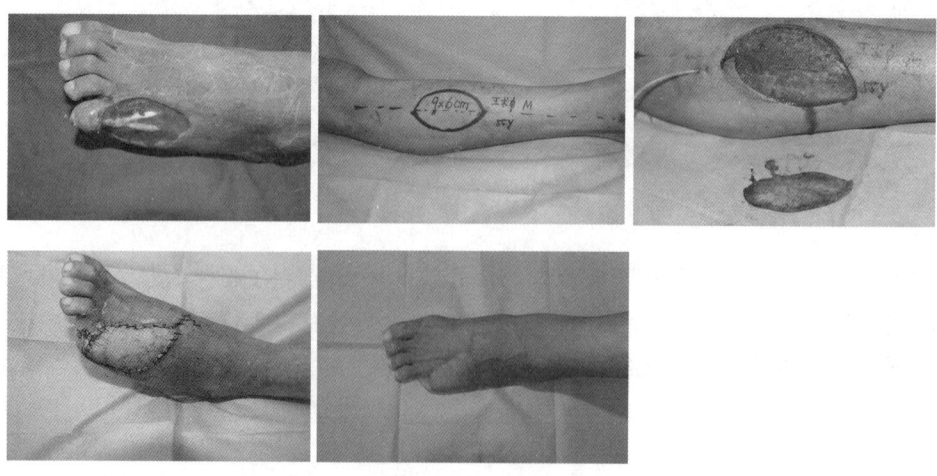

图4　患者左足背皮肤缺损的修复

五、病例 5：股前外侧皮瓣修复足部大面积皮肤缺损

徐达传等在 1983 年首次报道了以旋股外侧血管降支为蒂的股前外侧皮瓣的解剖及临床应用。股前外侧皮瓣血运丰富、厚薄适中、切取面积大、供区隐蔽，稳定性较好，带有股外侧皮神经，其修复范围广，被称为“万能皮瓣”。

股前外侧皮瓣有以下优点：①皮瓣切取后对供区的功能及外观影响小，宽度小于 8.0 cm 的创面可直接缝合；②皮瓣血供丰富，皮肤质地好，可切取面积大，并可通过携带多条血管穿支、血液循环增强技术 - 内增压等增加切取范围，可一次性修复较大面积软组织缺损的创面；③可携带股外侧皮神经进行皮瓣感觉功能重建或桥接修复运动神经；④可作为 flow-through 皮瓣桥接重建四肢主要动脉；⑤可根据创面修复需要形成嵌合、多叶、多组织等形式的皮瓣或肌皮瓣填塞死腔、修复创面（图 5）；⑥可形成 KISS 皮瓣以减少供区的损伤，直接缝合供区。

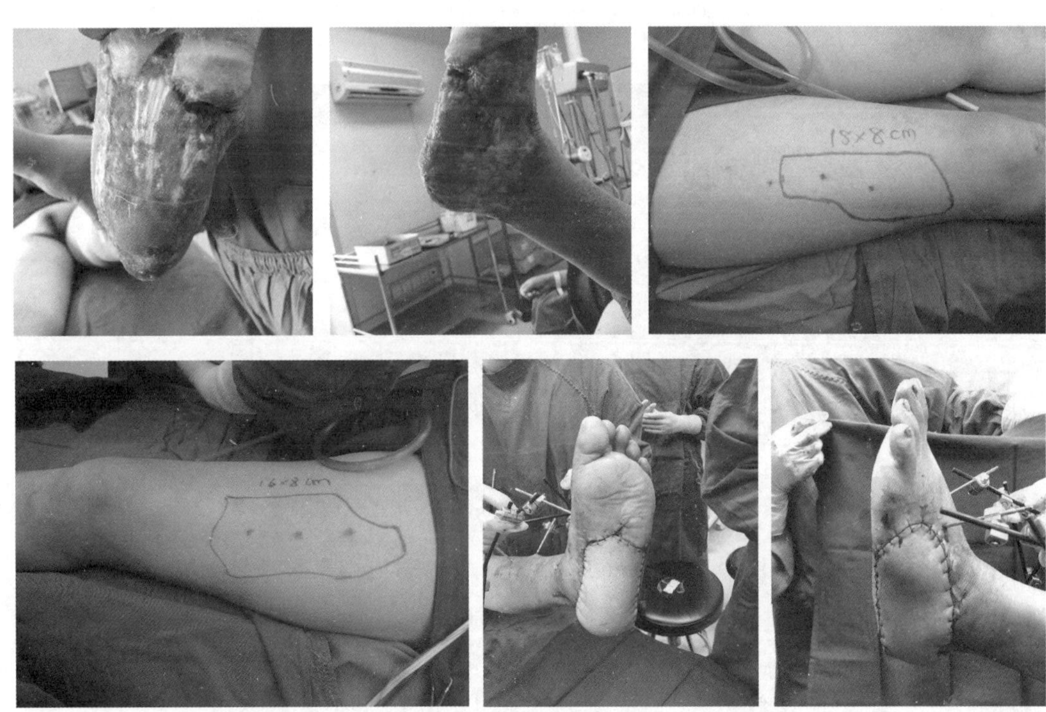

图 5　患者左足部大面积皮肤缺损的修复

其缺点：需精湛的显微外科技术及血管吻合技术，肥胖患者切取不容易，且修复后受区臃肿，影响外观及功能。

如今，随着显微技术的不断精进，受区的术后相关并发症等问题逐渐减少。为了精益求精，医生们更多地聚焦于供区损伤的最小化，聆听患者对于供区各方面的相关诉求。如何以供区损伤最小化为前提，更好地修复创面，是所有外科医生追求的目标。

以往单侧股前外穿支皮瓣修复较大创面后，供区因张力大需要切取自体皮肤移植到皮瓣供区，对患者增加了额外的损伤。而双侧股前外侧穿支皮瓣联合移植修复创面，可

以将单侧张力较大的供区转化成两个可一期闭合且缝合张力小的供区，甚至在大多情况下解决了单侧皮瓣无法覆盖的大面积不规则创面。双侧股前外侧穿支皮瓣联合移植可以做到一次性修复大面积皮肤软组织缺损，既减少了手术次数，降低了住院费用，又减少了仅从单侧切取面积较大的皮瓣对肢体造成的损伤。其功能已经远超单侧股前外游离皮瓣的能力范围，在可以预计的未来其应用前景将非常广泛。

六、病例6：游离腓骨骨皮瓣移植修复下颌骨缺损

在临床上，由于肿瘤、创伤、感染等原因造成下颌骨缺损，下颌骨连续性及完整性需要得到修复。对于下颌骨缺损的修复，应用非血管化游离骨移植进行修复，因移植骨无血供，需通过爬行替代方式达到骨愈合，存在骨吸收多、易合并感染、成功率低等缺点。自从1989年Hidalgo首次报道应用自体血管化腓骨移植修复下颌骨缺损后，该方法被逐渐推广并得到不断的改进，目前已成为修复下颌骨缺损的首选方法。我们应用游离腓骨骨皮瓣移植修复下颌骨缺损，疗效满意（图6）。

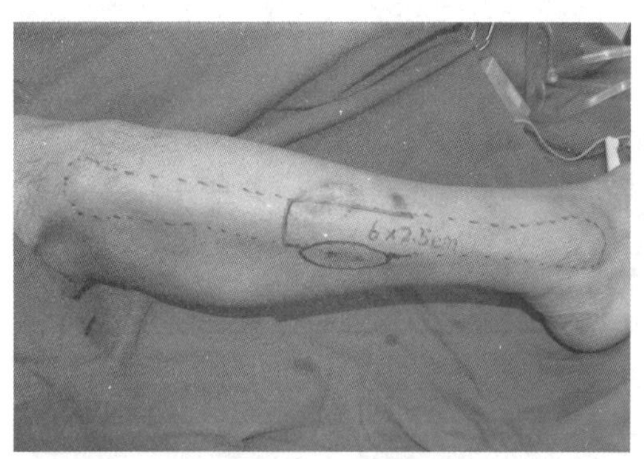

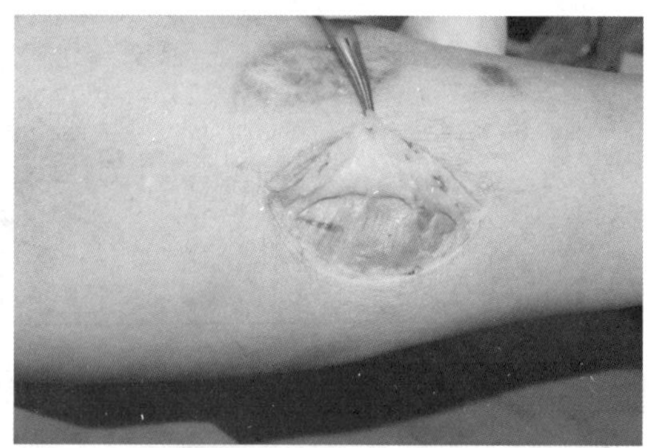

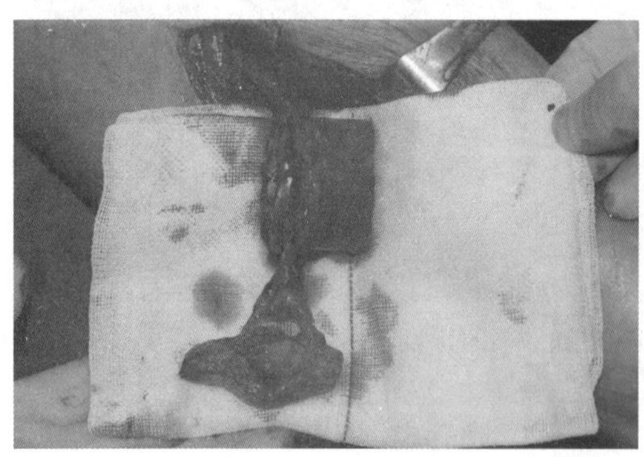

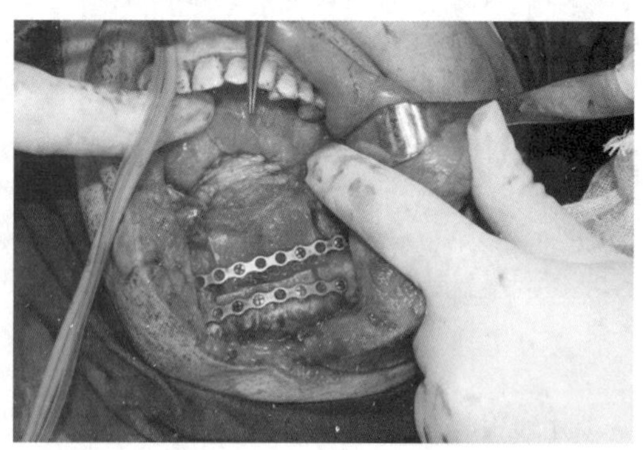

图6　患者下颌骨缺损用腓骨瓣一期重建

游离腓骨骨皮瓣移植修复的优势：游离组织瓣在临床应用日趋广泛，同时也成为修复重建的重要手段。腓骨骨皮瓣是一种复合组织瓣，既具有单纯腓骨瓣的优点，又具有皮瓣的优势，为下颌骨及邻近面颊部皮肤或口底、舌部黏膜缺损修复及功能重建提供了良好的修复方法。腓骨骨皮瓣修复下颌缺损具有如下优势：①骨量充足、骨段长。腓骨

为小腿的非重要承重骨骼，腓骨全长34.0～38.0 cm，可截取最长骨段达20.0～26.0 cm，可供截取的长度几乎可以满足各种类型的下颌骨缺损进行修复重建的需要。②腓骨的血供有保证。腓骨既有来自骨膜的节段性供血，又有来自滋养动脉的骨髓内供血，两者供血均来自腓动脉。充足的血供保证了腓骨瓣的高成活率，为截骨后塑形创造条件，腓骨的截骨不会发生骨段的缺血坏死，也使重建下颌骨具有良好的抗感染能力。由这一特点，可以对腓骨作三维立体塑形，以匹配下颌骨形态，满足下颌骨重建需要。③适合种植体植入。由于腓骨瓣具有坚硬的骨皮质和可塑性，很适合牙种植体植入，且承受咀嚼压力的能力较强。腓骨骨皮瓣的这些优点，使之适用于下颌骨缺损和邻近面颊部皮肤或口底、舌部黏膜缺损的修复。

为了确保手术顺利进行，并能获得预期的临床疗效，需注意以下事项：①术前需行下肢血管CTA检查，了解胫后动脉、腓动脉的关系以及腓动、静脉是否通畅，重点排查血管变异；行彩超检查定位皮瓣穿支血管的位置。②腓骨下端1/4参与踝关节组成，术中在切取腓骨时，应注意腓骨下端保留足够长度，以保持踝关节的稳定性。临床观察证实，只要保证在腓骨下端8.0 cm以上截骨，对踝关节稳定性不会造成影响。③在重建下颌骨时，尽量将腓动、静脉置于重建下颌骨的内侧，避免腓骨外侧钛板固定时损伤血管。④在切取腓骨两断端时应尽量保留足够多的骨膜，以便于下颌骨断端固定时包绕骨结合部，以促进骨愈合。⑤获取尽可能长的血管蒂有利于应对受区血管的各种变数，一般应切取更远端的腓骨。⑥由于腓骨肌皮瓣所携带皮岛的软组织量有限，适合修复较小的软组织缺损，或仅作为皮岛的“观察窗”使用；需要修复大面积软组织缺损时，宜首选串联皮瓣或其他组合皮瓣。⑦对于腓骨瓣的塑形及精准恢复下颌骨形态及功能，可以借助计算机辅助手术设计以及下颌骨3D打印模型，指导术中腓骨塑形。

七、病例7：前臂桡侧分叶皮瓣修复舌癌术后缺损

前臂桡侧皮瓣自1981年由中国学者杨果凡等首次报道以来，目前已经成为口腔颌面外科的主力皮瓣之一，又被称为中国皮瓣，尤其适用于舌癌术后缺损需菲薄皮瓣覆盖的修复重建（图7）。

前臂桡侧皮瓣是菲薄、柔软的筋膜组织瓣，具有血管直径大、血管蒂长、解剖可靠、相对无毛、无感觉异常、皮瓣塑形相对简便等优点。但该皮瓣仍存在一些缺陷，即皮瓣供区需要植皮覆盖创面。而植皮一方面增加了手术创伤，产生第二供区，同时影响手臂美观性，给患者增加了痛苦；另一方面，植皮区常常出现局部凹陷、色素沉着等现象，且移植的皮片可因感染、渗出等原因导致局部坏死，引起延期愈合、肌腱粘连，进而产生腕关节功能障碍。此外，常规须对移植皮片进行加压处理，患者可因加压造成的手部静脉回流不畅而出现肿胀不适。

为了克服皮瓣供区植皮这一缺点，可个性化制定修复重建的方案。根据穿支皮瓣的特点，设计前臂桡侧皮瓣分叶皮瓣，“化皮瓣的长度为宽度”，增加修复创面的宽度的同时，又能将皮瓣供区直接闭合，无须植皮，仅仅留下线性瘢痕。

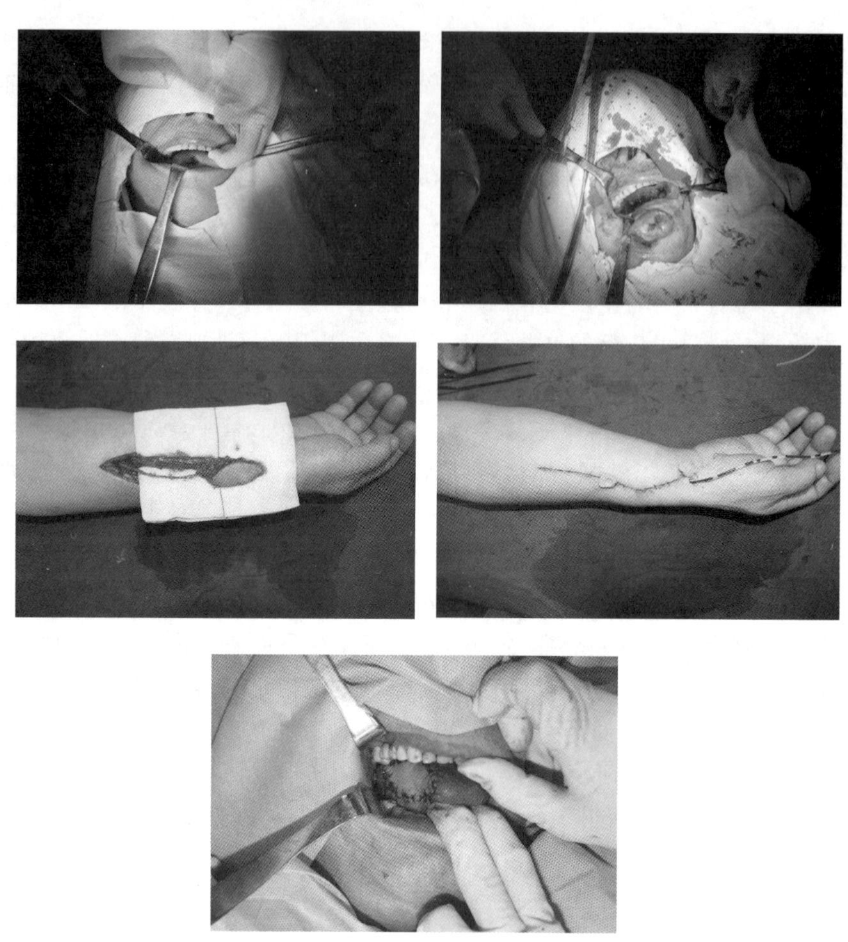

图7 患者舌癌术后缺损的修复

八、病例8：双股前外侧游离皮瓣联合腹壁下动脉皮瓣修复双下肢大面积软组织缺损

Jacobson 和 Suarez 在 1960 年描述了使用手术显微镜进行微血管吻合术，开启了现代显微外科时代。1989 年 Koshima 首次提出穿支皮瓣的概念，并于 1993 年设计股前外侧穿支皮瓣，目前该皮瓣已广泛用于临床。到如今，不同种类的皮瓣在挽救四肢创伤患者中至关重要。

游离股前外侧穿支分叶皮瓣可重建皮瓣感觉，经削薄处理后可避免二次手术整形，根据受区制成分叶皮瓣，不但减少了皮瓣的切取面积，而且使皮瓣外形更加美观。该皮瓣已经成为修复足踝部创面的理想皮瓣之一。

国内多位学者应用腹壁下动脉穿支皮瓣修复四肢大面积软组织缺损，取得满意效果，认为腹壁下动脉穿支皮瓣具有血供可靠、操作便利、皮瓣设计灵活等优点。目前，腹壁下动脉穿支皮瓣是用于修复四肢、躯干大面积软组织缺损的主力皮瓣。

由于下肢的特殊特点，下肢创伤重建具有挑战性。特定优势血管蒂的筋膜瓣、肌皮瓣和皮肤瓣已被用于组织的直接转移，这些组织对伤口血供的依赖性小。股前外侧皮瓣和腹壁下动脉皮瓣修复下肢大面积软组织缺损临床效果好，设计灵活，受区形状满意，供区直接闭合，仅留下线性瘢痕。这些因素均能有效改善肢体功能，凸显了该治疗方式的临床应用价值。

显微外科技术的发展也将穿支皮瓣的发展带到了一个新的高度。但筋膜上的皮瓣吻合血管细，需要特殊的超显微外科技术和器械，限制了临床应用。近年来，腹壁下动脉的基础研究和临床应用已取得显著的发展。但仍存在一些问题，如修复大面积创面的跨区皮瓣切取及其临床应用效果等，亟待下一步的研究解决。希望在不久的将来，皮瓣对于创面的修复可以做到"无缝衔接"。

19 岁女性患者，因车祸外伤致双下肢大面积皮肤及软组织缺损，左下肢胫骨长段缺损，左足第 2、3 跖骨及第 2 足趾碾挫严重，存在 3 个皮肤缺损的创面需要行皮瓣移植治疗（图 8）。

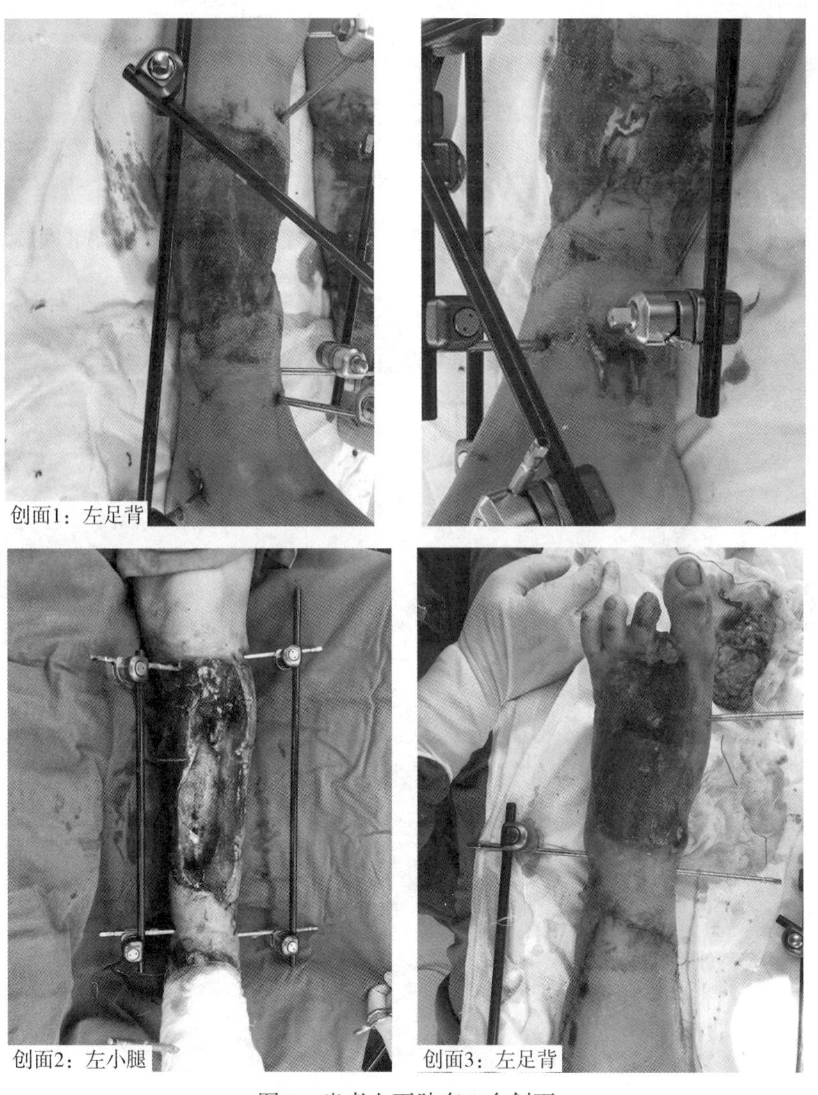

图 8　患者左下肢有 3 个创面

治疗：双股前外侧游离皮瓣联合腹壁下动脉皮瓣修复双下肢大面积软组织缺损。

术前充分评估患者全身状态及皮肤缺损面积，行彩超或非创伤性 CT 血管造影（CTA）定位股前外侧、腹部动脉穿支并分析受区血管状态。我们根据创面的特点及各种皮瓣的优势，综合考虑，制定总体治疗方案，具体如下：①左股前外侧皮瓣修复右下肢，穿支与右胫前动脉行端端吻合（图 9）；②左下肢缺损面积大，采用腹壁下动脉皮瓣修复（图 10）；③右股前外侧皮瓣修复左足背侧骨、肌腱及软组织缺损（图 11）。

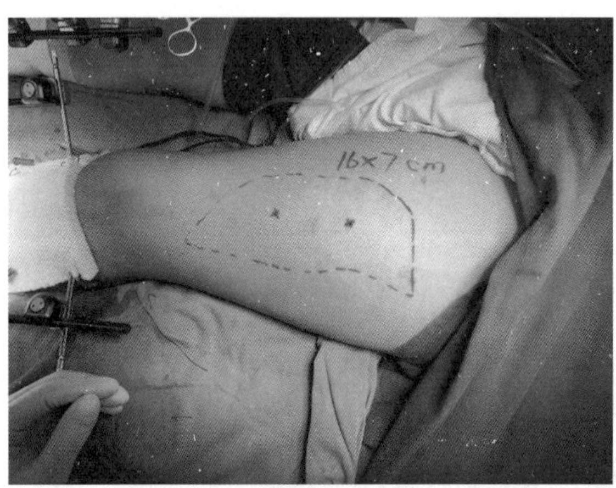

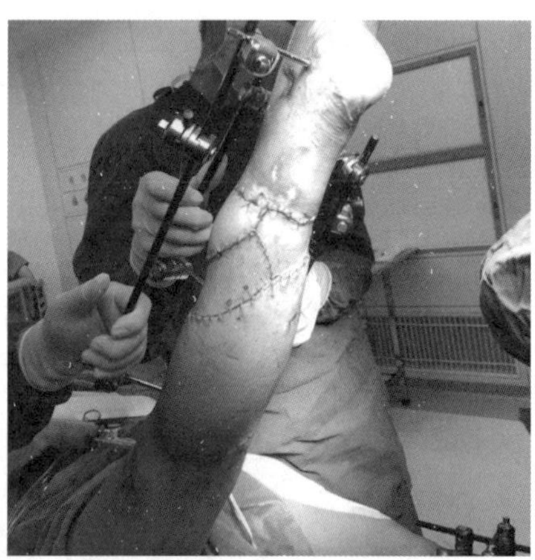

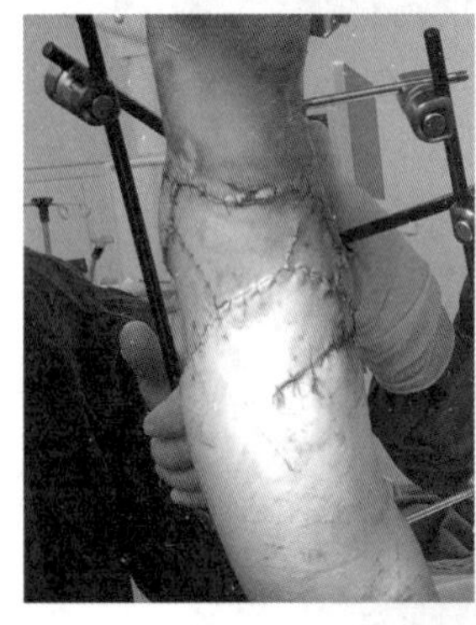

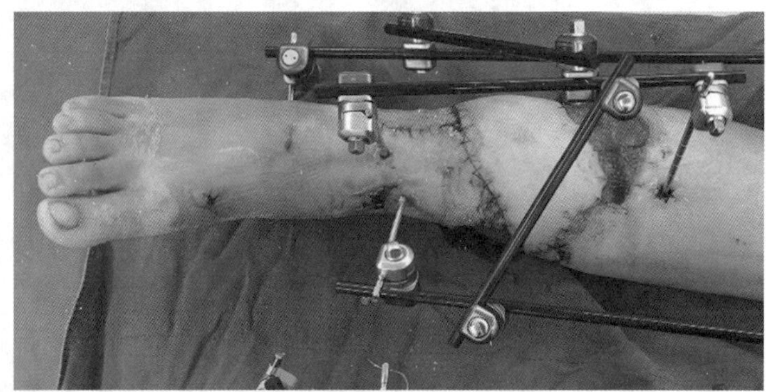

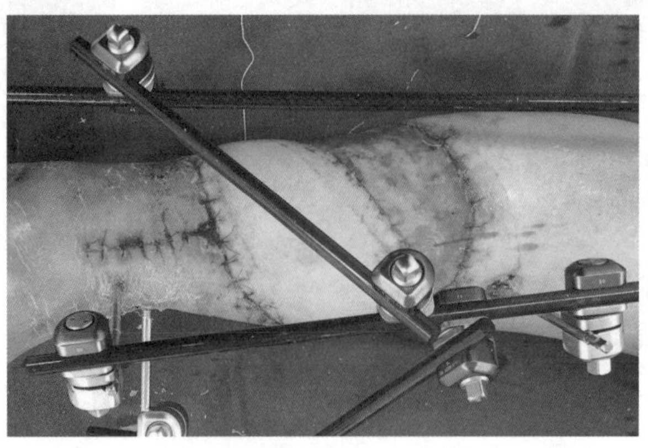

图 9　患者左下肢多创面修复——创面 1 的修复

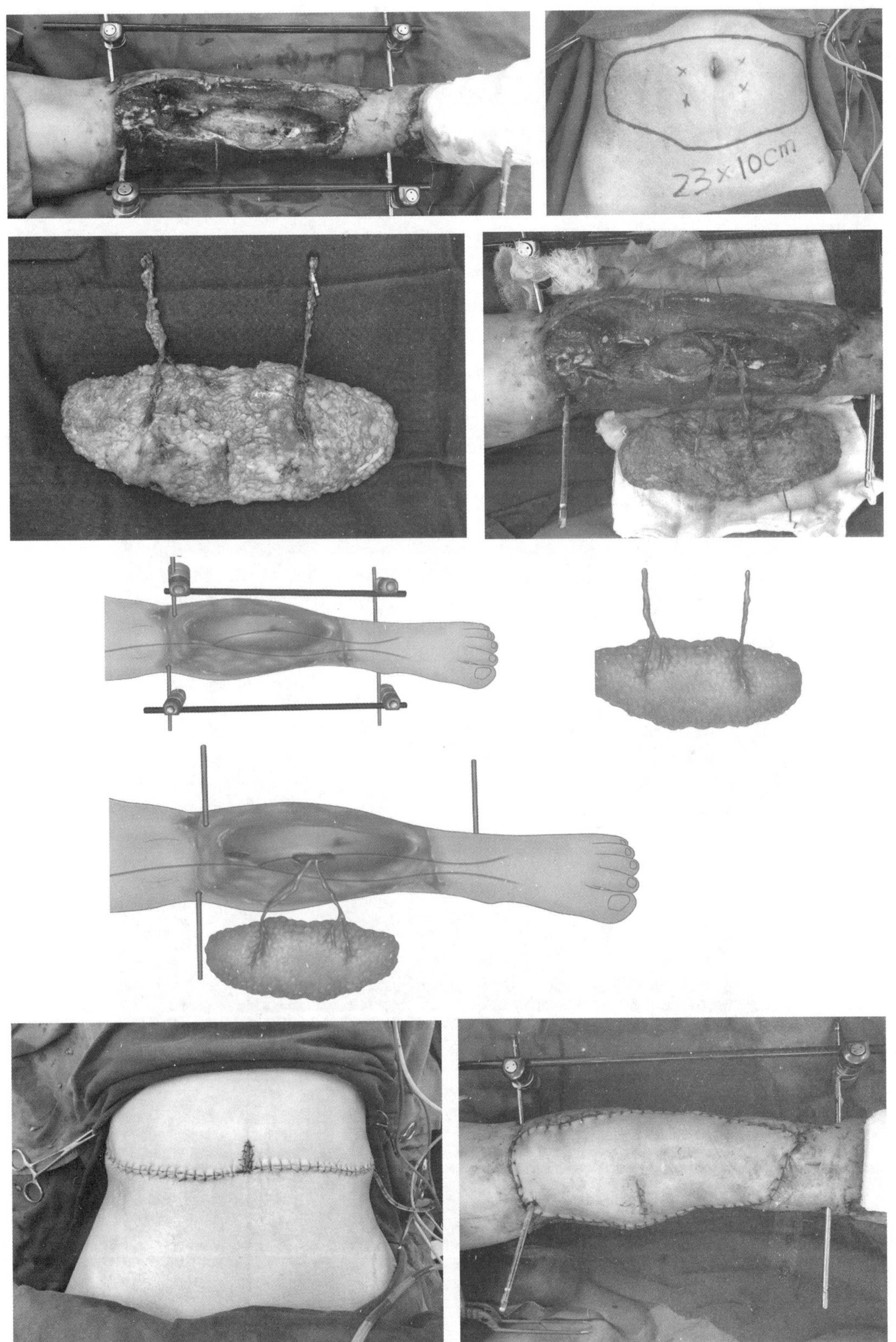

图10　患者左下肢多创面修复——创面2的修复

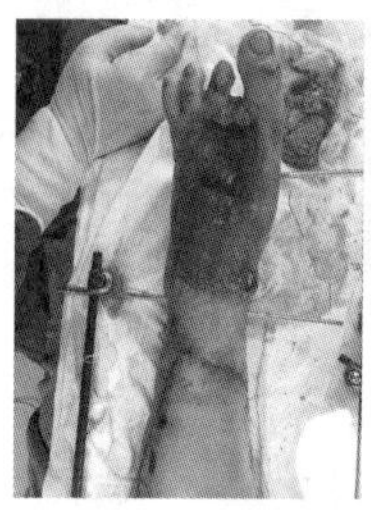
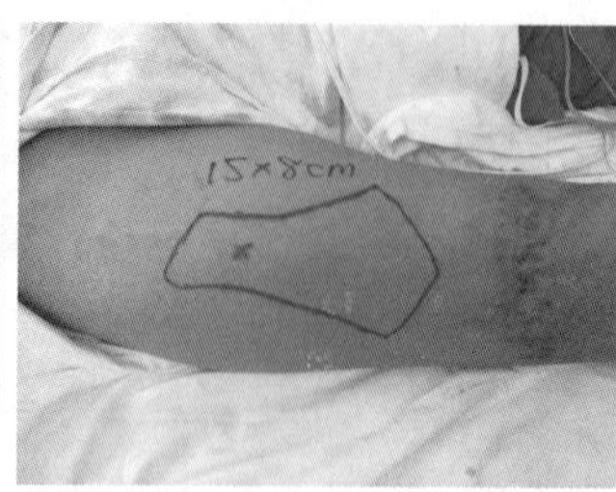

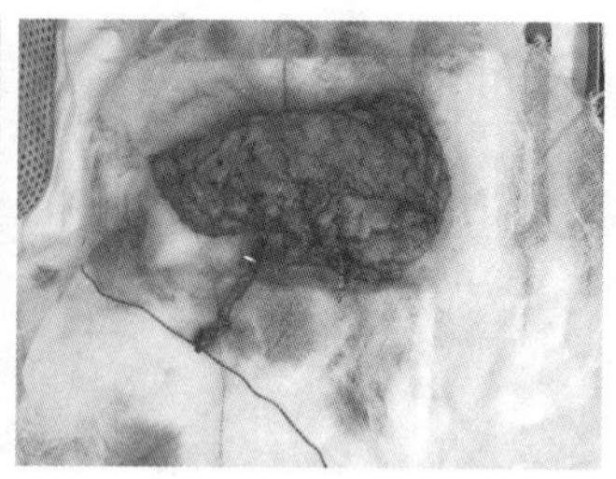
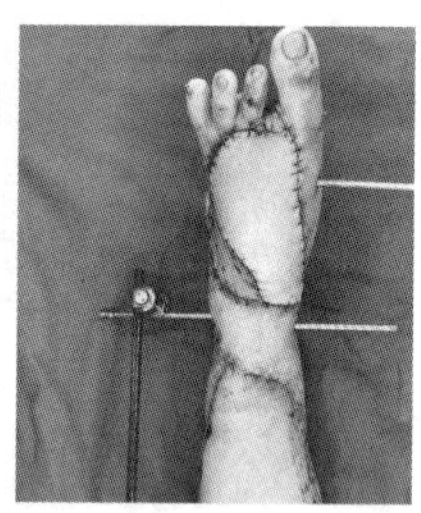

图 11　患者左下肢多创面修复——创面 3 的修复

患者双下肢大面积皮肤及软组织缺损，应进行皮瓣移植。移植前，彻底清创，检查外露骨髓腔是否感染。考虑到患者难以承受多处皮瓣同时切取及移植，为患者分次切取皮瓣并行游离皮瓣移植术。术前至少获得 2 组皮瓣不同部位的穿支定位点；从腹直肌剥离穿支血管时，应尽量减少肌纤维的横切面，以减少对腹直肌的损伤，保留肚脐。

术后 9 个月随访，皮瓣成活良好，外观满意，大腿和腹部供区愈合良好，双下肢成功保肢（图 12）。

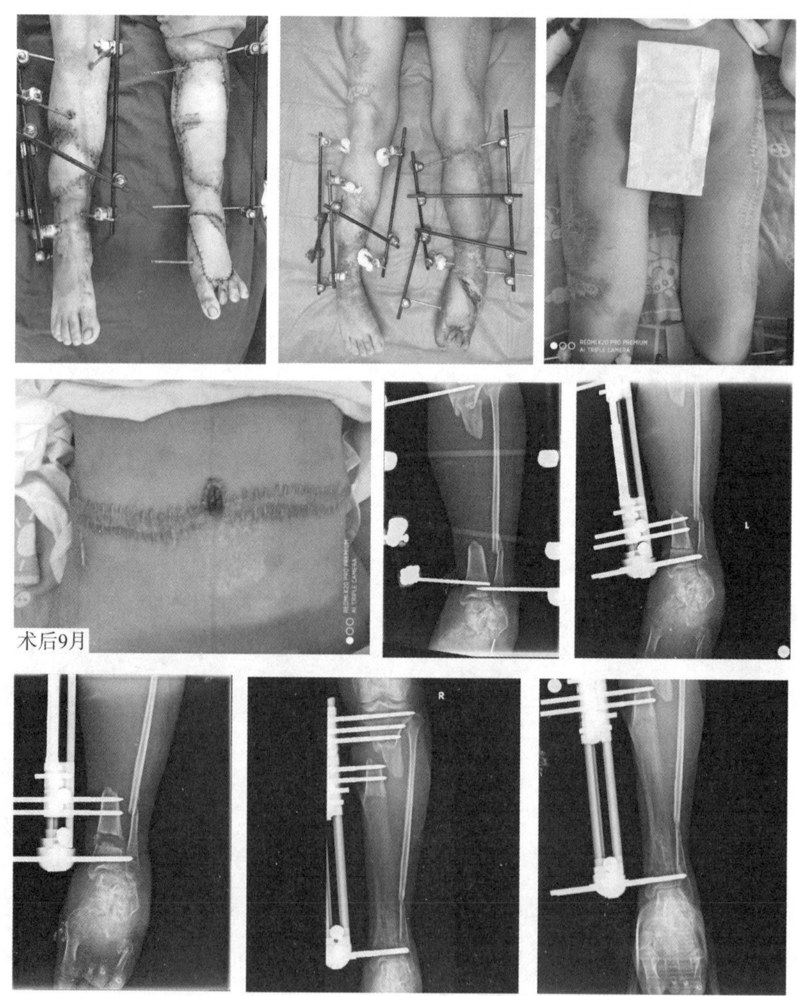

图 12　患者下肢多创面修复术后随访及左胫骨缺损骨搬运修复

旋股外侧动脉降支分叶穿支皮瓣的一点认识

刘　勇

湖南省常德市第一中医医院手足外科

从19世纪中后期开始，外科医生开始尝试在显微镜辅助下进行手术。发展到现在显微外科技术日臻完美，显微修复技术也获得了不断的突破和创新。临床上经常会遇到一些复杂、大面积的组织缺损，我们都会运用所掌握的显微外科技术解决这些难题，几乎“攻无不克”。

2008年，我在长沙枫林宾馆首次听到唐举玉教授讲“穿支皮瓣的设计理念与基本技术”，叹为观止！我被里面的内容深深折服，才发现我现在所掌握的显微外科技术只是皮瓣外科技术的第一阶段，只解决了皮瓣成活的问题，并没有去关注皮瓣供区外观和功能的损害（供区留下片状瘢痕、色素沉着，部分患者还伴有瘙痒症状）。什么是穿支皮瓣？怎样才能做到那么完美？我查文献、参加各种学术会议，但在临床实践中很难突破不切取深筋膜这个“心结”，担心皮瓣坏死，或多或少都带有深筋膜。作为年青一代显微外科医生，我带着问题于2014年10月参加湘雅医院唐举玉教授团队举办的大师班学习。前辈对年青一代总是那么的关爱，毫无保留、倾囊相授，并告诫我们要好好地去传承与创新。

一、穿支皮瓣及分叶穿支皮瓣

穿支皮瓣系Koshima于1989年首先报道，打破了肌肉和深筋膜是皮瓣赖以生存的基础的传统观念，最大程度减少了皮瓣供区外观和功能的损害，近年来在临床中应用广泛。

穿支皮瓣的定义：穿支皮瓣是指由深部源血管发出，穿经肌肉、肌间隔、肌间隙、深筋膜后，供养浅筋膜组织与皮肤的穿支血管供血的皮瓣，属轴型皮瓣范畴。

分叶穿支皮瓣是穿支皮瓣的一种特殊形式，是指在同一血管体区（供区）切取两个或两个以上的同类穿支皮瓣，移植时只需吻合一组血管蒂（即母体血管）即可重建两个或多个皮瓣血液循环的一种特殊穿支皮瓣。

分叶穿支皮瓣的临床应用：①穿支皮瓣修复邻近两处（或两处以上）创面；②修复同一处宽大创面（先根据创面大小、形状制作布样，然后根据其特点结合供区穿支数目、穿出部位，将布样剪裁分割设计成两个或多个皮瓣，将皮瓣“化宽度为长度”，从而使原本需要植皮修复的皮瓣供区创面可以直接闭合）。

二、股前外侧皮瓣及其分叶穿支皮瓣

股前外侧皮瓣由徐达传于1984年首先报道了解剖学研究，之后罗力生和宋业光分别介绍了该皮瓣的临床应用。该皮瓣是以旋股外侧动脉降支为血管蒂，具有血管蒂恒定、血管蒂长、供区隐蔽、切取面积大等特点，临床应用广泛，被业内称为“万能皮瓣”。

旋股外侧动脉降支分叶穿支皮瓣，我们的经验是：做游离穿支皮瓣时尽量多分离穿支血管，为做分叶穿支皮瓣打好基础。术前准备：由髂前上棘至髌骨外上缘作一连线，在连线中点附近采用超声多普勒血流探测仪确定该血管体区穿支的数目及其穿出部位，并予以标记，在需切取皮瓣的部位采用皮肤提捏法，预算可切取皮瓣的宽度。手术方法：患者取仰卧位，常规消毒铺巾，清创后将缺损区布样裁剪成可拼接的长梭形，便于供区直接闭合。以术前标记的穿支穿出点为中心分别设计每一叶穿支皮瓣，各叶皮瓣的长轴尽可能设计于同一轴线或接近于同一轴线上。先切开皮瓣的外侧缘，丝线悬吊牵开皮瓣外侧缘，电凝止血，于深筋膜表面自周边向中央穿支部位解剖，在发现更大的穿支血管前，保留每一个出现的穿支血管。显露穿支血管后于穿出部位旁边切开深筋膜，如发现穿支穿出点与术前超声多普勒血流探测仪定位点不一致，在同一轴线上重新调整设计皮瓣。以显微器械沿各穿支血管向深层解剖（注意血流量的灌注，血压偏低，穿支血管显露不清，容易误伤）。穿支血管在肌肉内走行的距离长而且曲折，解剖比较耗时且容易损伤，必须要有足够的耐心，认真、仔细解剖。结扎切断进入肌肉的分支，切开皮瓣另一侧，以同样方法游离至穿支蒂部。到达穿支血管的一级源血管后，分离神经并辨别穿支血管与运动神经的关系，小心保护股神经及其发出的分支。皮瓣完全游离后用血管夹分别夹住穿支血管蒂部，检查皮瓣血运良好，按术前设计将皮瓣进行裁切（如运动神经骑跨在穿支血管之上，将裁切的皮瓣小心从神经下面抽出），依据受区所需血管蒂长度切断一级源血管。修复宽大创面时，按设计将皮瓣进行拼接，再移植到受区，与受区血管吻合重建皮瓣血运（图1）。

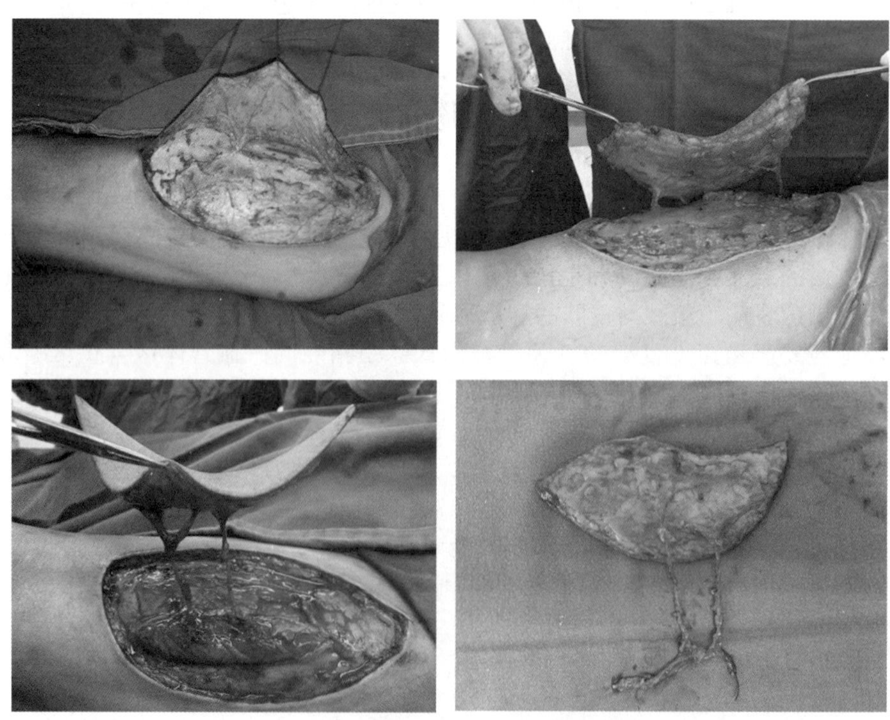

图1　旋股外侧动脉降支分叶穿支皮瓣的切取

三、典型病例

（一）病例 1

男，50 岁。左小腿耕田机绞伤 2 h 入院。污染重，急诊清创，胫、腓骨骨折外固定支架固定，小腿远端内侧缺损面积 9 cm × 6 cm，足内测皮肤软组织缺损 13 cm × 9 cm，缺损创面开放换药和高压氧治疗。1 周后设计旋股外侧动脉降支分叶穿支皮瓣加嵌合肌瓣移植修复，肌瓣填塞空腔，皮瓣修复创面，供区直接闭合（图 2）。术后 13 个月随访，皮瓣成活良好，外形不臃肿。

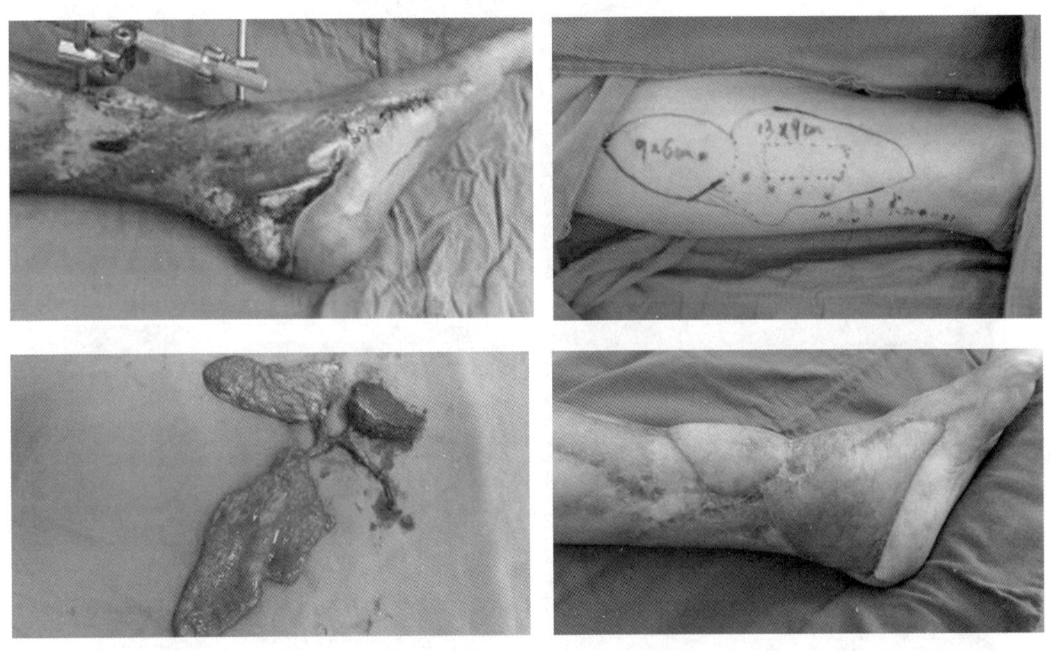

图 2　患者左小腿创面的修复

（二）病例 2

女，48 岁。左侧胫骨平台骨折术后 3 周，胫骨平台内、外侧皮肤软组织缺损伴内置物外露，缺损面积内侧为 12 cm × 5.5 cm、外侧为 10 cm × 5 cm。设计旋股外侧动脉降支分叶穿支皮瓣移植修复，供区直接闭合。术后皮瓣血运良好。医生心情愉悦、沾沾自喜，似有一种“偶然治差一病，则昂头戴面，而有自许之貌”之意。然而现实的打击总是来得那么快，术后 24 h，皮瓣出现血管危象。立即行血管危象探查，发现皮瓣动、静脉栓塞约 6 cm，皮瓣下大量淤血块，立即清除血管内血栓，肝素盐水冲洗血管管腔，动静脉重新进行吻合，皮瓣转为红润。术后胫骨内侧皮瓣坏死，经过后期的治疗，创面达到闭合（图 3）。

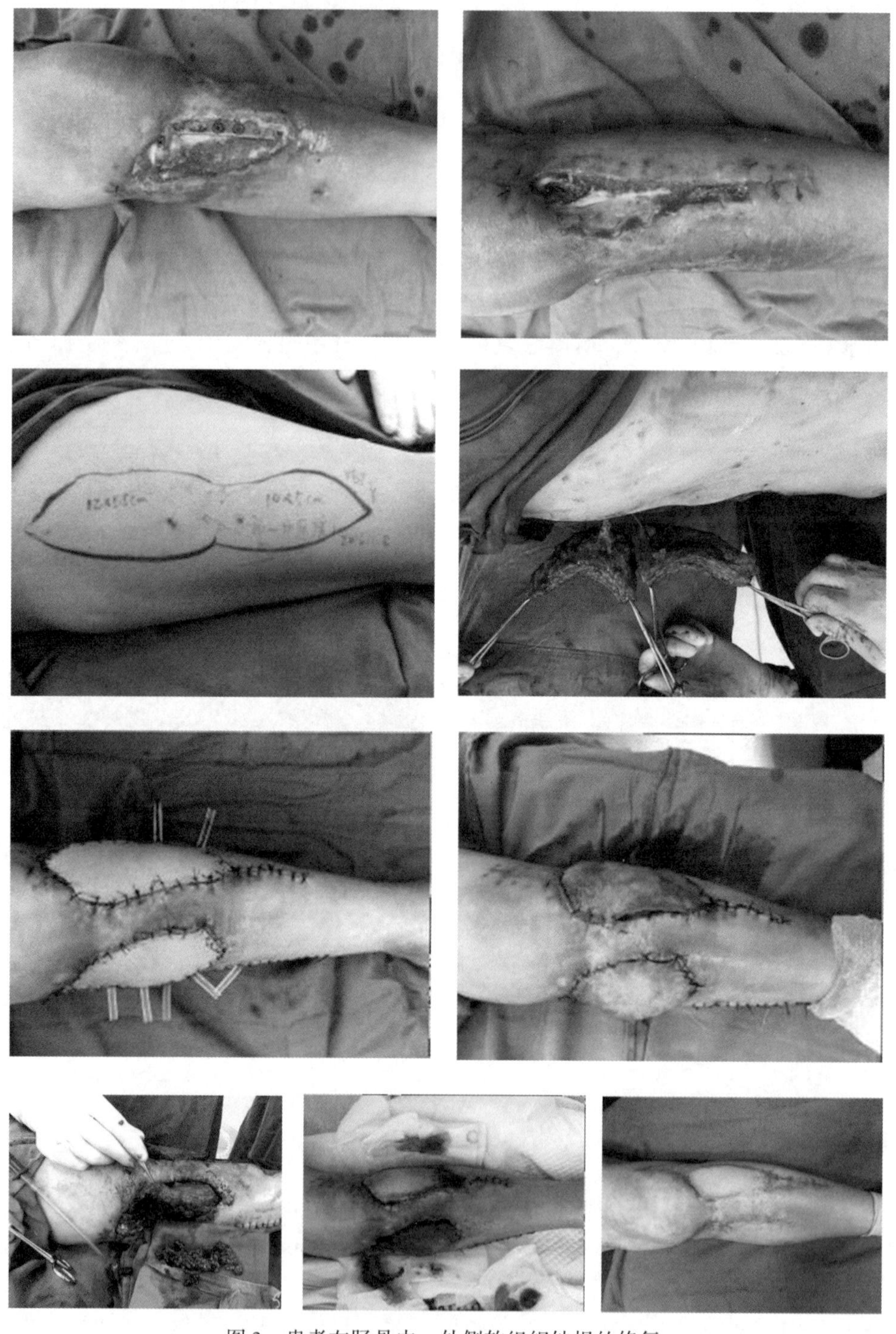

图 3　患者左胫骨内、外侧软组织缺损的修复

为什么会出现血管危象？查找原因，发现手术存在以下不足：①血管蒂扭曲。行血管吻合的过程中，由于伴行静脉分支较多，没有理顺动静脉间的位置关系，使吻合好的动静脉交叉缠绕。当时发现皮瓣血运良好，认为没多大问题，心存侥幸。②皮瓣下积血。为了皮瓣外观好看，当时做了皮瓣修薄处理，供区与受区都没有做好彻底的止血工

作。③穿支血管没有放在良好的软组织床上，而是直接放在骨面上，术后组织肿胀造成穿支血管受压。

（三）病例3

男，52岁。右足交通事故伤致跟后区、跟底负重区皮肤软组织撕脱缺损，面积约15 cm×13 cm，设计旋股外侧动脉降支分叶穿支皮瓣。为了供区创面能直接闭合，按"化宽度为长度"原则，将布样剪裁分割设计成两个皮瓣。术后皮瓣成活良好，外观满意。术后半年随访，患者抱怨后跟底部反复磨破且出现溃疡，对疗效不满意（图4）。分析其原因，在于皮瓣内缺乏特定的感觉神经支配，术后容易发生烫伤、冻伤、磨破和继发溃疡，影响足的负重和行走。重建负重区皮瓣感觉的方法：①携带股前外侧皮神经，尽可能将负重区皮瓣设计于股前外侧的中、下2/3区域，与跟内侧神经吻合，重建皮瓣感觉；②负重区切取另一侧带感觉神经的足内侧皮瓣，与旋股外侧动脉降支穿支皮瓣串联吻合。

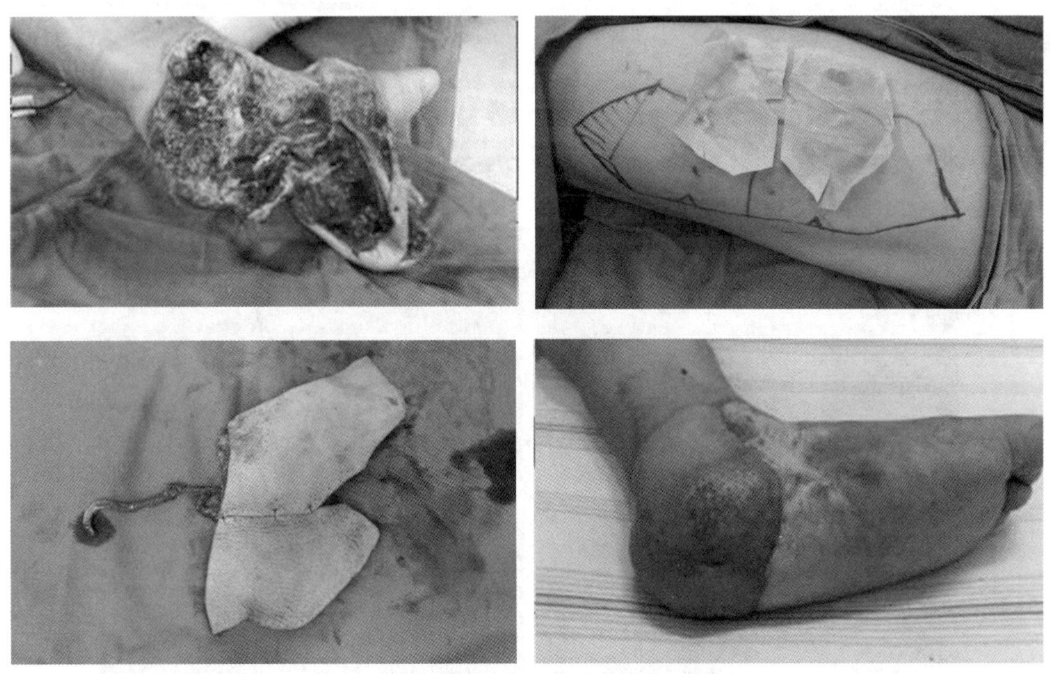

图4　患者右足跟后部缺损的修复

（四）病例4

男，50岁。左足交通事故伤致中、前足缺损，足背、足内外侧皮肤软组织缺损，面积约23 cm×16 cm，设计旋股外侧动脉降支分叶穿支皮瓣。为了供区创面能直接闭合，按"化宽度为长度"原则，将布样剪裁分割设计成两个皮瓣，面积分别为10 cm×9 cm、13 cm×7 cm。术后皮瓣近端约3 cm×3 cm，呈暗紫色，经过换药等处理，皮瓣完全成活，外观满意（图5）。

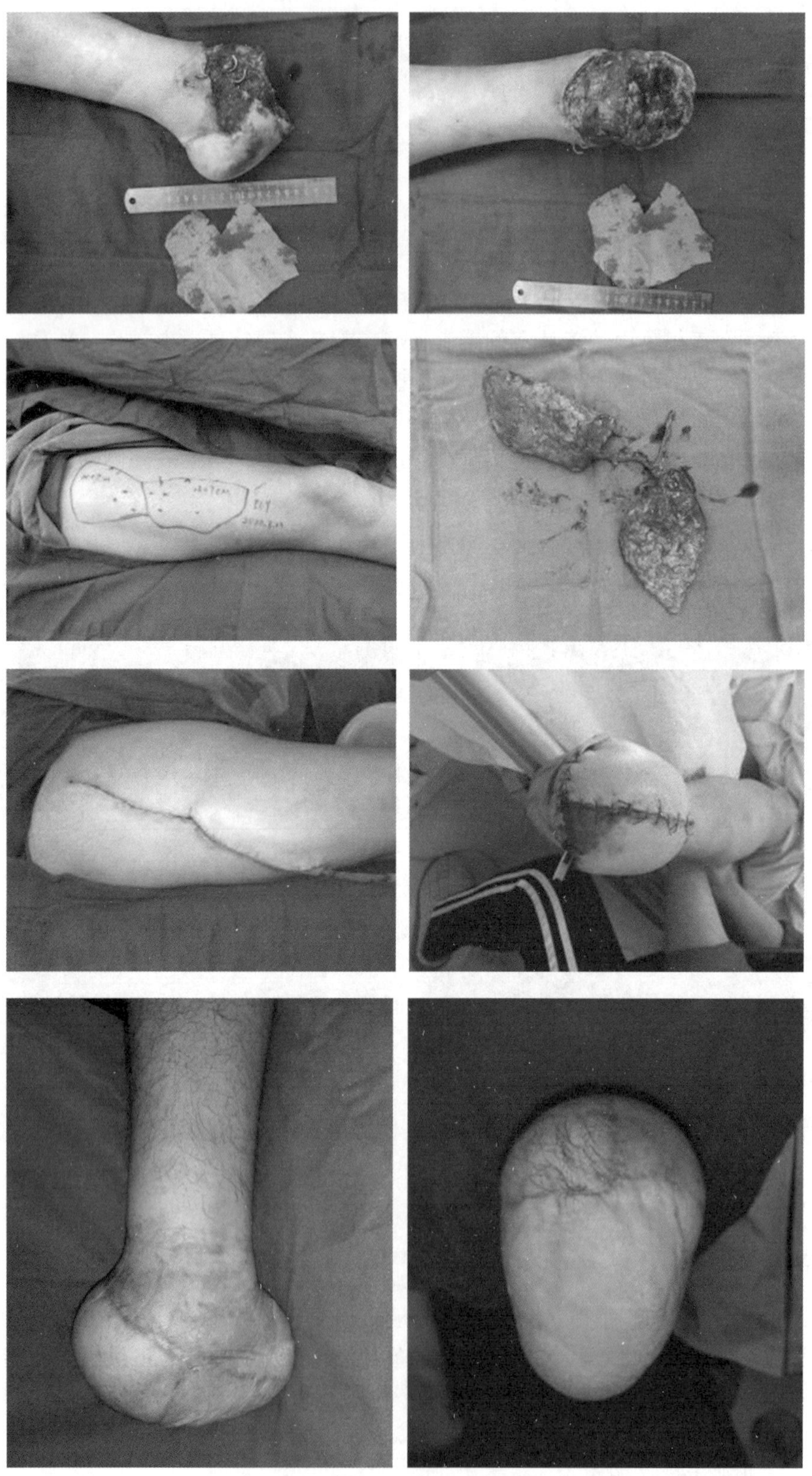

图 5　患者右足缺损的修复

对于出现部分皮瓣瘀紫现象，分析原因：①皮瓣切取超轴心血管的解剖学供区，动脉灌注不足，静脉回流的生理途径被破坏，引起静脉回流障碍；②皮瓣修薄进一步破坏皮瓣静脉回流途径。近期的观点认为，在穿支皮瓣设计过程中，为了提高皮瓣切取的成活率，需要综合考虑轴心血管的血流方向、相邻穿支之间的连接方式、皮下血管网和筋膜等。所以术前应用 CTA 及 Mimics 软件，可使皮瓣的切取更为可靠。

（五）病例 5

男，29 岁。左小腿交通事故伤致左胫、腓骨开放性骨折，骨折治疗后内踝及外踝上端皮肤软组织缺损，缺损面积内侧为 4.5 cm × 5.5 cm，外侧为 7.5 cm × 6 cm，设计旋股外侧动脉降支分叶穿支皮瓣。供区直接闭合，术中皮瓣切取时发现该皮瓣为肌间隙穿支类型，穿支蒂短，皮瓣穿支血管距离刚好能满足移植需要，如果受区两处创面距离再远一点，就会面临手术失败的风险。术后 1 个月随访皮瓣血运良好，外观满意（图 6）。处理穿支蒂过短的方法：①术前应用 CTA 及 Mimics 软件，精准设计；②将穿支血管蒂部设计在皮瓣近端；③术中尽可能多地保留穿支血管，根据情况调整皮瓣设计，将远端穿支蒂设计在皮瓣内；④基层医院没有 CTA 及 Mimics 软件的情况下，皮瓣切除完成后如发现血管蒂过短，将一皮瓣从蒂部离断，在主干血管远端找一肌肉穿支与皮瓣串联吻合。

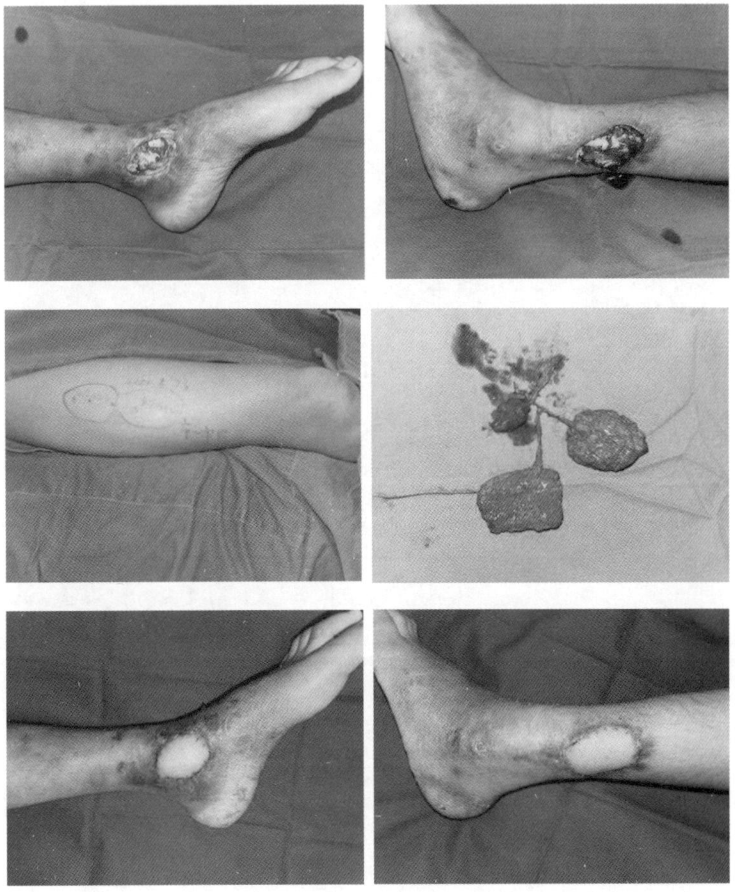

图 6　患者左小腿缺损的修复

四、总　结

（1）穿支皮瓣有5个特征：①皮瓣切取限于皮肤和浅筋膜组织，不携带肌肉与深筋膜；②不切断肌肉和运动神经，不牺牲重要的皮神经与浅静脉干；③穿支血管向深层解剖分离能够获得足够的血管蒂长度（必要时可携带一级源动脉）；④不牺牲供区主干血管；⑤皮瓣供区直接闭合。

（2）掌握分叶穿支皮瓣的设计及临床应用。

（3）在临床过程中要认真仔细操作，避免血管吻合质量差、血管蒂扭曲、创面止血不彻底等。

（4）对于足部负重区域，要想办法重建皮瓣感觉。

（5）学会CTA及Mimics软件的应用，能达到事半功倍的效果。

在临床过程中，我们可能会遇到各种各样的问题。怎样更好地去解决这些问题？怎样更好地去传承与发展？显微外科技术有没有更好的发展空间？……相信在显微外科前辈的引领下，在显微外科人的共同努力下，我们的显微外科之路会更加宽广，更加辉煌！

穿支皮瓣修复足踝部皮肤软组织缺损

张桂生

河北医科大学第三附属医院手外科

在临床上由各种外伤直接造成的足踝部皮肤软组织缺损十分常见且伤情极为复杂，特别是由于机动车车祸造成的碾压伤，或被摩托车车轮绞伤，或被重物压砸伤，均可造成伤肢皮肤软组织广泛挫伤，皮肤大面积潜行剥脱，皮肤血运破坏，最终可造成皮肤、软组织甚至肌肉广泛失活坏死，部分患者可伴有足踝部骨折，主要神经、肌腱、血管等重要组织损伤。除了足踝部损伤本质因素外，医源性因素也是足踝部创面外露的一大因素。由于足踝部特殊的解剖特点，足踝部外伤后局部组织挫伤、肿胀，足踝部外伤后手术时机的把握不当也能造成局部皮肤坏死，骨质或钢板外露。跟腱断裂手术修复的主要并发症——皮肤坏死也是足踝部皮肤软组织缺损的一大主要原因。

为帮助更好地选择手术时机和手术方式，根据损伤的程度及创面的污染程度可将皮肤软组织损伤分为3类：①皮肤软组织损伤程度较轻，界限明显，皮肤软组织缺损面积较小，污染程度相对轻，通过清创能够达到清洁创面且无深部组织外露。对此类损伤可一期进行彻底清创，中厚皮片游离植皮或VSD覆盖创面二期植皮。②损伤界限相对清楚，有多种组织损伤但范围较局限，主要神经血管无损伤或肢体远端血供良好，污染中度，通过清创能够达到相对清洁创面。对此类损伤可进行骨、肌腱、神经及皮肤的修复，一期皮瓣移植覆盖创面。③皮肤软组织挫伤严重，损伤面积广泛，或伴有大面积皮肤潜行剥脱伤，或伴有骨组织大段粉碎骨折或缺损较大，或伴有下肢主要血管损伤影响肢体的血运，伤口污染严重清创难以达到清洁创面。对此类损伤的治疗原则是先以挽救肢体为主，修复主要血管损伤以保证肢体血运。一般只做创面封闭，不宜一期行肌腱、骨及关节的重建修复，需行延期系列组织重建修复。如有条件，可清创后对损伤组织进行简单必要的修复，创面VSD覆盖，损伤控制后再行合适的皮瓣修复。创面封闭以血供好、抗感染力强的皮瓣为首选。因此，在对足踝部组织损伤进行修复时，应遵循精准医疗原则，针对每位患者的具体病情选择最佳的治疗方案。对于选择适宜皮瓣修复相应创面的，首先应当遵循“先简后繁、先近后远、先分支后主干、先带蒂后游离、以次要组织修复主要组织、同时重视供区美观和功能保存”的原则，还应当根据足踝部皮肤软组织缺损的部位、形状、创面大小及术前超声多普勒血流探测仪探测到的皮瓣供区动脉分支情况来选择适合的皮瓣。

目前修复足踝部皮肤软组织缺损的方法很多，各有其应用的优点和缺点。因此，选择皮瓣时要考虑到距离受区较近、手术操作简便、皮瓣厚度较薄且与受区皮肤质地及色泽较接近等要求。对于踝部损伤，应尽可能选用胫后动脉内踝上皮支皮瓣，其优点是距受区较近，不破坏主干血管，不影响足部感觉。对于足跟部皮肤缺损，尽可能选择足底内侧皮瓣，其优点是：足底与足跟皮肤结构相似，术后可防止皮肤移动；皮瓣内含有神经，术后皮瓣有感觉，耐磨，不易形成溃疡；部位隐蔽，不在负重区，不损伤足部主要供血动脉，对于足部的血供及功能影响较小。对于足踝部较大面积皮肤软组织缺损，可选择腓肠神经营养皮瓣。腓肠神经营养皮瓣是目前临床应用较广的皮瓣之一，具有不牺牲小腿重要血管的特点。该皮瓣的解剖特点是腓肠神经周围有丰富的血管交通支，血液供应可靠，因此皮瓣切取范围大，皮瓣旋转点可在一定的范围内适当调整，不需要解剖游离血管蒂，也不需要吻合血管，且腓肠神经与周围皮神经端吻合后，可恢复足跟负重区部分感觉。其缺点是皮瓣显臃肿，影响穿鞋；牺牲一条皮神经，对足背外侧的皮肤感觉造成一定的影响。对于伴有下肢主要血管严重损伤影响肢体血运，不修复重建血供可能导致肢体远端坏死者，可选用 flow-through 皮瓣以重建肢体远端血运，保证肢体成活，同时修复皮肤软组织，覆盖创面。Flow-through 穿支皮瓣可首选股前外侧穿支皮瓣，利用股深动脉修复胫前动脉或胫后动脉，以重建肢体远端血运，其优点是不牺牲主干血管；也可利用对侧胫后动脉穿支皮瓣，其缺点是牺牲对侧胫后动脉。

对于足踝部皮肤软组织缺损，每例患者手术方式的选择要根据患者的具体伤情和术者对手术方式的熟练程度来决定。采用带蒂穿支皮瓣修复足踝部皮肤软组织缺损基于小腿有丰富的穿支血管这一解剖学基础。在小腿及踝关节周围胫前动脉、胫后动脉、腓动脉均发出诸多穿支，熟练掌握穿支皮瓣技术可使足踝部皮肤软组织缺损患者创面得到良好的修复。应用穿支皮瓣，其手术成功的关键点在于术前首先要找到创面附近合适的穿支动脉的穿出点，根据该穿出点的部位及创面的形状和大小设计合适的穿支皮瓣。选择是用胫前动脉穿支皮瓣还是应用胫后动脉穿支皮瓣，取决于创面的部位及大小、形状。优先选择距离创面距离较近的局部无损伤及炎症反应的穿支作为源血管。对于穿支动脉所供应的皮瓣面积与穿支动脉的直径有绝对关系。

本组病例无一例皮瓣发生坏死，说明只要皮瓣大小切取合适，还是相对比较安全的。该皮瓣的优点：①皮瓣血供丰富。因皮瓣内含有穿支血管，且该穿支血管与相邻血管间相互吻合，形成纵向链式血管网，使皮瓣具有良好的血液供应；根据患者的具体情况，可携带部分肌肉组织填塞到骨缺损或感染的髓腔内，改善周围组织的血液供应，抗感染能力强，有利于间生态组织的修复、再生和功能恢复。②不破坏小腿主干血管，保留胫前动脉、胫后动脉、腓动脉的完整性，对小腿远端的血供及功能无明显影响。③皮瓣质地好。因供区与受区相邻，皮肤的质地、颜色、厚度、皮下脂肪及弹性相当，修复后皮瓣不臃肿，外观好，患者对外观的满意度高。④皮瓣带蒂转移，不需吻合血管，手术操作相当简单，皮瓣成活率高，对术者的显微外科技术要求低，更适合各级医院推广应用。⑤供区损失小，不牺牲皮神经及肌肉，不影响肢体远端感觉及运动功能。部分患者供区可直接闭合，切取面积较大者可取中厚皮片游离植皮。该皮瓣的缺点：穿支血管较短，如果穿支点距离受区距离较远，皮瓣切取的范围可能就比较大；另外，穿支血管的穿出点和口径大小存在一定的变异。因此，要做好充分的术前准备，术前给予超声定位，充分考虑穿支的供血面积。对术者的显微外科技术要求较高，需精细操作，避免牵拉损伤血管穿支；若穿支是肌皮穿支，解剖时，穿支血管周围宜带少许肌袖，以免损伤血管蒂；在旋转皮瓣的时候，要充分估计皮瓣与受区的邻近关系。

对于每一例患者的手术操作体会：术前充分的设计是手术成功的关键，而术前穿支发出点的定位又是手术成功的重中之重。术前穿支发出点的定位方法目前主要是CTA检查及超声多普勒检查。CTA检查相对可能比较准确，但需要使用含碘的造影剂，部分患者可能会出现不同程度的过敏反应，具有放射性损害，费用比较高；超声多普勒检查是无创检查，没有辐射等损害，可反复多次检查，对设备的要求程度低，费用便宜。临床上我们还是偏向于应用超声多普勒来进行术前定位。术中对受区的处理也至关重要。对受区的彻底清创是骨科显微外科大夫的基本功，清创不彻底导致术后的感染和组织坏死势必会造成手术的失败。彻底清创后根据创面皮肤软组织缺损的形状和大小，以及穿支发出的部位，精心设计好穿支皮瓣。对皮瓣的设计要注意无论是长度还是宽度都要适当放大，以免术后组织及皮瓣肿胀，产生皮瓣张力，影响血运及皮瓣的成活。手术中注意切取皮瓣时尽量不要把皮瓣的大小及形状一次切到位，可先沿皮瓣的一侧切开，确定了穿支发出点后再精准地设计出皮瓣的大小及形状，这样才能确保皮瓣切取后既能完美地覆盖创面，也不要因为皮瓣过大导致皮瓣的臃肿。皮瓣切取的要点首先是切取过程中显露和保护穿支，以免造成对穿支的损伤、扭转、痉挛、栓塞，出现任何一种情况都会导致皮瓣坏死，手术失败。其次是术中注意彻底止血。一般皮瓣切取时是在止血带下操作，皮瓣切取完成后要放松止血带，观察皮瓣的血运情况，更重要的是注意皮瓣边缘及皮瓣切取面的彻底止血，否则一旦皮瓣缝合于受区，环境稳定，皮瓣小血管的痉挛缓解，加上受区创面的渗血，皮瓣与受区创面间会有血肿形成，增加皮瓣水肿及形成张力，影响皮瓣血运。所以除了术中认真仔细止血外，术后还要根据情况适当放置引流条，以利于减少血肿的形成，减轻皮瓣术后的张力。术后皮瓣常规护理。

螺旋桨穿支皮瓣是穿支皮瓣的一种，是指以穿支血管为蒂的螺旋桨皮瓣，含有大、小两个桨，皮瓣以穿支血管为轴，可以旋转180°，旋转后用大桨修复覆盖创面，同时旋转的小桨用于修复覆盖部分供区创面。螺旋桨穿支皮瓣的术前设计要求更加精准，术前要准确测定出穿支发出点的位置。皮瓣的大小根据受区创面的形状、大小来设计，皮瓣的长度与普通的穿支皮瓣的计算方法不同。螺旋桨皮瓣的长度等于大桨与小桨长度之和。大桨的长度是指稍大于穿支发出点到受区远端边缘的距离，也就是大桨的长度稍大于小桨的长度及创面长度之和。小桨的长度是指穿支发出点至受区创面近端的长度，以最大程度利用小桨覆盖供区创面，缩小供区创面面积。皮瓣大桨及小桨的长宽比例分别计算，不能超出常规穿支皮瓣的切取范围。

对于穿支的选择要充分考虑以下几个因素：①穿支的位置。在条件允许的情况下，首选距离创面较近的穿支，以最大程度减小无效距离，减少皮瓣的切取面积。②穿支的质量。穿支的质量是皮瓣成活的保证，穿支形态造成，搏动良好，不受炎症、肿瘤等因素的影响，穿支周围组织无损伤、手术、粘连，既往局部未接受过放疗治疗。穿支质量好，术中容易显露和保护，能极大程度提高皮瓣的成活率。③穿支的类型。肌间隙穿支周围组织疏松，容易分离解剖；而肌皮穿支由于在肌肉内走形，分离困难，切分支较多，容易出血。如果出现同时存在肌间隙穿支和肌皮穿支，优先选择肌间隙穿支。④穿支的管径。穿支的管径越粗越好，要根据受区创面的大小及穿支至创面的距离综合考虑。⑤穿支的长度。穿支越长越好。

关于穿支皮瓣分离的平面。穿支的分离在深筋膜的深面或浅面是根据术者及患者的综合考虑而定。一般来说，多数术者选择深筋膜深面切取皮瓣，因为深筋膜深面组织间隙清晰，穿支血管显露清楚，分离解剖相对比较容易，安全性更高。深筋膜浅面切取对术者的显微外科技术要求更高，手术相对复杂，容易损伤穿支血管。其优点是皮瓣可以一期修薄，特别适合于比较肥胖的患者；同时有利于保护供区的肌腱和神经，可以保留供区的浅静脉和皮神经，最大程度减少供区的牺牲。

以上仅是对局部有条件行带蒂穿支皮瓣修复足踝部皮肤软组织缺损的病例的一些见解。对于足踝部皮肤软组织缺损局部损伤严重，没有可以利用的合适的穿支作为源血管设计穿支皮瓣修复覆盖创面，可以根据创面的具体情况，以及术者的习惯及其他条件，设计带蒂或者游离皮瓣进行修复。

穿支嵌合组织移植在前臂严重损伤中的应用

王保山　郑晓菊　王新宏

西安凤城医院手外科

一、嵌合组织移植概念及背景

嵌合穿支皮瓣是指在同一个血管体区（供区）内切取的包含两个或两个以上不同种类的独立组织瓣（如肌肉、皮肤、骨骼等），这些独立组织瓣中至少含有一个穿支皮瓣，且供血动脉起源于同一级源动脉，吻合一组血管蒂（即母体血管）即可同时重建多个独立组织瓣的血液循环[1]。嵌合一词最早来源于希腊的神话，指一种怪物，其由狮子头、羊身、蛇尾三部分组成一个整体，因此嵌合皮瓣必须包含2种或2种以上的不同类型的组织瓣。嵌合移植的概念首先是由Hallock[2]提出，他报道了股前外侧皮瓣和股直肌瓣的复合组织瓣，并认为嵌合皮瓣为复合皮瓣类型的一种。1989年Koshima等[3]首次提出“穿支皮瓣”概念，后于1993年报道了嵌合穿支骨皮瓣，将股前外侧皮瓣和髂骨复合移植修复头颈部缺损[4]。2006年Hallock[5]对嵌合皮瓣进行了分型，认为嵌合皮瓣分为固有嵌合皮瓣和预构嵌合皮瓣两类。其中，固有嵌合皮瓣的各组织瓣拥有独立的血管束，并来源于同一上级主干源动脉，其各组织单位的血管均来源于同一个血管体区；预构嵌合皮瓣需通过显微外科技术连接形成共同的主干源动脉，各组织瓣的血管可以来源于不同的血管体区，也可以来源于相同的血管体区。嵌合移植因只切取一个组织移植即可达到多方位立体修复而得到广泛的应用。临床常用嵌合移植动脉是旋股外侧动脉、腓动脉、腹壁下动脉、旋髂深动脉等，其中旋股外侧动脉因其血管蒂长位置隐蔽，在分出组织穿支后还有较长血管蒂可进行flow-through吻合而受亲睐。

二、嵌合组织移植在前臂严重损伤中应用

（一）一般资料

本组共63例。男49例，女14例；最大年龄65岁，最小年龄2岁，平均年龄41岁；左侧25例，右侧38例。伤因：机器伤46例，车祸13例，重物砸伤4例。伤情：Gustilo ⅢC 25例，Gustilo ⅢB 29例，前臂离断伤9例，均伴有软组织缺损或大面积皮肤撕脱，其缺损面积6 cm×5 cm～29 cm×13 cm；撕脱面积8 cm×6 cm～35 cm×26 cm；整块肌肉缺损8例，其中掌侧所有肌肉缺损2例，背侧缺损2例，屈指深缺损2

例，伸指总缺损 1 例，掌背侧肌肉都缺损 1 例；尺桡骨远 1/3 端骨折 28 例，近、中段骨折 35 例，其中伴肘关节损伤 13 例，伴有肱骨干骨折 4 例，腕掌部损伤 9 例；骨缺损 8 例，缺损长度 2 ～ 9 cm，其中 6 例为桡骨远端节段性缺损，为 2 ～ 3 cm，1 例为桡骨中段缺损约 7 cm，1 例为尺、桡骨中段均缺损，分别缺损 4 cm 及 9 cm。神经断裂 18 例，其中尺神经 3 例，正中神经 9 例，桡神经 4 例，正中合并尺神经 1 例，骨间掌侧神经缺损 1 例。MESS 评分 5 ～ 13 分，平均 8. 52 分，小于 7 分 14 例，7 分至 9 分 22 例，大于 9 分的 27 例。63 例中，采用皮瓣与肌瓣嵌合 39 例，皮瓣与筋膜瓣嵌合 13 例，皮瓣与肌瓣和筋膜瓣嵌合 11 例，其中 41 例行 flow-through 技术吻合恢复肢体血供，22 例肌瓣覆盖创面填塞空腔，27 例撕脱的皮肤原位预构，3 例前臂肌肉动力重建，11 例采用肌瓣扩大覆盖面积。本组病例合并有多发肋骨骨折 4 例，入院时伴有休克 2 例。

（二）手术方法

1. 术前准备

充分估计伤情，排除危及生命的并发症，尽可能确切地止血。补液、输血纠正休克。认真交待病情，生命体征平稳后进入手术室。伤后到入手术室时间为 3 ～ 12 h，平均为 5. 44 h。

2. 创口清创

麻醉生效后肢体近端扎止血带，进一步评估伤情，必要时再与患者家属交待；反复刷洗创面，清除软组织及骨表面污物，由浅入深地毯式清创，露出新鲜的创面。对无弹性、无血供、颜色暗的肌肉给予清除，断裂回缩的肌肉牵出进行清创。清除骨髓腔内的血肿及杂物。仔细分离血管，并清除其周围的损伤组织，显微镜下再判断清创血管至正常部位。去除撕脱皮肤的皮下脂肪，保留撕脱皮肤正常部分。双氧水、盐水反复加压冲洗，清洗器械，更换手术敷料、手术衣及手套。上述清创需要反复操作 2 ～ 3 次。此时医生分两组：一组行骨固定，另一组切取移植组织。

3. 骨折固定、组织修复组

本组采用钢板内固定 40 例，外固定架固定 2 例，克氏针固定 21 例。8 例骨缺损中，其中 6 例骨水泥占位，外固定架维持长度 1 例，克氏针固定 5 例；1 例为桡骨中段缺损，长约 7 cm，一期行游离腓骨移植修复；1 例为尺、桡骨中段同时缺损，分别缺损 4 cm 及 9 cm，一期行游离腓骨折成双段后分别修复，均用钢板固定。尽可能修复肌腱、神经及血管，若是 Gustilo ⅢC 型损伤，则取大隐静脉桥接桡动脉或尺动脉及伴行静脉，恢复肢体血供。

4. 移植组织切取组

患者卧位，在髂前上棘至髌骨外缘连线的中点附近用多普勒探头查找穿支并标记，并以此线为轴线，根据需要骨覆盖面积、形状、大小设计皮瓣。在皮瓣内侧缘作纵行皮肤切口，在深筋膜上进行分离探查找到皮穿支。确定所需穿支，沿此穿支逆向追踪主干血管，在股直肌与股外侧肌间隙分离，显露旋股外侧动脉降支，游离降支与皮穿支汇合。仔细确认并保护降支上发出的进入筋膜及股外侧肌的穿支备用。先沿皮瓣穿支在筋膜上分离切取皮瓣；再沿血管穿支进入筋膜处在肌肉表面切取筋膜瓣，若穿支较细，最好保留宽 2. 0 ～3. 0 cm 的筋膜蒂；旋股外侧动脉肌肉穿支切取股外侧肌浅部远端的肌肉。若需行 flow-through，将旋股外侧动脉降支向远端分离至所需长度。此时旋股外侧动脉借穿支携带 2 ～ 3 个不同的组织瓣，观察组织瓣血供，并再次测量所需血管长度后断血管蒂。

5. 创面覆盖、血管吻合、动力重建

将切取的嵌合组织瓣移至受区后，将皮瓣或肌肉覆盖在血管、神经、骨、关节等重要组织上面，将筋膜覆盖在腱性组织上；肌肉除覆盖外填塞骨缺损或预构撕脱的皮肤。肌肉动力重建 3 例，其中屈指功能 1 例，伸指伸腕 – 拇长伸肌重建 1 例，示、中指指深屈肌重建 1 例；股外侧肌神经肌支与骨间前神经吻合 1 例，与骨间后神经吻合 2 例。

6. 血管吻合

用旋股外侧动脉降支与受区尺、桡动脉吻合，恢复移植组织血供，对血管缺损病例，将旋股外侧动脉降支远端与断裂血管远端再吻合，使肢体远端能通血或增加血供。本组修复尺动脉 22 例、桡动脉 18 例、肱动脉 1 例、近端吻合桡动脉远端吻合尺动脉 1 例。34 例尺、桡动脉均断裂病例中，其中 26 例一侧皮瓣血管 flow-through 吻合，另一侧行血管移植；5 例行一侧血管移植，另一侧远端无 flow-through 条件，仅吻合皮瓣近端血管；1 例皮瓣 flow-through 修复近端桡动脉及远端尺动脉；1 例皮瓣 flow-through 修复近端肱动脉及远端桡动脉；1 例腓动脉 flow-through 吻合尺动脉远、近端，旋股外侧动脉 flow-through 吻合桡动脉远、近端。本组静脉吻合至少深、浅静脉各吻合一条。

7. 神经缝合

本组正中神经断裂 9 例、尺神经断裂 3 例、桡神经断裂 4 例、正中神经与尺神经均断裂 1 例，给予外膜法修复。

（三）术后处理和随访

术后常规抗感染、抗凝、抗痉挛治疗。严密观察皮瓣血运变化。术后 3 周开始功能锻炼。对于骨缺损骨水泥占位者，二期骨水泥取出后行植骨。术后通过患者来院复诊、医生上门、微信及电话等形式对患者进行随访。

（四）结果

本组 4 例术后发生血管危象，其中动脉危象 1 例，静脉危象 3 例，均发生于术后 3 天内，手术探查后均成活。2 例皮瓣部分皮缘坏死，植皮后愈合。创面一期闭合愈合 30 例，预留肌肉创面植皮愈合 28 例，一期愈合率 92.06%。3 例保肢失败，1 例肢体手及前臂远 1/3 坏死，保留近端 2/3，保肢率为 93.65%。2 例术后前臂肌肉继发坏死感染，经清创灌洗引流后愈合，感染率为 4.76%。骨折 6 个月内愈合 37 例，12 个月内愈合 18 例，1.5 年内愈合 3 例，愈合时间 3 ～ 18 个月，平均 6.61 个月。2 年以上随访 58 例，平均 16.9 个月。术后 1 ～ 2 年进行肢体功能评定，根据 Anderson 等前臂骨折评价标准，优 7 例、良 31 例、可 15 例、差 5 例，优良率为 65.52%，其中 3 例肌肉缺损行动力重建等待进一步观察。所有皮瓣恢复保护性感觉，24 例神经断裂病例神经支配区感觉 S_3^+ 4 例、S_3 5 例、S_2 9 例、S_1 5 例、S_0 1 例。平均手术次数 2.35 次。

三、典型病例

病例1：左前臂 Gustilo ⅢC 损伤伴环形皮肤软组织缺损的显微修复（图1）。

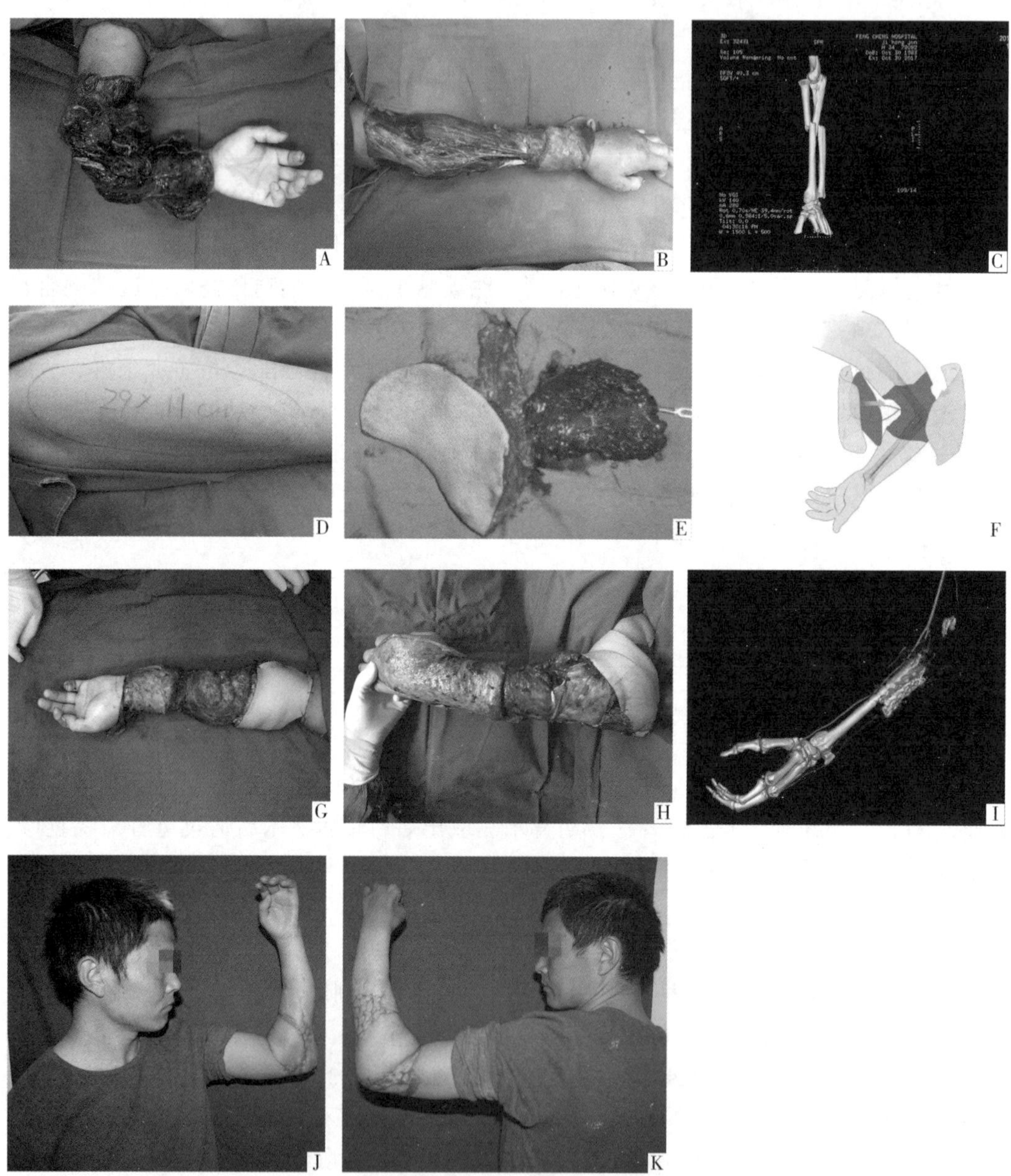

A. 掌侧观；B. 背侧观；C. 尺桡骨中段骨折；D. 皮瓣设计；E. 切取以旋股外侧动脉降支为蒂的皮瓣、肌肉、筋膜的嵌合组织；F. 手术示意；G. 皮瓣覆盖肘关节处，肌瓣覆盖掌侧创面，撕脱皮肤植于肌肉上；H. 筋膜瓣覆盖前臂背侧，撕脱皮肤植于筋膜上；I. 术后1年CTA示：flow-through 血管通畅；J. 术后4年掌侧观；K. 术后4年背侧观

图1 患者左前臂 Gustilo ⅢC 损伤伴环形皮肤软组织缺损及其嵌合移植重建

病例2：右前臂撕脱完全离断伤的修复（图2）。

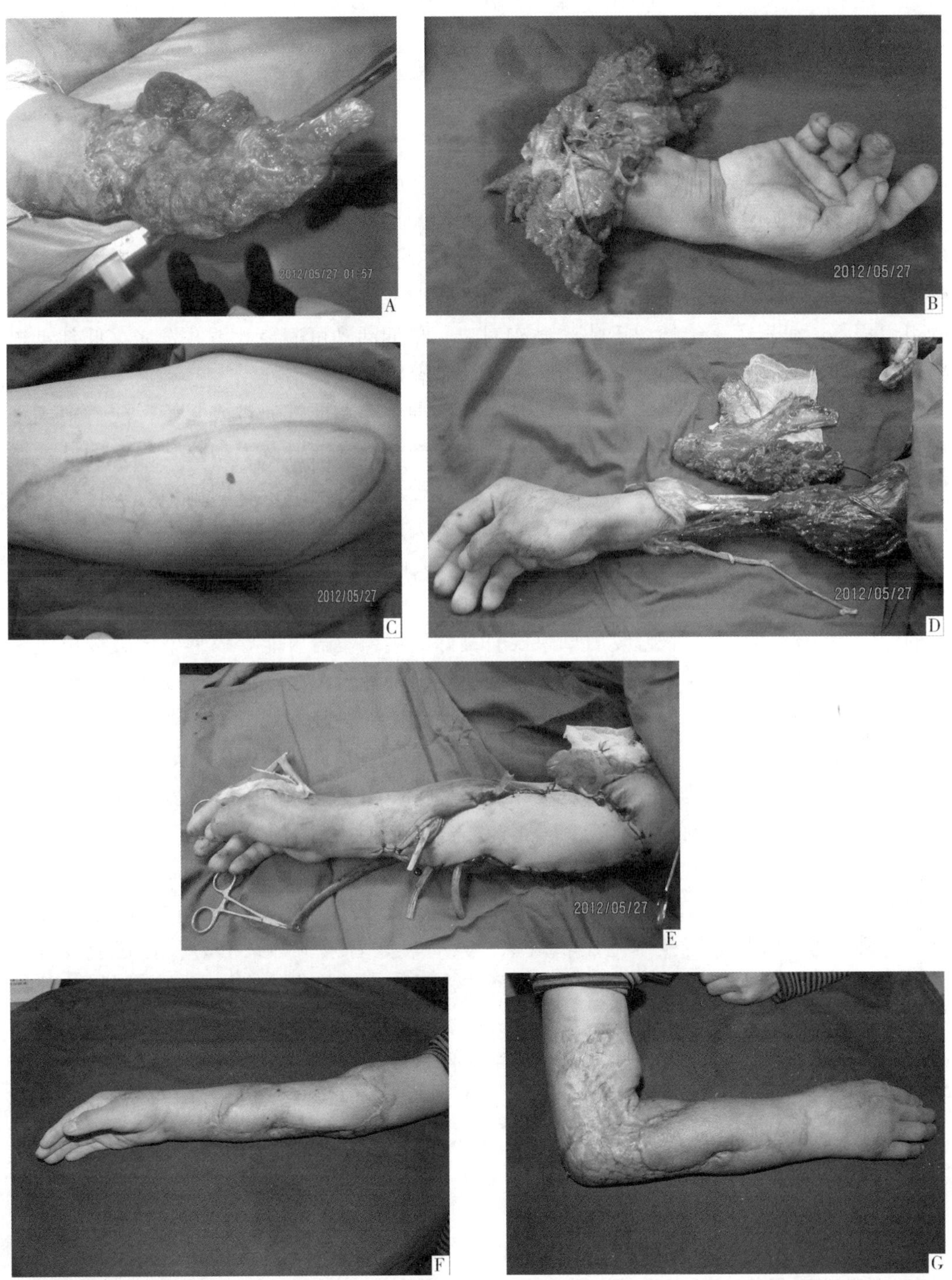

A. 肢体近端；B. 前臂远端；C. 皮瓣设计；D. 旋股外侧动脉降支为蒂的嵌合组织；E. 皮瓣覆盖掌侧近端，肌瓣覆盖掌侧远端，筋膜瓣覆盖前臂背侧，撕脱皮肤植于肌肉和筋膜上；F. 术后5年掌侧观；G. 术后5年背侧观

图2　患者右前臂撕脱完全离断伤及其显微再植、嵌合移植重建

四、前臂严重损伤急诊一期修复意义

前臂是连接手与臂的重要上肢功能部分，主要功能是旋转，而尺、桡骨及两骨之间的骨间膜和其远、近侧桡尺关节，是前臂旋转功能的重要解剖基础，任何结构的损伤可导致前臂旋转功能的障碍[6]。有学者通过尸体研究，认为尺、桡骨成角畸形大于20°，就会导致前臂旋转障碍[7]，加压钢板螺丝钉或带锁髓内钉内固定能对抗旋转畸形的发生[8]。本组63例中40例行钢板固定，因其熟练、用时少、稳定防旋转而作为首选；本组外固定2例，其中一例是多段粉碎骨折，另一例骨周软组织连接较少。克氏针固定桡骨远端21例。有学者认为，尺、桡骨间骨桥的形成高风险发生在近1/3骨折、感染、软组织损伤、延迟手术等情况下[9]。准确对位、早期活动可避免此类并发症；低剂量辐射、消炎痛、骨间放置肌肉、游离脂肪被认为是有用的辅助治疗[10]。

手外在肌肉的肌腱与屈、伸腕肌肉及血管、神经等在前臂通过或起始，前臂解剖结构是手能正常发挥功能的重要部位。前臂严重损伤必导致前臂及手功能障碍，因此，血供重建、创面覆盖、感染预防、尽可能恢复前臂骨及软组织正常解剖结构、保留或救治尚存部分组织等综合修复是治疗前臂严重损伤的关键。

本组病人前臂 Gustilo ⅢB－ⅢC 型损伤伴有大面积软组织或伴有肌肉肌腱、血管神经缺损，清创骨固定，重建的血管及骨大段裸露、前臂残留正常肌腱、神经均无法用残留的健康组织覆盖。而血管修复后如果没有良好的组织覆盖可能导致感染、破裂出血等严重后果而至保肢失败或二次截肢，对外露肌腱、神经组织出现坏死等改变会导致前臂及手功能的障碍。柴益民等[11]回顾10年用急诊显微外科技术修复下肢严重损伤、创面早期覆盖，总结认为：当开放伤性损伤造成肌腱、筋膜及骨外露发生，如果无法提供良好的软组织覆盖，会使其进一步缺血性坏死，即使使用了其他的临时覆盖技术，如VSD等，也无法挽救其坏死的进程；急诊一期覆盖还可提升肢体预后功能，减少并发症发生。陈雪松等[12]对160例 Gustilo ⅢB、ⅢC 型小腿及足踝部开放性骨折患者进行一期修复与重建，只有1例截肢，123例（82%）伤口一期愈合。因此，认为一期应用标准的显微外科技术及骨折固定技术重建软组织，具有可显著减少感染机会、有利于骨折愈合、手术方案灵活、治疗周期较短，可降低二次手术率等优点。本组急诊一期行前臂骨与软组织修复，保肢率为93.65%，感染率为4%，伤口一期愈合为92.06%，体现出急诊前臂一期修复的优点和可行性。而对本组病例骨原长度固定，骨外露或骨缺损、因骨间膜缺损而残留间隙、血管缺损和大面积软组织缺损，此种情况有人用多组织移植[13]或短缩再延长[14]等方法修复，但是劳动强度大、供区多及治疗时间长等；旋股外侧动脉嵌合移植因一个血管蒂借助穿支携带有皮瓣、肌瓣和筋膜等不同的组织瓣，既可填塞深部空腔，也覆盖大面积不规则软组织缺损，其中肌肉组织抗感染能力强，又因其血管蒂长，通过 flow-through 吻合[15－16]在恢复移植组织血供的同时修复肢体血管缺损，只需一个游离组织吻合一组血管完成三维立体修复，旋股外侧动脉远端口径更适合与前臂血管相吻合，因此是急诊前臂严重损伤修复的最佳选择。

急诊在前臂严重损伤中应用嵌合移植，其肌肉瓣放置在尺、桡骨之间，增加局部血供，同时还有预防骨之间形成连接[10]，从而尽可能避免前臂旋转功能障碍的发生。

五、前臂伤情及功能评定

目前四肢开放损伤严重程度常用 Gustilo 等[17]、顾立强等[18]以骨缺损、软组织缺损、血管损伤等进行评定。对于前臂忽略了对肌肉、肌腱、神经损伤评估，而这些损伤或缺损都将严重影响前臂及手的功能。在功能评估方面，人们常用 Anderson 等[19]评分方法，而其主要内容是骨折愈合、腕关节或肘关节屈或伸、前臂旋转功能，没有肩关节代偿及手功能参与其中。事实上前臂功能评分很高，但因为前臂神经或肌腱损伤而出现手功能障碍，整体上肢功能差，影响正常生活和工作；或即便前臂评分很低，但因肩关节代偿及手功能好，病人主观感觉很好，工作生活无障碍。本组对近 3 年来 24 例进行问卷调查，其结果是：5 例虽 Anderson 评分高，但手功能恢复差，日常功能有一定的障碍；12 例 Anderson 评分低，其原因是旋转功能差而分数低，但手功能恢复满意，加上肩关节代偿，上肢功能无明显障碍，患者主观评定较高。本组 Anderson 评分优良率是 65.52%，但患者主观满意率是 89.33%；在本组可和差评定中均前臂离断，严重 Gustilo ⅢC 伴有肌肉、肌腱、神经损伤病例，均恢复保护性感觉，虽前臂及手的功能客观评分均较低，因肘、肩关节完好，仍能配合健侧手完成日常工作，所以主观评分仍较高，此情况 11 例中有 10 例表示若能重新选择，仍然选择保肢。因此，对严重前臂损伤的功能评价有待进一步完善。

六、急诊骨与动力重建

股外侧肌肌量较大，故临床应用广泛，肌肉该切多少是人们关注的问题。2014 年，Toia 等[20]按肌肉的形态和血管神经的分布，将股外侧肌分成 3 个区，并认为表浅区切取对肌四头肌肌力无影响。而此区有独立血管支配。因此，本组尝试用此区做肌肉动力重建 3 例，急诊一期肌肉重建，其中 1 例屈指功能重建肌力 6 个月恢复 4 级，其他的在恢复中。嵌合组织移植中的肌肉既可覆盖创面、抗感染，又可做动力重建，在急诊时创面内神经易辨认，肌肉起点易于固定，此方法是急诊修复肢体肌肉缺损的一种较佳选择。

参考文献

[1] 唐举玉，章伟文，张世民，等. 中国特殊形式穿支皮瓣的名词术语与定义专家共识［J］. 中华显微外科杂志，2013，36（2）：113 - 114.

[2] HALLOCK G G. Simultaneous transposition of anterior thigh muscle and fascia flaps：an introduction to the chimera flap principle［J］. Ann Plast Surg，1991，27（2）：126 - 131.

[3] KOSHIMA I，SOEDA S. Inferior epigastric artery skin flaps without rectus abdominis muscle［J］. Br J Plast Surg，1989，42（6）：645 - 648.

[4] KOSHIMA I，YAMAMOTO H，HOSODO M，et al. Free combined composite flaps using the lateral circumflex femoral system for repair of massive defects of the head and neck regions：an introduction to the chimeric flap principle［J］. Plast Reconstr Surg，

1993, 92 (3): 411 –420.

[5] HALLOCK G G. Further clarification of the nomenclature for compound flaps [J]. Plast Reconsetr Surg, 2006, 117: 151 –160.

[6] 雍宜民. 前臂的功能解剖和生物力学 [M]. 北京: 人民日报出版社, 1980: 414.

[7] MATTHEWS L S, KAUFER H, GARVER D F, et al. The effect on supination-pronation of angular malalignment of fractures of both bones of the forearm [J]. Bone Joint Surg Am, 1982, 64 (1): 14 –17.

[8] JUPITER J, KELLAM J. Diaphyseal fractures of the forearm [C] //JUPITER J, BROWNER B. Skeletal Trauma. 4th ed. Philadelphia, PA: Saunders Eslevier, 2008: 1459 –1502.

[9] BAUER G, ARAND M, MUTSCHLER W. Posttraumatic radioulnar synostosis after forearm fracture osteosynthesis [J]. Arch Orthop Trauma Surg, 1991, 110 (3): 142 –145.

[10] MEANS K, GRAHAM T. Disorders of the forearm axis [C] //WOLFE S, HOTCHKISS R, PEDERSON W, et al. Green's Operative Hand Surgery. 6th ed. Philadelphia, PA: Elsevier, 2010: 837 –868.

[11] 柴益民, 张长青, 曾炳芳. 急诊显微外科技术治疗下肢严重创伤 10 年回顾性研究 [J]. 中华显微外科杂志, 2018, 41 (5): 459 –463.

[12] 陈雪松, 徐永清, 陈建明, 等. Gustilo ⅢB、ⅢC 型小腿及足踝部开放性骨折的一期修复与重建 [J]. 中华显微外科杂志, 2014, 16 (11): 939 –945.

[13] 滕云升, 郭永明, 张朝, 等. 组合组织移植治疗濒临截肢肢体的临床分析 [J]. 中华显微外科杂志, 2004, 27 (1): 20.

[14] 彭阿钦, 吴春生, 宋连新, 等. 应用胫骨 Ⅰ 期短缩加 Ⅱ 期延长治疗严重胫骨开放性骨折 [J]. 中华创伤骨科杂志, 2011, 13 (6): 508 –512.

[15] ZHENG X, ZHENG C, WANG B, et al. Reconstruction of complex soft-tissue defects in the extremities with chimeric anterolateral thigh perforator flap [J]. In J Surg, 2016, 26 (2): 25 –31.

[16] 唐举玉, 贺继强, 吴攀峰, 等. 旋股外侧动脉降支嵌合穿支皮瓣立体修复合并深部死腔的下肢软组织缺损 [J]. 中华显微外科杂志, 2018, 41 (5): 424 –427.

[17] GUSTILO R B, ANDERSON J T. Prevention of infection in the treatment of one thousand and twenty-five open fractures of long bones: retrospective and prospective analyses [J]. J Bone Joint Surg Am, 1976, 58 (4): 453 –458.

[18] 顾立强, 朱庆棠, 戚剑. 开放性骨折改良 Gustilo 分型与保肢策略 [J]. 中华显微外科杂志, 2017, 40 (1): 13 –15.

[19] ANDERSON L D, SISK D, TOOMS R E, et a]. Compression-plate fixation in acute diaphyseal fractures of the radius and ulna [J]. J Bone Joint Surg Am, 1975, 57 (3): 287 –297.

[20] TOIA F, D'ARPA S, BRENNER E, et al. Segmental anatomy of the vastus lateralis: guidelines for muscle-sparing flap harvest [J]. Plast Reconstr Surg, 2011, 35 (1): 185 –198.

小皮瓣解决大问题——上肢常用皮瓣

张松健 谢书强 王宏鑫 等

郑州仁济医院外四科

手部的创伤很常见，尤其是手部皮肤的一些软组织缺损，存在肌腱外露或者是骨与关节、神经血管外露，创面处理比较棘手，只有通过皮瓣的覆盖，才能解决问题。我们通常根据手部组织缺损平面或缺损部位，将手部创伤分成4类：①指端组织缺损，如拇指末节缺损（甲床外露）、示指及中、环、小指指端缺损（指骨外露）；②手掌（指）侧面组织缺损，如末节掌侧面、手掌侧整个第2～5指掌侧面组织缺损；③背侧组织缺损，可合并指骨骨折、肌腱缺损，属复合组织缺损；④掌背侧组织缺损，最常见、严重，为挤压伤或机器绞挤伤，掌侧面背侧面都有组织缺损。最常用的修复方法为胸、腹部交叉皮瓣、上肢部位（臂及前臂的）游离皮瓣或带蒂皮瓣、下肢部位（股部或小腿、足部游离皮瓣），手部最常用掌背及指掌侧固有动脉、掌指神经血管蒂、V－Y推进皮瓣等。

上肢皮瓣修复创面的优点是：血供比较丰富，质地良好，切取比较便捷，一次就能完成。修复要遵循“宁简勿繁、宁近勿远、宁同勿异”的原则。

一、拇指指掌侧固有动脉穿支皮瓣

病例1 患者左拇指指端组织缺损，用拇指桡侧指掌侧固有动脉穿支皮瓣修复指端缺损，在拇指桡侧设计皮瓣，携带拇指桡背侧指神经，旋转点在掌指关节平面，此处发出一个比较粗的指掌侧固有动脉穿支。设计蒂部，向远端翻转时要使蒂部松弛，防止蒂部过度扭转，皮瓣成活率会提高。供区的创面可直接缝合，只留下线形瘢痕（图1）。

拇指指端组织缺损，也可以通过尺侧的指掌侧固有动脉穿支局部旋转覆盖创面，距离比较短，切取时指掌侧固有动脉背侧穿支保护好。该皮瓣的缺点是不能直接缝合供区，需要取皮植皮。

拇指指掌侧固有动脉穿支皮瓣的设计：在拇指桡侧设计皮瓣，以指侧正中线为轴线，蒂部转折点在软组织缺损区近端0.5～1.0 cm处，不能超过拇指指骨间关节，可将指端神经与皮瓣神经相缝合，使皮瓣获得感觉。

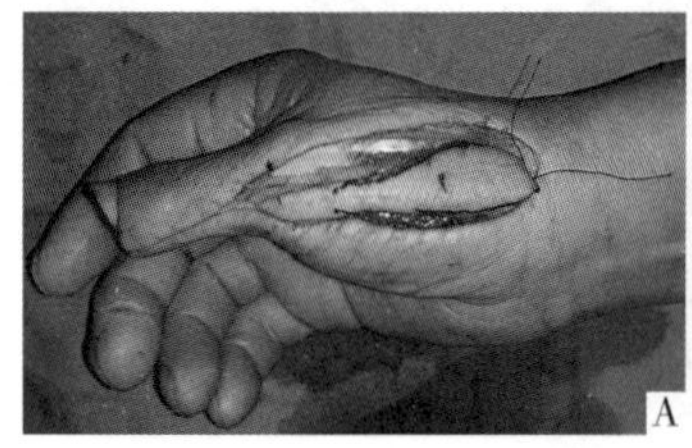
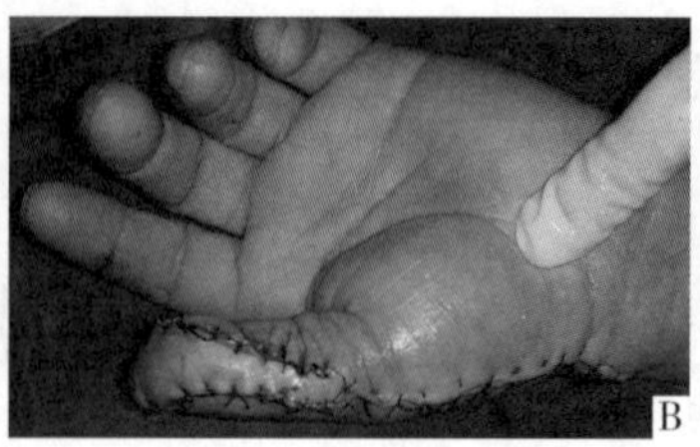
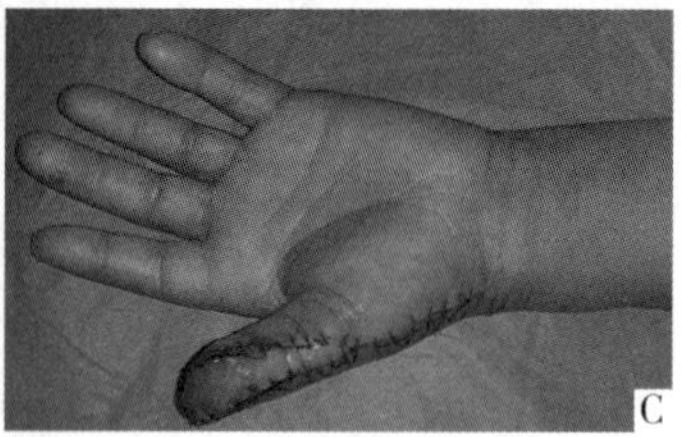

A. 指端缺损，设计皮瓣；B. 皮瓣术后即刻；C. 术后 10 天外观

图 1 患者左拇指末节组织缺损，拇指桡侧指掌侧固有动脉穿支皮瓣修复，皮瓣成活良好，供区一期闭合

二、指掌侧固有动脉皮瓣

指掌侧固有动脉皮瓣修复指端缺损，根据缺损面积的大小来设计指掌侧固有动脉的皮瓣旋转点，一般不超过中节指骨的中段，皮瓣供血靠交通支。指掌侧固有动脉皮瓣不但可以修复指端组织的缺损，也可以修复手掌侧软组织缺损。

病例 2 患者右手掌处黑色素痣，切除后手掌缺损创面面积 2 cm × 3 cm，用中指桡侧指掌侧固有动脉皮瓣，切取等面积的皮瓣，通过皮下隧道来修复手掌缺损的区域，供区进行植皮，后期外观及功能恢复理想（图 2）。

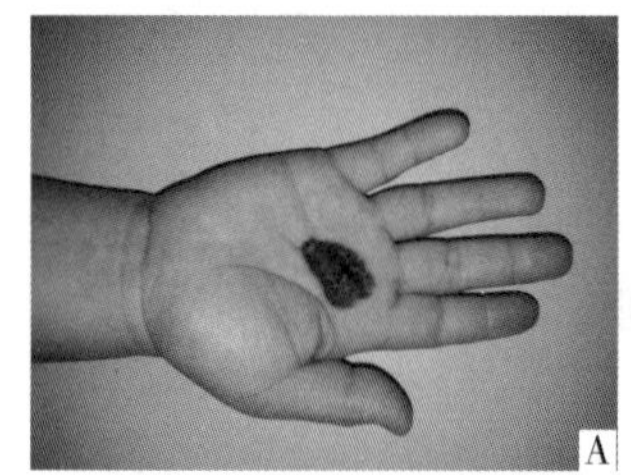
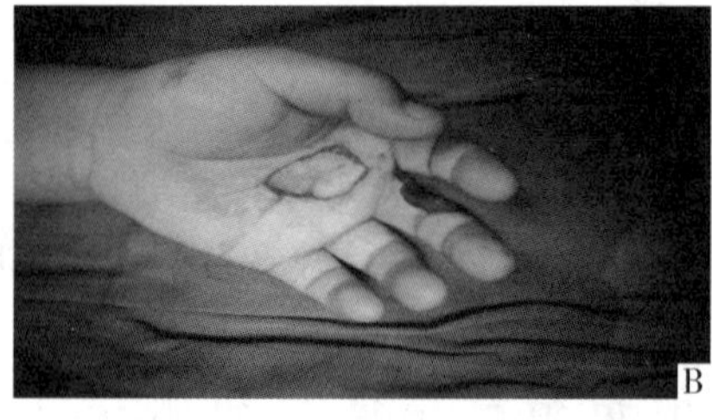
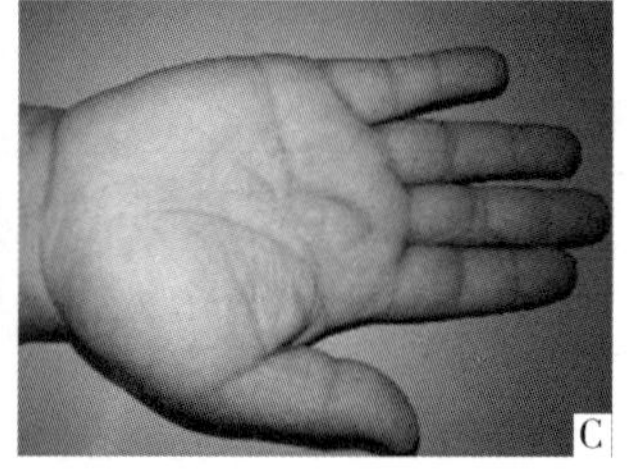

A. 手掌黑色素痣；B. 切除后，中指桡侧指动脉皮瓣覆盖创面；C. 术后半年外观

图 2 患者右手掌部黑色素痣，用中指桡侧指掌侧固有动脉皮瓣覆盖创面，供区植皮

三、指掌侧固有动脉穿支皮瓣

指掌侧固有动脉皮瓣会牺牲掉手指的一侧的动脉，有时候会携带着神经，对手指的创伤比较大。设计用指掌侧固有动脉的穿支皮瓣覆盖创面，根据指掌侧固有动脉向背侧穿支的分布，来设计指掌侧固有动脉穿支皮瓣来修复指端缺损。

病例 3 患者右示指指端缺损，用指掌侧固有动脉在关节部位向背侧发出的一个穿支，设计皮瓣以后向指端旋转，皮瓣顺利成活（图 3）。

病例 4 患者左中指背侧复合组织缺损，首先考虑一期覆盖创面，局部设计了指掌侧固有动脉向背侧的穿支皮瓣，背侧旋转覆盖创面，供区进行植皮，待皮瓣稳定成活后再进行植骨和肌腱移植（图 4）。

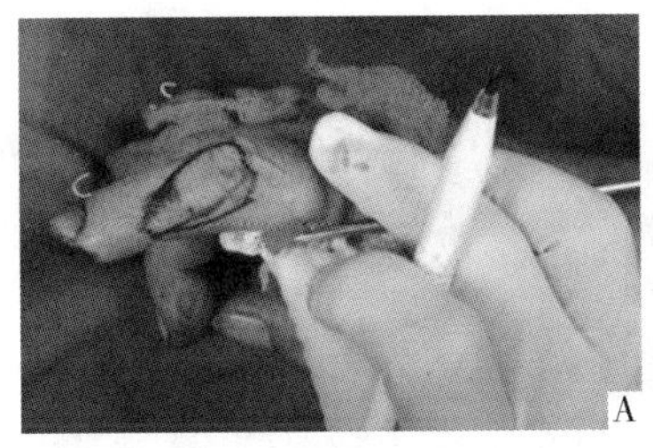
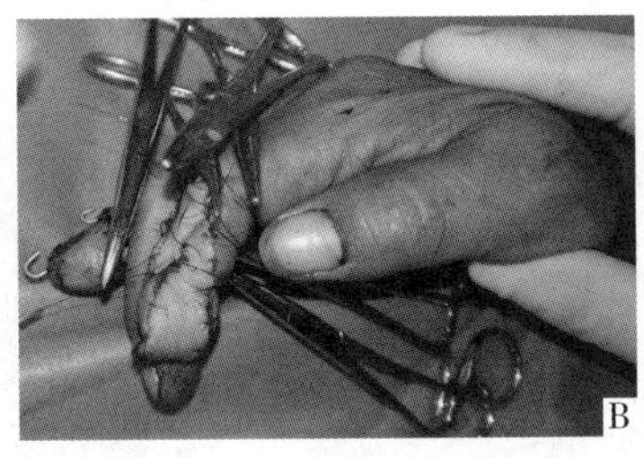
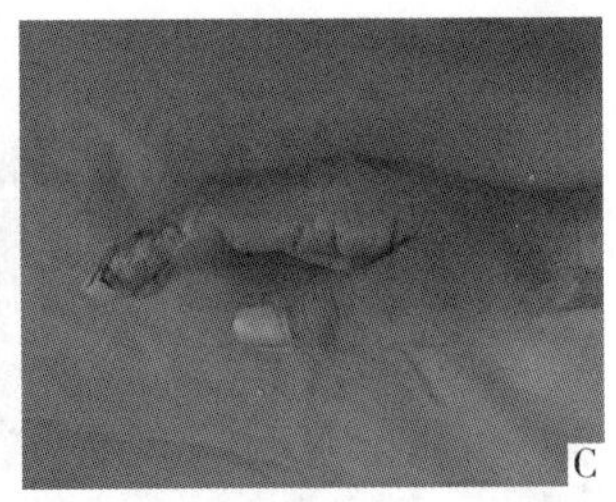

A. 指端缺损，设计关节处皮支皮瓣；B. 皮瓣旋转，覆盖创面；C. 术后1月复查

图3 患者左示指指端缺损，应用示指桡侧指掌侧固有动脉皮支皮瓣覆盖创面

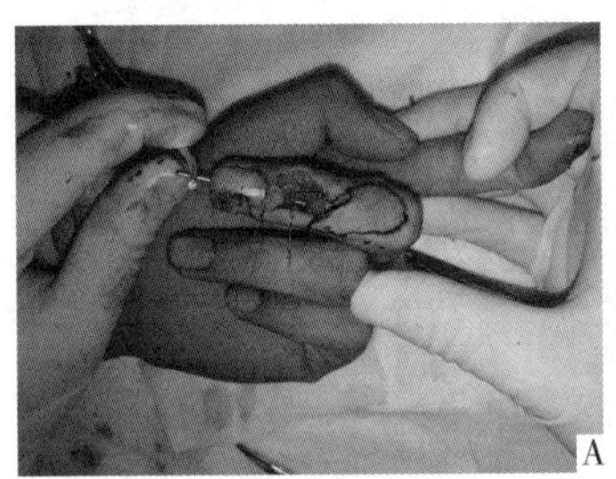
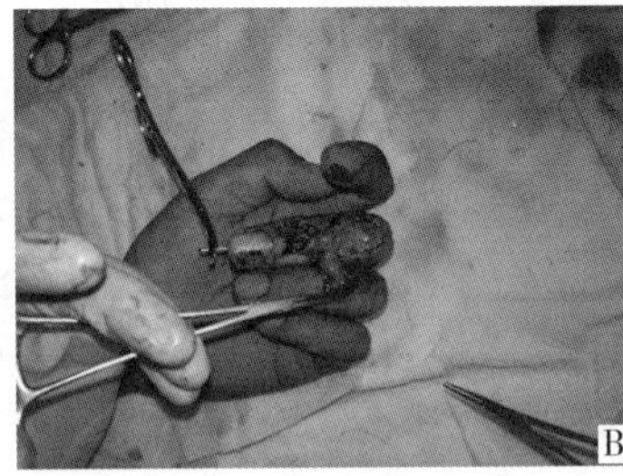
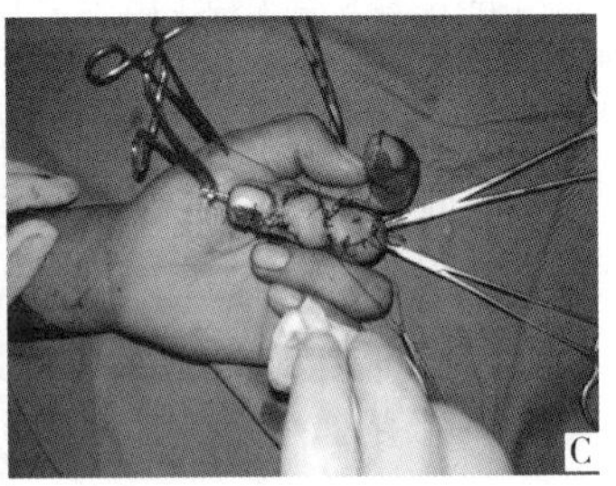

A. DIP关节背侧组织缺损，设计皮支皮瓣；B. 皮瓣蒂部显露；C. 旋转后覆盖创面

图4 患者左中指DIP关节背侧组织缺损，应用中指尺侧指掌侧固有动脉皮支皮瓣覆盖创面

总结指掌侧固有动脉穿支皮瓣：为在远侧指骨间关节处发出的恒定皮支，与指掌侧固有动脉的2条中节指背支形成的侧方血管链，蒂部是以DIP穿支为蒂进行旋转。

四、桡动脉掌浅支皮瓣

用桡动脉掌浅支皮瓣来修复软组织缺损的病例越来越多。

病例5 患者右示指侧方缺损，切取桡动脉掌浅支皮瓣后，与同侧的指掌侧固有动脉、指神经相吻合，背侧吻合2条静脉，皮瓣神经用的是正中神经掌皮支，皮瓣的厚薄程度跟受区比较接近，修复的效果好，外观比较完美（图5）。

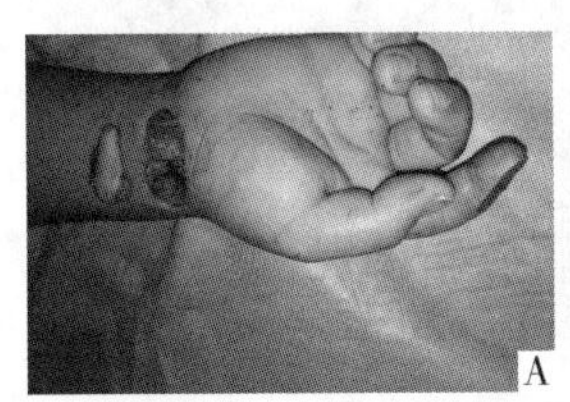
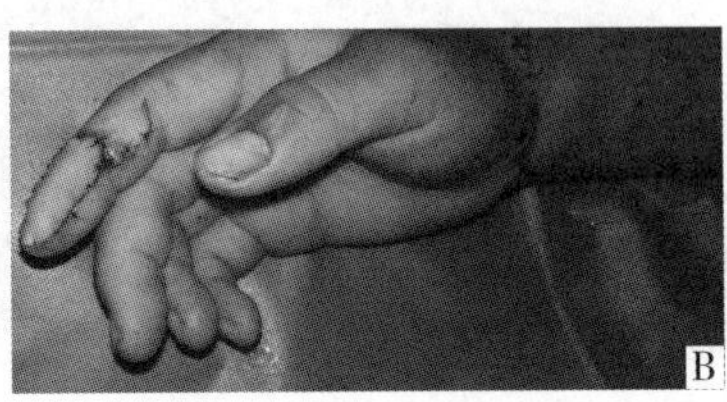
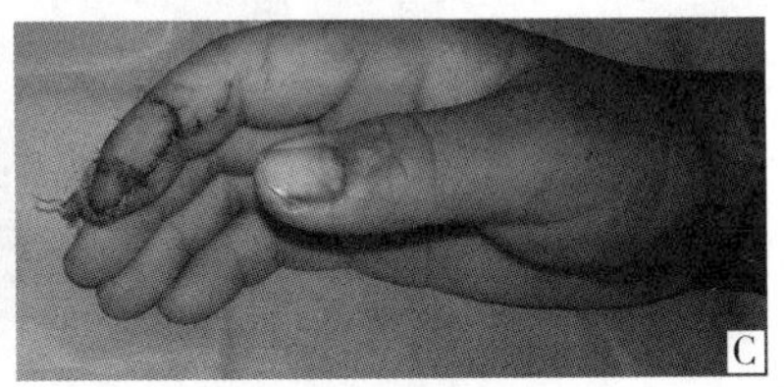

A. 示指侧方缺损，取桡动脉掌浅支皮瓣；B. 游离移植术后即刻；C. 术后半个月右示指外观

图5 患者右示指末节桡侧缘缺损，应用桡动脉掌浅支皮瓣修复

病例6 患者右桡动脉掌浅支皮瓣游离移植修复指背侧复合组织缺损——中指指背复合组织缺损（皮肤缺损及伸肌腱缺损），在取皮瓣的同时，携带掌长肌腱，桡动脉掌浅支与指掌侧固有动脉进行吻合，背侧吻合了2条静脉，吻合了正中神经的掌皮支与背侧的皮神经进行吻合，皮瓣携带的掌长肌腱进行一期修复伸肌腱。皮瓣成活良好，后期

通过康复，手指功能恢复良好（图6）。

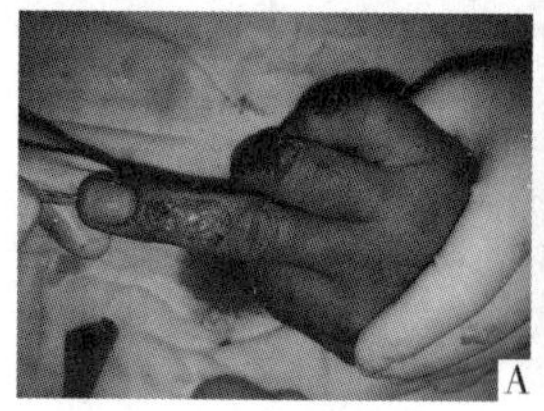
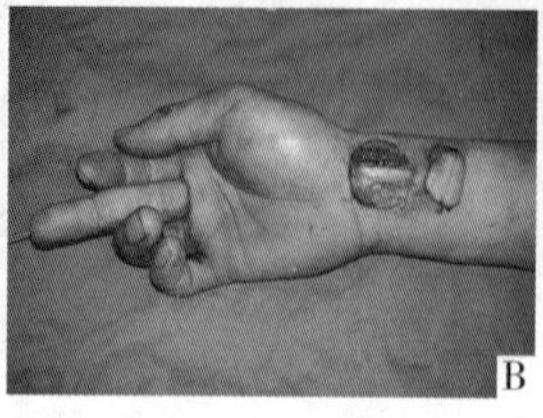
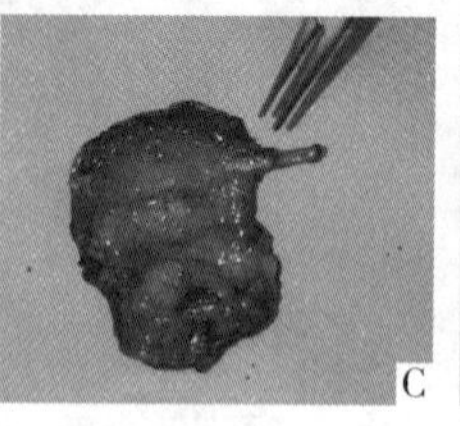
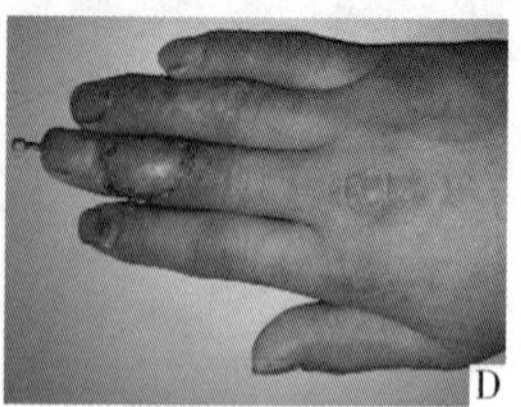

A. 中指背侧皮肤及伸肌腱缺损；B. 游离桡动脉掌浅支皮瓣即刻；C. 皮瓣掌侧观，携带掌长肌腱；D. 术后半个月中指外观

图6 患者右中指 DIP 关节背侧皮肤及伸肌腱缺损，应用携带掌长肌的桡动脉掌浅支皮瓣修复

总结桡动脉掌浅支皮瓣切取的要点：①“点”：桡动脉在手舟骨结节附近有分支进入皮瓣，此为皮瓣设计的点；②“线”：通过手舟骨结节近侧 1.0 cm 与腕横纹的平行线，以此线作皮瓣的轴线；③“面”：以皮瓣轴线远近侧各旁开 1.5～2.0 cm，视皮肤松紧程度，以供区能直接闭合为最大切取面积。标记出需携带的掌长肌腱、桡动脉血管的长度。结合术前彩色多普勒定位，以穿皮点为皮瓣中心，按缺损面积放大 10% 设计皮瓣。

五、掌骨背皮瓣

用掌骨背皮瓣来修复组织缺损，它主要的功能是修复手指背侧及手掌侧近节、中节和远节的创面。

病例7 患者右示指背侧的组织缺损，设计第 1 掌骨背皮瓣，经过旋转覆盖手指背侧的缺损，皮瓣成活良好（图7）。皮瓣切取的注意事项：皮瓣的旋转点距指蹼皮肤游离缘约 1.5 cm，以掌背血管为轴心线，设计皮瓣大小，以旋转点到受区的距离为皮蒂长度，大小各加 0.5 cm；皮瓣大小两侧不超过血管轴心线 3 cm，近端不超过腕横纹为准。

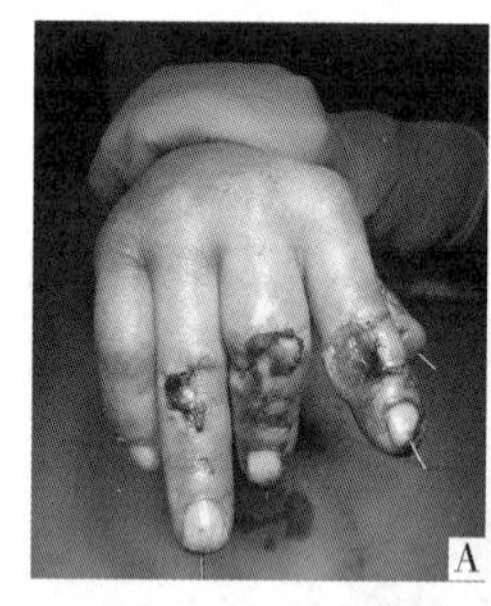
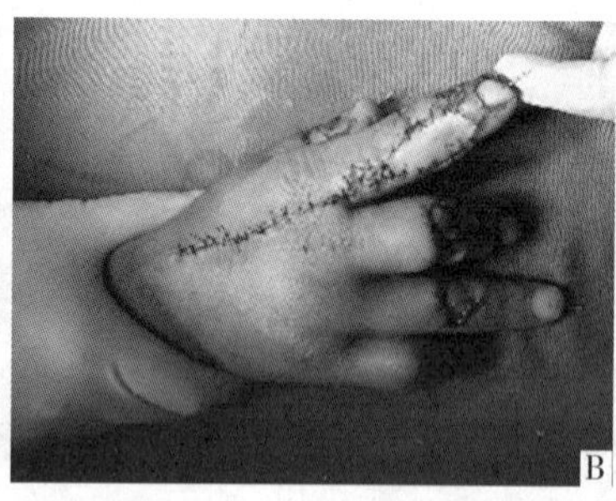
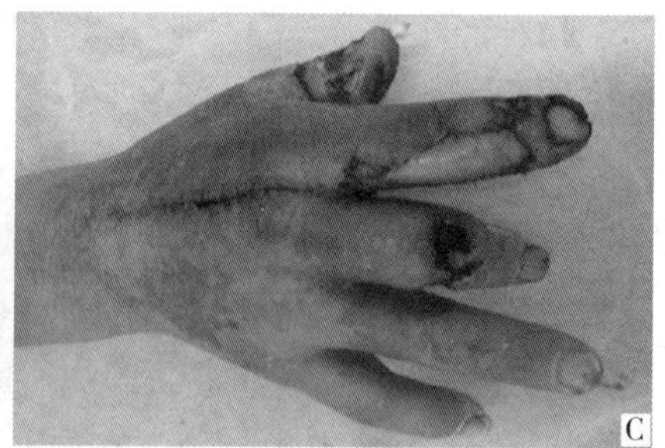

A. 示指中节尺背侧缺损；B. 第 1 掌骨背皮瓣覆盖创面；C. 术后半个月示指外形

图7 患者右示指中节尺背侧缺损，应用第 1 掌骨背皮瓣覆盖创面

六、骨间后皮瓣

骨间后皮瓣常用于修复手背组织缺损。

病例8 患者右手背侧皮肤坏死，肌腱外露，设计骨间后动脉皮瓣局部旋转，覆盖手背侧的皮肤缺损和肌腱外露，皮瓣成活良好（图8）。

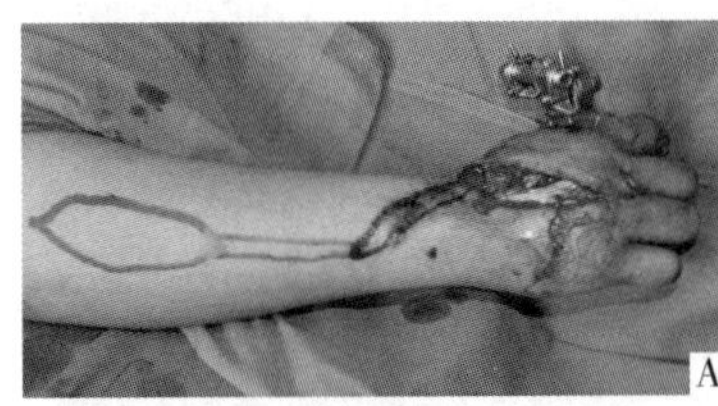
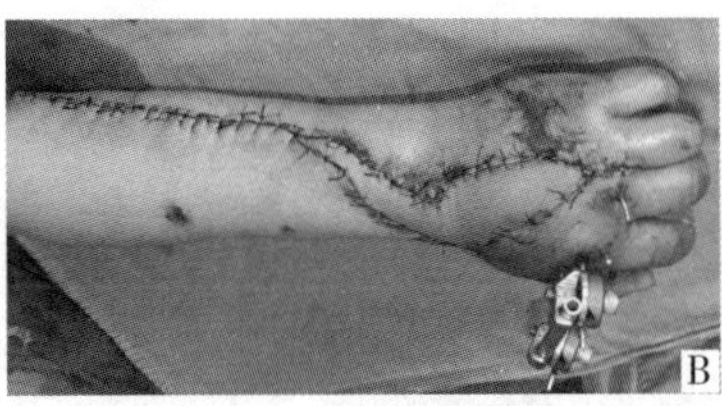
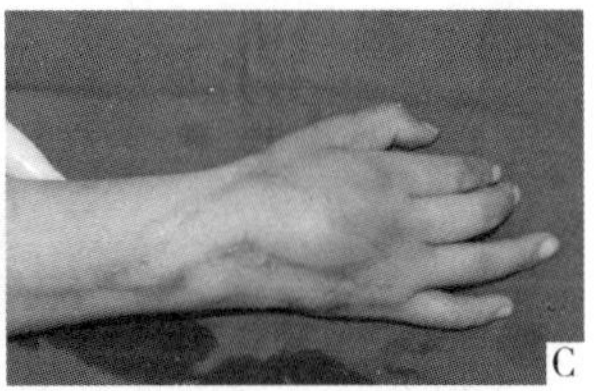

A. 患者右手部挤压伤术后手背创面遗留；B. 骨间后动脉皮瓣覆盖手背创面即刻；C. 术后半年手背外观

图8 挤压伤术后手背创面遗留，应用骨间后动脉皮瓣覆盖手背创面

皮瓣切取的注意事项：骨间后动脉发自前臂上段的骨间总动脉，穿过前臂骨间膜上缘之前臂背侧，经旋后肌和拇长展肌之间在前臂深、浅两层之间下行，在前臂下段行走于小指伸肌与尺侧腕伸肌之间。以肱骨外上髁至尺骨茎突桡侧缘的连线为皮瓣的轴心线；皮瓣逆行旋转点位于尺骨茎突上2.5 cm处。皮瓣的长度可达肘横纹水平，宽度可达动脉主干两侧6～8 cm。皮瓣切取要注意蒂部的扭转保护，位置在腕关节近端5 cm，为由骨间前动脉穿到骨间后的一个交通支，保护好穿支再做皮瓣的扭转。

七、尺动脉腕上皮支皮瓣

尺动脉腕上皮支皮瓣用于修复手部软组织缺损。

病例9 患者右手被机器挤压伤，致手尺侧软组织缺损，小指缺如，环指掌骨部分缺失，导致后期继发短小并偏斜畸形。一期用外固定牵伸装置进行牵伸，1个月以后环指牵伸的长度接近于正常的长度。二期行尺侧缘松解，“Z”字形皮瓣，肌腱松解，取长段髂骨进行骨移植，环指恢复长度以后，用尺动脉腕上皮支皮瓣来修复手部尺侧缘的缺损，外观及功能得到了兼顾（图9）。

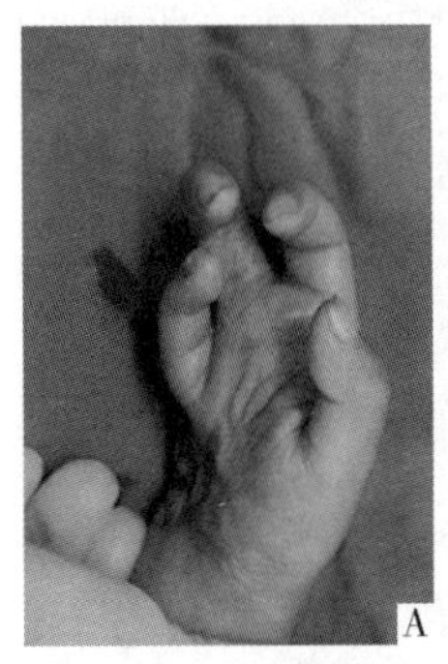
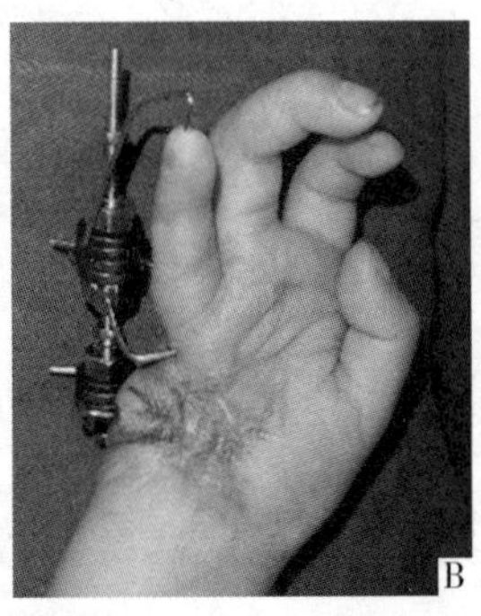
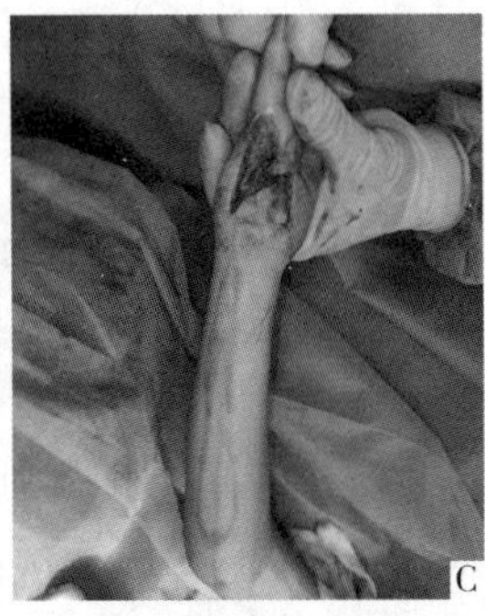
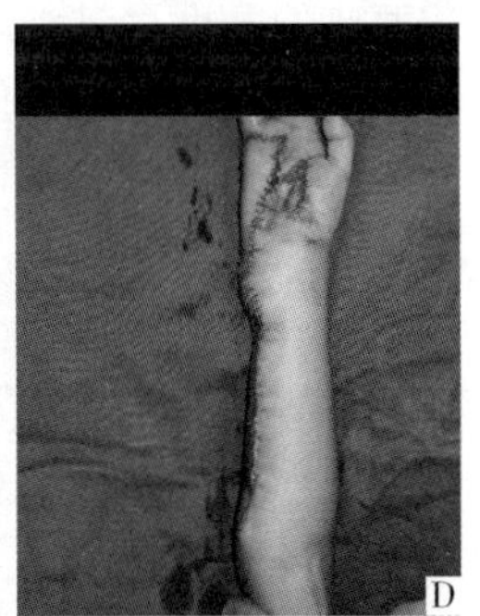

A. 术前外观；B. 先行外固定牵伸；C. 到位行松解后尺侧缘创面遗留；D. 尺动脉腕上支皮瓣覆盖创面即刻

图9 患者右手挤压伤术后尺侧缘挛缩畸形，先行外固定架牵伸，牵伸1个月后行尺侧缘松解，应用尺动脉腕上皮支皮瓣覆盖创面

病例10 患者右手因卷帘门致伤，第2～4指皮肤软组织缺损，示、环指无肌腱外露，行植皮手术解决。中指肌腱外露，应用尺动脉腕上皮支皮瓣游离移植修复，设计皮

瓣，发现尺动脉腕上皮支的血管口径跟指掌侧固有动脉口径相似，两条伴行静脉，移到受区与指掌侧固有动脉及背侧2条静脉吻合，供区进行直接缝合，术后恢复良好（图10）。

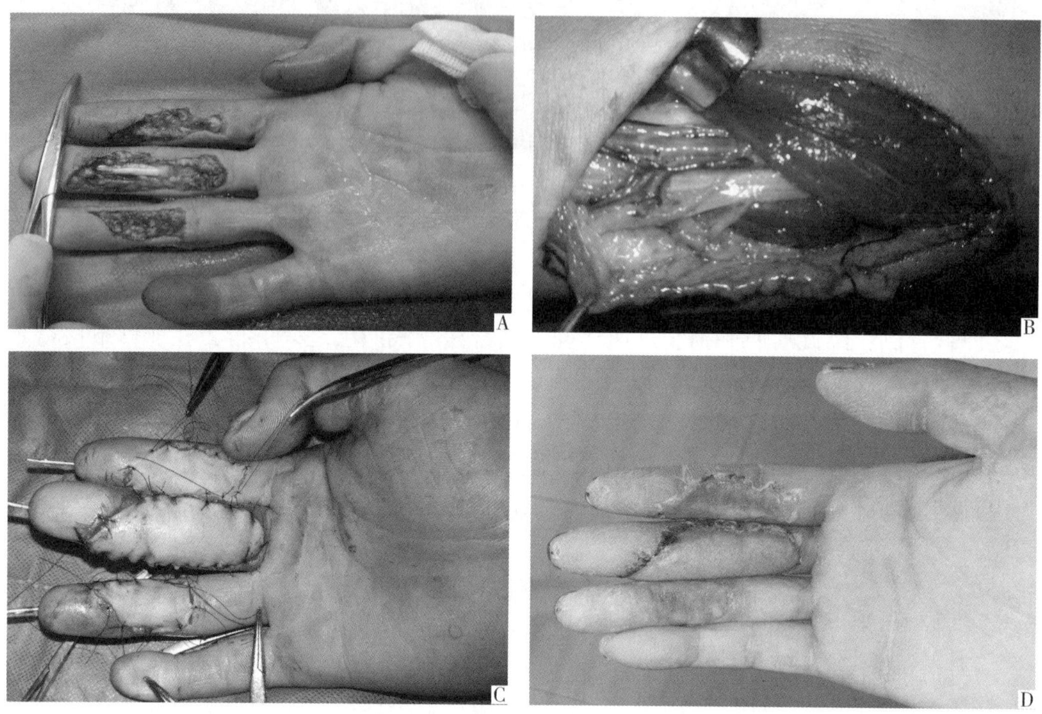

A. 术前外观；B. 尺动脉腕上皮支皮瓣蒂部显露；C. 术后即刻；D. 术后2个月

图10　患者右手中指肌腱外露，应用尺动脉腕上皮支皮瓣修复创面，示环指植皮

尺动脉腕上皮支的解剖及注意事项：豌豆骨与肱骨内上髁的连线为皮瓣轴线，豌豆骨近端3.5～5.0 cm为腕上支入皮点，以此为中心，在轴心线略偏背侧设计皮瓣。皮瓣两侧的宽度尽量不超过4 cm，超过4 cm供区无法直接缝合。按照皮肤缺损的面积设计皮瓣，皮瓣略大于创面。解剖游离时注意尺神经腕背支的保护。

八、上肢常用皮瓣小结

（1）皮瓣的并发症方面：动脉危象，要小心操作，防止损伤动脉及皮穿支；静脉危象（逆行岛状皮瓣易出现），缝扎筋膜蒂内的指背静脉。

（2）修复原则：宁近勿远，能选用局部皮瓣的就不选远位皮瓣；宁简勿繁，能选用带血管蒂皮瓣的就不选用游离皮瓣；宁同勿异，缺什么补什么，缺多少补多少。

（3）注意事项：要有充足的动脉供血，要有充足的静脉回流，尽量不牺牲指掌侧固有动脉主干。

（4）皮瓣部位的选择：首选指侧面皮瓣，尽量少选背侧（有碍美观）及掌侧（有碍功能）皮瓣。

（5）皮瓣面积的选择：面积较大的缺损选用掌背动脉皮瓣，面积较小的选用推进皮瓣。

参考文献

[1] 侯春林，刘小林．中国显微外科历史回顾［J］．中华显微外科杂志，2015，38（5）：417－419．

[2] 许扬滨，庞水发，刘小林，等．共同开拓显微外科发展的新局面［J］．中华显微外科杂志，2013，36（1）：1－3．

[3] 王海涛，丛海波，杨庆民．单蒂双叶髂腹股沟皮瓣修复手部软组织缺损［J］．中华显微外科杂志，2012，35（2）：488－490．

[4] 顾玉东．提倡用腹部皮瓣修复手部皮肤缺损［J］．中华手外科杂志，2009，25（5）：257．

[5] 张敬良．努力追求创面修复的"泳裤供区"理念［J］．中华显微外科杂志，2020，43（1）：3－4．

[6] 侯春林，顾玉东．皮瓣外科学［M］．2版．上海：上海科技出版社，2013．

[7] 尚修超，张乃臣，刘宏君，等．游离桡动脉掌浅支皮瓣修复手指软组织缺损［J］．中华手外科杂志，2015，31（1）：77．

[8] 李亚斌，李会晓，夏利锋，等．桡动脉腕横纹穿支皮瓣的解剖及临床应用［J］．中华显微外科杂志，2015，38（5）：479－481．

[9] 吴双军，赵明兴．桡动脉掌浅支皮瓣修复手指指腹软组织缺损［J］．中华手外科杂志，2017，33（2）：101－102．

[10] 靳兆印，张敬良，陈雷，等．尺动脉腕上皮支上行支皮瓣游离移植修复手指末节软组织缺损［J］．中华手外科杂志，2015，31（1）：47－49．

[11] 王海林，程翔，金汉宏，等．尺动脉腕上皮支下行支筋膜皮瓣的临床应用［J］．中华手外科杂志，2015，31（1）：75．

[12] 姚群，芮永军，寿奎水，等．改良游离尺动脉腕上皮支下行支皮瓣移植修复手指软组织缺损［J］．中华手外科杂志，2014，30（1）：47－49．

[13] 张松健，谢书强，杨超凡，等．游离桡动脉掌浅支皮瓣与尺动脉腕上支皮瓣在修复手部创面中的应用［J］．中华显微外科杂志，2019，42（6）：590－593．

（张松健、谢书强、王宏鑫、董其强、吴召森，郑州仁济医院外四科）

桡侧副动脉穿支分叶皮瓣 flow-through 修复单指多段离断合并软组织缺损

杨瑞甫　尹大海　董其强 等

郑州仁济医院

随着显微外科技术的不断进步，特殊类型断指再植取得了突破性进展，许多原来认为不宜再植的甚至是禁忌的[1-3]，现已能再植成功，特别是伴皮肤、血管、神经、肌腱、骨等不同组织缺损手指离断再植，通过组织移植手段实现了合并多种组织缺损的再植成功，手术较一般断指再植复杂，出现血管危象的风险相对高。如吴学健等[4]报道的应用静脉皮瓣、废弃指游离皮瓣以及邻指岛状皮瓣等修复必要的血管、神经等组织缺损并进行断指再植。

自 1982 年 Song 等[5]首次报道了游离臂外侧穿支皮瓣的临床应用后，该穿支皮瓣得到不断改良，并在手足、口腔颌面、头颈、眼眶等修复领域得到广泛应用[6-9]。尤其采用桡侧副动脉穿支嵌合组织瓣、分叶等特殊形式穿支皮瓣修复手部的复杂创面，近年来报道较多[10-13]，我们也有较多成功病例。桡侧副动脉穿支分叶皮瓣 flow-through 修复单指伴有多平面组织缺损的复杂断指目前尚未检索到相关报道，我们的病例也不多，供大家临床参考。

一、臂桡侧副动脉穿支应用解剖

据文献报道，肱深动脉与桡神经伴行进入桡神经沟，在三角肌止点平面或其上方分为桡侧副动脉和中副动脉两个终支。桡侧副动脉在三角肌止点下约 4 cm 处，距肱骨外上髁 8 cm 处分为前支和后支[14-16]。前支与桡神经伴行，穿过臂外侧肌间隔，行于肱肌和肱桡肌之间，位置较深，与皮瓣血供关系不大，但可以在分离血管蒂时一并切取桡侧副动脉前支，用于制备 flow-through 皮瓣，重建受区血管的连续性。后支贴附臂外侧肌间隔后方，在肱桡肌与肱三头肌之间下行，位置逐渐浅出，至肘后外侧沟与桡侧返动脉吻合，参与肘关节动脉网，沿途发出 1～6 个皮支，分布于臂下外侧皮肤，臂后皮神经与桡侧副动脉后支伴行。桡侧副动脉及穿支解剖如图 1 所示。

桡侧副动脉是肱骨远端外侧骨膜和臂下外侧皮肤的主要血供来源之一，可设计切取以桡侧副动脉为蒂的肱骨远端骨膜瓣或骨瓣与皮瓣嵌合移植或局部岛状移位[15]。皮瓣静脉有深、浅两组：深组与动脉伴行；浅组为头静脉，位于浅筋膜深面，沿肱二头肌外侧沟、三角肌胸大肌之间沟内上行。皮瓣的感觉神经为臂后皮神经，与桡侧副动脉后支伴行。

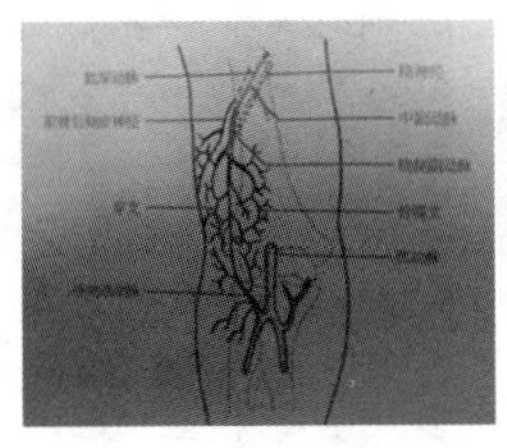
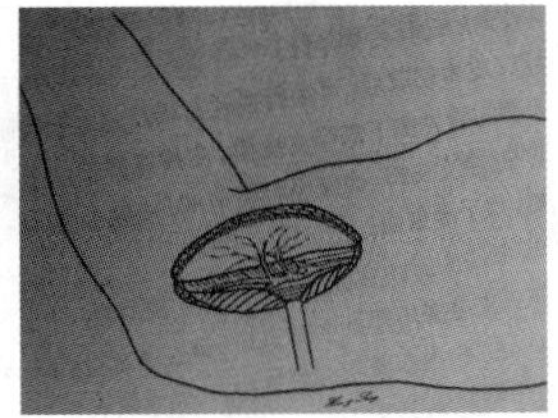
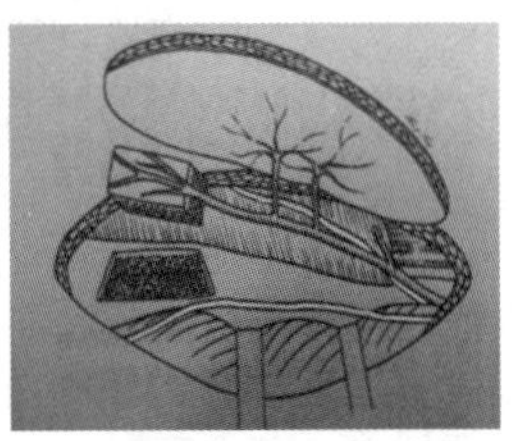

图 1　桡侧副动脉及穿支解剖示意

由于桡侧返动脉与桡侧副动脉有广泛吻合[16]，也可以切取以桡侧返动脉为蒂的肱骨远端骨膜瓣或骨瓣与皮瓣嵌合移位。这适用于修复骨不连或小范围骨缺损并软组织缺损的病例。

二、桡侧副动脉穿支皮瓣、分叶皮瓣等修复手足部创面病例

桡侧副动脉穿支皮瓣、分叶皮瓣等修复手、足部创面病例如图 2 ～图 5 所示。

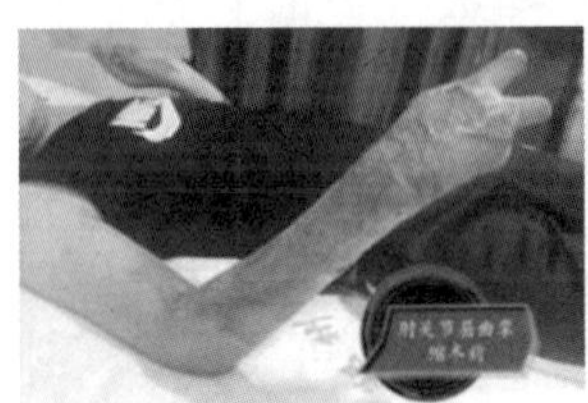
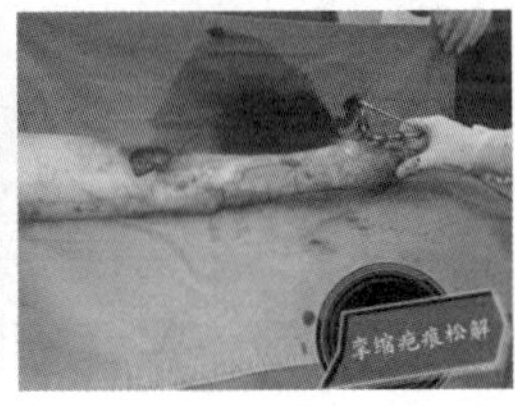

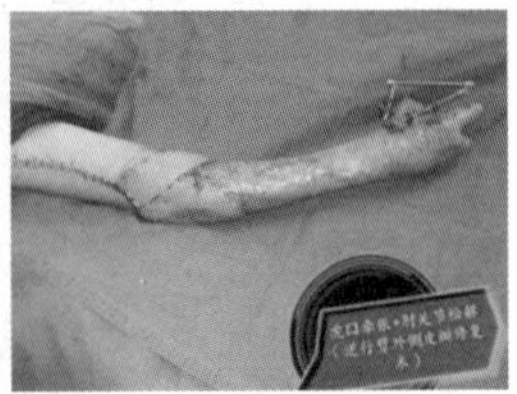

图 2　桡侧副动脉穿支皮瓣修复肘部瘢痕挛缩

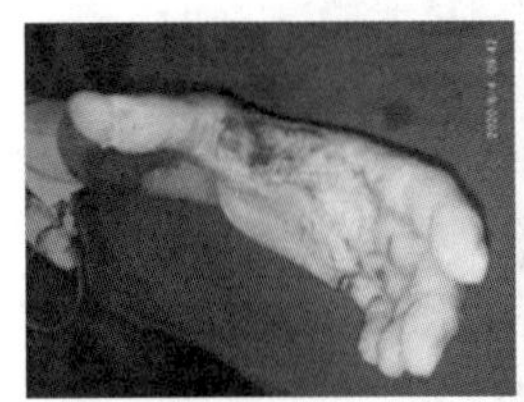
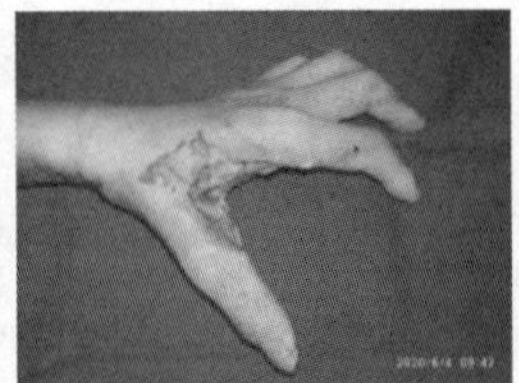
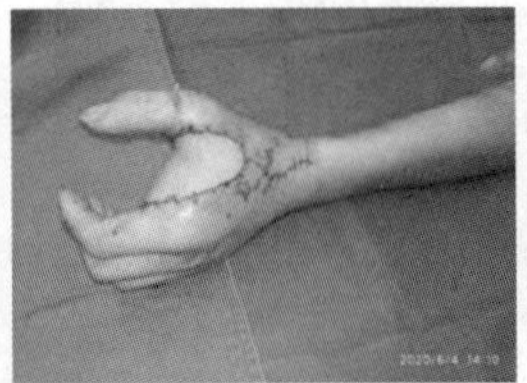
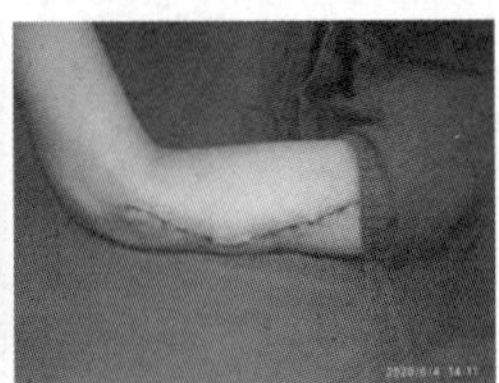

图 3　桡侧副动脉穿支皮瓣修复虎口创面

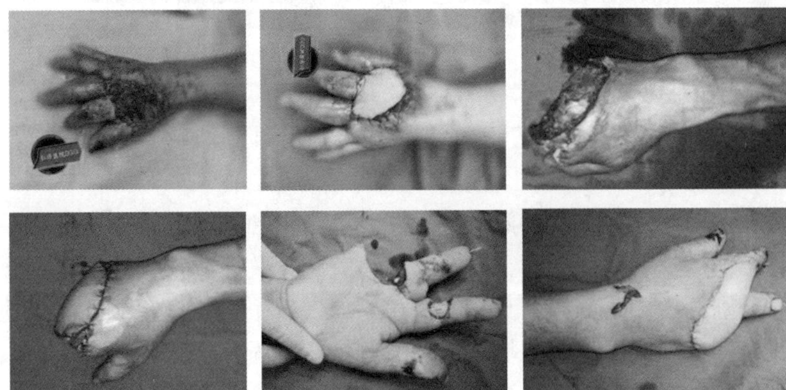

图 4　桡侧副动脉穿支皮瓣修复手部创面

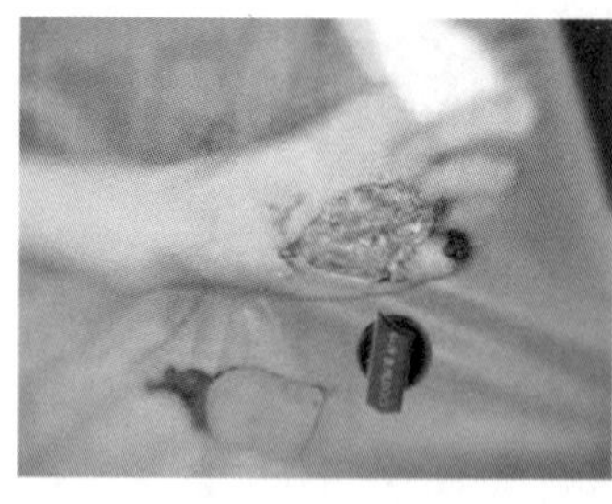 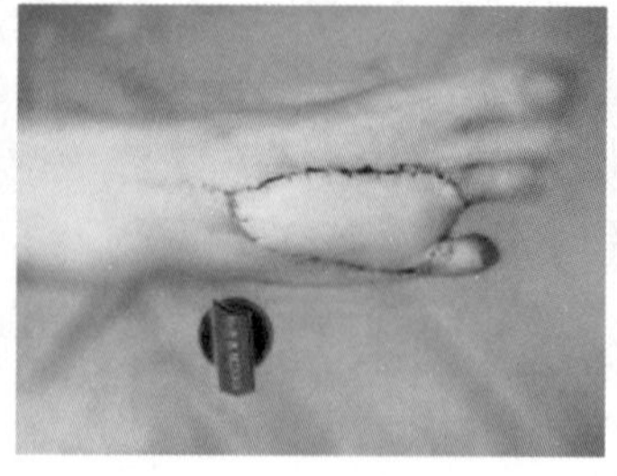 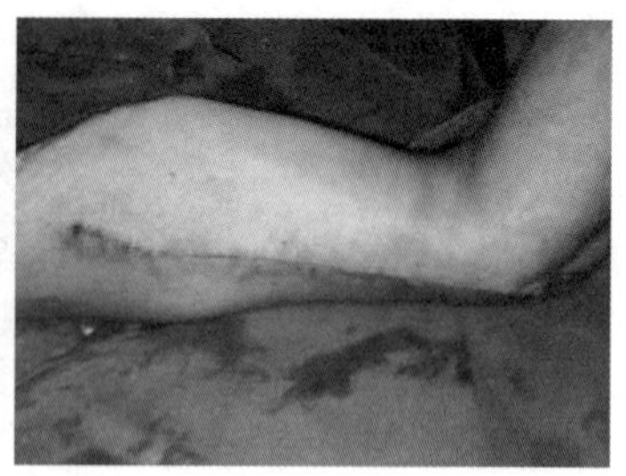

图 5 桡侧副动脉穿支皮瓣修复足部创面

三、桡侧副动脉穿支分叶皮瓣 flow-through 修复单指复杂断指典型病例

患者，男，55 岁，电锯割伤急诊入院。入院专科检查：右手拇指末端可见一个约 1 cm 不规则开放性伤口，远端甲板剥离；右手示指自近指骨间关节处环形离断，仅尺侧部分皮肤相连接，近指骨间关节开放，关节软骨碎裂欠完整，末梢毛细血管反应缓慢；右手中指掌侧远、近 2 处创面，深及骨质，关节囊及关节软骨外露，创面软组织缺损，缺损面积分别约为 2.0 cm×2.5 cm、3.0 cm×2.0 cm，末节毛细血管反应迟钝；环指桡背侧皮肤锯齿状撕脱，面积约为 3.0 cm×2.0 cm；小指末节自远指骨间关节以远完全离断，末节指体毁损骨质及软组织缺损，伤口污染重，出血活跃，可见血管、神经、肌腱外露（图 6）。

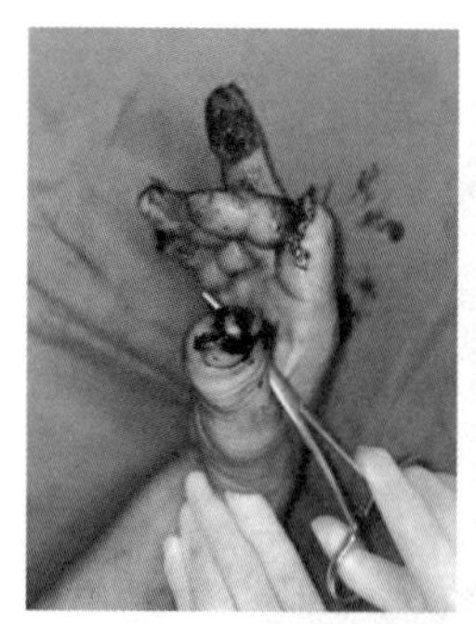 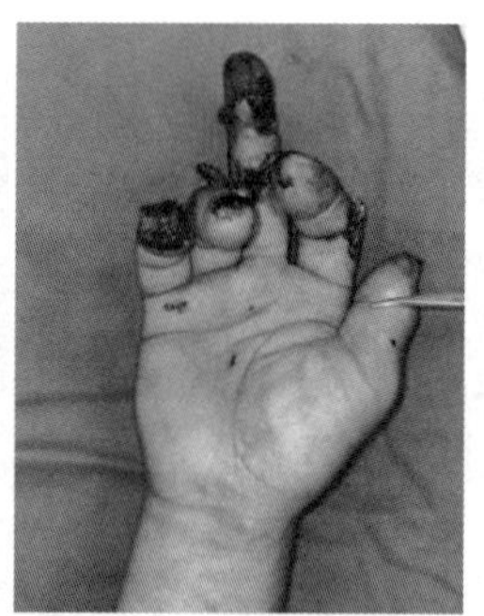 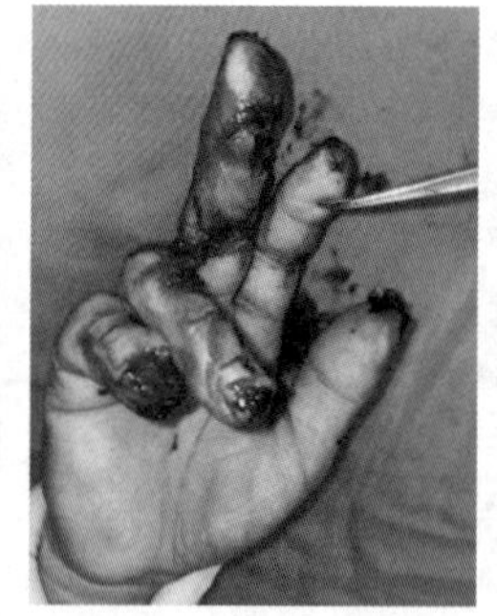 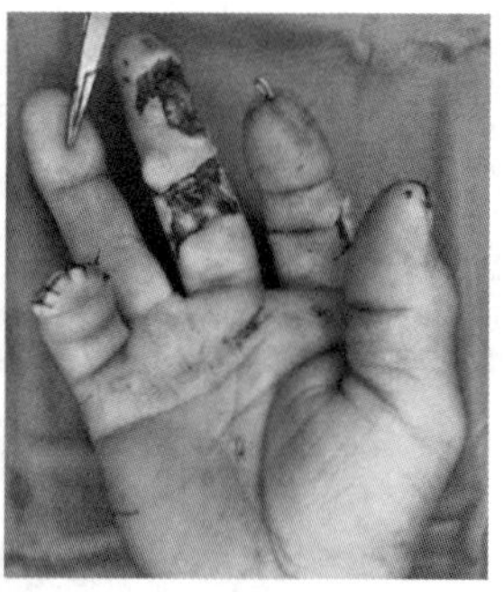

图 6 患者右手部电锯伤创面情况

入院诊断：①右手第 1 ～ 5 指开放性骨折累及血管神经肌腱；②右手示指及小指创伤性切断。

创面准备：彻底清除坏死、感染的皮肤、皮下组织和骨质等，根据各个手指情况分别处理。中指掌侧远、近 2 处创面，深及骨质，关节囊及关节软骨外露，创面软组织缺损，缺损面积分别约为 2.0 cm×2.5 cm、3.0 cm×2.0 cm，末节毛细血管反应迟钝，显微镜下探查见双侧指掌侧固有动脉均缺损，桡侧指掌侧固有动脉远近 2 处断裂。分离出受区的动脉、静脉、神经备用。

皮瓣设计：根据中指创面大小和形状裁剪布样。超声多普勒探测仪于同侧臂的三角肌止点和肱骨外上髁连线附近探测穿支点，以臂外侧肌间隔为轴线根据样布形状设计2个皮瓣，大小分别为3.0 cm×2.5 cm、3.0 cm×2.0 cm。注意事项：对于分叶穿支皮瓣需兼顾两个创面之间的距离以及各穿支血管蒂的长度，将每个皮瓣设计在同一轴线上。

皮瓣切取：首先切开皮瓣的后缘，在深筋膜以浅向前分离至臂外侧肌间隔显露穿支血管，明确穿支具体位置和粗细后选取其中2支较粗的穿支为中心调整皮瓣设计。于穿支穿出点旁开2～3 mm切开深筋膜，沿着穿支向深层解剖，游离出桡侧副动脉后支后切开皮瓣的前缘，保护前臂后侧皮神经，游离出臂后侧皮神经，向近端游离血管蒂，保护桡神经，在分离血管蒂时一并切取桡侧副动脉前支，用于制备flow-through皮瓣，重建受区血管的连续性。根据设计分割皮瓣，完全游离后确认2穿支分叶皮瓣血供可靠后，依据受区所需血管蒂长度切断结扎桡侧副血管（图7）。

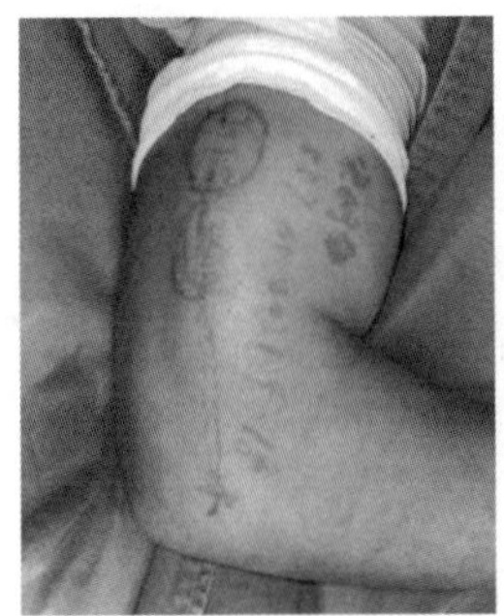
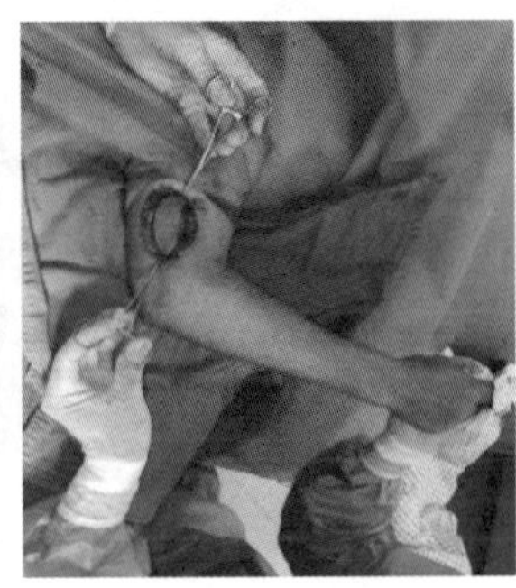
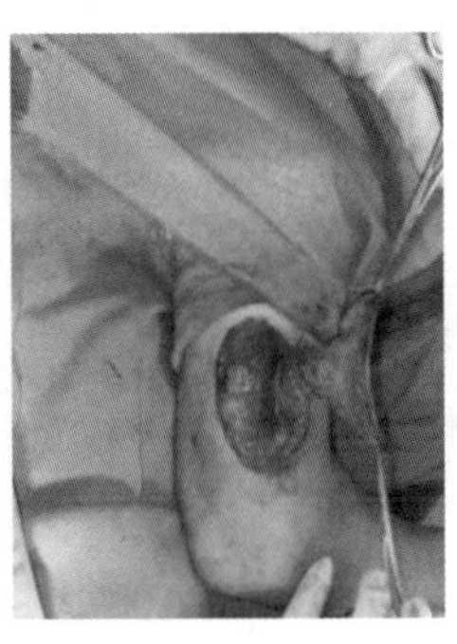
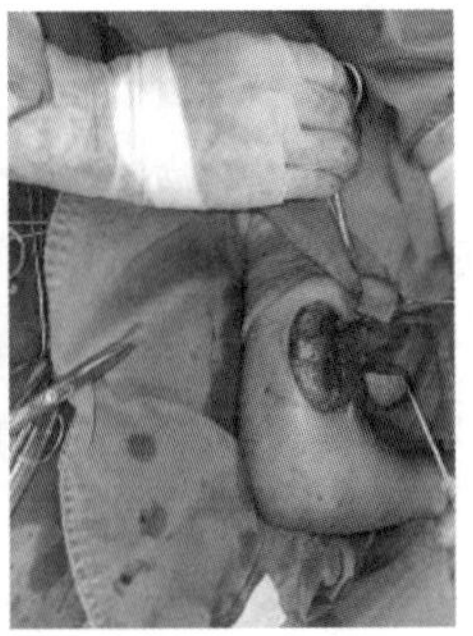

图7　桡侧副动脉穿支分叶皮瓣设计和切取

皮瓣移植：断蒂后将皮瓣移至中指2处创面，将桡侧副动脉后支远、近端与中指桡侧动脉远、近端吻合，前支与尺侧指掌侧固有动脉远端吻合，恢复中指血供，桡侧副动脉2个伴行静脉与指背静脉的吻合，臂后侧皮神经与中指末节感觉神经缝合，将中指指浅屈肌腱近段切取适当长度修复中指指深屈肌腱（图8）。

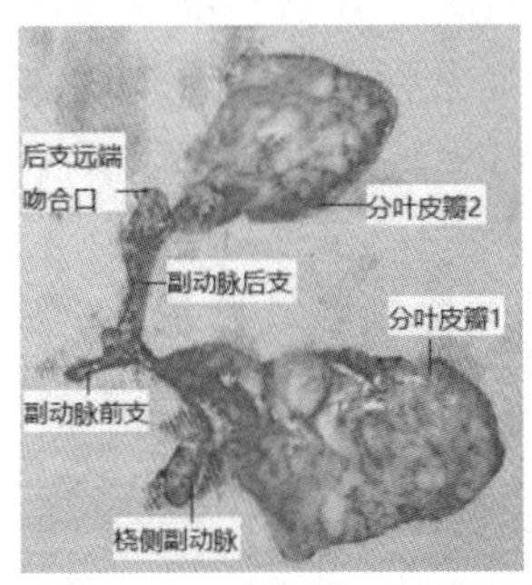

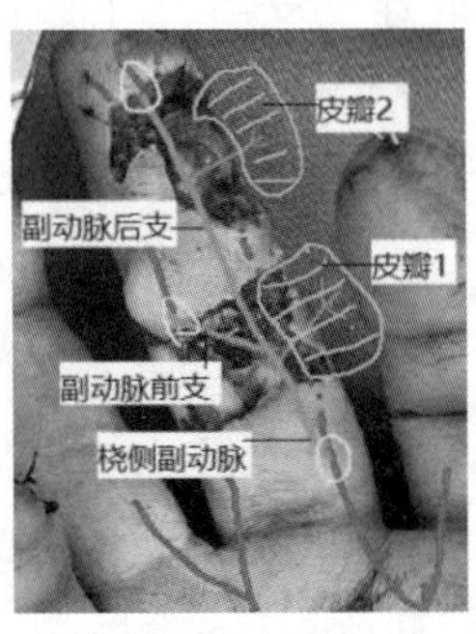

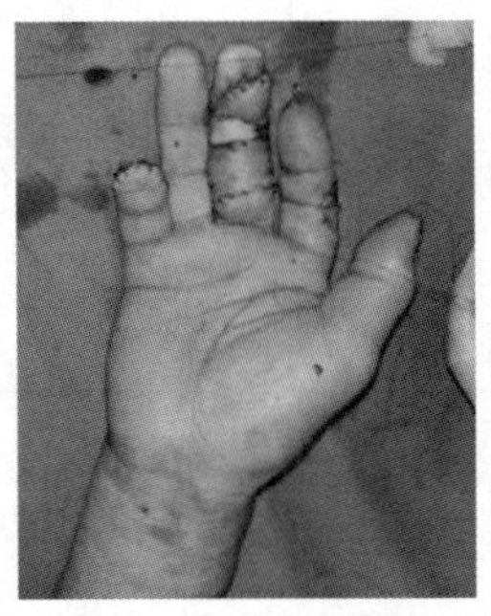
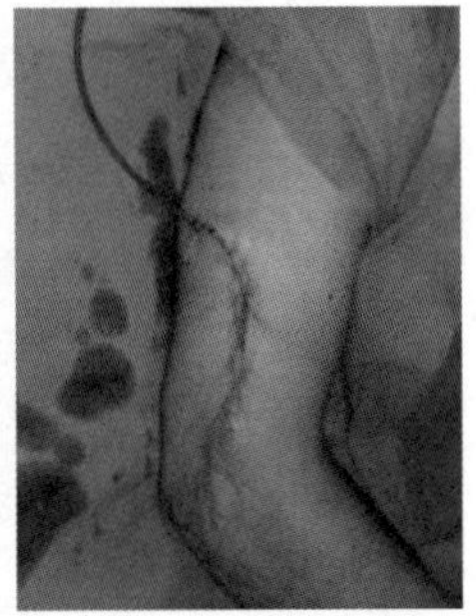

图8　桡侧副动脉穿支分叶皮瓣flow-through修复中指血供

术后处理及随访：术后卧床1周，予以抗感染、抗凝、解痉等治疗，烤灯保暖，观察皮瓣血运正常。术后第2周，患指开始逐渐屈、伸锻炼（图9）。术后1月随访，皮瓣全部成活，患指血运好，手指被动活动好。

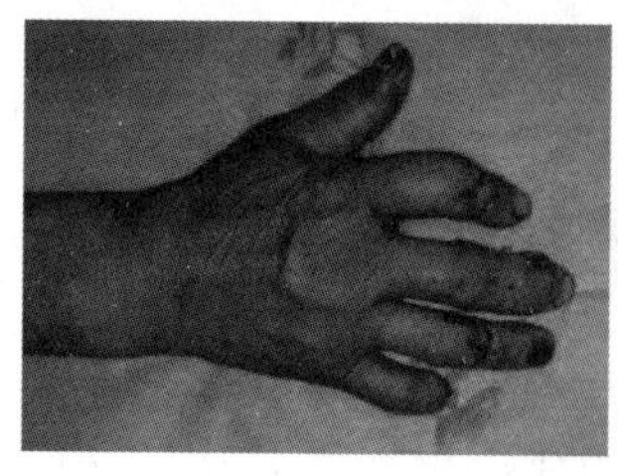
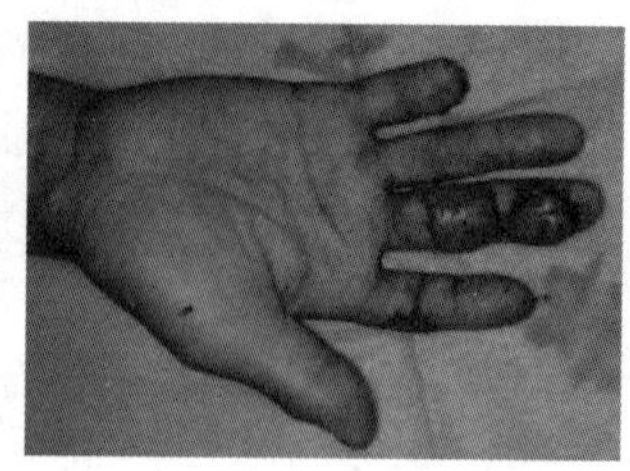
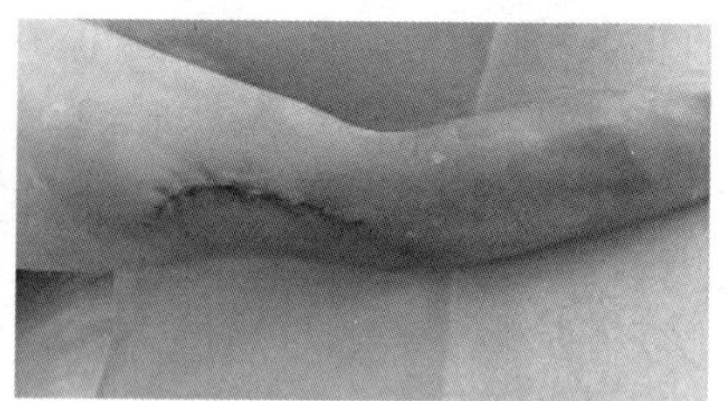

图 9 桡侧副动脉穿支分叶皮瓣 flow-through 修复中指术后 2 周复查

四、桡侧副动脉穿支分叶皮瓣修复单指多段损伤的优点和缺点

1. 优点

（1）仅需吻合一组血管即可同时重建 2 个或多个穿支皮瓣血运，达到同时修复 2 个或多个创面的效果[17-18]。

（2）分叶皮瓣血管解剖恒定，血管蒂长，主干血管管腔及支配神经与手指的相近，能重建皮瓣感觉，对供区损伤小，是 flow-through 法修复手指血管损伤合并多处皮肤缺损的有效方法。

（3）切取臂外侧分叶皮瓣时，我们参照俞芳等[19]对血管蒂和穿支的解剖显露方法，不携带过多的臂外侧肌间隔，使血管蒂的长度得到了有效的最大化，皮瓣相对独立且活动度高，提高了修复的灵活性。

（4）桡侧副动脉近端加上前支和后支远端，有 3 处可供吻合的血管端口，可以同时修复手指双侧血供，对供区的损伤程度也较低。

（5）术中分离穿支和血管蒂始终在肌间隔周围进行，对臂部肌肉并没有过多损伤。

2. 缺点

（1）分叶穿支皮瓣要求术者能熟练切取穿支皮瓣，对复杂创面的分割和皮瓣设计有丰富经验，具有较好的立体空间定位感。对术者设计、解剖、血管吻合技术要求高。

（2）穿支蒂短时可能影响皮瓣的旋转拼接和创面覆盖；皮瓣旋转时可能发生穿支蒂扭转与卡压。

（3）分离血管蒂时切勿损伤桡神经，尤其在分离结扎离断的桡侧副动脉前支时，更需小心。

（4）供区遗留线性瘢痕，对臂外观有一定影响。

五、桡侧副动脉分叶穿支皮瓣移植的注意事项

（1）解剖皮瓣血管蒂时不方便使用止血带，可采用在切取皮瓣时临时使用止血带，以使术野清晰，减少出血和不必要的损伤。

（2）术前常规应用超声多普勒检查，了解穿支数目和穿出深筋膜位置，可以减少手术盲目性。

(3) 设计时需充分估计分叶穿支皮瓣之间各血管蒂的长度，从而调整分叶穿支皮瓣之间的距离，避免分叶穿支皮瓣旋转拼接后出现血管蒂牵拉[20]。

(4) 皮瓣旋转拼接前应仔细理顺血管蒂，避免穿支血管扭转和卡压。

(5) 桡神经及其深、浅支与血管蒂伴行关系密切，切取皮瓣时应悉心保护，防止桡神经损伤。

(6) 分离臂后侧皮神经时注意保护前臂后侧皮神经，防止其损伤进而导致前臂后侧感觉障碍。

由于本研究的病例数较少，对于穿支及前支血管蒂的解剖变化形式难以精确统计，需在今后的研究中加以明确。

参考文献

[1] 程国良. 断指再植的发展与提高 [J]. 中华手外科杂志，2003，19 (3)：129 -131.

[2] 刘宏建，杜靖远，余立明，等. 断指冷冻伤后再植的临床经验 [J]. 华中科技大学学报 (医学版)，2003，32 (6)：628 -629.

[3] 俞立新，高建明，吴水培. 断指再植适应证的选择及其启示 [J]. 医学与哲学，2001，22 (6)：6 -7.

[4] 吴学建，崔永光，贺长清. 伴软组织缺损的断指再植 [J]. 中华显微外科杂志，2004，27 (1)：65 -66.

[5] SONG R，SONG Y，YU Y，et al. The upper arm free flap [J]. Clin Plast Surg，1982，9 (1)：27 -35.

[6] SULLIVAN M J，CARROLL W R，KURILOFF D B. Lateral arm free flap in head and neck reconstruction [J]. Head Neck Surg，1992，118 (2)：1095.

[7] 毛驰，俞光岩，张震康. 头颈肿瘤缺损的显微外科重建 [J]. 现代口腔医学杂志，2001，15 (3)：219 -22.

[8] 廖贵清，苏宇雄，刘海潮，等. 上臂外侧皮瓣移植修复舌缺损 [J]. 中华口腔医学杂志，2008，43 (12)：716 -718.

[9] 罗翔，谭海涛，江建中，等. 应用游离皮瓣修复头颈部大面积软组织缺损 [J]. 中华显微外科杂志，2010，33 (5)：357 -358.

[10] 池征璘，林浩东，侯春林，等. 以桡侧副动脉后支为蒂的嵌合骨皮瓣游离移植修复手指复杂缺损 [J]. 中国骨与关节杂志，2015，4 (6)：447 -450.

[11] 阳跃，崔树森，李春雨，等. 重建感觉的游离臂外侧皮瓣修复手背皮肤缺损 12 例疗效分析 [J]. 中华显微外科杂志，2016，39 (3)：234 -236.

[12] 石磊，赵光勋，胡沣，等. 臂桡侧副动脉穿支皮瓣修复踇趾腓侧皮瓣和踇甲瓣术后供区 [J]. 中华显微外科杂志，2019，42 (4)：396 -399.

[13] 俞芳，唐举玉，吴攀峰，等. 桡侧副动脉分叶穿支皮瓣在手部创面修复中的应用 [J]. 中国修复重建外科杂志，2019，32 (6)：721 -725.

[14] 侯春林，宋达疆，林涧. 穿支皮瓣手术图解 [M]. 上海：上海科学技术出版社，2014：48 -55.

[15] 刘鸣江，黄新锋，刘俊，等. 臂外侧穿支皮瓣的应用解剖学研究 [J]. 中南医学科学杂志，2011，39（5）：522－523.
[16] 黄新锋. 桡侧副动脉穿支皮瓣的解剖研究及临床应用 [D]. 衡阳：南华大学，2014：1－47.
[17] 唐举玉. 特殊形式穿支皮瓣的临床应用教程 [J]. 中华显微外科杂志，2013，36（2）：201－205.
[18] 周望高，曾锦浩，张振伟，等. 桡侧副动脉穿支骨皮瓣修复手部复合组织缺损 [J]. 中华手外科杂志，2021，37（1）：70－72.
[19] 俞芳，唐举玉，吴攀峰，等. 特殊形式桡侧副动脉穿支皮瓣修复手指复杂创面 [J]. 中华显微外科杂志，2021，44（4）：364－368.
[20] 沈向前. 嵌合穿支皮瓣的应用解剖和临床研究 [D]. 杭州：浙江大学，2017.

（杨瑞甫、尹大海、董其强、刘臣光、谢书强、侯建玺，郑州仁济医院）

皮瓣加3D打印微孔钛假体治疗下肢软组织缺损伴大段骨缺损

徐永清　范新宇　王　腾　等

中国人民解放军联勤保障部队第九二〇医院全军创伤骨科研究所　等

下肢软组织缺损伴大段骨缺损是一种严重的创伤，治疗比较困难。过去的治疗方法有吻合血管的腓骨皮瓣[1]、皮瓣结合外固定及骨搬移[2-4]、皮瓣结合膜诱导[5-6]、单纯一处或多处截骨骨搬移[7-15]。这些方法虽然取得了一定的疗效，但是普遍存在治疗周期长、骨愈合慢的问题。近年来，利用3D打印微孔钛假体治疗四肢及关节大段骨缺损取得了一定的疗效[16-21]。但是，利用3D打印微孔钛假体治疗下肢软组织缺损伴大段骨缺损，还没有报道。主要的原因是，这类伤口往往合并感染，植入3D打印微孔钛假体后易感染而致手术失败。我们自2019年1月至2020年12月，对2例足背软组织大面积缺损伴大段跖骨骨缺损、4例小腿软组织缺损伴大段胫骨骨缺损的病人，一期先用万古霉素骨水泥填充跖骨骨缺损或胫骨骨缺损，同时2例足部采用吻合血管的股前外侧皮瓣修复软组织缺损，4例小腿采用局部筋膜皮瓣转位修复。术后2～7个月，二期再采用个体化设计的微孔钛（微孔钛5例，微孔钽1例）修复骨缺损，取得了较好的疗效，现报道如下。

一、资料与方法

（一）一般资料

纳入标准：①胫骨或跖骨外伤或感染性骨不连清创后骨缺损长度≥3.5 cm的患者；②胫前区或跖骨区域外伤或清创后有显著的软组织缺损，软组织缺损面积大于4.0 cm×5.0 cm，无法直接缝合的患者；③采用万古霉素骨水泥填充骨缺损，其中一期应用皮瓣修复创面的患者。

排除标准：①年龄<16岁、>60岁的患者；②合并有严重心肺功能不全、肝肾功能不全、自身免疫性疾病长期使用皮质类固醇类药物、获得性免疫功能障碍等全身疾病的患者；③二期手术后6个月内失访的患者。

本组共纳入病例6例，男4例，女2例，年龄22～59岁，平均37.33岁。损伤部位：小腿软组织缺损伴胫骨大段骨缺损4例，足部软组织缺损伴大段跖骨骨缺损2例。软组织缺损面积5.0 cm×8.0 cm～15.0 cm×10.0 cm，骨缺损长度3.8～7.8 cm。本研究通过解放军联勤保障部队第九二〇医院伦理委员会批准［2019-018（其他）-02］，患者均知情同意并签署知情同意书。

（二）手术方法

1. 术前准备

所有患者术前行X射线、CT、MRI和（或）全身核素骨扫描。抽血检测血常规、肝肾功能和生化，C反应蛋白（C-reactive protein，CRP）和红细胞沉降率（erythrocyte sedimentation rate，ESR）。

2. 一期手术

根据术前影像学检查确定软组织与骨质清创范围，清除窦道、失活骨组织，直至剩余骨断端出现“辣椒征”为止。取深部组织做细菌培养及病理学检查。反复冲洗创面。将骨水泥混合万古霉素（每40 g水泥混合2～4 g万古霉素），搅拌均匀后在“面团期”将其放入骨质缺损区域，并包裹两侧部分骨断端。同时，4例小腿采用局部筋膜皮瓣转位修复，2例足部采用吻合血管的股前外侧皮瓣修复软组织缺损，皮瓣大小6.0 cm×8.5 cm～16.0 cm×11.0 cm。

3. 一期手术后处理

一期手术后根据细菌培养结果应用敏感抗生素6～8周。若细菌培养结果为阴性，则选用广谱抗生素治疗。随时观察皮瓣血供情况，术后2～3周伤口拆线。两次手术间患肢不可负重，每2周复查一次血常规、CRP、ESR，连续2次以上检测值正常方行二期手术。如感染复发或皮瓣坏死，需再次清创直至感染控制。

4. 3D打印微孔钛假体的设计及制作

让病人拍摄小腿或足部X线片及行CT扫描，据此设计个体化的3D打印胫骨或跖骨微孔钛假体。总的原则是：根据骨缺损的大小设计假体，微孔钛假体骨缺损两端一般带有加长的钛板，胫骨可以用3～4枚钛钉固定胫骨两端，跖骨可以用2～3枚钛钉固定跖骨两端；胫骨假体有一端有1.0～1.2 cm可以插入胫骨髓腔的突起。胫骨骨缺损3D打印微孔钛假体由广东汉邦激光科技有限公司打印，跖骨骨缺损3D打印微孔钛假体由大连大学中山医院3D打印实验室打印。

5. 二期手术

二期手术在一期手术后2～7个月之后进行。沿胫骨前顺皮瓣边缘纵行锐性切开，保护好诱导膜。根据术前设计，将胫骨两端骨髓腔挫通，骨端根据假体的形状，做成匹配的形状和大小，将胫骨假体有一端有1.0～1.5 cm可以插入胫骨髓腔的突起插入胫骨髓腔，微孔钛假体骨缺损两端带有加长的钛板，用3～4枚钛钉固定胫骨两端。跖骨3D打印假体安放与胫骨假体安放基本相同，沿跖骨骨缺损处纵轴切口皮瓣，取出骨水泥，将跖骨两端骨髓腔挫通，骨端根据假体的形状，做成匹配的形状和大小，微孔钛假体骨缺损两端带有加长的钛板，用2～3枚钛钉固定跖骨两端。术后切口疏松缝合，创面封闭负压引流（VSD）。

6. 二期手术后处理

继续应用抗生素2周，术后负压引流管放置7～14天，切口拆线时间同一期术后。

（三）随访及疗效评估

术后观察伤口愈合情况，跖骨及胫骨骨断端与3D打印微孔钛假体骨整合情况，以及行走情况。术后1、2、3、6、9、12个月来院复查患肢正、侧位X线片，同时抽血查血常规、ESR和CRP；之后每3～6个月来院复查。根据X线片骨断端与假体骨整合情况确定负重时间。按照Paley等[22]骨折愈合评分标准评价，优：骨折愈合，无复发感染，局部畸形 <7°，肢体不等长 <2.5 cm；良：骨折愈合，再满足上述后三者中的任意两个；可：骨折愈合，再满足上述后三者中的任意一个；差：骨折未愈合或再骨折，或上述后三者均不满足。

二、结　果

6例病人均获随访6～25个月，平均12.7个月。5例病人伤口愈合良好，术后2个月开始站立，3个月开始扶拐行走，5～6个月自行走。X线片显示2个月骨断端与假体整合良好。1例糖尿病病人术后3个月足部伤口感染，微孔钛假体取出后，更换万古霉素骨水泥间质体后，伤口愈合，恢复行走。按照Paley等骨折愈合评分标准评价，优5例，差1例。

三、典型病例

病例1，男，39岁，因左足背被机器压伤5天入院。查体：左足背大面积软组织缺损面积15 cm×10 cm，伴第1跖骨缺损（图1A、B），骨缺损长度6 cm。入院后采用VSD负压引流。然后一期采用股前外侧皮瓣修复创面，同时采用万古霉素间质体填充第一跖骨骨缺损创面（图1C～E）。一期术后2个月化验白细胞、ESR、CRP正常。在全麻下将足部间质体取出。把根据术前设计的3D打印的微孔钛假体放入骨缺损部位，远近端各用2～3枚螺丝钉固定（图1F～I）。二期手术后3个月开始扶拐下地，逐步锻炼。术后9个月走路基本正常。术后9个月和术后2年复查X线片显示，骨断端整合良好，假体无移位及断裂（图1K～N）。

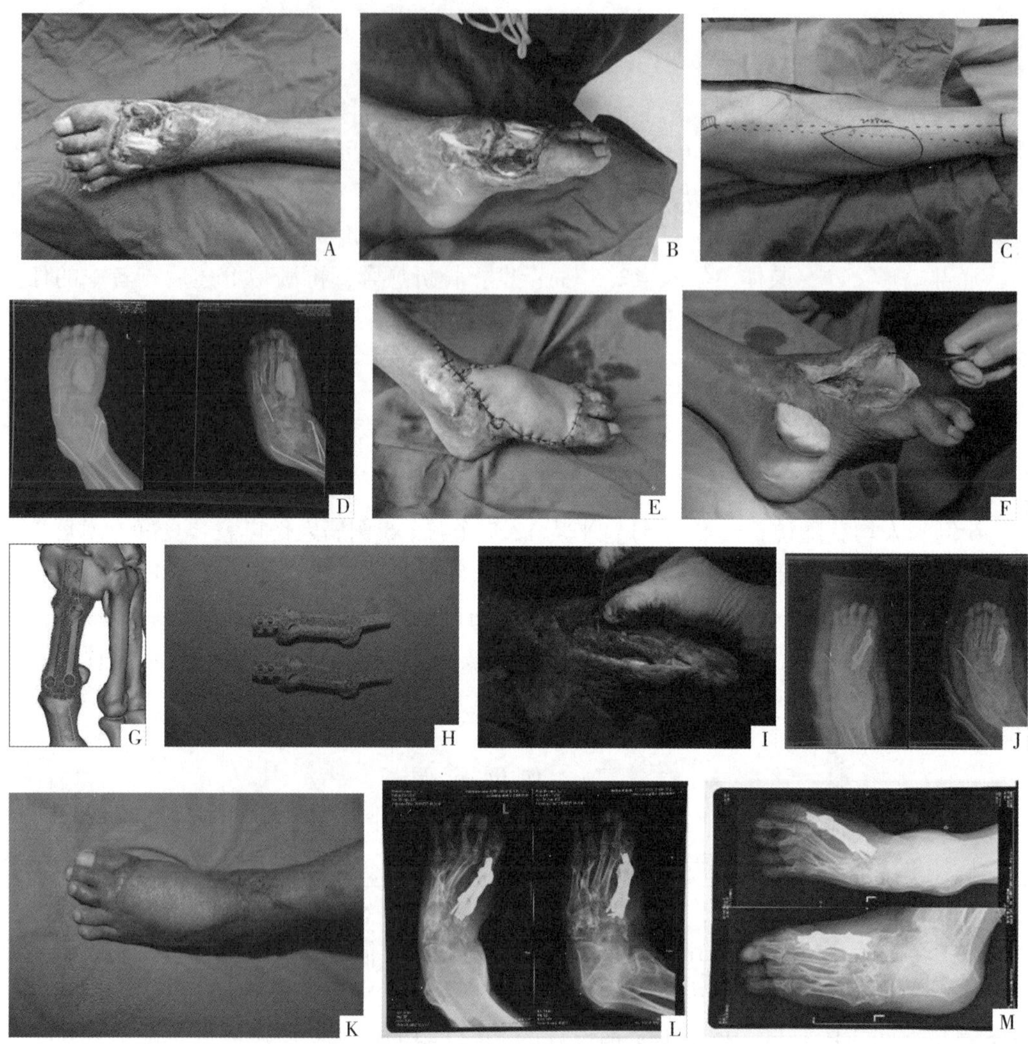

A. 正面观；B. 侧面观；C. 一期手术，右侧股前外侧皮瓣设计；D. 万古霉素间质体植入后正侧位 X 线片；E. 股前外侧皮瓣修复术后；F. 二期手术取出间质体；G. 设计 3D 打印微孔钛假体；H. 3D 打印微孔钛假体实物；I. 术中放置假体；J. 术后 1 天左足 X 线片；K. 术后 9 个月左足外观；L. 术后 9 个月左足 X 线片；M. 术后 2 年左足 X 线片

图 1　患者左足背伤的治疗

病例 2，女，59 岁，2020 年 3 月 30 日不慎摔伤左小腿，导致左小腿胫骨开放性粉碎性骨折入院。术后伤口一直流脓，于 2020 年 4 月 27 日在我院行左小腿筋膜皮瓣转位修复，同时行万古霉素间质体填充术。胫骨骨缺损 6.7 cm，根据 CT 扫描图像设计 3D 打印微孔钛假体。2020 年 11 月 3 日（术后 7 个月）行假体植入术。术后 2 个月开始扶拐负重，术后 3 个月可以自行行走。术后 2 个月复查 X 线片，显示胫骨骨断端与假体骨整合良好，没有松动。术后 9 个月复查 X 线片，显示胫骨骨断端与假体骨整合良好，骨长入假体两端良好（图 2）。

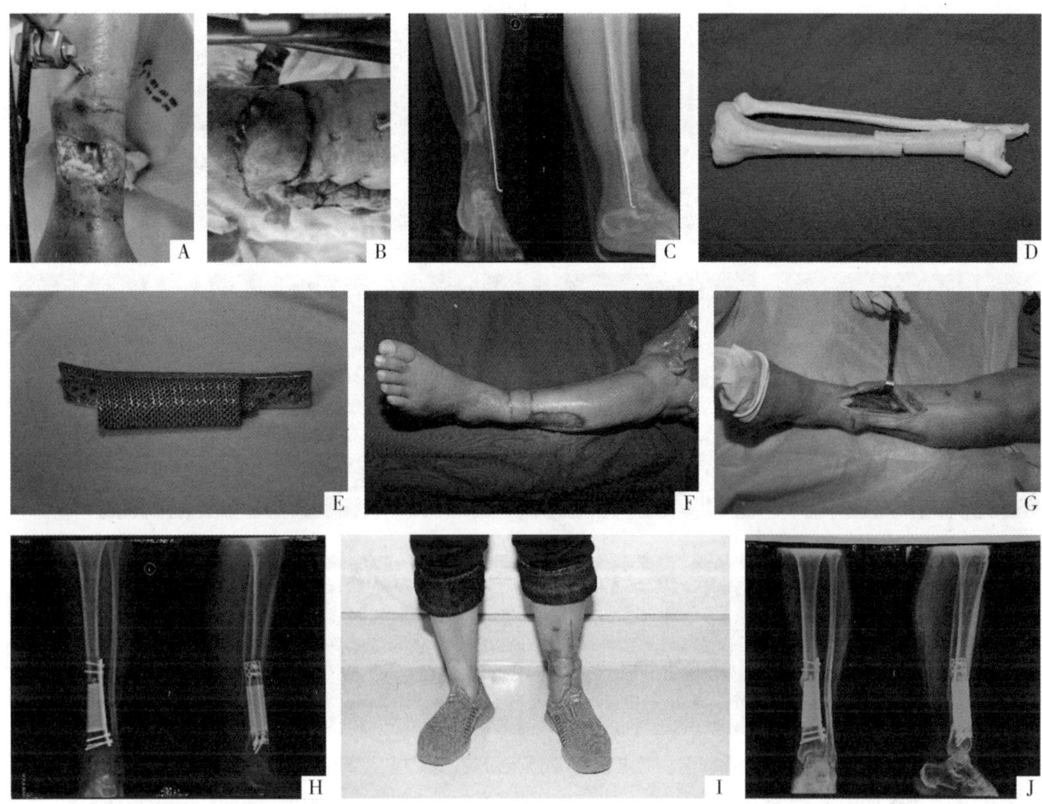

A. 正面观；B. 小腿筋膜皮瓣转位修复软组织缺损；C. 万古霉素间质体植入胫骨缺损区 X 线片；
D. 设计 3D 打印微孔钛胫骨假体；E. 3D 打印微孔钛胫骨假体实物；F. 二期手术前小腿外形；
G. 二期手术植入 3D 打印微孔钛假体；H. 二期手术后 2 个月小腿 X 线片；
I. 二期手术后 2 个月病人开始站立；J. 二期手术后 9 个月假体与骨端整合良好

图 2 患者左小腿软组织伤的治疗

病列 3，男，22 岁，2019 年 12 月 23 日因车祸导致左腿胫骨开放性粉碎性骨折。采用清创外固定架治疗，但伤口一直有分泌物，局部皮肤坏死。2020 年 5 月 8 日行小腿清创胫骨坏死骨切除，万古霉素间质体填充术，局部皮瓣转位。胫骨骨缺损 3. 8 cm，根据 CT 扫描图像设计 3D 打印微孔钛假体。术后 7 个月化验 ESR、CRP 正常。术后 7 个月行左小腿切开间质体取出，3D 打印微孔肽假体植入术。术后伤口愈合良好。二期术后 2 个月开始负重。术后 3 个月可自行行走，术后 3 个月及 9 个月复查 X 线片显示胫骨假体与骨断端骨整合良好（图 3）。

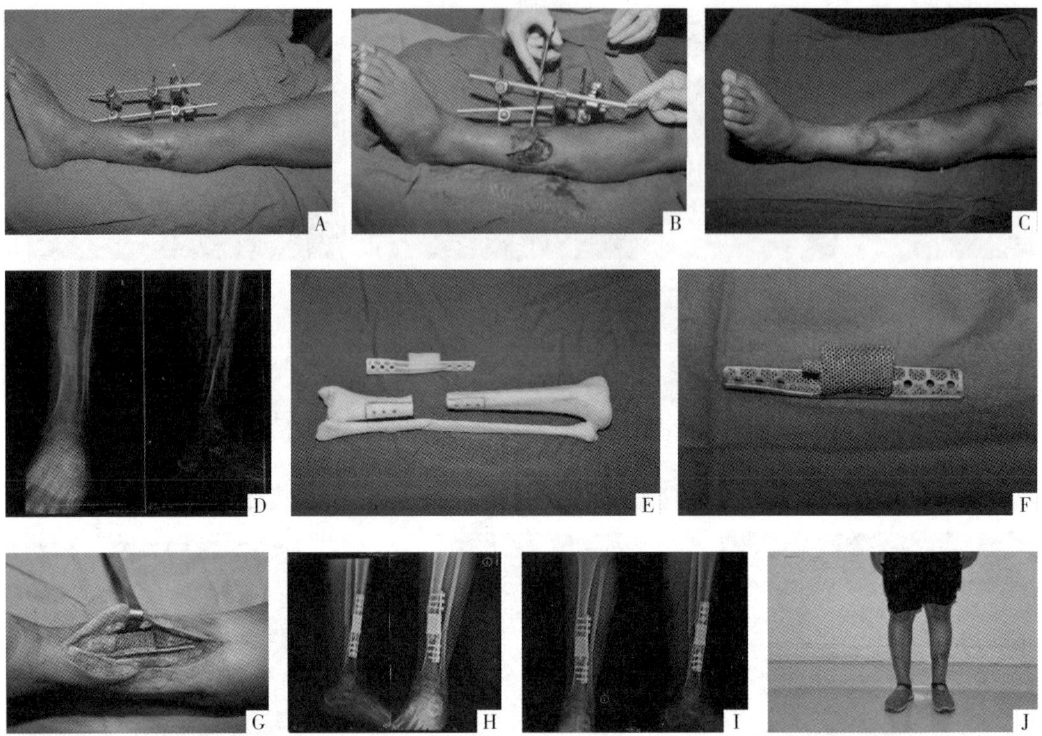

A. 左小腿软组织缺损伴胫骨骨缺损；B. 左小腿筋膜皮瓣转位修复软组织缺损；C. 二期手术前小腿外形；
D. 万古霉素间质体植入胫骨缺损区；E. 设计 3D 打印微孔钛胫骨假体；F. 3D 打印微孔钛胫骨假体实物；
G. 二期手术植入 3D 打印微孔钛假体；H. 二期手术后 3 个月小腿 X 线片；
I. 二期手术后 9 个月假体与骨端整合良好；J. 二期手术后 9 个月站立良好

图 3 患者左小腿伤的治疗

四、讨 论

（一）关于手术分期治疗问题

本组病例均有小腿或足背软组织缺损，同时有骨缺损。由于创伤严重，这 6 例病人都有局部骨感染。如果采用皮瓣加植骨的方法一期修复很容易感染复发。所以我们采用一期清创万古霉素间质体填充，在一期术后至少 6 ～ 8 周化验 ESR、CRP、白细胞正常，然后再二期植入 3D 打印假体。这样做可以明显减少感染的复发。目前采用膜诱导来治疗，大段骨缺损也都是二期植骨治疗[5-6]。

（二）关于创面修复皮瓣的选择

如果创面比较小，可以选用局部筋膜皮瓣来转位修复；如果创面比较大，局部转位皮瓣难以修复，可以采用游离皮瓣来修复。本组 4 例小腿采用局部筋膜皮瓣转位修复软组织缺损，2 例足部采用吻合血管的股前外侧皮瓣修复软组织缺损。

（三）关于3D打印微孔肽假体与骨断端骨整合的问题

3D打印金属支架孔径是影响骨长入的一个重要因素，通过优化孔径可以促进骨整合。以往研究表明，骨长入的最佳孔径范围为100～500 μm[23]。另外有研究推荐使用孔径大于300 μm的支架，可以更好地促进新骨形成和毛细血管生成[24]。Li等[25]利用3D打印技术制备了3种不同孔径的钛合金支架（300～400、400～500、500～700 μm），体外与骨髓间充质干细胞共培养发现孔径300～400 μm的支架更利于骨髓间充质干细胞增殖和成骨分化，在山羊体内3 cm长的节段性缺损中植入不同规格孔径的支架，可见孔径为300～400 μm的支架有明显的骨长入。除了孔径直径，孔隙形状的改变也可以改善微孔支架的力学和成骨性能。Pobloth等[26]采用蜂窝状结构的设计使应力屏蔽最小化，同时确保避免了机械失效，这种优化了孔隙形状的钛网很好地促进了羊胫骨中段骨缺损的愈合。

Stoffelen等[27]研制出一种3D打印关节盂用于肩关节置换术后严重缺损的关节盂。多孔结构良好地填充了骨缺损，并且部件的附加螺纹孔允许转换成反向构型。该病例在2.5年随访中获得了良好的功能评分。Fan等[28]应用3D打印技术治疗位于锁骨的尤文肉瘤。多孔结构减少了弹性模量，相邻结构被不可吸收缝线固定到假体的小孔上，术后获得了良好的美国骨肿瘤学会评分，无术后并发症产生。国内有学者报道了多例应用3D打印金属假体质量建肿瘤切除术的关节功能，具有仿生结构的Co-Cr-Mo合金假体完美填充了桡骨远端巨细胞瘤切除术后产生的骨缺损，关节面通过表面拟合，以确保腕关节运动轨迹的流畅，平均11个月的随访提示结果满意[29]。

3D打印微孔钛与微孔钽的比较：钽是稀有金属，价格比较昂贵，密度几乎是钛的4倍，纯钽粉打印的植入假体重量较大。Wang等[30]研究多孔钽和钛的等效应力分别为393.62～1.39 MPa和139.75～14.50 MPa，其杨氏模量分别为3.10～0.03 GPa和5.42～0.07 GPa。同时，研究了其与人骨髓间充质干细胞（hBMMSCs）的体外生物学性能。结果表明，两种支架均有利于hBMMSCs的增殖和成骨分化。此外，将多孔支架植入股骨骨缺损兔的体内实验表明，多孔支架均有利于骨长入和骨内固定。骨长入深度在3 mm左右[31]。

（四）皮瓣加3D打印微孔钛假体修复下肢软组织缺损伴骨缺损的优点

5例病人伤口愈合良好，术后2个月开始站立，3个月开始扶拐行走，5～6个月可自行行走。与现有的吻合血管的腓骨皮瓣[1]、皮瓣结合外固定及骨搬移[2-4]、皮瓣结合膜诱导[5-6]、单纯一处或多处截骨骨搬移[7-15]相比较，具有骨断端整合愈合快、下地时间短、走路时间明显提前的优点。同时还不需要取腓骨或其他骨瓣来修复，减少了供区的损伤。由于是个体化3D打印假体，外形匹配好，安装容易，手术简单；但是也存在着感染风险，这需要进一步研究，来降低感染。

（五）手术注意事项

（1）手术需要分两期进行，第一期先彻底清创并安置万古霉素间质体，术后6～8周化验ESR、CRP正常后才能行二期手术，否则容易感染复发。

（2）糖尿病病人容易感染，所以对这类病人手术需要特别慎重，一定要在血糖控制好以后才能进行手术。

（3）二期手术术后可以采用VSD负压引流，这样可以减少术后感染。

（4）如果假体植入后发生了感染，可以取出假体，再次植入万古霉素间质体。在感染控制后，过8周化验ESR和CRP正常，然后再次放入假体。如果不是负重区，就用万古霉素间质体来填充，也可以走路，本组1例病人就是采取这种方法。如果影响走路，需要再次放入假体或者采取骨搬移的方法来治疗骨缺损。

参考文献

[1] SUN Y, ZHANG C, JIN D, et al. Free vascularised fibular grafting in the treatment of large skeletal defects due to osteomyelitis [J]. Int Orthop, 2010, 34 (3): 425-430.

[2] 张志刚，王宇，李海，等. 应用骨输送与筋膜皮瓣一期修复下肢大段（块）骨软组织缺损 [J]. 中国矫形外科杂志，2007，15（8）：573-576.

[3] 徐永清，朱跃良，李军，等. 190例小腿严重损伤的修复重建 [J]. 中华创伤杂志，2009，25（4）：298-302.

[4] 徐永清，林月秋，李军，等. 皮瓣联合外固定架治疗胫骨骨折伴小腿软组织缺损 [J]. 中华显微外科杂志，2004，27（3）：164-165.

[5] 范新宇，徐永清，王腾，等. 膜诱导技术联合显微外科技术治疗Gustilo ⅢB、ⅢC型小腿开放性骨折 [J]. 中华创伤骨科杂志，2019，21（10）：843-847.

[6] 石健，吕乾，陈星宇，等. Masquelet技术结合小腿皮瓣治疗胫骨感染性骨缺损伴广泛软组织缺损的疗效分析 [J]. 中华创伤骨科杂志，2021，23（1）：62-67.

[7] 彭阿钦，吴春生，宋连新，等. 应用胫骨Ⅰ期短缩加Ⅱ期延长治疗严重胫骨开放性骨折 [J]. 中华创伤骨折杂志，2011，13（6）：508-512.

[8] 艾合麦提·玉素甫，陈统一，王晓峰，等. 应用Ilizarov技术治疗长管状骨缺损性骨不连 [J]. 中华骨科杂志，2006，26（4）：247-251.

[9] PALEY D, CATAGNI M A, ARGNANI F, et al. Ilizarov treatment of tibial nonunions with bone loss [J]. Clin Orthop Relat Res, 1989, (241): 146-165.

[10] 韩立仁，穆卫东，陈志强，等. Ilizarov骨搬移技术治疗胫骨大段骨缺损合并软组织缺损 [J]. 中华创伤杂志，2011，27（10）：901-904.

[11] SCHEP N W, VAN LIESHOUT E M, PATKA P, et al. Long-term functional and quality of live assessment following post-traumatic distraction osteogenesis of the lower limb [J]. Strategies Traunm Limb Reconstr, 2009, 4 (3): 107-112.

[12] MAINI L, CHADHA M, VISHWANATH J, et al. The llizarov method in infected non-union of fractures [J]. Injury, 2000, 31 (7): 509-517.

[13] 徐永清，朱跃良，范新宇，等. 二处截骨骨搬移治疗胫骨大段骨缺损合并软组织缺损的再认识 [J]. 中华创伤骨科杂志，2015，17（10）：850-853.

[14] 徐永清，朱跃良，范新宇，等. 二处截骨骨搬移治疗胫骨大段骨缺损合并软组织缺损 [J]. 中华创伤骨科杂志，2012，14（10）：831-834.

[15] 徐永清，朱跃良，林玮，等. 双处截骨纵向搬移治疗长段小腿感染性复合缺损[J]. 生物骨科材料与临床研究，2018，15（5）：14－17.

[16] HAN Q，QIN Y G，ZOU Y，et al. Novel exploration of 3D printed wrist arthroplasty to solve the severe and complicated bone defect of wrist [J]. Rapid Prototyping J，2017，23（3）：465－473.

[17] LUO W，HUANG L，LIU H，et al. Customized knee prosthesis in treatment of giant cell tumors of the proximal tibia：application of 3-dimensional printing technology in surgical design [J]. Med Sci Monit，2017，23：1691－1700.

[18] LIU W J，SHAO Z W，RAI SAROJ，et al. Three-dimensional-printed intercalary prosthesis for the reconstruction of large bone defect after joint-preserving tumor resection [J]. J Surg Oncol，2020，121（3）：570－577.

[19] LU M X，WANG J，TANG F，et al. A three-dimensional printed porous implant combined with bone grafting following curettage of a subchondral giant cell tumour of the proximal tibia：a case report [J]. BMC Surg，2019，19（1）：29.

[20] NI J，LING H，ZHANG S，et al. Three-dimensional printing of metals for biomedical applications [J]. Mater Today Bio，2019，3：1－18.

[21] LU M X，LI Y J，LUO Y，et al. Uncemented three-dimensional-printed prosthetic reconstruction for massive bone defects of the proximal tibia [J]. World J Surg Oncol，2018，16（1）：47.

[22] PALEY D，CATAGNI M A，ARGNANI F，et al. Ilizarov treatment of tibial nonunions with bone loss [J]. Clin Orthop Relat Res，1989（241）：146－165.

[23] MISHRA S，TATE M L K. Effect of lacunocanalicular architecture on hydraulic conductance in bone tissue：Implications for bone health and evolution [J]. Anat Rec Part A，2003，273（2）：752－762.

[24] KUJALA S，RYHANEN J，DANILOV A，et al. Effect of porosity on the osteointegration and bone ingrowth of a weight-bearing nickel-titanium bone graft substitute [J]. Biomaterials，2003，24（25）：4691－4697.

[25] LI G Y，WANG L，PAN W，et al. In vitro and in vivo study of additive manufactured porous Ti6Al4V scaffolds for repairing bone defects [J]. Sci Rep，2016，6：34072.

[26] POBLOTH A M，CHECA S，RAZI H，et al. Mechanobiologically optimized 3D titanium-mesh scaffolds enhance bone generation in critical segmental defects in sheep [J]. Sci Transl Med，2018，10（423）：eaam8828.

[27] STOFFELEN DV，ERALY K，DEBEER P. The use of 3D printing technology in reconstruction of a severe glenoid defect：a case report with 2.5 years of follow-up [J]. J Shoulder Elb Surg，2015，24（8）：E218－E222.

[28] FAN H B，FU J，LI X D，et al. Implantation of customized 3D-printed titanium prosthesis in limb salvage surgery：a case series and review of the literature [J]. World J Surg Oncol，2015，13：308.

[29] LUO D M，RONG Q G，CHEN Q. Finite-element design and optimization of a three-di-

mensional tetrahedral porous titanium scaffold for the reconstruction of mandibular defects [J]. Med Eng Phys, 2017, 47: 176-183.

[30] WANG H, SU K X, SU L Z, et al. Comparison of 3D-printed porous tantalum and titanium scaffolds on osteointegration and osteogenesis [J]. Mater Sci Eng C Mater Biol Appl, 2019, 104: 109908.

[31] 杨柳, 王富友. 医学 3D 打印多孔钽在骨科的应用 [J]. 第三军医大学学报, 2019, 41 (19): 1859-1866.

[徐永清（通讯作者）、范新宇、王腾、浦绍全、李川、蔡兴博、崔轶、何晓清、林玮、吴一芃、杨曦、齐保闯、石健、李霞，中国人民解放军联勤保障部队第九二〇医院全军创伤骨科研究所；赵德伟、刘保一，大连大学附属中山医院骨科；冯强，云南增材佳唯科技有限公司]

显微骨移植与 Ilizarov 骨搬运治疗大段胫骨缺损的疗效分析

杨夏晴　胡　祥　陶圣祥 等

武汉大学中南医院创伤与显微骨科

临床上因创伤、肿瘤、感染、畸形等引起的大段胫骨骨缺损越来越多，大段胫骨骨缺损可导致骨、关节甚至周围软组织等的继发性病理改变，进一步引起肢体功能障碍，而且治疗困难，预后多不理想[1]。目前，修复大段胫骨骨缺损的主要手术方式有 Ilizarov 骨搬运技术、显微骨移植技术（如带血管蒂复合组织瓣），具有良好的治疗效果[2-3]。Ilizarov 骨搬运技术因操作简便、创伤小、不需用显微外科技术、不需要植骨等优点而被广泛应用于治疗骨缺损[4-7]。显微骨移植是指带有血供的骨移植术，是目前治疗骨缺损、骨不连及骨坏死的有效手段[8]。治疗胫骨大段骨缺损合并严重软组织缺损时，常常需要应用显微骨移植技术。对于如何根据创面条件合理选择这两种术式，目前尚没有统一意见。为此，本研究收集 2016 年 1 月至 2020 年 1 月我院收治的 87 例胫骨长段骨缺损患者，采用显微骨移植技术与 Ilizarov 骨搬运技术，回顾性分析二者的治疗效果。

一、资料与方法

1. 一般资料

选取 2016 年 1 月至 2020 年 1 月本院收治的 87 例胫骨长段骨缺损患者作为研究对象。纳入标准：①经 X 线检查确认胫骨骨缺损长度≥5 cm 且≤24 cm；②合并骨和软组织感染者已控制感染，局部无红肿，血常规、血沉和 C 反应蛋白均正常；③年龄 20 ～ 60 岁；④患者或家属签署手术知情同意书。排除标准：①年龄 <5 岁或 >60 岁；②合并严重心脑血管疾病、恶病质或不能耐受手术患者；③不配合治疗或随访病例资料不完整者。所有病例中男 51 例，女 36 例；年龄 20 ～ 59 岁，平均 36.25 ± 3.15 岁；病程 3 ～ 34 个月，平均 18.31 ± 1.35 个月；骨缺损长度 5 ～ 22 cm，平均 10.32 ± 2.33 cm。采用 Ilizarov 骨搬运技术治疗 49 例（Ilizarov 骨搬运组），采用显微骨移植技术治疗 38 例（显微骨移植组），其中带血管蒂游离腓骨复合组织瓣移植修复 30 例，带血管蒂髂骨复合组织瓣移植修复 7 例，带血管蒂肩胛骨复合组织瓣移植修复 1 例。患者入院后完善术前常规检查，行双侧胫骨正侧位及全长 X 线检查，结合患者病史、体格检查及检查结果，对局部损伤、骨和皮肤软组织缺损范围、神经和血管条件进行评估，确定清除死骨和坏死软组织范围，选择合适的手术方案。

2. 手术方法

在腰硬联合麻醉或者全身麻醉下行清创术，彻底清除坏死软组织、死骨及炎性组织，清除死腔，妥善处理神经和血管损伤；刮除硬化骨组织直至出现新鲜血供骨质，并将胫骨缺损两端修理平整。

Ilizarov 骨搬运组：彻底清创后，安装消毒后装配好的 Ilizarov 外固定架，调整各环的距离以适应胫骨缺损长度，确保立线良好，患肢长度合适；截骨过程中要保护好周围血管网；术中要避免腓总神经损伤。

显微骨移植组：带血管蒂游离腓骨复合组织瓣的切取。根据胫骨和软组织缺损范围设计好皮瓣形状，切开健侧皮下及深筋膜组织，由后向前切取皮瓣，确认皮瓣血供来源于腓、动静脉，保留腓骨周围 0.5 ~ 1.0 cm 的肌袖，并避免腓骨膜受损。分离腓骨长、短肌及比目鱼肌群，在腓动、静脉近端断蒂，游离腓骨复合组织瓣备用，注意应于外踝上 10.0 cm 以上截取腓骨。切取的腓骨长度要比骨缺损长度长 1.0 ~ 3.0 cm。去除骨缺损部位瘢痕和硬化骨质，保证髓腔贯穿，将取下的腓骨插入胫骨缺损部位。然后行腓骨动、静脉吻合，以 1∶2 的动脉静脉比例进行血管吻合，腓动脉优先与胫前或胫后动脉吻合，腓静脉优先与大隐静脉、小隐静脉或胫后静脉吻合，血管蒂长度不够时可取健侧大隐静脉桥接。确认骨折断端桥接满意，软组织覆盖创面后，维持原骨折端轴线稳定，安装外固定架，确保皮瓣颜色、温度、松紧度适中，逐层无张力缝合皮瓣，切口内放置引流皮片。带血管蒂髂骨复合组织瓣的切取：根据受区情况合理设计髂骨瓣的大小和形状，剥离皮下及深筋膜组织，暴露髂骨，切取髂骨瓣，保留髂前上棘、骨膜及周围 0.5 ~ 1.0 cm 的髂肌肌袖，以免损伤血管。以旋髂深动、静脉为血管蒂，断蒂修整髂骨块后填入受区骨缺损处，并妥善固定。以 1∶2 的动脉静脉比例分别将旋髂深动静脉与胫前（后）动静脉吻合。最后确认骨折断端桥接覆盖完整后，维持原骨折力线，行外固定架固定。带血管蒂肩胛骨复合组织瓣的切取：根据受区骨和软组织缺损面积大小，按照背阔肌走形设计合理的背阔肌皮瓣。切开皮肤、皮下及筋膜组织，暴露背阔肌前缘，分离出胸背血管神经蒂，再暴露肩胛骨支。先后切取背阔肌皮瓣和肩胛骨瓣。在游离肩胛骨腋缘的过程中应保留0.5 ~ 1.0 cm 的肌袖，以预防肩胛骨支与骨瓣分离，同时应暴露肩胛骨下角。根据骨缺损长度，可以选择以旋肩胛动静脉、胸背动静脉肩胛支或两者为血管蒂的肩胛骨瓣。骨瓣长度较骨缺损长度长 2.0 cm，宽度不超过 2.5 cm。最后按照前述方法行骨外固定和血管吻合术。

3. 术后处理

Ilizarov 骨搬运组：术后第 1 天开始轻微活动患侧足趾和膝踝关节；术后第 2 天进行患肢肌肉等张力训练，鼓励患肢负重小于 15 kg 练习；术后第 4 ~ 7 天开始骨搬运训练，按照 1.0 mm/d 速度进行搬运。搬运期每 2 ~ 4 周对患肢行 X 线检查，观察力线、骨折对位及愈合情况，根据具体情况适当调整外固定架和骨搬运的速度和时间。

显微骨移植组：术后 48 h 拔除引流皮片，常规应用抗生素抗感染、解痉及抗凝，每天观察皮瓣颜色、温度及皮瓣张力，连续观察 14 天；根据骨折愈合情况，嘱患者及时行下肢功能锻炼，适时拆除外固定架。

两组都定期进行随访。

4. 观察指标

比较2组外固定时间、术后完全负重时间、愈合时间和并发症的发生率；按照Paley方法评价骨折愈合质量：①优：骨折愈合，局部畸形<7°，无复发感染，肢体不等长<2.5 cm；②良：骨折愈合或满足后3个条件中的2个；③中：骨折愈合或满足后3个条件中的1个；④差：骨折未愈合或再骨折或后3个条件均不满足[7]。按照Johner-Wruhs评分标准对患肢功能进行评分[8]：≥85分为优，70～84分为良，60～69分为中，≤59分为差。并对两组骨缺损长度<12 cm和≥12cm相关指标进行比较。

5. 统计学方法

采用SPSS 22.0软件进行数据统计分析。所有定量数据均采用平均值±标准差（$\bar{x}\pm s$）表示，运用t检验或单因素方差分析进行统计学比较。$P<0.05$表示差异有统计学意义。

二、结　果

本研究结果发现，Ilizarov骨搬运组外固定时间明显长于显微骨移植组，差异具有统计学意义（$P<0.05$）；但两组术后完全负重时间、愈合时间和并发症的发生率差异无统计学意义（$P>0.05$）（表1）。本研究中骨缺损平均长度为9.5 cm，研究结果显示骨缺损长度≥12 cm的患者术后功能恢复较骨缺损长度<12 cm的差。进一步研究发现，当骨缺损长度<12 cm时，Ilizarov骨搬运组Paley骨折愈合评分和Johner-Wruhs功能评分低于显微骨移植组，差异有统计学意义（$P<0.05$）（表2）；当骨缺损长度≥12 cm时，Ilizarov骨搬运组在Paley骨折愈合评分和Johner-Wruhs功能评分方面优于显微骨移植组，差异有统计学意义（$P<0.05$）（表3）。

表1　大段胫骨缺损显微骨移植组与Ilizarov骨搬运组观察指标比较　（$\bar{x}\pm s$）

组别	n	外固定时间/月	术后完全负重时间/月	愈合时间/月	并发症的发生率/%	Paley骨折愈合优良率/%	Johner-Wruhs患肢功能评分/分
显微骨移植组	39	13.74±2.00	22.38±2.52	13.67±1.92	4±1.05	89.54±4.84	88.18±4.51
Ilizarov骨搬运组	48	15.56±3.13	21.49±1.94	13.92±2.36	4.33±1.17	89.08±5.98	84.08±13.52
P值		0.0023	0.075	0.6	0.17	0.7	0.074

表 2　大段胫骨缺损（骨缺损长度 <12 cm）显微骨移植组与 Ilizarov 骨搬运组观察指标比较

（$\bar{x} \pm s$）

组别	n	外固定时间/月	术后完全负重时间/月	愈合时间/月	并发症的发生率/%	Paley 骨折愈合优良率/%	Johner-Wruhs 患肢功能评分/分
显微骨移植组	25	12.68 ±1.35	21.44 ±2.02	12.64 ±1.41	3.92 ±1.08	91.92 ±3.45	89.56 ±3.38
Ilizarov 骨搬运组	28	13.82 ±2.13	22.07 ±2.21	12.93 ±1.36	4.21 ±1.26	88.57 ±5.83	79.75 ±16.22
P 值		0.025	0.28	0.45	0.37	0.015	0.0046

表 3　大段胫骨缺损（骨缺损长度≥12cm）显微骨移植组与 Ilizarov 骨搬运组观察指标比较

（$\bar{x} \pm s$）

组别	n	外固定时间/月	术后完全负重时间/月	愈合时间/月	并发症的发生率/%	Paley 骨折愈合优良率/%	Johner-Wruhs 患肢功能评分/分
显微骨移植组	14	15.64 ±1.50	21.57 ±1.87	15.5 ±1.22	4.14 ±1.03	85.29 ±4.03	85.71 ±5.31
Ilizarov 骨搬运组	20	18 ±2.66	22.8 ±2.91	15.3 ±2.77	4.5 ±1.05	89.8 ±6.26	90.15 ±3.48
P 值		0.0053	0.17	0.8	0.33	0.024	0.006

三、典型病例

病例 1：患者女，23 岁，左小腿畸形（图 1A）。术前 X 线片示左胫骨中段外翻畸形（图 1B）。切取带血管蒂游离腓骨复合组织瓣，骨瓣长 12 cm（图 1C）；运用带血管蒂游离腓骨复合组织瓣修复胫骨缺损（图 1D）。术后 1 个月左胫、腓骨 X 线检查（图 1E）；术后 3 个月双下肢全长和左胫、腓骨 X 线检查（图 1F、1G）；术后 1 年，左小腿外观、功能满意（图 1H）。

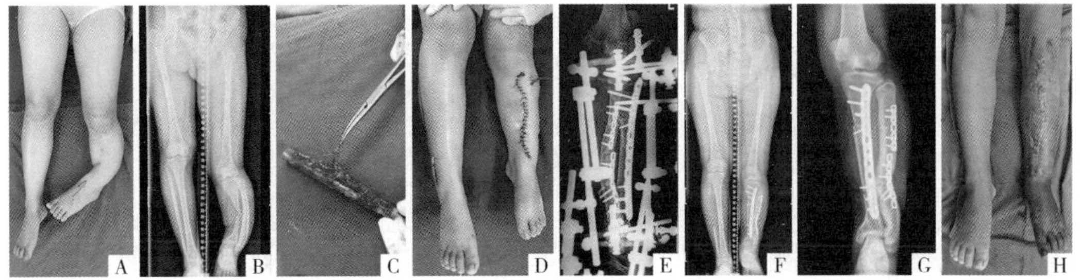

A. 左下肢畸形；B. 患者术前双下肢全长 X 线片示左侧胫骨中段畸形伴缺损；
C. 获取带血管蒂游离腓骨复合组织瓣；D. 截骨内固定术后；E. 术后 1 个月左胫腓骨 X 线片；
F. 术后 3 个月双下肢全长 X 线片；G. 术后 3 个月左胫腓骨 X 线片；H. 术后 1 年，左下肢外观满意

图 1　Ilizarrov 骨搬运联合带血管蒂游离腓骨复合组织瓣治疗大段胫骨缺损

病例 2：患者，男，45 岁，因车祸受伤致右胫骨中下段骨和软缺损，使用外固定架固定胫骨（图 2A）。术中切取带血管蒂游离肩胛骨复合组织瓣（图 2B）；运用肩胛骨复合组织瓣移植修复胫骨缺损。外固定术后 3 个月 X 线检查（图 2C），左小腿外观（图 2D）；固定术后 4 个月，胫骨缺损愈合（图 2E），其后拆除外固定（图 2E）；术后 6 个月骨愈合良好（图 2G）；术后 3 年，左小腿外观功能满意（图 2H）。

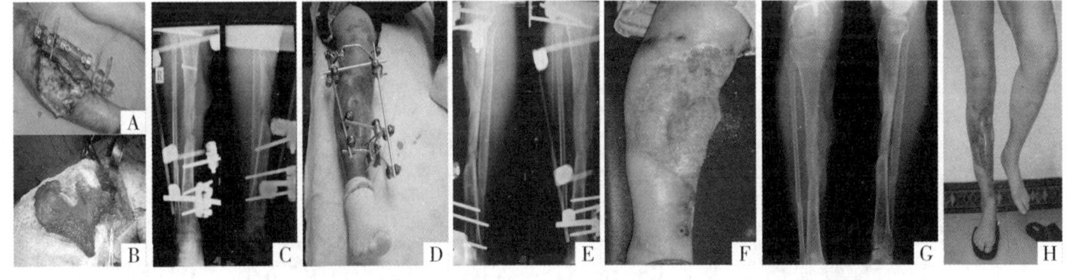

A. 患者右胫骨中下段骨和软缺损；B. 获取带血管蒂肩胛骨复合组织瓣；
C. 肩胛骨复合组织瓣移植外固定术后 3 个月；D. 术后 3 个月外观；E. 外固定术后 4 个月；
F. 术后 4 个月拆除外固定后；G. 术后 6 个月骨愈合良好；H. 术后 3 年，外观功能满意

图 2　带血管蒂肩胛骨复合组织瓣治疗大段胫骨缺损（1）

病例 3：患者，男，48 岁，因车祸受伤致左胫骨中下段骨和软组织缺损（图 3A）。术中切取带血管蒂游离髂骨复合组织瓣（图 3B）；运用髂骨复合组织瓣移植修复胫骨缺损，外固定术后 3 个月随访左小腿外观（图 3C）；分别于外固定术后 4、5、6 个月行 X 线检查（图 3D ～ F）；术后 1 年 X 线检查显示骨愈合良好（图 3G）。术后 2 年，左小腿外观、功能满意（图 3H）。

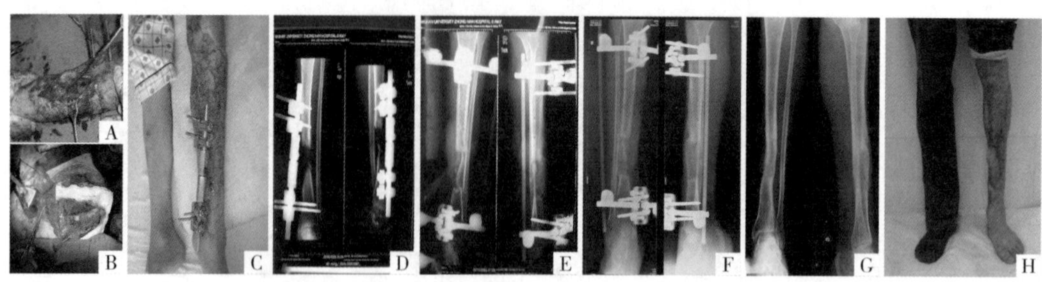

A. 患者左胫骨中下段骨和软缺损；B. 获取带血管蒂髂骨复合组织瓣；
C. 髂骨复合组织瓣移植外固定术后3个月外观；D. 外固定术后4个月；E. 外固定术后5个月；
F. 术后6个月拆除外固定后；G. 术后1年骨愈合良好；H. 术后2年，外观功能满意

图3 带血管蒂髂骨复合组织瓣治疗大段胫骨骨缺损（2）

四、讨 论

各种高能量损伤造成的开放性胫骨骨折常合并有较大范围的皮肤软组织缺损或坏死，该型损伤的处理非常困难，即使早期彻底清创，后期也易伴有骨及软组织的感染，病情迁延难愈，是目前创伤与显微骨科面临的一个棘手问题[6]。修复皮肤软组织缺损和重建胫骨大段骨缺损是治疗的两大关键。大段骨缺损的定义通常是指骨缺损大于6 cm，因缺损较大，治疗比较困难[7]。目前公认的临床疗效较好的手术方法是显微骨移植技术和Ilizarov骨搬运技术。Ilizarov骨搬运技术在治疗大段胫骨骨缺损、感染性骨缺损等方面具有良好的临床效果[8-9]。Ilizarov的理论基础是张力－应力法则，也可以称为牵拉组织再生技术。该技术主要是利用环形外固定架牵拉提供的持续、稳定、缓慢的牵拉应力刺激，给予骨折断端轴向加压和断端之间的微动刺激作用，促进骨、血管和周围软组织的再生，逐渐治愈骨缺损[10-11]。Ilizarov骨搬运技术的优点是创伤小、手术时间短，避免了大段骨缺损引起的供区不足、异体骨排斥反应等问题。但是该法治疗时间长、费用高，可能出现骨折畸形愈合、骨组织生成缓慢、外固定架松动等情况[12-13]。随着显微外科技术的飞速发展，显微骨移植技术在修复大段骨缺损合并软组织缺损中得到广泛应用。如运用带血管蒂髂骨复合组织瓣、桥式带血管蒂肩胛骨复合组织瓣、带血管蒂游离腓骨复合组织瓣等治疗大段胫骨骨缺损合并软组织缺损，能够有效填塞死腔，覆盖创面，具有疗程短、恢复快、抗感染能力强的优点，保留了受区良好的血供，缩短了骨缺损愈合时间和加速周围软组织生长，可获得良好的近期与远期骨与软组织功能[14-16]。显微骨移植技术避免了Ilizarov骨搬运技术的缺点和不足，但因为使用了显微外科技术，所以对医院设备要求高，且需要术者具有一定的外科操作经验与技术；手术时间长，手术较复杂，对供区功能有一定影响；骨量有限，腓骨长度虽稍长，但需要嵌入两骨端；髂骨最大取骨长度为10 cm，且走形弯曲；肩胛骨腋缘虽走形较直，但取骨极限长度不超过10 cm；术后骨增粗、重塑时间长；取骨长度有限且容易影响踝关节功能；等等。这些使得其应用受到了一定限制[17]。

本研究中所有患者随访时间为10～25个月，平均15±2.9个月。Ilizarov骨搬运组49例愈后良好，临床疗效满意。其中，1例患者出现钉道感染，给予对症处理后感染得

到控制（钉道感染的预防在于早期术中彻底清创，术后定期伤口换药，保持钉道的清洁）；3 例患侧肢体出现不同程度畸形，对日常活动能力有一定影响。肢体畸形是 Ilizarov 骨搬运技术常见的并发症之一，关键在于术中复位良好，固定牢靠，并清除骨折断端间软组织嵌夹，定期行 X 线复查，及时进行轴线调整；有 2 例患者出现软组织嵌夹，及时行软组织清除术后愈合；2 例患者出现骨端硬化，行取髂骨植骨术，得以愈合。显微骨移植组 38 例愈后良好，疗效满意，其中带血管蒂游离腓骨复合组织瓣 30 例，带血管蒂髂骨复合组织瓣 7 例，带血管蒂肩胛骨复合组织瓣 1 例。1 例患者出现踝关节运动功能部分丢失，范围约 50%，影响日常活动；3 例患侧出现应力性骨折，复位内固定后骨折愈合。应力性骨折是显微骨移植技术常见的并发症之一，在无感染的情况下可行内固定降低其发生率，若存在感染则禁用钢板内固定[18]。Ilizarov 骨搬运技术和显微骨移植技术都是治疗大段胫骨骨缺损行之有效的手段，但均有一定的局限性。

研究结果表明，联合应用 Ilizarov 骨搬运技术和显微骨移植技术治疗大段骨缺损，具有以下优点：①骨与软组织预后良好，缩短了手术时间，手术创伤小；②无需剥离骨膜，因而骨断端具有良好的血供，促进骨的愈合；③外固定牢靠，实现了牢固的三维固定，有利于患者术后早期功能锻炼。但上述技术也存在一定的缺点：①骨缺损区与周围软组织需反复手术，对于严重血管损伤的患者有手术失败的风险；②两种手术方式联用手术难度较大，需要较高水平的显微外科医师。该技术的普及任重道远[19]。

Ilizarov 骨搬运技术和显微骨移植技术都是治疗大段胫骨缺损的有效方法，选择何种手术方式取决于骨缺损的长度和术者的技术水平。本研究得出以下结论：12 cm 以内的胫骨骨缺损建议选用显微骨移植技术；超过 12 cm 的胫骨骨缺损，且对外形和功能要求高的，则选择显微骨移植联合 Ilizarov 骨搬运技术；超过 12 cm 但对外形和功能要求不高的选择 Ilizarov 骨搬运技术。

参考文献

[1] 杨维震，高顺红，白俊清. Ilizarov 骨搬运与游离腓骨段移植治疗大段胫骨骨缺损的比较［J］. 中国骨与关节损伤杂志，2018，33（6）：586－589.

[2] 韩晓飞，孙振中，王建兵，等. Ilizarov 技术骨短缩－延长治疗无血管损伤的胫骨与软组织缺损［J］. 中华创伤骨科杂志，2020，22（4）：309－314.

[3] 程楚红，漆白文，潘振宇，等. 带血管蒂腓骨瓣游离移植修复长段骨缺损的临床经验［J］. 中华显微外科杂志，2017，40（4）：313－315.

[4] BORZUNOV D Y，KOLCHIN S N，MALKOVA T A. Role of the Ilizarov non-free bone plasty in the management of long bone defects and nonunion：problems solved and unsolved［J］. World J Orthop，2020，11（6）：304－318.

[5] 肖卫东，喻爱喜，潘振宇，等. Ilizarov 骨搬运技术治疗 Gustilo ⅢB 型、C 型胫骨大段骨缺损合并软组织缺损的效果分析［J］. 局解手术学杂志，2019，28（1）：42－45.

[6] 朴成哲. Ilizarov 骨延长治疗胫骨感染性骨折不愈合伴大段骨缺损 13 例效果观察［J］. 创伤与急危重病医学，2015，28（1）：65－67.

[7] 任义军，胡锐，严立，等. 组织移植结合 Ilizarov 骨牵张技术重建下肢骨与软组织缺损 [J]. 中华显微外科杂志，2020，43（3）：233－237.

[8] 张敬良，雷彦文，何明飞，等. 显微骨移植个性化方案在 27 例骨缺损治疗中的应用 [J]. 中华显微外科杂志，2017，40（1）：41－45.

[9] 张彦龙，王泳，彭阿钦. 骨搬移联合开放植骨和负压封闭引流技术治疗胫骨感染性骨缺损 [J]. 中华创伤杂志，2017，33（2）：141－146.

[10] 刘亦杨，沈立锋，郭峭峰，等. 应用 Ilizarov 技术治疗小腿下段断肢再植术后肢体短缩 [J]. 中华创伤骨科杂志，2016，18（10）：908－912.

[11] 曹鑫杰，贾中伟，郭秀生，等. 胫骨横向骨搬移微血管重建技术改进的实验研究 [J]. 中华医学杂志，2019，99（45）：3592－3596.

[12] 文根，蔡培华，柴益民. 皮瓣移植联合 Ilizarov 技术一期修复下肢大面积复合组织缺损 [J]. 中华显微外科杂志，2017，40（3）：225－228.

[13] 曲龙，施京辉，刘黎亮，等. 骨搬移法治疗骨感染、骨缺损及软组织缺损 [J]. 中华外科杂志，2004，42（23）：1469.

[14] SIERRA N，DIAZ-GALLARDO P，KNORR J，et al. Bone allograft segment covered with a vascularized fibular periosteal flap：a new technique for pediatric mandibular reconstruction [J]. Craniomaxillofac Trauma Reconstr，2018，11（1）：65－70.

[15] 刘重，郭永明，焦健，等. 游离腓骨复合组织瓣修复胫骨近端开放性骨折后骨与软组织缺损 [J]. 中华显微外科杂志，2019，42（6）：544－547.

[16] 刘晓春，黄东，吴伟炽，等. 旋髂深动脉髂骨皮瓣修复胫骨伴软组织缺损 12 例 [J]. 中华显微外科杂志，2016，39（6）：593－595.

[17] REN G H，LI R G，HU Y J，et al. Treatment options for infected bone defects in the lower extremities：free vascularized fibular graft or Ilizarov bone transport? [J]. J Orthop Surg Res，2020，15（1）：439.

[18] BAUMGART R，BETZ A，SCHWEIBERER L. A fully implantable motorized intramedullary nail for limb lengthening and bone transport [J]. Clin Orthop Relat Res，1997，343：135－143.

[19] SEMAYA A EL-S，BADAWY E，HASAN M，et al. Management of post-traumatic bone defects of the tibia using vascularised fibular graft combined with Ilizarov external fixator [J]. Injury，2016，47（4）：969－975.

（杨夏晴、胡祥、陶圣祥、简超，武汉大学中南医院创伤与显微骨科）

经外侧入路带血供的1/2腓骨瓣用于踝关节融合的临床研究

余　黎

武汉大学中南医院创伤与显微骨科

踝关节作为连接小腿与足的重要负重关节，由创伤、畸形、免疫、类风湿等疾病所致的踝关节炎，会严重影响病人生活质量[1]。终末期踝关节炎患者常表现为踝关节的疼痛、畸形，活动度明显减小，甚至完全丧失。目前，与踝关节置换等其他治疗方法相比，踝关节融合仍然是治疗终末期踝关节炎的金标准[2-3]。

踝关节融合的方式有很多，包括传统的切开融合内固定、微创小切口融合内固定、关节镜下融合内固定、外固定架固定踝关节融合等[4-7]。不同的手术方式，融合率不尽一致，有报道不融合率可高达50%[8]。因此，如何提高踝关节融合率成为手术的关键。

经外侧入路腓骨截骨踝关节融合术，最早可追溯至1940年[9]。带血管蒂腓骨瓣用于踝关节融合，从理论上讲可提高融合手术的成功率[10-11]。2015年6月至2018年12月，我院采用踝关节融合外侧入路，保留部分带血供的腓骨瓣作为外侧支撑，以期提高踝关节和胫距跟关节融合率，与同期收治的行外侧钢板融合的患者进行临床疗效对比分析，现报道如下。

一、资料与方法

（一）病例纳入与排除标准

1. 纳入标准

（1）临床表现有踝关节慢性损伤史或明显外伤史，踝关节肿胀疼痛，主被动活动均受限，无法满足日常生活步行的需要，且保守治疗无效者。

（2）X线、CT显示关节间隙变窄，软骨下骨关节面硬化坏死，关节边缘不平滑，有骨刺形成。晚期可见关节面不整，关节变形，关节内可见游离体。

（3）无法通过肌腱移位或关节外截骨矫正的踝关节畸形。

（4）随访时间超过12个月的患者。

2. 排除标准

（1）伴有活动性、感染性疾病或心肺功能不全者。

（2）邻近关节如距下、跗中关节已有骨性强直者。

（3）健侧踝关节已有强直者。

（4）相关临床资料不全者。

（5）随访小于12个月的患者。

（二）一般资料

本研究经过医院伦理委员会审核通过，对2015年6月至2018年12月我院行踝关节（含胫距跟关节）融合术的患者进行回顾性研究。45例符合标准的患者纳入研究，所有患者均接受了单侧踝关节融合术，其中行带血供腓骨瓣踝关节融合术者27例，纳入腓骨瓣组；行外侧钢板融合术者18例，纳入钢板组。两组患者的一般资料比较，差异均无统计学意义（均为 $P>0.05$，表1）。

表1 两组患者的一般资料比较 单位：例

组别	例数	性别		年龄/岁	病程/月	患足	
		男	女	($\bar{x}\pm s$)	($\bar{x}\pm s$)	左	右
腓骨瓣组	27	16	11	42.3±4.0	31.4±6.7	9	18
钢板组	18	11	7	43.8±9.7	35.3±5.2	6	12
统计值	—	$P=0.849$		$t=0.078$ $P=0.935$	$t=0.216$ $P=0.831$	$P=0.941$	

腓骨瓣组：男16例，女11例；年龄20～53岁，平均42.3±4.0岁。其中，创伤性关节炎14例，骨性关节炎5例，类风湿性关节炎3例，马蹄内翻足畸形3例，距骨创伤后坏死2例。左踝9例，右踝18例。病程9～127个月，平均31.4±6.7个月。

钢板组：男11例，女7例；年龄21～57岁，平均43.8±9.7岁。其中，创伤性关节炎9例，骨性关节炎4例，类风湿性关节炎3例，马蹄足内翻畸形2例。左踝6例，右踝12例。病程10～124个月，平均35.3±5.2个月。

（三）术前准备

所有患者均详细询问其病史并进行仔细的体格检查，对患者全身条件、患肢局部血运、皮肤条件以及有无浅表感染等进行评估，拍摄踝关节及足部负重正侧位片，踝CT或MRI检查明确诊断，下肢全长行X线检查以了解下肢力线情况。

（四）手术方法

1. 带血供腓骨瓣组

患者麻醉成功后，取仰卧位，垫高患肢，常规患肢消毒、铺巾，患侧大腿上无菌止血带，驱血后充气。于外踝近端8 cm至远端2 cm，沿腓骨长轴做长约10 cm纵行手术切口，暴露腓骨后，切断距腓前韧带、下胫腓前韧带分离腓骨前缘组织，保留腓骨外侧骨膜和后侧组织，于外踝尖以近8～10 cm处用微型摆锯斜向内45°截断腓骨，再用摆锯沿矢状面去除约1/2腓骨内侧骨质及远端关节面，保留腓骨外侧皮质备用。向后翻转保留外侧1/2腓骨瓣，显露胫距关节或胫距跟关节。常规处理关节面后，首先由胫骨内后向距骨前外侧置入 6.5 mm 空芯钉导针，再沿胫骨前外侧向距骨内后侧置入导针，透视满意后，拧入空芯钉。若行胫距跟融合，首先用 1 枚空芯钉固定距下关节后，再行上述步骤固定踝关节。踝关节固定后，用摆锯去除胫骨外侧多余骨质，使胫骨、距骨、跟骨外侧面平整，将腓骨瓣复位，若行胫距跟融合则向远端牵引腓骨瓣，使其从外侧跨过距下关节，用 2 ～3 枚螺钉将腓骨瓣分别与胫骨、距骨或（及）跟骨固定。透视确认患肢力线良好、螺钉在位、固定牢靠后，以生理盐水冲洗创面，将切除的另一半腓骨咬碎填入关节间隙，留置引流后逐层缝合。带血供腓骨瓣踝关节融合术操作步骤如图 1 所示。

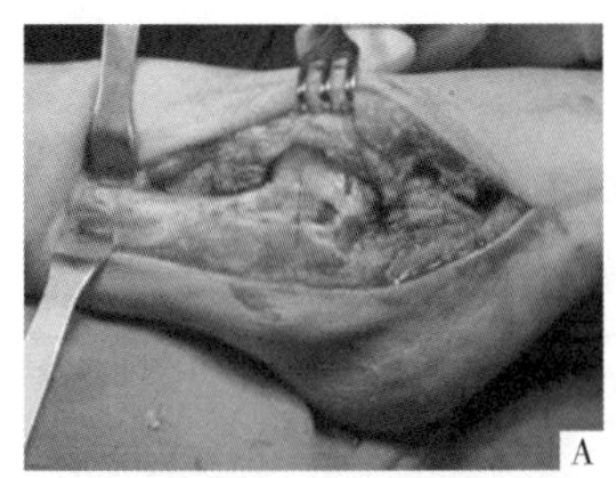

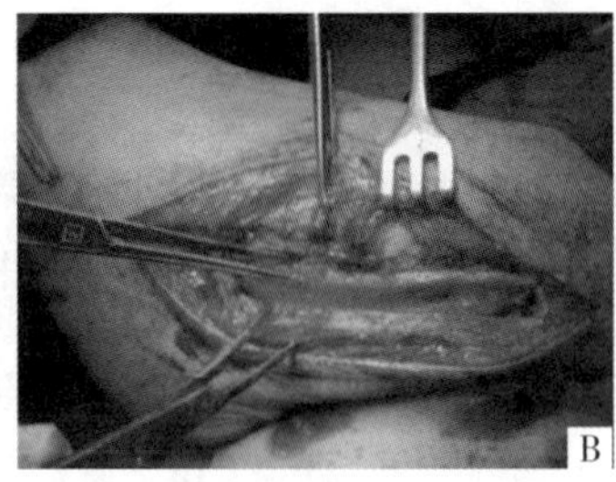

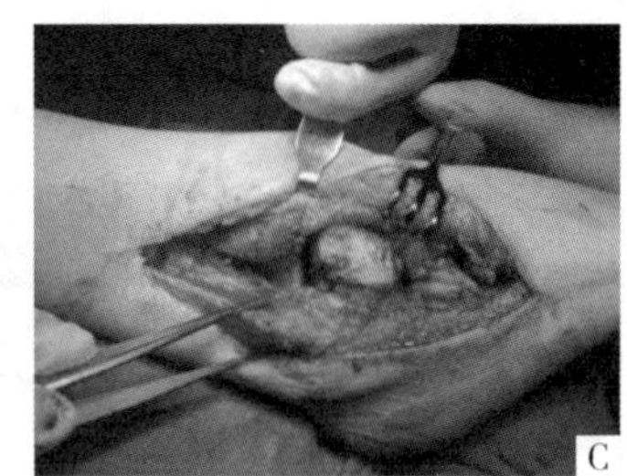

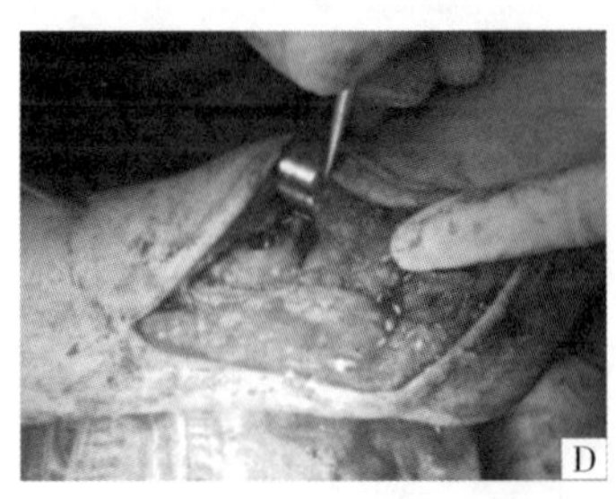

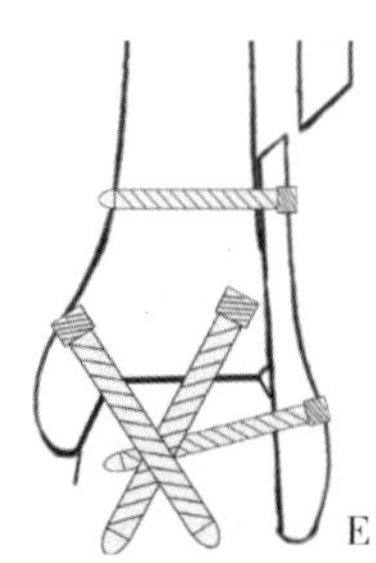

A. 经外侧入路暴露腓骨和清理关节；B. 纵向劈开腓骨，保留外侧带血供的腓骨瓣；C. 向外翻转腓骨瓣，显露胫距和距跟关节，并作相应处理；D. 置入螺钉融合踝关节和固定外侧腓骨瓣；E. 腓骨瓣的切取及固定方式示意

图 1　带血供腓骨瓣踝关节融合术操作步骤

2. 外侧钢板组

麻醉方式及体位、切口均与上相同。于外踝尖以近 8 ～ 10 cm 处以摆锯截断腓骨，去除胫距跟关节软骨后，按上述方法置入空芯钉，用肱骨近端钢板固定融合，并用腓骨松质骨植骨。留置引流后逐层缝合。

（五）术后处理

术后用石膏托固定踝关节于功能位，术后第 2 天拔除伤口引流管，术后 14 ～21 天伤口拆线后改用管型石膏或充气靴固定 6 ～8 周，术后 4 周即可带支具部分负重行走，8 ～12 周后 X 线检查提示有部分骨性愈合后逐渐增加负重，12 ～16 周后完全负重行走并拆除支具。

（六）术后随访

术后对患者进行康复指导，并记录患者临床资料。患者出院后定期随诊了解患者恢复情况及术后生活质量，分别于术后 1 个月、3 个月、6 个月、1 年复查病变踝关节 X 线片，根据术后 X 线片观察骨愈合情况，并采用 VAS、AOFAS 评分对患者的术前及术后 6 个月、12 个月的表现进行评分。骨愈合定义为在正侧位 X 线片上，胫距、胫腓、距腓骨面有骨小梁桥接通过，远近端骨面间透亮线消失，应力状态下检查踝关节处无活动及疼痛；骨不愈合定义为融合骨面无连续骨小梁通过或存在大的透亮线，应力状态下检查踝关节处有活动或疼痛[9]。若 X 线诊断不明确，则进一步行 CT 检查。

（七）统计学方法

采用 SPSS 19.0 统计软件进行统计学处理。计量资料用平均数 ± 标准差（$\bar{x} \pm s$）表示，方差齐性的计量资料比较采用 t 检验，方差不齐则采用 t' 检验，治疗前后的 AOFAS 评分采用配对 t 检验比较，计数资料采用 χ^2 检验进行比较。

二、结　果

（一）一般情况

两组患者年龄、性别、病因无差异，所有患者均获随访，随访时间为 12 ～ 24 个月。随访期内 6 个月、1 年时拍摄踝关节正侧位 X 线片，若 X 线难以判断，则行 CT 检查了解患者融合情况。45 例患者术后均无螺钉断裂发生。钢板组发生 1 例浅表性感染，通过伤口换药及静脉滴注抗生素 1 周后伤口愈合，术后 1 年复查 X 线片示达到骨性愈合标准。其余病人均无术后并发症发生。

（二）骨性融合率

术后 6 个月时腓骨瓣组有 24 例达到骨性愈合，骨性融合率为 88.9%，钢板组有 13 例达到骨性愈合，骨性融合率为 72.2%，差异有统计学意义（$\chi^2 = 5.852$，$P = 0.014$）。术后 1 年时腓骨瓣组 27 例全部达到骨性愈合，骨性融合率为 100.0%；钢板组有 16 例达到骨性愈合，骨性融合率为 88.9%，有 2 例患者未愈合，再次手术植骨后愈合（表 2）。

表 2　两组病人术后 6 个月及 1 年的骨性融合率比较　　单位：例

组别	例数	骨性融合率	
		术后 6 个月	术后 1 年
腓骨瓣组	27	24（88.9%）	27（100.0%）
钢板组	18	13（72.2%）	16（88.9%）
χ^2	—	5.852	5.743
P	—	0.014	0.021

（三）AOFAS 评分

腓骨瓣组和钢板组相术前、术后6个月及术后1年的得分差异均无统计学意义（均为 $P > 0.05$，表3）。

表3　两组术前、术后6个月和1年的 AOFAS 评分　　单位：分（$\bar{x} \pm s$）

组别	例数/例	AOFAS 评分			VAS 评分	
		术前	术后6个月	术后1年	术前	术后1年
腓骨瓣组	27	41.3 ±2.1	65.6 ±2.3	79.1 ±2.6	7.6 ±1.3	1.1 ±0.5
钢板组	18	40.8 ±1.8	64.5 ±1.9	71.3 ±2.4	7.5 ±1.1	1.2 ±0.8
t	—	1.533	1.831	1.745	—	—
P	—	0.139	0.083	0.076	<0.05	<0.05

（四）VAS 疼痛评分

腓骨瓣组术前评分和术后1年评分差异有统计学意义（$P < 0.05$），钢板组术前评分和术后1年评分差异也有统计学意义（$P < 0.05$，表3）。

（五）典型病例

病例1：董某某，男，30岁。2017年10月因高处坠落伤致左距骨骨折，于外院行切开复位内固定术。于2018年7月逐渐出现踝部疼痛，活动时加剧，行 MRI 及 CT 检查，诊断为：左距骨坏死。入院完善相关检查后行内固定物取出、坏死病灶清除、带血供腓骨瓣胫距关节融合术，术后6个月已基本融合，术后18个月要求取出内固定（图2）。术后2年随访，患者未诉疼痛等不适。

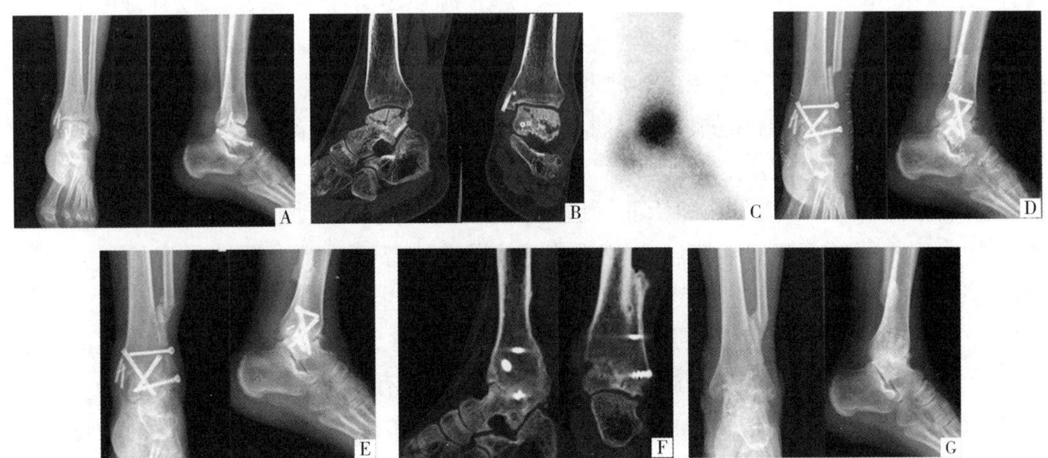

A. 术前正侧位 X 线片；B. 术前 CT 片；C. 术前同位素示距骨坏死；D. 术后正侧位 X 线片；E. 术后6个月正侧位 X 线片，可见腓骨截骨处有骨痂生长，证明所截取的腓骨瓣具有血运和成骨能力；F. 术后18个月 CT 片显示腓骨瓣和距骨、胫骨外侧形成骨愈合；G. 融合术后18个月，取出内固定后踝关节正侧位 X 线片

图2　腓骨瓣组典型病例

病例2：刘某某，男，50岁。2017年10月因右侧马蹄内翻足于我院行肌腱松解、外固定架矫形术，2018年5月行右侧胫距跟关节融合、前足畸形矫正术。术后随访1年，患者未诉疼痛不适（图3）。

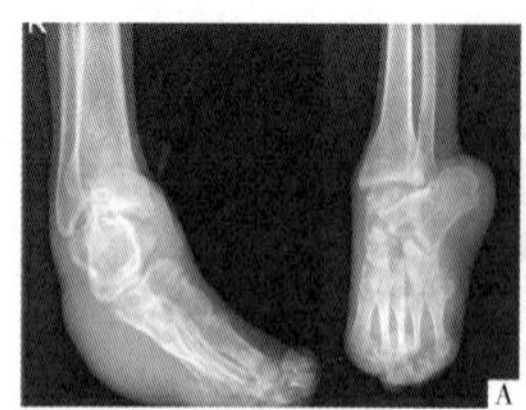
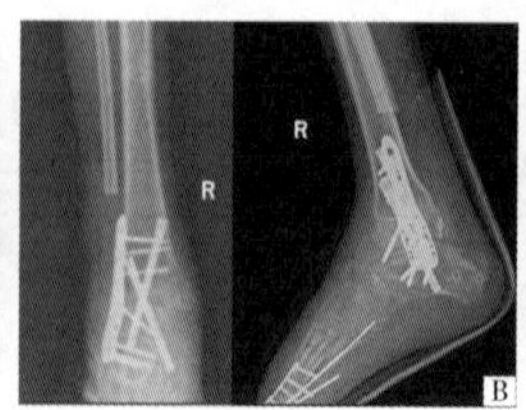
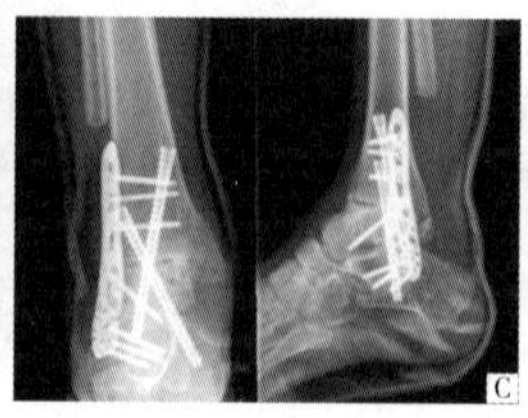
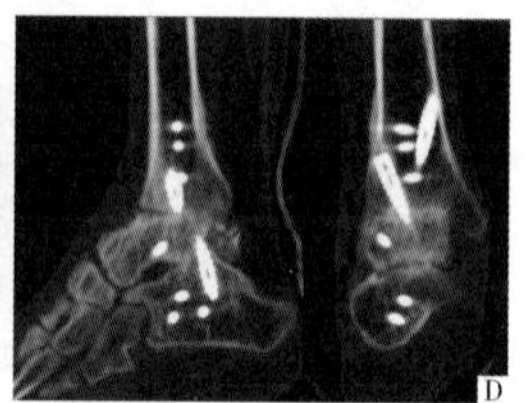

A. 术前正侧位X线片；B. 术后正侧位X线片；C. 术后6个月正侧位X线片；D. 术后6个月CT片

图3 钢板组典型病例

三、讨 论

对于终末期踝关节炎，踝关节融合仍是主要治疗手段。由于终末期踝关节病常常会破坏距骨的血供，因此，踝关节融合的不愈合率往往高于其他关节的融合手术。据Perlman等[12]的文献报道，踝关节融合术后不愈合发生率为28%，Chahal等[13]的报道则为20.5%。尽管微创踝关节融合或关节镜下踝关节融合的方式可以尽可能减少手术创伤对距骨血供的破坏，但对于伴有严重畸形的患者仍有其局限性[14]。因此，在行踝关节融合手术时，利用周围带血供的“活骨”移植，无疑会增加踝关节融合手术的成功率。

Adams于1940年就报道经腓骨截骨入路的踝关节融合术，与前方、后方和内侧入路相比较，外侧入路虽然破坏了正常的腓骨结构，但具有如下优点：①同一切口即可完成踝关节融合手术，亦可完成胫距跟融合手术；②外侧入路避开了前方和内侧的重要血管神经，解剖相对简单；③截下的腓骨作为植骨源填塞关节间隙，促进骨性融合[15]。经外侧入路踝关节融合手术的固定方式有利用截下的腓骨固定、外固定架、空芯钉、钢板和髓内钉固定等[16-17]。临床上以腓骨和外侧钢板固定较为常用。外侧钢板固定无疑会增加手术费用；不带血供的原腓骨回植初期可起到增强踝关节稳定性的作用，但其爬行替代的时间较长，并存在感染风险。

腓骨远端10 cm的血供主要由腓动脉的2～3条分支弓状动脉所供养，均走行于腓骨后侧[18]。根据这一解剖学特点，笔者对文献报道的带整个腓骨远端骨瓣的踝关节融合术进行了改进：将腓骨瓣用摆锯纵行劈开，去除内侧半用于植骨，保留有血供的外侧半作为骨性钢板增加融合手术的稳定性。与带整个腓骨瓣的融合手术相比较，在保留了外侧腓骨瓣的血供的同时，本方法关节显露更加充分，有利于关节软骨面的处理。腓骨剖开后的断面与去除外侧关节面的距骨、去除部分皮质的胫骨远端可形成良好的骨性愈合，为融合的踝关节提供生物学和力学上的稳定性。病例1中的随访X线片显示，腓骨瓣与近端腓骨断端有骨痂生长，证明所截取的腓骨瓣具有血运和较强的成骨能力。这也是本方法能够促进踝关节融合的一个佐证。

与外侧钢板融合相比，带血供的外侧腓骨瓣抗感染能力强，更适合于有潜在感染风险的踝关节融合术[19]。另外，传统的踝关节融合是胫距跟之间的纵向骨融合，而带血供的“活骨”可形成腓骨与胫骨、距骨之间的横向融合，增加了融合面积（病例 1 的 CT 示腓骨瓣和距骨外侧、胫骨外侧融为一体），继而增加了踝关节融合后的稳定性，提高了关节融合的成功率，尤其适用于距骨本身有病变的情况（如距骨坏死或缺损）。本研究的随访结果显示，腓骨瓣组术后 6 个月和 1 年的融合率均高于外侧钢板组，并无不融合病例，表明了该方法在踝关节融合手术中的可靠性。

总而言之，经外侧入路带血供的 1/2 腓骨瓣可提高踝关节融合术的骨融合率，并可减少术后感染、皮肤坏死等并发症的发生。前侧入路和关节镜下融合术对现有组织破坏较少，融合后如患者欲行踝关节置换改善功能，仍可获得较满意疗效。本研究由于破坏了腓骨的正常结构，则较难实现融合后的关节置换，这也是本手术的局限所在。本研究的样本量偏少，需更大样本量或多中心研究，才能更好地评价该手术的临床疗效。

参考文献

[1] 张树，张建中，包贝西，等. 踝关节炎的病因机制及相关研究进展［J］. 中华骨与关节外科杂志，2015，8（4）：352－358.

[2] PUGELY A J，LU X，AMENDOLA A，et al. Trends in the use of total ankle replacement and ankle arthrodesis in the United States medicare population［J］. Foot Ankle Int，2014，35：207－215.

[3] NIHAL A，GELLMAN R E，EMBIL J M，et al. Ankle arthrodesis［J］. Foot Ankle Surg，2008，14（1）：1－10.

[4] 栾彦军，白东昱. 踝关节融合治疗创伤性踝关节炎的疗效分析［J］. 实用骨科杂志，2015，21（7）：653－656.

[5] PERLMAN M H，THORDARSON D B. Ankle fusion in a high risk population：an assessment of nonunion risk factors［J］. Foot Ankle Int，1999，20（8）：491－496.

[6] ADAMS J C. Arthrodesis of the ankle joint：experiences with the transfibular approach［J］. J Bone Joint Surg Br，1948，30：506－511.

[7] CASADEI R，RUGGIERI P，GIUSEPPE T，et al. Ankle resection arthrodesis in patients with bone tumors［J］. Foot Ankle Int，1994，15：242－249.

[8] SHALABY S，SHALABY H，BASSIONY A. Limb salvage for osteosarcoma of the distal tibia with resection arthrodesis，autogenous fibular graft and Ilizarov external fixator［J］. J Bone Joint Surg Br，2006，88：1642－1646.

[9] FRAGOMEN A T，BORST E，SCHACHTER L，et al. Complex ankle arthrodesis using the Ilizarov method yields high rate of fusion［J］. Clin Orthop Relat Res，2012，470（10）：2864－2873.

[10] HENRICSON A，JEHPSSON L，CARLSSON A，et al. Re-arthrodesis after primary ankle fusion：134/1，716 cases from the Swedish Ankle Registry［J］. Acta Orthop，2018，89（5）：560－564.

[11] CHAHAL J，STEPHEN D J，BULMER B，et al. Factors associated with outcome after

subtalar arthrodesis [J]. J Orthop Trauma, 2006, 20 (8): 555-561.

[12] 孟庆阳，戚超，刘凯，等. 微创踝关节融合术治疗创伤性踝关节炎的临床疗效分析 [J]. 中华临床医师杂志（电子版），2013，7 (4): 1591-1593.

[13] 陈振光，郑晓晖，余黎. 各种带血管蒂腓骨瓣的临床应用选择 [J]. 中国临床解剖学杂志，2012，30 (1): 1-3.

[14] 王旭，马昕，张超，等. 踝关节置换术与踝关节融合术的临床应用趋势进展 [J]. 中华关节外科杂志（电子版），2014，8 (4): 524-526.

[15] 陈振光，郑晓晖，陶圣祥，等. 腓骨下段的骨性结构特点及其临床意义 [J]. 中国临床解剖学杂志，2009，27 (6): 672-674.

[16] TANAKA Y, TAKAKURA Y, HAYASHI K, et al. Low tibial osteotomy for varus-type osteoarthritis of the ankle [J]. J Bone Joint Surg Br, 2006, 88 (7): 909-913.

[17] TANAKA Y. The concept of ankle joint preserving surgery: why does supramalleolar osteotomy work and how to decide when to do an osteotomy or joint replacement [J]. Foot Ankle Clin, 2012, 17 (4): 545-553.

[18] FLAVIN R, COLEMAN S C, TENENBAUM S, et al. Comparison of gait after total ankle arthroplasty and ankle arthrodesis [J]. Foot Ankle Int, 2013, 34: 1340-1348.

[19] 梅国华，许同龙，蒋尧. 踝关节融合术研究进展 [J]. 国际骨科学杂志，2015，36 (2): 100-104.

血管化游离腓骨瓣在颅颌面缺损修复重建中的应用

蔡志刚　康一帆　单小峰 等

国家口腔医学中心，北京大学口腔医院，
北京大学口腔医学院口腔颌面外科

血管化游离腓骨肌瓣是1975年由澳大利亚学者Taylor[1]最早提出，并首先将其应用于成人胫骨缺损的修复与重建。1989年，Hidalgo[2]率先将其应用于下颌骨缺损的修复，12例腓骨瓣均成活，获得良好修复效果。紧随其后，Wei等[3]开展了大样本的腓骨肌皮瓣行不同类型的下颌骨缺损修复重建，并对其穿支分布进行了系列研究。1995年，李宁毅等[4]在国内首次报道了腓骨瓣修复下颌骨的临床应用。2001年，毛驰等[5]报道了腓骨瓣修复上颌骨的临床应用。随后血管化腓骨肌皮瓣成为颅颌面骨缺损修复的主要方法[6]。下面我们将从腓骨肌皮瓣的临床解剖、骨瓣的制备及其临床应用等进行报道。

一、腓骨肌皮瓣的应用解剖及其优缺点

腓骨位于下肢小腿外侧，在人类而言其并非下肢的主要承重骨，但其对外踝的稳定和下肢的灵活运动起着重要的作用。腓骨的主要供血动脉是腓动脉，它多起源于胫后动脉，与胫前动脉一起，是腘动脉的三大分支之一；也有极少数腓动脉直接起自腘动脉（1%）或与胫后动脉共干（8%）的情况。腓骨肌皮瓣血供则来源于腓动脉所发出的滋养动脉和弓状动脉穿支，腓骨滋养孔多位于腓骨中上1/3处，有滋养动脉经骨膜穿入滋养孔，构成骨髓供血，弓状动脉平均9支，沿腓骨呈节段性分布，形成骨膜动脉网。这也是我们在腓骨塑形时可以将其分为若干小段的解剖学基础，文献报道可以最短到1.5～2.0 cm仍能保持骨段的血运。同时，在腓骨中1/3通常可以找到多支动脉穿支穿过肌筋膜或肌肉组织直达小腿外侧皮肤，这些则是小腿外侧穿支皮瓣或皮岛的解剖学基础。腓骨的回流静脉通常有两条静脉与动脉相伴行，其间还可见胫后神经及其分支。腓动脉通常向下走行于胫骨后肌和拇长屈肌之间，发出分支供应肌肉、骨膜、骨髓及皮肤。

由于腓动脉不是足部的主要供血动脉，因此切取后不会造成足部缺血。由于小腿的供血动脉存在一定解剖变异，仍然有8%～10%的腓动脉可能发生变异，主要是与胫后动脉共干或直接从腘动脉发出。因此，我们起初的100例患者，还是进行了皮瓣制备前行下肢血管造影。通过对该样本的研究分析，我们认为术前如果能在足部内、外踝以及

足背摸到3支动脉的正常搏动，一般认为对腓骨瓣切取制备没有大的影响。因此，推荐若术前足背动脉和胫后动脉搏动正常，供区小腿无外伤史，则术前无需血管造影；如若术中发现腓动脉变异，可用动脉夹行腓动脉阻断试验，观察10分钟，如足部供血无明显改变，可继续切取腓动脉。

腓骨肌皮瓣的优点：骨膜、骨髓双重供血，抗感染能力强，腓动脉与腓骨全长伴行，骨膜血供丰富，附着紧密，可多点截骨塑形，存活率高；骨量充足，以皮质骨为主，有足够的长度用以修复颌骨缺损；血管蒂长，易达受区吻合部位，血管口径大，与颈部血管口径匹配好，易于吻合，血栓发生率低；腓骨肌皮瓣可携带软组织行复合缺损修复，皮岛可修复皮肤、黏膜缺损，肌肉可填塞死腔；腓骨骨皮质较厚，坚硬的腓骨利于骨结合式种植体的植入，以达到早期修复，恢复咬合功能；腓骨瓣制作简便，供区并发症少；腓骨为非承重骨，切除后不会造成明显的功能障碍；腓骨瓣远离头颈部，可实施双组手术，节省手术时间。

腓骨肌皮瓣的缺点：腓骨平均宽度为1.2～1.5 cm，特别是亚洲人群以及女性患者将其用于修复下颌骨常常有牙槽骨高度恢复不足的问题，不利于种植义齿修复和咬合关系的恢复；单层腓骨移植很难兼顾患者术后外形及咬合关系的良好恢复，当腓骨以下颌下缘为准重建外形，可能会因为高度不足出现面颊局部塌陷，外形恢复不佳；腓骨骨质较硬，截骨塑形对器械要求高，手术时间长；腓骨下端参与构成踝关节，如取骨太低可能会影响踝关节稳定性。

因此，针对腓骨重建后高度不足的问题，学者们尝试使用多种方法进行弥补，包括平行折叠植骨技术（double barrel technique）[7]、复层骨块移植（secondary autologous onlay bone graft）[8]、牵引成骨技术（distraction osteogenesis，DO）[9]、牙种植牵引器（dental implant distracter，DID）[10]等。近年来，随着数字化外科技术在该领域的应用，血管化腓骨移植修复颌骨缺损在逐渐向咬合为导向的颌骨重建发展，也使得腓骨瓣得以充分的利用，尽量能够在颌骨重建后即能行咬合关系的重建[11-15]。

二、腓骨肌皮瓣的制备

（一）术前准备

1. 患者全身情况的评估

首先要对患者的全身情况进行全面评估，排除血管化游离移植的绝对禁忌证，如年龄太大不能耐受移植、全身恶液质、恶性肿瘤有全身骨转移、下肢有过外伤或手术史等情况，以及严重的全身性疾病、严重的心脑血管疾病等不适合手术者。对于相对禁忌证，如心脑血管或全身其他可控的慢性病、受区曾行放射治疗的患者，应该严格评估后决定是否适合采用该术式。

2. 患者下肢局部情况的评估

在排除下肢外伤及手术史后，可以采用下肢血管造影、超声多普勒检查或触诊到内、外踝和足背动脉搏动存在方可进行腓骨取骨术。同时，往往在术前可以采用超声多普勒准确测出腓动脉穿支的数目和准确位置，并做相应标记以为术中设计穿支皮瓣或皮岛做好准备。

腓动脉皮岛的主要血供是腓动脉的隔皮穿支，可以营养小腿外侧 10 cm × 24 cm 的皮肤。术前超声多普勒可较为准确地探测到腓动脉穿支血管，提高了皮岛设计的可靠性和准确性。皮岛是腓骨瓣移植后最直观和可靠的观察窗，因而制备时应尽量携带皮岛。另外，皮岛可用于修复口内及口外软组织缺损。皮岛最可靠的区域是外踝上 8 ～ 12 cm。在小腿的中上 1/3 处，切取宽 6 ～ 7 cm 的皮岛后，可以直接关闭伤口；但是小腿的远端和较宽的缺损，需要植皮以覆盖伤口。传统腓骨瓣制备时，腓血管周围需要携带肌袖以保护其血供的完整性和可靠性，但是应携带多少肌袖尚无统一标准。研究表明，即使不携带肌袖，腓骨瓣血供的可靠性也不会受影响，可以最大限度地保留小腿肌肉的完整性，减少术后受区和供区的并发症。

3. 术区的准备

完成血管及穿支定位后术区去毛、备皮。

（二）制备步骤

（1）通常采用仰卧位，制备侧臀部垫高，下肢抬高吊起备消毒。

（2）常规消毒铺巾后，于下肢股部中段上止血带备用。

（3）下肢驱血带驱血，止血泵打至 90 mmHg，定时 90 min。

（4）下肢小腿屈曲 60 度左右，微向内侧倾，触及腓骨上下小头并标记，再做腓骨后缘连线，通常在腓骨后缘连线前做前弓的弧形切口线，需要穿支皮岛的也可以将皮岛画出。我们习惯标记出腓骨上下小头向中心各 8 cm 或腓骨全长 1/4，以利于术中保护腓总神经和外踝稳定性（图 1）。

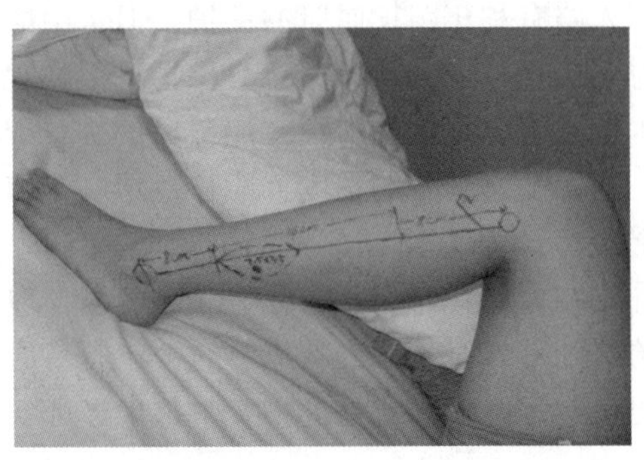

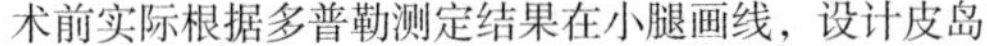

术前实际根据多普勒测定结果在小腿画线，设计皮岛

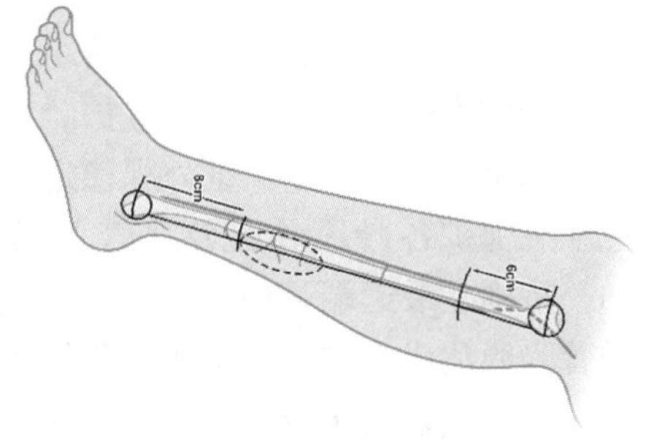

取骨时切口线及皮岛设计的原则

图 1　画线和设计皮岛

（5）沿切口线切开皮肤、皮下组织，打开腓骨长、短肌肌筋膜，向后找到腓骨后缘，此时常常会在腓骨长、短肌和腓肠肌间肌筋膜发现多个血管穿支，选取位置合适的穿支为中心设计皮岛，并将皮岛仔细掀起，此时应注意穿支血管的保护。

（6）沿腓骨长、短肌后缘向前锐分离两束肌肉和腓骨外侧面，注意保留 1 ～ 2 mm 鹅毛状肌袖以保护腓骨骨膜血运；至腓骨前缘切开踇长伸肌附着可见胫骨和腓骨间的骨间膜，小心打开骨间膜后，往往可见胫后血管束及腓血管束走行于踇长屈肌与胫后肌之间，妥善加以保护。

（7）于腓骨小头上约 8 cm 处紧贴腓骨内侧面用骨膜剥离子谨慎穿过腓骨全层，保护好腓血管束下端后，用电锯或者线锯锯断腓骨；并于腓骨上端距腓骨上头 8 cm 以下同法锯开腓骨上端后，如果胫骨和腓骨的骨间膜已经完全打开，此时的腓骨段可以向外翻出。此时可手握腓骨下段向外略翻出腓骨，便可暴露其内侧的腓血管束，谨慎断开腓动静脉的下端，并结扎血管残端。

（8）将腓骨及其供血的血管束下端向外翻起即可解剖其内侧附着肌肉，小心分离止血至暴露腓血管束从胫后的分叉处，并注意保护胫后血管束，至此腓骨瓣制备完成，暂时不断开血运，以铺单裹紧小腿后放开止血装置，待患者血压稳定后再打开铺单行创面止血。

（9）创面止血完成后可根据缺损所需形态进行带血运的腓骨塑形。为保证血管蒂的长度，切取骨的范围应足够；成形时应注意保护各骨段骨膜及血管蒂以免损伤；为保证血运，最短骨段应不少于 2 cm。

（10）塑形完成，受区血管准备完成后，再于胫后和腓血管束分叉下分离并双线结扎腓血管束，切断血管束后将制备好的腓骨瓣交头颈部术区。手术完毕。

（三）适应证及注意事项

基于以上特点，总结该瓣用于颌骨缺损修复的适应证：适用于上、下颌骨多个区域的复合缺损，其中对下颌前部，特别是包括颏部的复合缺损有着良好的修复效果；对于同时伴有软组织缺损的病例，腓骨肌皮瓣有着不可替代的优越性；下肢血管未受过损伤，下肢三束主血管均存在。

设计要点及手术操作注意事项：目前腓骨瓣获取采用常规的侧方入路，暴露腓骨外侧后，通常有腓骨前、后两种入路。采用前入路有利于踇长屈肌的保护，但术中应注意对血管蒂的保护；采用后入路可以清晰地看到血管蒂，因此有利于其保护，但往往使踇长屈肌完全游离，不利于该肌的保护。手术设计要合理，切口设计注意保护腓总神经及腓骨下段保留足够长度以保证外踝稳定性；为保证血管蒂的长度，取骨范围应足够；成形时应注意保护各骨段骨膜及血管蒂以免损伤；为了保证血运，最短骨段不应少于 2. 0 cm，特别是最远端骨段更应保证一定长度；成形后各骨段间应密切贴合。理论上讲，腓骨为膜化成骨，在保留血运和骨膜的基础上，对于未发育成熟的少年儿童应用该技术后，腓骨应该随年龄的增长而发育；但目前无论临床或是动物实验都未经证实，因此少年儿童还是慎用腓骨修复下颌骨。

（四）围手术期处理

血管化腓骨移植术后围手术期管理也是其成功与否的重要环节，除常规血管化组织移植应采取的常规措施外，还应该注意到供区功能的保护。游离腓骨瓣术后早期患者下肢存在不同程度的功能障碍，主要表现为踝关节活动受限、踇趾肌力下降，术后早期进行康复训练可以促进关节和肌肉功能恢复，缩短患者术后下肢康复的时间。训练分三个阶段，第一阶段为卧床期（术后 2 天以内），训练内容为患肢抬高、足部热敷和向心性按摩、脚趾和脚踝的屈伸练习；第二阶段为下床活动期（术后第 3 天到术后第 6 天），从术后第 3 天开始，在第一阶段训练内容外，增加足内翻与外翻、脚踝环形运动和直腿抬高练习，并练习下床活动，指导患肢逐步从非承重状态过渡到承重行走；第三阶段为出院后，从术后第 7 天开始，在保障患者安全情况下逐步练习独立行走，并行拇趾背屈后的抗阻练习。康复训练遵循循序渐进的原则，提倡主动活动为主，被动活动为辅，行走时有陪同人员协助，避免发生意外[16-17]。

（五）腓骨瓣移植后长期变化及术后并发症

关于腓骨移植后高度变化规律，有研究结果显示，随着时间延长，腓骨高度逐渐降低，2 周至 1 个月、3 ～ 12 个月降低速率为 2% 左右。术后 1 ～ 3 个月降低速率最小，约为 0.2%，说明此期为血管化腓骨成骨愈合的最佳时期。12 个月腓骨高度平均降低 6.64%，因此认为血管化腓骨移植后骨量基本保持稳定，可考虑同期行种植手术[8]。

本课题组既往研究显示，游离腓骨瓣修复重建上颌骨术后 1 年，腓骨瓣在矢状面上的位置发生向内、向上偏移[19]，上颌骨重建 1 年后腓骨瓣皮质骨可发生骨吸收，在各个方向上的厚度均有显著减小[20]；术后长期未进行种植治疗者，缺乏功能刺激更易导致骨改建发生。除此之外，使用游离腓骨瓣修复下颌骨升支，腓骨同样会根据颞下颌关节窝形态进行改建，以适应颞下颌关节的结构及其功能[21]。

游离腓骨瓣移植后，部分患者供区出现踝部不适、疼痛或踝关节不稳定等现象，也有少数患者因制取的皮岛较宽，无法直接拉拢缝合伤口而需植皮处理。供区并发症中以踝关节背屈运动受限，踇趾运动受限，供区出现围手术期感染为常见并发症，因此我们认为游离腓骨瓣术后对患者下肢功能影响较轻。即使出现相关功能障碍，也多可在术后 1 ～3 个月恢复正常，对日常生活影响较小。罕见患者在术后会出现下肢的肌筋膜间隙综合征，极个别的也有下肢静脉血栓形成等较为严重的并发症，要积极预防，一旦发生应及时到骨科进行治疗。

三、腓骨肌皮瓣在颅颌面缺损修复重建中的应用

根据临床解剖学特点我们知道，腓骨瓣在临床中实际可以有 3 种类型应用于临床，一种是血管化的单纯腓骨瓣（osteo）的应用，其次是腓骨瓣带小腿外侧皮肤筋膜组织瓣（osteocutaneous）的骨皮复合组织瓣，最后是除腓骨和小腿外侧皮瓣外还可以带有下肢的部分肌组织用于填塞空腔的骨 - 肌 - 皮复合组织瓣（osteomyocutaneous）的应用。从受区看，口腔颅颌面的骨组织缺损可以用腓骨瓣修复的最主要的是下颌骨缺损的修复；上颌骨缺损的修复也有应用，但相对下颌骨要少很多；还有极个别用于眼眶、颧骨以及颅骨的修复。

北京大学口腔医院在 1998 年底完成了首例游离腓骨瓣用于下颌骨重建的手术。从 1999 年 1 月到 2018 年 12 月，在该口腔医院颌面外科行腓骨瓣修复的患者约有 2640 名。其中，男性 1637 名（占 62%），女性 1003 名（占 38%）；年龄为 8 ～82 岁，平均年龄为 45.5 岁；腓骨瓣用于下颌骨重建的占 88.9% （$n=2347$），用于上颌骨重建的占 10.9% （$n=289$），同时用于上、下颌骨重建的占 0.2% （$n=4$）（表 1）。

表1 2640例腓骨瓣患者基本情况 单位：例

类别	病例数（百分比）
性别	
男性	1637（62.0%）
女性	1003（38.0%）
平均年龄	45.5岁（8～82岁）
修复部位	
上颌骨	289（10.9%）
下颌骨	2347（88.9%）
上颌骨+下颌骨	4（0.2%）

所有行腓骨瓣修复的病例诊断分布如表2所示，良恶性占比基本是1：1，其中以口腔颌面部常见恶性肿瘤鳞状细胞癌侵犯上、下颌骨的居多，其次是较为常见的良性颌骨病变。手术后平均住院天数从18.3天逐年减少到10.4天。使用止血带采集皮瓣的平均时间为59.0 min。

表2 2640例腓骨瓣患者的病理诊断 单位：例

诊　断	病例数（百分比）
鳞状细胞癌	1057（40.0%）
成釉细胞瘤	500（18.9%）
肉瘤	159（6.0%）
颌骨骨髓炎	152（5.8%）
颌骨缺损	131（5.0%）
腺样囊性癌	111（4.2%）
牙源性角化囊肿	106（4.0%）
骨化纤维瘤	66（2.5%）
黏液表皮样癌	61（2.3%）
恶性黑色素瘤	35（1.3%）
其他肿瘤	262（9.9%）
合计	2640（100%）

首选受区吻合动脉为面动脉（n=1643，62.2%），其次为甲状腺上动脉（n=655，24.8%）、舌动脉（n=159，6.0%）、颈外动脉（n=133，5.0%）和其他动脉（n=9，0.3%），41例患者受区动脉无明确记录。首选受区吻合静脉为颈外静脉（n=1196，45.3%），其次为面静脉（n=731，27.7%）、颈内静脉属支（n=557，21.1%）、颈内静脉（n=110，4.2%）和其他静脉（n=2，0.1%），44例患者未记录受区吻合静脉。

有198例患者非计划再次手术（7.5%），其中最常见的原因是血管危象（n=138，69.7%）（表3）。在因为血管危象而再次手术的病例中，18例是误诊，再次手术探查中未发现血管痉挛或血栓形成，吻合血管状况良好。发生动脉危象的患者有34例，其中28例最终移植失败。发生静脉危象的患者有86例，其中有35例移植失败；4例患者发生皮岛坏死，皮岛被切除，仅保留骨瓣。1999—2018年，腓骨皮瓣整体成功率为97.6%。

表3　非计划内再次手术　　单位：例

非计划内再次手术	病例数（百分比）
血管危象	138（69.7%）
动脉危象	34
静脉危象	86
误诊*	18
出血和（或）血肿	53（26.8%）
伤口感染和（或）裂开	6（3.0%）
其他原因^	1（0.6%）
合计	198（100%）

*误诊：再次手术未发现血管痉挛和血栓形成。吻合血管状况良好；^其他原因：引流管破裂残留在伤口内。

214例患者进行了术前放疗，其中有8例皮瓣移植失败。然而，术前接受放射治疗的患者与未接受放射治疗的患者之间其血管危象和皮瓣移植失败的发生率差异无统计学意义（$P>0.05$）。

腓骨可以被分成1～5段来塑形修复颌骨，其中最常见的节段数为2个（$n=1416$，53.6%），其他依次是3个节段（$n=847$，32.1%）、1个节段（$n=237$，9.0%）、4个节段（$n=72$，2.7%）、5个节段（$n=2$，0.1%），有66例（占2.5%）患者未记录腓骨分段情况。在2010年引入了数字化技术后的9年中，采用虚拟手术设计和其他数字化手术方法重建了185例患者的颌骨，在精确性上有了很大提高。同时在围手术期管理也取得了长足的进步，具体体现在术后患者头部制动及下床活动时间都有明显减少（表4）。

表4　术后护理流程

年　份	卧　床*	在床上坐起	下床活动
1999—2012	术后5天	术后6天	术后7天
2013—2017	术后3天	术后4天	术后5天
2018年至今	术后1天	术后2天	术后3天

*限制头颈部活动。

四、腓骨肌皮瓣在颅颌面缺损修复重建中的应用进展及讨论

血管化游离腓骨瓣最早由Hidalgo在1989年用于下颌骨重建。随着显微外科技术的进步，利用腓骨瓣修复口腔颌面部骨缺损已成为许多研究中心和机构的研究热点。目前

有几个供区可用于口腔颌面重建的血管化骨移植（如髂骨瓣、肩胛瓣、桡骨瓣），腓骨瓣仍是目前的首选。

随着显微外科技术的发展，在过去的20年里，我科已有近3000例腓骨瓣移植的经验。在此期间，在腓骨瓣的切取和头颈部的重建方面都取得了很大进步，腓骨瓣移植手术量从每年小于20例到每年大于200例。而且年轻医生也获得长足进步，腓骨瓣制备基本成为我科住院医师普及的手术，能够切取腓骨瓣的外科医生的数量也有所增加。

颅颌面骨缺损的范围、合并症、患者的生活方式和疾病的性质等都是是否选择腓骨移植的影响因素[22]，手术团队必须根据患者的个体状况做出最佳选择[23]。近年来，腓骨瓣已成为上颌骨和下颌骨重建的“金标准”。

对于上颌骨重建，患者的年龄、缺损大小和牙齿修复重建的意愿对皮瓣的选择有重要作用。对于经济困难且不准备修复牙齿的患者来说，软组织瓣是一个很好的选择[24]。如果缺损较大，需要大量组织来填充死腔，腓骨瓣可能也不是最佳选择。此外，患者的年龄也可能是一个主要影响因素：年轻的患者比年长的患者有更强烈的治疗愿望，对术后生活质量的要求更高[25]。

对于下颌骨重建，腓骨瓣是“主力”皮瓣。下颌骨是头颈部唯一可移动的骨骼，因此，骨重建对于提高患者的生活质量至关重要。近些年来，我们对下颌骨重建皮瓣的选择有了一些新的思考，咬合关系重建在功能重建中发挥着越来越重要的作用。腓骨由于其提供骨高度不足，限制了其在牙齿重建修复中的应用。我们尝试了平行折叠植骨法、牵引成骨法、使用带非血管化腓骨移植的腓骨瓣等方法用于牙齿种植，但这些方法同时导致了更长的手术时间、更高的并发症发生率[26]。随着数字化外科方法的发展，我们发现髂骨瓣具有足够的骨量，更适合于牙种植。目前，如果下颌骨缺损 <10 cm，肿瘤为良性肿瘤，或患者需要牙齿修复，髂骨瓣是下颌骨重建的良好选择[27]。

非计划内再手术的发生率是评估手术质量的一个公认标准，这也是医疗质量评估的重要参考[28]。本组病例的平均发生率为7.5%，计划外再手术的发生与手术的难度、病人的年龄和外科医生的技能有关。使用腓骨瓣进行口腔颌面重建是非常复杂的，这可能是本研究中计划外再手术发生率较高的原因之一。非计划内再手术的发生率呈阶段性下降趋势。第一阶段为1999—2004年，第二阶段为2005—2008年，第三阶段为2009—2014年，第四阶段为2015—2018年。这一趋势与止血带使用时间的变化趋势非常相似，我们推测这与年轻外科医生加入手术团队有关。他们经过一段时间的临床训练，计划外再手术的发生率得以下降。Choi等[29]的研究表明，计划外再手术对肿瘤治疗有负面影响，特别是对恶性肿瘤来说。所有手术都存在风险，充分的临床培训和细致的外科治疗对于降低再次手术的发生率至关重要。

皮瓣移植失败是游离皮瓣的一个关键问题。移植后的皮瓣可能发生血管危象，进一步导致血管内血栓形成或血管痉挛。使用游离皮瓣的成功率取决于显微外科手术方法、受区吻合血管的选择和术前放射治疗的病史。1999—2018年，北京大学口腔医院使用游离腓骨瓣修复的成功率为97.6%。面动脉和甲状腺上动脉更适宜作为受区吻合血管，其中面动脉为首选。在受区静脉方面，颈外静脉因其解剖位置恒定、长度足够长而成为吻合的首选。然而，颈外静脉位于胸锁乳突肌的表面，术后可能受到压迫而不利于皮瓣血供。颈内静脉（尤其是面静脉）也是显微外科手术的适宜选择，选择受区静脉的原则是吻合血管的直径应该尽可能与腓血管匹配。

1999—2009 年，病例数量与手术成功率之间呈正相关；2010—2018 年，病例数量与成功率之间没有相关性。我们推测，产生这一结果的原因是外科医生需要一段时间来学习腓骨瓣移植修复这项新技能。我们还发现，1999—2009 年，病例数量与计划外再手术的发生率呈负相关；2010—2018 年，病例数量与计划外再手术的发生率呈正相关。2010—2018 年，病例数量和计划外再次手术率之间的这种上升趋势是不寻常的，可能是因为：①经过长期培训后，我们试图治疗更复杂的病例，手术风险增大；②一些年轻外科医生加入了显微外科团队。

有研究表明术前放疗可能导致游离皮瓣失效，使血管壁更加脆弱[30]。本组病例中有 214 例曾行术前放疗。但是，术前接受放射治疗的患者和未接受放射治疗的患者相比，其血管危象和皮瓣移植失败的发生率都没有显著差异。在我们的一般经验中，术前放疗是游离皮瓣失败的危险因素之一，所以当我们制定重建方案时会考虑患者有无放射治疗史，对于有放疗史的患者，在进行重建修复时我们会对其受区的状况进行评估。这种选择上的偏差可能导致最终接受或不接受术前放疗的患者在手术的失败率上没有显著差异。

本组病例大多数情况下腓骨被分成两段或三段用于修复。此外，还有 72 例患者的腓骨被分为 4 节段，2 例被分为 5 节段。如果没有计算机辅助手术（CAS）的帮助，这些工作将会是很难做到的。CAS 已成为口腔颌面部大型复杂缺损修复的新辅助工具[11]，它的优点已得到公认：手术时间更短，供区缺损更小，术后功能和美观恢复效果更好[11-15,31]。根据我们的经验，虽然手术在 CAS 的帮助下变得更容易，但外科医生的训练和掌握的知识与使用 CAS 之前一样重要。这是因为外科医生仍然需要在术前虚拟手术方案中决定腓骨段的长度、腓骨段之间的角度，以及血管的方向。此外，我们更喜欢使用微型板进行固定，这种固定板比重建导板更灵活，并与其效果相同[32]。

在这 20 年中，围手术期管理，特别是术后护理方面也取得了进展。1999—2005 年，有 12 名患者需要在手术后住院超过 2 周（可能接近 3 周）；2006—2013 年，手术后平均住院天数减少到 11 ～ 13 天；2014 年到现在，手术后平均住院天数为 11 天。术后平均住院天数的减少与使用游离皮瓣治疗理念的改变有关。早期研究表明，大多数血管危象发生在手术后的前 3 天[33-34]，术后头颈部位置对口腔颌面部皮瓣的成活至关重要，需要严格限制头部和颈部的活动。1999—2012 年，患者被告知术后 5 天内限制头颈活动，卧床休息，第 7 天才可下床活动；2013—2017 年，卧床平躺天数减少到 3 天，第 5 天允许下床活动。最近的研究表明，78.3%～82.3% 的血管危象发生在手术后的 24 h 内[35-36]。因此，从 2018 年到现在，我们建议患者术后 2 天即可从床上坐起，3 天可下床活动，这样做对皮瓣成活率并没有影响[37]。

参考文献

[1] TAYLOR G I, MILLER D H, HAM F J. The free vascularized bone graft: a clinical extension of microvascular techniques [J]. Plast Reconstr Surg, 1975, 55 (5): 533 - 544.

[2] HIDALGO D. Fibula free flap：a new method of mandible reconstruction [J]. Plast Reconstr Surg，1989，84 (1)：71 –79.

[3] WEI F C，CELIK N，YANG W G，et al. Complications after reconstruction by plate and soft-tissue free flap in composite mandibular defects and secondary salvage reconstruction with osteocutaneous flap [J]. Plast Reconstr Surg，2003，112 (1)：37 –42.

[4] 李宁毅，贾暮云．游离排骨肌皮复合组织瓣一期修复下颌骨及软组织缺损 [J]．中华口腔医学杂志，1998，33 (6)：332 –334.

[5] 毛驰，俞光岩，郭传瑸，等．应用游离腓骨复合瓣行上颌骨缺损修复的初步研究 [J]．口腔颌面外科杂志，2001，11 (1)：4 –8.

[6] 蔡志刚，郭传瑸．口腔颌面部缺损修复与重建 30 年回顾 [J]．中华耳鼻咽喉头颈外科杂志，2011，46 (5)：358 –361.

[7] HORIUCHI K，HATTORI A，INADA I，et al. Mandibular reconstruction using the double barrel fibular graft [J]. Microsurgery，1995，16 (7)：450 –454.

[8] LEE J H，KIM M J，CHOI W S，et al. Concomitant reconstruction of mandibular basal and alveolar bone with a free fibular flap [J]. International J Oral Maxillofac Surg，2004，33 (2)：150 –156.

[9] NOCINI P F，WANGERIN K，ALBANESE M，et al. Vertical distraction of a free vascularized fibula flap in a reconstructed hemimandible：case report [J]. J Cranio Maxill Surg，2000，28 (1)：20 –24.

[10] 张陈平，张志愿，季彤，等. 腓骨肌瓣结合牙种植牵引器在下颌骨功能性重建中的应用 [J]. 中国耳鼻咽喉头颈外科，2004，11 (5)：4.

[11] 蔡志刚. 数字化外科技术在下颌骨缺损修复重建中的应用 [J]. 中华口腔医学杂志，2012；47 (8)：474 –478.

[12] 梁节，单小峰，黄进伟，等. 数字化外科技术辅助游离组织皮瓣在颌骨缺损重建中的应用 [J]. 中华显微外科杂志 2014；37 (4)：316 –322.

[13] RAITH S，RAUEN A，MOHLHENRICH S C，et al. Introduction of an algorithm for planning of autologous fibular transfer in mandibular reconstruction based on individual bone curvatures [J]. Int J Med Robot，2018，14 (2). PMID：29423929.

[14] SHAN X F，CHEN H M，LIANG J，et al. Surgical navigation-assisted mandibular reconstruction with fibula flaps [J]. Int J Oral Maxillofac Surg，2016，45 (4)：448 –453.

[15] HUANG J W，SHAN X F，LU X G，et al. Preliminary clinic study on computer assisted mandibular reconstruction：the positive role of surgical navigation technique [J]. Maxillofac Plast Reconstr Surg，2015，37 (1)：20.

[16] 杨悦，彭歆，张芳，等. 游离腓骨瓣行颌骨修复重建后下肢功能评价及护理对策 [J]. 护士进修杂志，2009，24 (7)：625 –626.

[17] 杨悦，彭歆，张芳，等. 游离腓骨瓣术后术肢康复训练的效果研究 [J]. 中华口腔医学杂志，2010，45 (6)：363 –366.

[18] HIDALGO D，PULSIC A. Free-flap mandibuler reconstruction：a 10-year following-up

study. Plast Reconstr Surg, 2002, 110: 438 - 451.

[19] 康一帆，单小峰，张雷，等. 游离腓骨瓣修复重建上颌骨术后腓骨瓣位置变化 [J]. 北京大学学报（医学版），2020，52（5）：938 - 942.

[20] KANG Y F, LIANG J, HE Z, et al. Cortical bone resorption of fibular bone after maxillary reconstruction with vascularized free fibular flap: a study based on computed tomography images [J]. Int J Oral Maxillofac Surg, 2019, 48 (8): 1009 - 1014.

[21] WANG W, SHAN X F, LIANG J, et al. Changes in condylar position after mandibular reconstruction with condylar head preservation by computed tomography [J]. J Oral Maxillofac Surg, 2019, 77 (6): 1286 - 1292.

[22] ANDRADES P, MILITSAKH O, HANASONO M M, et al. Current strategies in reconstruction of maxillectomy defects [J]. Arch Otolaryngol Head Neck Surg, 2011, 137 (8): 806 - 812.

[23] MÜCKE T, HÖLZLE F, LOEFFELBEIN D J, et al. Maxillary reconstruction using microvascular free flaps [J]. Oral Surg Oral Med Oral Pathol Oral Radiol Endod, 2011, 111 (1): 51 - 57.

[24] YANG Y, LI P J, SHUAI T, et al. Cost analysis of oral and maxillofacial free flap reconstruction for patients at an institution in China [J]. Int J Oral Maxillofac Surg, 2019, 48 (5): 590 - 596.

[25] 于森，王洋，毛驰，等. 1107 例上颌骨缺损的临床分类及修复方法分析 [J]. 北京大学学报（医学版），2015（3）：509 - 513.

[26] CHANG Y M, WALLACE C G, HSU Y M, et al. Outcome of osseointegrated dental implants in double-barrel and vertically distracted fibula osteoseptocutaneous free flaps for segmental mandibular defect reconstruction [J]. Plast Reconstr Surg, 2014, 134 (5): 1033 - 1043.

[27] QIU S, KANG Y, DING M, et al. Mandibular reconstruction with the iliac flap under the guidance of a series of digital surgical guides [J]. J Craniofac Surg, 2021, 32 (5): 1777 - 1779.

[28] ZHAO Z F, HAO J, HE Q, et al. Unplanned reoperations in oral and maxillofacial surgery [J]. J Oral Maxillofac Surg, 2019, 77 (1): 135. e1 - 135. e5.

[29] CHOI N, PARK S I, KIM H, et al. The impact of unplanned reoperations in head and neck cancer surgery on survival [J]. Oral Oncol, 2018, 83: 38 - 45.

[30] BENATAR M J, DASSONVILLE O, CHAMOREY E, et al. Impact of preoperative radiotherapy on head and neck free flap reconstruction: a report on 429 cases [J]. J Plast Reconstr Aes, 2013; 66 (4): 478 - 482.

[31] MONACO C, STRANIX J T, AVRAHAM T, et al. Evolution of surgical techniques for mandibular reconstruction using free fibula flaps: the next generation [J]. Head Neck, 2016, 38 (Suppl 1): E2066 - 2073.

[32] LIU S P, CAI Z G, ZHANG J, et al. Stability and complications of miniplates for mandibular reconstruction with a fibular graft: outcomes for 544 patients [J]. Brit J

Oral Max Surg, 2016, 54 (5): 496 - 500.

[33] KROLL S S, SCHUSTERMAN M A, REECE G P, et al. Timing of pedicle thrombosis and flap loss after free - tissue transfer [J]. Plast Reconstr Surg, 1996; 98 (7): 1230 - 1233.

[34] DEVINE J C, POTTER L A, MAGENNIS P, et al. Flap monitoring after head and neck reconstruction: evaluating an observation protocol [J]. J Wound Care, 2001, 10 (1): 525 - 529.

[35] BUI D T, CORDEIRO P G, HU Q Y, et al. Free flap reexploration: indications, treatment, and outcomes in 1193 free flaps [J]. Plast Reconstr Surg, 2007, 119 (7): 2092 - 2100.

[36] CHEN K T, MARDINI S, CHUANG D C C, et al. Timing of presentation of the first signs of vascular compromise dictates the salvage outcome of free flap transfers [J]. Plast Reconstr Surg, 2007, 120 (1): 187 - 195.

[37] YANG Y, WU H Y, WEI L, et al. Improvement of the patient early mobilization protocol after oral and maxillofacial free flap reconstruction surgery [J]. J Craniomaxillofac Surg, 2020, 48: 43 - 48.

（蔡志刚*、康一帆*、单小峰*、毛驰、彭歆、张杰、张雷、贺洋、王洋、郑磊、黄明伟、苏家增、刘树铭、王佃灿、郭玉兴、章文博、吕晓明、石妍、谢尚、武文杰、于尧、杨悦，国家口腔医学中心、北京大学口腔医院、北京大学口腔医学院口腔颌面外科；*：共同执笔人）

血管化骨瓣功能性重建下颌骨中的特征性考量

贾 俊

武汉大学口腔医学院口腔医院口腔颌面外科

下颌骨位于颜面部下 1/3，是颅颌面最重要的骨骼之一，承担咀嚼、吞咽、言语、维持呼吸道通畅以及面部表情的功能。外伤、肿瘤切除、骨髓炎、放射性骨坏死及药物相关性骨坏死是导致下颌骨缺损最常见的原因，颌骨缺损后的重建是口腔颌面外科的重要课题。得益于显微外科技术的进步及显微外科应用解剖的发展，血管化骨瓣已成为下颌骨重建的主流标准[1]。目前，下颌骨重建常用的血管化骨瓣有髂骨瓣、腓骨瓣及肩胛骨瓣，其中又以腓骨瓣与髂骨瓣使用最为广泛。影像技术的进步及数字化外科的广泛应用加速了个性化和精准化的下颌骨功能重建[1-2]。

一、下颌骨的临床应用解剖特点

下颌骨是颅颌面部骨中唯一活动的骨，由水平的“U”形下颌体部及两侧垂直的下颌支部组成。下颌体部上缘的下颌牙槽突部包含 14 ～ 16 个可以容纳下颌牙根的牙槽窝，中间部分的下颌管内有下齿槽神经血管束穿行，下缘的骨质致密。下颌支部后上方的髁突与颞骨的关节窝及关节结节共同参与颞下颌关节的构成。在附着于下颌骨上的运动肌群及韧带作用下，下颌骨通过开闭口、前伸后退及侧方运动行使多种功能。

二、下颌骨重建的标准

下颌骨的解剖、生理特点决定了下颌骨的重建必须恢复下颌骨的完整外形、正确解剖位置及功能行使。因此，理想的下颌骨功能重建应满足的标准包括：①恢复下颌骨的形态；②修复伴发的软组织缺损；③颞下颌关节的重建；④重建正常的咬合关系。为了满足以上四点重建标准，在下颌骨缺损功能重建过程中需完成以下特征性考量。

三、下颌骨缺损功能重建中的特征性考量

（一）下颌骨缺损功能重建中颌骨形态的考量

腓骨是截面呈三角形的长管状骨，腓骨重建下颌骨的优势在于其可以切除较长范围，是重建全下颌骨缺失的唯一选择。然而，腓骨的宽度小于下颌骨的高度，为了重建下颌骨高度，常规做法是将腓骨多节段截开、叠层拼接[3]。还有学者应用牵张成骨技术垂直牵引单层腓骨恢复颌骨高度[4]。国内张陈平教授设计了牙种植牵引器（dental implant distracter，DID），能够同期完成腓骨内牙种植体植入及垂直牵引[5]，减少了手术创伤的同时缩短了植骨到完成咬合重建的时间。

髂嵴的形态与同侧下颌骨下缘弧形相似，髂前上棘可用于修复下颌角，但是恢复下颌骨前份形态时需要将髂骨截开拼接。髂骨移植有足够的骨量恢复下颌骨的高度，但是部分患者的髂骨过于菲薄，后期无法进行牙种植。累及下颌角的缺损，亦可用肩胛骨瓣不分段修复。有研究认为，供体骨不分段重建下颌骨体部时，肩胛骨尖瓣（scapular tip free flap，STFF）的外形与下颌骨最匹配；如果供体骨被分段用于恢复下颌骨体部形态，腓骨重建下颌骨形态的效果最佳[6-7]。

（二）下颌骨缺损功能重建中口内软组织的考量

创伤及软组织肿瘤侵犯导致的下颌骨缺损常同时伴有软组织缺损，此时需要嵌合皮瓣或复合皮瓣同时修复软硬组织缺损。制备血管化腓骨瓣时可以携带穿支皮岛、拇长屈肌或者比目鱼肌，肌肉可用于死腔充填，皮岛用于修复口腔黏膜或颌面颈部皮肤[8-9]。皮岛、腓骨叠层及血管蒂的摆放增加了术前设计的难度。有文献根据皮岛用于修复口内缺损还是口外缺损、血管蒂是放在下颌骨的远心端还是近心端，以及术中取对侧腓骨还是同侧腓骨，将供区腓骨的选择分为四种类型[10]。然而，在腓骨叠层恢复颌骨高度时还面临着向口内反转叠层摆放还是向口外反转叠层摆放的选择。因此，应根据软硬组织的缺损部位及大小仔细考量供区腓骨的选择，术前设计阶段手术医师需与工程师反复沟通，以确保术前设计的正确性。

髂骨-腹内斜肌或髂骨-旋髂深动脉的穿支皮岛嵌合皮瓣可以同期修复口腔软组织及下颌骨缺损。腹内斜肌薄且软，用于修复口腔软组织缺损优于皮肤[8]。Meta 分析认为，当口内软组织缺损较大时，带腹内斜肌或旋髂深动脉穿支皮岛的髂骨瓣较腓骨瓣更具优势[11]。根据肩胛下的血供系统可设计成肩胛骨-背阔肌（皮）瓣或肩胛骨-前锯肌（皮）瓣，特别适用于伴有大范围软组织缺损的下颌骨缺损以及放化疗失败后的挽救性手术重建[12]。

（三）下颌骨缺损功能重建中颞下颌关节的考量

下颌骨髁突及附着于下颌骨的部分韧带、肌肉参与了颞下颌关节的构成。鉴于颞下颌关节的复杂解剖结构与下颌骨多种运动形式（开闭口、前伸后退及侧方运动），功能性重建颞下颌关节较为困难，因此必须尽可能保存关节的完整性[12]。临床上，软组织

肿瘤侵犯颌骨、颌骨肿瘤或牙源性肿瘤较少累及髁突。髁突和下颌支能够保留时，下颌骨重建只需要保证重建术前后髁突在关节窝中位置不移动。部分患者髁突无法原位保留时，可以在保证安全缘的前提下将髁突从离体的下颌骨上截下，再植并固定于血管化骨瓣的末端[13]。髁突再植能够保留颞下颌关节的原有解剖结构，有助于术后下颌骨的功能恢复。对于髁突无法保留的患者，最常见的重建方法是修整血管化骨瓣的末端形态并将其置于关节窝内，术中保留关节盘或用颞肌筋膜瓣等软组织间隔关节窝与骨瓣，预防关节强直发生，术后下颌骨的运动依赖于假关节的形成，重建后的咬合力会降低[14-15]。鉴于肋骨-软骨适应性改建能力以及其解剖结构与髁突最相似，肋骨—软骨被认为是髁突重建的最佳供体。并且，移植后的肋软骨可替代髁突的生发中心，特别适用于儿童或青少年的髁突重建[16]。下颌骨缺损范围较大且髁突无法保留时，用血管化骨瓣修复下颌骨大部分缺损，将肋骨-软骨固定于骨瓣的末端重建部分下颌升支和髁突[17]。有少量文献报道了股骨外侧髁骨瓣以及锁骨或跖骨与血管化骨瓣复合移植重建累及髁突的下颌骨缺损[18-20]。

（四）下颌骨缺损功能重建中咬合功能的考量

下颌骨缺损后的咬合重建可以最大限度地恢复患者的咀嚼、发音及容貌[21]。有学者提出“以咬合为导向的下颌骨重建”，建议通过术前咬合导板制作以及虚拟手术设计确定牙种植体的数量及位置，确保种植体周围三维方向上都有足够的骨质围绕，术后通过佩戴咬合导板维持口内黏膜状态，为种植牙植入创造有利条件。文献显示牙种植体成功率不受骨瓣类型的影响。然而，除了影响正常颌骨牙种植成功率的因素，血管化骨瓣上牙种植体的成功率还受到以下因素的影响。

种植体周围软组织处理对于牙种植的成功至关重要。血管化骨瓣修复下颌骨缺损后不利于牙种植的软组织因素有：角化龈的缺失；龈颊沟变浅或缺失；骨瓣上方覆盖的软组织相对臃肿且与骨附着不够紧密。这些不利因素会导致种植体周围软组织反复增生及种植体周围炎的发生，最终引起种植体周围骨质吸收，种植体松动。因此，植骨术后种植前需要进行皮瓣修薄，并结合根向复位瓣技术或角化龈移植技术，使种植体周围围绕大于 2 mm 的角化龈[22]。

恶性肿瘤导致的下颌骨缺损大多需要在术后 6 周内接受放疗[23]。对于放疗是否影响种植体成功的报道不一[12]，大多数学者认为放疗降低种植体的成功率，然而在放疗前植入的种植体成功率大于放疗后再植入[24]。有些学者不建议接受了≥50 Gy 的移植骨进行种植体植入[16,25]；但是，如果放疗结束后再进行血管化骨瓣移植，骨瓣上种植体的成功率不受前期放疗的影响[26]。

根据血管化骨瓣移植与牙种植体植入的时间顺序，可以将种植体植入分为同期牙种植与二期牙种植。采用以上两种种植方式，从骨瓣植入到咬合重建都需要 6～12 个月才能完成。随着数字化外科、植体材料及牙种植技术的发展，有学者提出了“jaw-in-a-day（亦称为 all-in-day）”的理念[27]。在一日内同期完成病灶切除、颌骨修复、种植体植入及牙列恢复，重建患者的咬合，充分践行了即刻功能重建的理念。

血管化骨瓣功能重建下颌骨时必须结合下颌骨的形态与生理功能进行特征性的考量。重建过程中，尽量减少对供区的损伤，最大限度恢复关节结构并重建咬合功能，是提高患者生活质量的关键，也是临床实践中亟待解决的问题。

参考文献

[1] 蔡志刚，孙坚. 显微外科技术在口腔颌面及头颈部修复与重建中的应用 [J]. 中华显微外科杂志，2014，37 (5)：417 -420.

[2] 蔡志刚. 数字化外科技术在下颌骨缺损修复重建中的应用 [J]. 中华口腔医学杂志，2012，47 (8)：474 -478.

[3] HE Y，ZHANG Z Y，ZHU H G，et al. Double-barrel fibula vascularized free flap with dental rehabilitation for mandibular reconstruction [J]. J Oral Maxillofac Surg，2011，69 (10)：2663 -2669.

[4] CUELLAR C N，CAICOYA S O，CUELLAR I N，et al. Vertical ridge augmentation of fibula flap in mandibular reconstruction：a comparison between vertical distraction，double-barrel flap and iliac crest graft [J]. J Clin Med，2020，10 (1)：101.

[5] 张陈平，Nabil S. 下颌骨重建的基础与临床 [M]. 上海：上海科技教育出版社，2009.

[6] SAHOVALER A，FERRARI M，CHAN H，et al. Comparing contour restoration of mandibular body defects with fibula，iliac crest，and scapular tip flaps：a conformance virtual study [J]. J Oral Maxillofac Surg，2021，79 (6)：1345 -1354.

[7] YU Y，ZHANG W B，LIU X J，et al. Double-barrel fibula flap versus vascularized iliac crest flap for mandibular reconstruction [J]. J Oral Maxillofac Surg，2020，78 (5)：844 -850.

[8] BAK M，JACOBSON A S，BUCHBINDER D，et al. Contemporary reconstruction of the mandible [J]. Oral Oncol，2010，46 (2)：71 -76.

[9] KUO Y R，SHIH H S，CHEN C C，et al. Free fibula osteocutaneous flap with soleus muscle as a chimeric flap for reconstructing mandibular segmental defect after oral cancer ablation [J]. Ann Plast Surg，2010，64 (6)：738 -742.

[10] YAGI S，KAMEI Y，TORII S. Donor side selection in mandibular reconstruction using a free fibular osteocutaneous flap [J]. Ann Plast Surg，2006，56 (6)：622 -627.

[11] LONIE S，HERLE P，PADDLE A，et al. Mandibular reconstruction：meta-analysis of iliac-versus fibula-free flaps [J]. ANZ J Surg，2016，86 (5)：337 -342.

[12] KUMAR B P，VENKATESH V，KUMAR K A，et al. Mandibular reconstruction：overview [J]. J Maxillofac Oral Surg，2016，15 (4)：425 -441.

[13] ZHU J Y，ZOU H X，LI H M，et al. Condyle head reimplantation combined with vascularized free flap for mandibular reconstruction [J]. J Craniofac Surg，2017，28 (6)：1559 -1562.

[14] CHIM H，SALGADO C J，MARDINI S，et al. Reconstruction of mandibular defects [J]. Semin Plast Surg，2010，24 (2)：188 -197.

[15] ENGROFF S L. Fibula flap reconstruction of the condyle in disarticulation resections of

the mandible: a case report and review of the technique [J]. Oral Surg Oral Med Oral Pathol Oral Radiol Endod, 2005, 100 (6): 661-665.

[16] SHENAQ S M, KLEBUC M J. TMJ reconstruction during vascularized bone graft transfer to the mandible [J]. Microsurgery, 1994, 15 (5): 299-304.

[17] XINGZHOU Q, CHENPING Z, LAIPING Z, et al. Deep circumflex iliac artery flap combined with a costochondral graft for mandibular reconstruction [J]. Br J Oral Maxillofac Surg, 2011, 49 (8): 597-601.

[18] SINGH V, VERMA A, KUMAR I, et al. Reconstruction of ankylosed temporomandibular joint: sternoclavicular grafting as an approach to management [J]. Int J Oral Maxillofac Surg, 2011, 40 (3): 260-265.

[19] TIFTIKCIOGLU Y O, GUR E, BILKAY U. Simultaneous autologus mandible and temporomandibular joint reconstruction [J]. J Craniofac Surg, 2017, 28 (4): e374-e376.

[20] ENZINGER S, BURGER H, GAGGL A. Reconstruction of the mandibular condyle using the microvascular lateral femoral condyle flap [J]. Int J Oral Maxillofac Surg, 2018, 47 (5): 603-607.

[21] WIJBENGA J G, SCHEPERS R H, WERKER P M, et al. A systematic review of functional outcome and quality of life following reconstruction of maxillofacial defects using vascularized free fibula flaps and dental rehabilitation reveals poor data quality [J]. J Plast Reconstr Aesthet Surg, 2016, 69 (8): 1024-1036.

[22] LI R, MENG Z, ZHANG Y, et al. Soft tissue management: a critical part of implant rehabilitation after vascularized free-flap reconstruction [J]. J Oral Maxillofac Surg, 2021, 79 (3): 560-574.

[23] SHAIKH T, HANDORF E A, MURPHY C T, et al. The impact of radiation treatment time on survival in patients with head and neck cancer [J]. Int J Radiat Oncol Biol Phys, 2016, 96 (5): 967-975.

[24] PANCHAL H, SHAMSUNDER M G, PETROVIC I, et al. Dental implant survival in vascularized bone flaps: a systematic review and meta-analysis [J]. Plast Reconstr Surg, 2020, 146 (3): 637-648.

[25] TEOH K H, HURYN J M, PATEL S, et al. Implant prosthodontic rehabilitation of fibula free-flap reconstructed mandibles: a Memorial Sloan-Kettering Cancer Center review of prognostic factors and implant outcomes [J]. Int J Oral Maxillofac Implants, 2005, 20 (5): 738-746.

[26] KIMOTO A, SHIBUYA Y, KOBAYASHI M, et al. Postradiotherapy dental implant insertion into bone grafts harvested from nonirradiated tissue: case reports [J]. Implant Dent, 2016, 25 (5): 715-719.

[27] PATEL A, HARRISON P, CHENG A, et al. Fibular reconstruction of the maxilla and mandible with immediate implant-supported prosthetic rehabilitation: jaw in a day [J]. Oral Maxillofac Surg Clin North Am, 2019, 31 (3): 369-386.

显微外科技术与慢性骨髓炎的一期手术治疗
——理念与临床应用

张 春 刘亦杨 郭峭峰 等

浙江大学医学院附属邵逸夫医院骨科 等

慢性骨髓炎可分为血源性与创伤性两大类。前者是细菌经血循环感染，未经治疗或治疗不当而导致骨内慢性化脓性炎症；后者则是细菌经皮肤伤口侵植所引起，如开放性骨折、火器伤、各类骨科手术。其临床既有不同特点，也有相同之处。现今临床上创伤性骨髓炎远比血源性骨髓炎多见，因此，慢性骨髓炎便成为创伤性骨髓炎的代名词。在我们近 20 年逾千例病例中，血源性骨髓炎多见于年长者，病程长，股骨和胫骨最多；创伤性骨髓炎可见于各年龄段，青壮年居多，有创伤、手术史，病程长短不定。病程长者可见病灶周围皮肤色素沉着、局部溃疡、贴骨瘢痕、窦道瘘口，迁延发作，可伴有骨不连甚至骨缺损，常经多次手术，经久难愈。病灶细菌培养多为金黄色葡萄球菌，耐甲氧西林菌株及混合感染并非少见（本组 >20%）。影像学所示死骨与脓肿的存在则为其特征。临床通常可见 3 种类型：①活动渗出型：病灶处有伤口可伴窦道流脓，局部红肿热痛，可伴发热，白细胞计数（WBC）、红细胞沉降率（ESR）、超敏 C 反应蛋白（CRP）增高。这类患者在瘘口破开脓液流出后，症状即有明显缓解。有经验的病人常自行疏通窦道，保持引流通畅，便可相安无事，参加劳作。②活动非渗出型：无伤口或伤口已愈，瘘口封闭，局部可有肿痛及压痛，可有瘢痕及色素沉着，WBC 正常，ESR、CRP 可异常。③静止型：这是一种隐匿、低毒性感染，易误诊，MR 有助于诊断。当然最终的诊断“金标准”还是病理检验[1]。

骨髓炎的治疗仍是困扰骨科医生的临床难题，特别是对那些久治不愈、病程迁延顽固、反复发作的病例，局部形成的贴骨瘢痕、窦道瘘口、色素沉着乃至骨不连、骨缺损，严重影响着患者肢体功能及身心健康，并导致患者家庭贫困。理想有效的治疗方法是笔者近 20 年来一直在临床工作中努力探索研究的主要目标。在遵循沿用对骨髓炎实施骨骼开窗（开槽）引流、病灶剔除、冲洗引流、制动与固定、定期换药、期许肉芽填充生长的传统治法过程中，我们学习接受新的理念、新的知识、新的技术和新的方法，从而使我们对慢性复杂性骨髓炎治疗的认知、理念与技术方法有了革新性的提高与改变。我们应用现代骨肿瘤手术的基本原则，可最大程度地做到骨髓炎病灶的根治性清创；应用现代显微外科技术进行复合组织瓣的转移或移植，为根治性清创后组织缺损的填充修复及无张力一期闭合创口提供保障；同时再结合现代植骨、局部抗生素应用及骨骼稳定固定技术的综合应用一期手术完成，使慢性复杂性骨髓炎的治疗效果有了显著提高。现就我们的体会和经验，结合典型病例，叙述如下。

一、术前准备及疾病谱特点

凡是经入院确诊为慢性骨髓炎者，性别、年龄、病程长短、病变部位、病变原因一概不限。诊断确立依据：①病史及既往治疗史；②体格检查可见病变部位肿胀、色素沉着、压痛、窦道瘘口，或异常活动、畸形等；③实验室检查主要包括血常规、ESR、CRP、降钙素原（PCT）等炎症指标，以及创面、渗出液的细菌培养；④X线、CT、MR 等常规影像学检查；⑤必要时经窦道、瘘口置管造影，明确病变范围；⑥伴有慢性溃疡者，先切取溃疡病灶行病理检查，明确是否存在恶变。

笔者曾对 2009 年 1 月 1 日至 2013 年 1 月 1 日间经治 302 例慢性骨髓炎一期手术治疗的病例做过详实统计、随访。随访方式主要通过写信、电话，以答卷形式进行，随访完成率约 67%。其中男性 224 例，女性 78 例；左侧 150 例，右侧 152 例；病程 3 个月至 1 年 257 例，1～5 年 30 例，5～10 年 10 例，10～40 年 5 例。病变部位包括胫骨 145 例，跟骨 48 例，趾骨 20 例，股骨 15 例，跖骨 14 例，坐骨结节 11 例（褥疮），腓骨 7 例（单纯），髌骨 7 例，骶骨 7 例，指骨 6 例，距骨 5 例，肱骨 5 例，肋骨 3 例，锁骨 3 例，掌骨 2 例，髂骨 2 例。除 8 例为血源性外（胫骨 4 例，股骨 3 例，肱骨 1 例），其余均为创伤性骨髓炎。近 10 年笔者收治的病例疾病谱有所变化，创伤性骨髓炎中长病程、复杂性病例增多，而跟骨、胫骨近端及足趾的骨髓炎明显减少；长病程、大龄慢性血源性骨髓炎病例增多，且年龄都超过 60 岁，最大的 94 岁。这也许是笔者医院病例相对增多而已。因笔者经治时间较长，病例数逾千，详尽的资料整理统计存在显著不足，很难呈现完整，确为遗憾。

二、骨髓炎一期手术的理念与方法

骨髓炎的一期手术治疗是指应用现代肿瘤学治疗原则对骨髓炎病灶进行扩大清创——我们称之为根治性清创，以应用显微外科技术组织瓣转位移植修复重建组织缺损、无张力闭合创口为抓手，整合其他技术与方法综合革新运用一期完成手术。重要的是，术前必须详尽准确分析判断伤情，有针对性制定手术计划方案，手术中严格按序进行。

1. 根治性清创

彻底清创永远是慢性骨髓炎治疗过程中最关键的环节[2]。我们遵循现代肿瘤学治疗原则，即以处理低度恶性肿瘤的标准来处理骨感染病灶，将复杂的骨感染转化为相对单纯的骨缺损[3]。清创的原则和步骤主要包括：①软组织从外到内，由浅入深，锐性从病理组织与正常组织界面进行切割，清除一切瘘管窦道、炎性瘢痕、炎性致密纤维化组织直至正常组织层。②骨骼表面的炎性骨痂有时呈葱皮样，以骨刀或刮匙逐层予以清理，直至正常皮质骨面。③扩大开窗（开槽）。通过对皮质骨有限开窗（开槽），扩大显露，有利于对病灶骨髓腔内进行彻底清创，主要可以借助骨刀、凿、刮匙，务必向远近端打通髓腔，还可以利用高速磨钻处理髓腔内壁，髓内钉相关性感染还会用到髓腔扩大器，直至出现皮质骨表面哈佛氏管的点状出血，即“红辣椒征（paprika sign）”，并以此作为彻底清创的标准；松质骨清创后仅保留皮质骨，即所谓“蛋壳样清创（eggshell-like debridement）”[4]。④完成对骨与软组织病灶清除后，应以大量生理盐水（至少 6000 mL）冲洗骨腔、创腔和创面，再次行肢体皮肤消毒，更换外科手术铺巾。对术中清除的组织应常规从不同组织层（尤其是深部组织）取样送检，包括细菌培养及病理检验。

2. 骨骼的稳定与固定

骨病灶清创后，常致骨缺损范围扩大，皮质骨变薄，坚固性变弱，特别是骨不连结构性缺损者，必须重建骨骼的稳定与牢固。骨骼稳定与牢固的固定不仅有利于骨愈合，防止感染复发，同时对术后早期肢体功能的康复训练，促进功能恢复起到重要作用。外固定是最常用的选择，而在清创彻底且局部有正常软组织充分覆盖的情况下，钢板内固定并非禁忌[3,5-7]。我们在股骨多用锁定钢板内固定，胫骨因软组织覆盖相对菲薄而首选外固定。

3. 骨骼空腔填充与局部载抗生素人工骨的应用

对骨髓炎病灶清除后的骨缺损，我们应用混合植骨的方法，取自体髂骨制成火柴棍及小颗粒状，与负载万古霉素及庆大霉素的硫酸钙颗粒混合（万古霉素粉末 1.0 g、庆大霉素注射液 160 万 U 与 5 mL 硫酸钙人工骨粉混合拌匀成浆，填入其模具中，待干燥固化坚硬如石后取出），同时还可拌入 DBM。此外，在取髂骨时可抽取部分松质骨腔内的出血，在植骨后注射于病灶处。如若混合植骨仍不能完满填充骨腔，则以肌肉组织填充：在股骨中上段取邻近肌瓣填入骨腔植骨床上，骨壁钻孔固定肌瓣；股骨下段与胫骨近端则可取带蒂腓肠肌瓣转位填充，确保不留死腔。

采用混合植骨，一方面是利用自体松质骨能够很快再血管化，并最终与骨结构合为一体的特性；另一方面则是利用可降解的硫酸钙颗粒作为抗生素载体，通过持续有效缓慢释放，从而为局部提供远高于最低抑菌浓度（MIC）的高浓度抗生素，同时还能保证最高血药浓度仍在安全范围以内[5-6,8-10]。唯其在降解释放过程中伴有较多的无菌性渗液，有的个体渗出持续时间较长是其不足。

4. 显微外科技术组织瓣应用在骨髓炎一期手术治疗中的作用

治疗骨髓炎的目标是彻底清创，控制感染，获得坚实的骨愈合，最大限度挽救肢体，改善功能，避免或减轻残疾。要实现这个目标，根治性清创是最关键的环节。清创越彻底，缺损的组织就越多，创面便越大，如果不能完善地予以修复重建，无张力的闭合伤口，其他的技术方法应用得再好也是枉然。而这一环节也是保证一期手术成功的关键。唯有应用显微外科技术实施肌瓣或肌皮瓣转位或移植于其中才能破解完满填充死腔、完善修复重建、无张力闭合伤口的难题。因此，在综合技术一期手术治疗骨髓炎的方法中，显微外科技术的应用是不可或缺的，它担当着破解瓶颈、举纲张目的作用。

皮瓣、肌皮瓣在一期手术中的应用不仅因其为彻底扩创后死腔填充、缺损组织修复、伤口闭合提供有效保障，同时也通过应用组织结构正常、血运丰富的组织瓣，有利于更好地改善病变部位血运，增强抵抗免疫能力，促进骨愈合，加快恢复，避免或减少复发[11]。组织瓣的应用同样应遵循基本原则，邻近带蒂肌（皮）瓣简便安全可靠，吻合血管的游离肌（皮）瓣移植并非禁忌。在我们的千余病例中，吻合血管游离组织瓣移植应用比例不到10%，但总数也在100例以上，肌皮瓣最常选择是股前外侧、背阔肌，骨瓣则是腓骨和髂骨[5-6,9,12-14]。

5. 术后系统性抗生素应用及康复锻炼

我们仍然坚持遵循术后持续静脉全身用药4～6周，根据术中及术后引流液的细菌培养及药敏试验结果选择敏感抗生素；对于部分细菌培养阴性患者，经验性予以广谱抗生素。用药过程中，根据术后实验室相应检测确定抗生素应用的持续时间。在术后连续2～3次引流液细菌培养阴性，连续2～3次血常规、ESR、CRP等检测正常，则可停用静脉用药，改用利福平加复方磺胺甲恶唑片持续1个月后彻底停用。鼓励督促病人术后进行早期康复训练，这对病人树立信心、改善身心状况、尽快改善和恢复功能甚为重要，不可忽视。

三、骨髓炎一期手术治疗的结果

笔者近20年接诊逾千例一期手术治疗的骨髓炎患者，根据不同发病部位，手术总成功率91.8%～96.1%，骨髓炎总复发率3%～5%[5,6,9,12-14]。就上述随访302例组，手术成功率96%，复发12例（胫骨6例，跟骨4例，股骨2例，复发时距术后最长6年，最短4个月），其中因长期溃疡恶变保肢失败截肢4例，复发最主要的原因为骨病灶清创不彻底及空腔残留。

病例1：女，83岁，右股骨血源性慢性骨髓炎67年，近20年反复发作红肿热痛、流脓，关节僵直，经多次手术瘘口不愈，恶臭，拒绝截肢。经围手术期处置准备后于2016年3月14日行骨髓炎病灶清除，骨缺损混合植骨（自体髂骨+RBK+DBM），带蒂腓肠肌外侧头及内侧头肌瓣填充空腔修复重建，骨骼稳定固定，一期手术完成并获得成功（图1）。术后3年因脑卒中死亡。

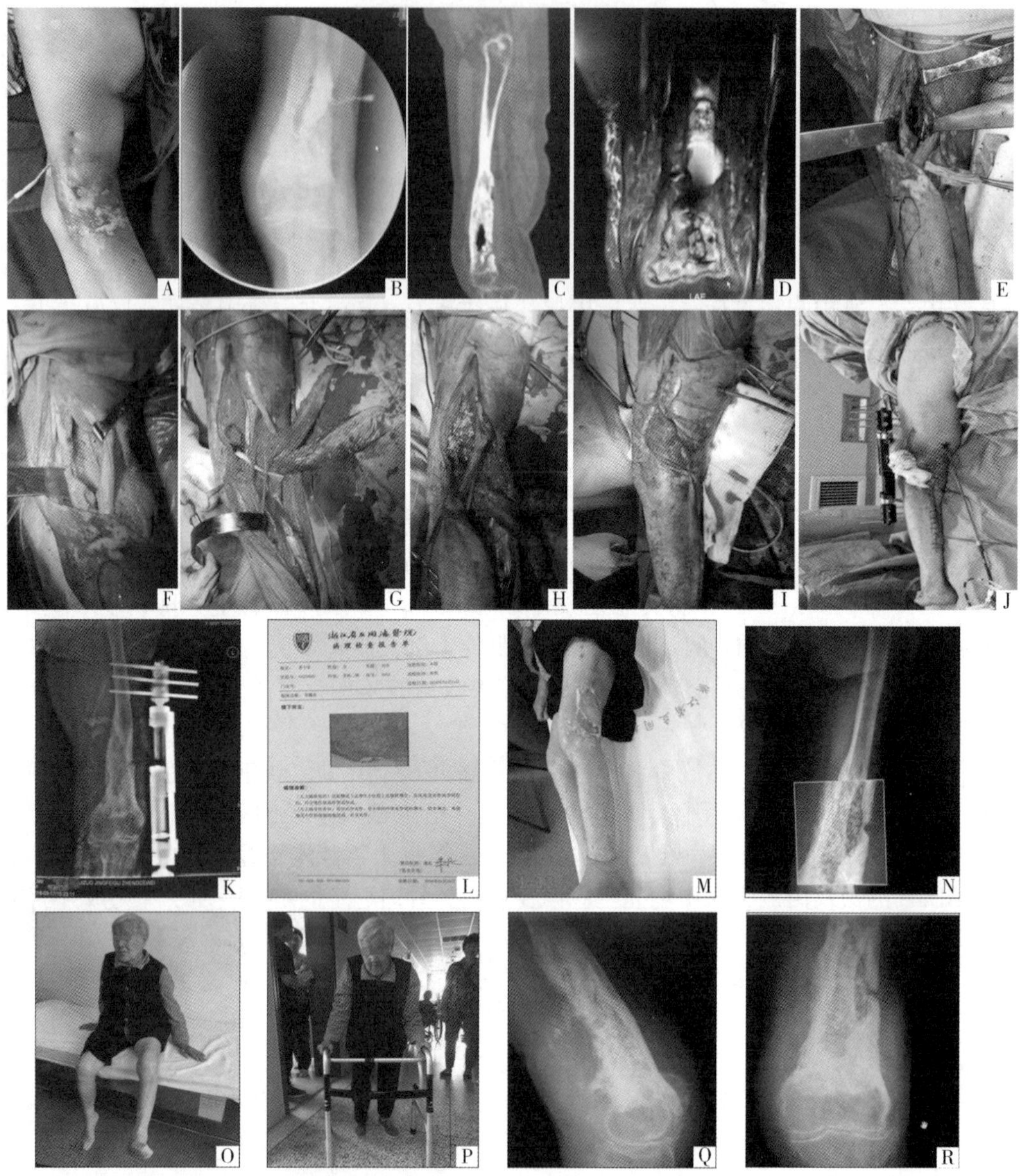

A. 术前局部外观；B. 窦道造影；C、D. 术前影像学资料，E～J. 术中情况；K. 术后 X 线片；
L. 术后病检报告；M、N. 术后 8 个月复查；O～R. 术后 2 年半随访

图 1　患者右股骨慢性骨髓炎的显微手术治疗

病例 2：男，53 岁，右胫骨下段骨髓炎 42 年，拒绝截肢，2012 年 2 月 10 日入院，3 天后行一期清创，混合植骨胫后血管穿支皮瓣转位修复缺损闭合伤口，获得成功（图 2）。现术后已 10 年。

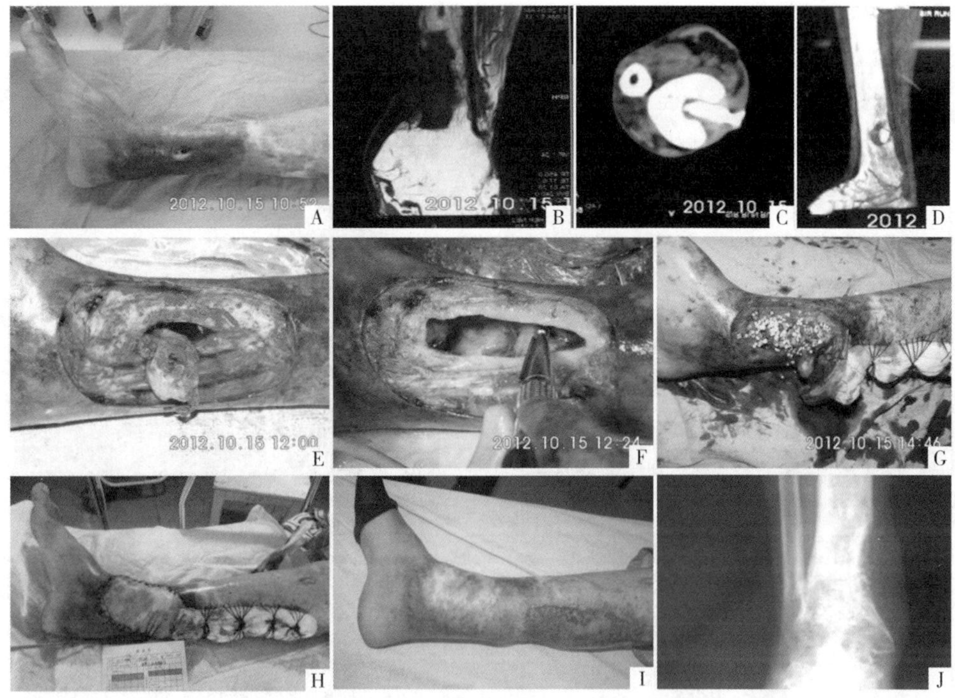

A. 创口局部窦道及贴骨瘢痕；B～D. 术前影像学检查；E～G. 术中过程：清创，混合植骨，皮瓣切取供区植皮；H. 术后12天；I、J. 术后5年随访

图2 患者右胫骨下段骨髓炎的显微手术治疗

病例3：男，73岁，63年前右小腿被毒蛇咬伤，虽经多次手术，仍皮肤溃疡、骨外露，入院前7个月跌倒骨折，拒绝截肢，予外固定后换药，于2016年1月27日入院。3周后行根治性扩创，胫、腓骨均加以内固定，混合植骨，扩大的岛状腓肠肌外侧头肌皮瓣内移修复缺损闭合创面，供区取下腹部全厚皮植皮，一期手术完成，获得成功，5个月骨愈合，7个月去外固定（图3）。现已术后5年，功能良好。

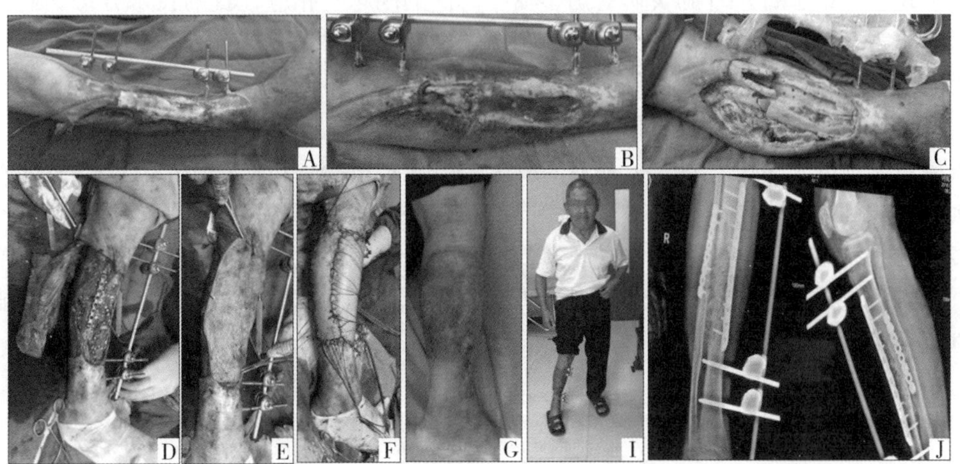

A、B. 术前创面情况；C. 胫骨根治性清创后；D～F. 骨骼内固定，混合植骨，腓肠肌外侧头肌瓣转位，游离植皮；G～I. 术后7个月随访

图3 患者右小腿骨外露的显微手术治疗

病例4：男，12岁，2000年6月12日火车压伤右小腿，开放骨折，软组织大面积缺损（图4A），入院后于2002年6月16日行同侧股前外侧肌皮瓣移植保肢（图4B）。1年后胫前贴骨瘢痕、骨不连、骨髓炎、骨缺损（图4C、D），2001年7月13日行瘢痕切除、滑槽及髂骨植骨、胸脐皮瓣吻合血管交腿移植手术成功（图4E、F），1年后骨愈合及功能良好（图4G、H）；14年后（2014年4月11日）状况良好（图4I、J）。

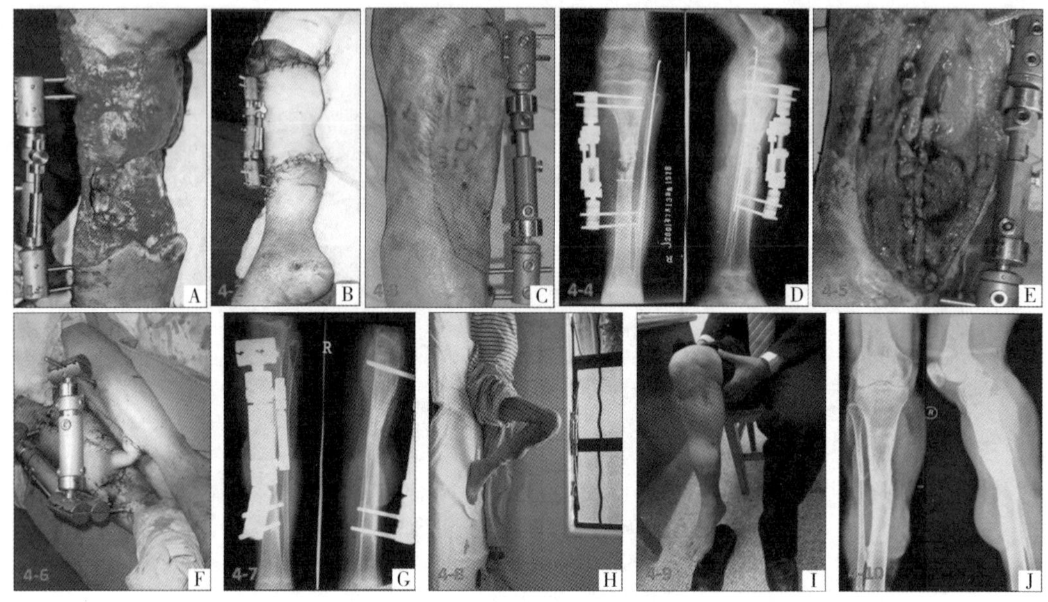

图4　患者右小腿骨髓炎的显微手术治疗

四、骨髓炎一期手术治疗的优缺点

从理念上讲，针对骨髓炎病变诸多需要解决的问题及相应处置的技术方法，通盘考虑找出重点，应用现代创新思维，将各种传统治疗方法守正革新，结合显微外科等新技能新方法，综合有序施治，将修复与重建完美结合，一期完成手术，并已取得良好疗效。其优点是显而易见的：不仅显著缩短了治疗周期，减少了手术次数，促进骨愈合，提高感染治愈率，减少了复发，而且对降低经济成本也起到积极作用；其缺点是手术创伤大，风险高，技术要求高，必须有深厚的临床经验与技术积淀。骨髓炎一期手术治疗是复杂的系统工程，需要各种治疗环节及技术的有序应用，环环相扣，相互依存，整体协同，方可取得成功。因此，必须有新理念，应用新技术，传承与革新相结合，方能使慢性复杂难治的骨髓炎治疗取得进步。

参考文献

[1] PARVIZI J, ZMISTOWSKI B, BERBARI E F, et al. New definition for periprosthetic joint infection: from the Workgroup of the Musculoskeletal Infection Society [J]. Clin

Orthop Relat Res，2011，469（11）：2992－2994.

［2］谢肇．四肢长骨创伤后骨髓炎诊断与治疗的难点及挑战［J］．中华创伤杂志，2015，31（4）：289－293.

［3］METSEMAKERS W J，KUEHL R，MORIARTY T F，et al. Infection after fracture fixation：current surgical and microbiological concepts［J］. Injury，2016，pii：S0020－1383（16）30470－30473.

［4］QIN C H，ZHOU C H，REN Y，et al. Extensive eggshell-like debridement technique plus antibiotic-loaded calcium sulphate for one-stage treatment of chronic calcaneal osteomyelitis［J］. Foot Ankle Surg，2020，26（6）：644－649.

［5］沈立锋，刘亦杨，张扬，等．组织瓣－载万古霉素硫酸钙联合髂骨一期移植治疗胫骨骨髓炎［J］．中华显微外科杂志，2017，40（1）：35－40.

［6］刘亦杨，沈立锋，黄凯，等．腓骨皮瓣结合载抗生素人工骨一期治疗前臂 Cierny-Mader Ⅳ型骨髓炎［J］．中华显微外科杂志，2019，42（4）：348－353.

［7］MAFFULI N，PAPALIA R，ZAMPOGNA B，et al. The management of osteomyelitis in the adult［J］. The Surgeon. 2016，14（6）：345－360.

［8］张展，张春，张晓文，等．载万古霉素硫酸钙在人体内缓释药物的临床研究［J］．中国医药导刊，2015，17（12）：1247－1250.

［9］SHEN L F，DONG Y，ZHANG C，et al. Chronic osteomyelitis treatment：a clinical and pharmaco-kinetic study of vancomycin impregnated calcium sulphate［J］. J Med Imag Health Inform，2015，5（1）：36－42.

［10］SHOU D，DONG Y，SHEN L F，et al. Rapid quantification of tobramycin and vancomycin by UPLC-TQD and application to osteomyelitis patient samples［J］. J Chromatogr Sci，2014，52（6）：501－507.

［11］KENDALL J V，MCNALLY M，TAYLOR C，et al. The effect of age on outcome in excision of chronic osteomyelitis with free muscle flap reconstruction［J］. J Bone Joint Infect，2019，4（4）：181－188.

［12］沈立锋，张春，郭峭峰，等．合并软组织缺损的复杂创伤性骨髓炎的一期治疗［J］．中华显微外科杂志，2010，33（4）：284－286.

［13］张春，沈立锋，张展，等．胫骨平台骨折术后感染原因分析及治疗对策［J］．中华显微外科杂志，2011，34（3）：188－190.

［14］黄凯，郭峭峰，林炳远，等．胫后动脉穿支蒂螺旋桨皮瓣联合植骨一期治疗胫骨远端创伤性骨髓炎［J］．中华显微外科杂志，2018，41（1）：66－68.

（张春、刘亦杨、郭峭峰、沈立锋，浙江大学医学院附属邵逸夫医院骨科；张展、马药平、黄凯、林炳远，浙江省立同德医院骨科）

慢性难愈性创面的显微修复方案

陈 宏 黄 剑 孙赫阳 等

宁波市第六人民医院

慢性创面是基于创面病程来定义的，在全球尚无统一标准，通常是指无法通过正常有序而及时的修复过程达到解剖和功能上完整状态的伤口；临床上多指各种原因形成的创面接受超过1个月治疗未能愈合，也无愈合倾向者。也有学者认为慢性创面即为创面超过4个月不愈合者。因此，慢性创面具有病程迁延、愈合困难的临床特点[1]。

慢性创面形成的病因复杂，主要有周围血管性疾病、全身性疾病、外伤瘢痕和感染等。而影响伤口愈合的因素也复杂多样，慢性疾病、血管功能不全、糖尿病、神经病变、营养不良、高龄以及压力、感染、水肿等均可阻碍伤口愈合。在各种慢性创面类型中，以糖尿病足溃疡、压力性损伤、下肢静脉性溃疡、创伤后慢性创面在发生率上名列前茅。

随着现代慢性创面修复技术的发展，现代清创技术、横向骨搬运技术、诱导膜技术、皮肤牵张/扩张技术、人工皮植皮技术、血管介入技术、PRP富血小板血浆、新型敷料技术、干细胞移植技术等应用于慢性创面的修复治疗取得了良好的效果。但皮瓣移植在各类慢性创面的皮肤软组织修复重建中仍然具有十分重要的地位。100多年来，从皮瓣的首次应用开始，新的皮瓣供区及新型皮瓣不断出现，为整复外科治疗注入新的活力，在机体的形态恢复、功能重建中起到了重要的作用。应用显微外科皮瓣修复技术，不仅能闭合创面，还提高了局部的软组织条件，增加了抗感染能力。采用显微外科技术结合内、外科综合治疗是治疗慢性难愈性创面的有效手段[2-5]。

现代皮瓣技术治疗慢性创面的优势在于可以最大限度地修复创面的解剖结构与功能；但技术难度大，对应用病例的年龄、合并疾病、身体机能、周围血管情况等有一定的要求。因此，在应用显微皮瓣技术治疗慢性创面时，需要对患者的创面情况、全身情况及疾病发展史进行全面的评估，以便选择合适的显微皮瓣类型修复创面。创面评估需要了解创面的部位、大小、形态等特征，是否合并感染，有无内植物或异物残留，创周软组织条件、血供情况，等等；全身情况评估包括营养状况、是否合并全身性或系统性疾病（如糖尿病、高血压、痛风、截瘫等）、电解质是否平衡、是否有免疫性疾病以及年龄；病史评估包括创面的发生发展、诊疗经过、创面的变迁、既往病史等[6-7]。

在慢性创面的治疗中我们常用的皮瓣可分为两大类：带蒂皮瓣（包括穿支螺旋桨皮瓣）和游离皮瓣。带蒂皮瓣主要有腓肠神经营养血管皮瓣、胫后动脉穿支螺旋桨皮瓣（岛状皮瓣）、腓动脉穿支螺旋桨皮瓣（岛状皮瓣）、足内侧动脉岛状皮瓣、臀大肌螺旋浆皮瓣等。游离皮瓣常用的有游离股前外侧皮瓣、游离旋髂浅动脉穿支皮瓣、游离腓肠内侧动脉穿支皮瓣、游离腹壁下动脉穿支皮瓣等。各种类型的皮瓣在应用时应根据创面的部位、周围软组织的解剖特点灵活应用。

目前临床工作中常需要显微皮瓣修复的慢性难愈性创面有糖尿病足溃疡创面、骶尾部压疮创面、肿瘤放化疗术后创面、慢性骨髓炎创面等。下面就这几类创面展开讨论。

一、糖尿病足溃疡创面

糖尿病足是糖尿病导致的足部疼痛、皮肤慢性溃疡、肢端坏死等的总称，是与下肢远端神经异常和周围血管病变相关的足部感染、溃疡和组织破坏，是糖尿病常见慢性并发症之一，也是导致糖尿病患者残疾的主要原因之一[8]。由于足部特殊的功能要求，糖尿病足慢性溃疡造成的皮肤软组织缺损甚至骨髓炎、坏疽，在修复和重建时，不仅要求修复的皮瓣薄而平滑，而且要求致密、耐磨，因为过于臃肿的皮肤将使患者无法穿鞋及行走；同时还要求皮瓣血供丰富，利于创口愈合、抗感染，不易冻伤或再次溃烂；更高的要求可能还需要具有保护性感觉。

游离皮瓣的应用广泛，效果可靠。其中股前外侧皮瓣的应用最为广泛。股前外侧皮瓣可以提供的组织量充分、抗感染能力强，对于糖尿病足大面积皮肤软组织缺损最为适用[9-10]。由于糖尿病足患者下肢血运及神经营养功能本就较差，传统的临近带蒂皮瓣应用受限，但在充分术前评估的基础上亦可应用。逆行腓肠神经营养皮瓣（腓肠动脉逆行供血）已被广泛用于踝部和足跟部缺损的修复。踝上皮瓣（腓动脉前穿支的上皮支供养）可用于外踝、足跟，甚至足背缺损的修复。

另外，各种血运丰富的肌皮瓣如腓长伸肌瓣（胫前动脉供养）、腓骨短肌瓣（腓动脉供养）、趾长屈肌瓣（胫后动脉供养）、比目鱼肌瓣（腘动脉、腓动脉和胫后动脉供养）、足部肌瓣、小趾展肌瓣（足底外侧动脉供养）、踇短展肌瓣（足底内侧动脉供养）亦可应用于此类创面的修复。

总之，足底慢性溃疡的治疗，对于年龄较大、具有严重基础疾病的患者，以修复溃疡、消灭创面为主要目的；对于年轻、局部情况好的患者，以修复溃疡、重建功能为主要目标。

二、骶尾部压疮创面

压疮常见于截瘫、昏迷或长期卧床的患者，是指骨隆起处皮肤、血管、神经因长时间过度受压，局部血运障碍导致的皮肤全层坏死。最常见的部位是骶尾、股骨大粗隆、坐骨结节、髂后上棘等。臀骶部压疮常深达骨质且合并感染，多需要手术治疗。修复臀骶部压疮的方法有随意皮瓣、肌皮瓣、筋膜皮瓣和穿支皮瓣等，各有特点。

1. 随意皮瓣

修复臀骶部压疮常用旋转皮瓣和推进皮瓣。局部 V－Y 推进皮瓣是可靠的方法，操作简便；但由于皮瓣蒂的限制，推进幅度较小，单侧 V－Y 推进皮瓣只能修复直径 6.0～7.0 cm 的创面，双侧 V－Y 推进皮瓣可修复更大创面。随意皮瓣方便简单，适宜修复较浅的小创面；当组织缺损较大、较深时则难以填充，抗感染能力也弱。因此，现在修复臀骶部压疮的随意皮瓣多带部分肌肉、筋膜或穿支血管蒂。

2. 肌皮瓣

臀大肌是人体最厚的一块肌肉，臀大肌肌皮瓣形成一个包括皮肤、皮下脂肪、筋膜和肌肉的复合组织瓣，血运好，抗感染力强，有利于伤口愈合，且皮瓣的正常解剖关系未受破坏，保留了肌皮瓣的抵抗力，减少术后压疮复发。所以，临床上多采用各种臀大肌肌皮瓣转移治疗尾骶部深度压疮。常用的术式有单侧或双侧推进臀大肌肌皮瓣、旋转臀大肌肌皮瓣等。对于双下肢瘫痪患者，可采取全臀大肌皮瓣切取；对于下肢尚有功能或部分功能存在的患者，通常切取以臀上或臀下动脉为蒂的部分臀大肌肌皮瓣，以保留下肢伸髋及外旋功能。臀大肌是髋关节伸肌，全臀大肌肌皮瓣转移术对髋关节功能影响较大。有学者认为，该皮瓣仅适用于截瘫患者，非截瘫患者宜选用部分臀大肌肌皮瓣转移术，术后对髋关节功能影响较小[11]。选用臀大肌下半部肌皮瓣时，支配上半部肌肉的神经被切断将引起该部肌肉明显萎缩。采用臀大肌上半部岛状肌皮瓣旋转移位修复尾骶部组织缺损时，无论厚度、面积及移位距离都较适宜，而且可保留臀大肌的部分功能，对髋关节稳定性与伸髋功能无明显影响。

3. 筋膜皮瓣

筋膜皮瓣由深筋膜、皮下组织和皮肤共同形成，广泛应用于四肢及躯干创面修复。尾骶部压疮的修复可选用腰骶筋膜皮瓣、腰臀筋膜皮瓣及股后筋膜皮瓣。坐骨结节及股骨大转子部压疮选用股后筋膜皮瓣。筋膜皮瓣与肌皮瓣对其表面皮肤血供和抗感染能力无明显差别，但对深层细菌的清除能力，筋膜皮瓣远较肌皮瓣差。采用筋膜皮瓣修复尾骶部压疮效果优于肌皮瓣，筋膜皮瓣不仅血运好，厚度相当，而且耐磨、耐压。筋膜皮瓣缺血耐受性好，比肌皮瓣更能耐受压迫，有较高的机械抵抗力。同时术中出血较少，皮瓣成活率更高。由于这种方法保留了臀大肌功能，因此不影响患者行走功能。有学者采用旋转推进筋膜皮瓣修复臀骶部压疮，臀部筋膜皮瓣 V－Y 推进并相互交错修复骶部软组织缺损，应用四叶岛状筋膜皮瓣修复臀骶部压疮，均取得了良好疗效[12]。筋膜皮瓣相对于肌皮瓣，具有闭合创面、改善局部血运、促进组织愈合等优点，且解剖层次浅、手术创伤小、切取方便。一旦压疮复发，仍可选用肌皮瓣治疗。

4. 穿支皮瓣

尾骶部的肌皮穿支主要来源于臀上、臀下动脉，阴部内动脉及骶外侧动脉。臀上动脉穿支皮瓣是最常用的修复尾骶部压疮的皮瓣，可用于乳房重建，也可作为带蒂皮瓣行腰髂脊膜膨出或压疮、溃疡创面的修复。坐骨区压疮是骨盆区压疮最常见的类型。首选以股后肌群为基础的皮瓣进行修复。皮瓣近段可去表皮后覆盖坐骨结节，或者将皮瓣改良后修复脊柱部位的缺损。臀大肌皮瓣是修复坐骨区压疮的另一选择。阔筋膜张肌皮瓣修复此部位压疮较简便，可使第 3 腰神经水平以下感觉丧失患者的坐骨区具有一定的感觉功能。此方法存在一定的缺陷，供区是需要坐的部位，因此，供区的缺损需中厚皮片覆盖。股薄肌皮瓣也是比较好的选择之一，但仅适合中、小面积坐骨区压疮的修复。转子区压疮首先考虑用阔筋膜张肌皮瓣修复，此皮瓣安全、血供好、肌肉可利用，供区缺损常可直接缝合或以中厚皮片覆盖。股外侧肌皮瓣、股直肌皮瓣及臀下动脉肌皮瓣也是用于修复转子区压疮的不错选择。

三、肿瘤放化疗术后创面

肿瘤放射治疗后的皮肤损伤具有继发性、进行性、不可逆性的特点。一旦形成溃疡，则很难愈合，同时往往合并放射性骨髓炎、放射性肺炎、臂丛神经损伤等并发症，治疗较为困难。由于溃疡基底和周围均呈纤维化、血运极差的放射性瘢痕组织，需用血运良好的皮瓣转移覆盖方能修复创面。临床上常见乳腺癌切除术术后放射治疗致胸壁溃疡的患者，带蒂肌皮瓣覆盖是治疗较大面积胸壁软组织缺损修复的首选方法。但如果皮瓣本身或其血管蒂包括在手术切除的范围内，适宜的带蒂肌皮瓣便不能使用。这时，可以考虑用游离皮瓣来覆盖创面。Hidalgo 等使用腹直肌游离皮瓣及背阔肌游离皮瓣获得了成功。横向游离腹直肌肌皮瓣血供良好，能够有效地修复乳腺癌切除术术后放射治疗形成的皮肤缺损。

四、慢性骨髓炎创面

慢性骨髓炎治疗难度大、易复发、周期长、致残率及截肢率高，临床治疗较为棘手，长期困扰着骨科医生。随着各种新技术、新材料的不断出现和快速发展，慢性骨髓炎的治疗手段不断改进、不断提升，尤其是两种或多种方法的联合，有着临床治愈率高、治疗周期短、复发率低及副损伤少等优势，临床效果显著[13]。

慢性骨髓炎显微修复前最重要的是需要彻底清创，控制感染。适当的清创、减压及引流治疗能够清除黏附于溃疡创面的坏死组织和结痂，以及溃疡内和周围的角质化物质，重置了伤口向正常创面愈合的程序，促进创面愈合。手术清创对于挽救患者至关重要。负压创面治疗是慢性创面患者最常用的辅助治疗方法之一，抗生素骨水泥已广泛应用于慢性骨髓炎感染的治疗。慢性骨髓炎病灶清除后往往留有皮肤软组织缺损，伤口难以愈合，常需采用软组织转移充填皮肤软组织缺失，其方法有局部带蒂皮瓣转移、游离皮瓣移植等。带血管的肌肉组织转移可增加血供，从而改善局部生物环境，有助于提高局部防御力、抗生素转运及骨和软组织愈合的能力。常用的局部转移组织瓣如腓肠肌转移用于小腿近 1/3 皮肤软组织缺损[14-18]，比目鱼肌用于小腿中 1/3 皮肤软组织缺损等。随着显微技术的进步，游离皮瓣移植因其设计灵活的特点，在骨髓炎创面的修复中应用愈加广泛。基本步骤为：①彻底清创，清除死骨，骨水泥填塞；②游离肌皮瓣移植覆盖创面，利用肌皮瓣较充足的血运促进感染的控制，常用的如股前外侧皮瓣、背阔肌皮瓣等，都能提供充足的组织量和丰富的血运；③待感染彻底控制，二期手术取骨髓泥，自体骨移植促进骨折最终愈合。“经济型组织显微重建技术”就是指如何将有限和稀缺的人体组织供区资源进行合理的配置，尽可能地可持续应用，在尽量减少供、受区数量和损伤的同时，获得最佳的修复效果（功能和外形）。经济和时间成本则需要临床医生考虑在获得最佳手术效果的前提下，尽量减少手术次数和治疗费用，从而最终缩短患者康复的时间。显微技术的成熟使游离穿支皮瓣技术实现难度降低，游离穿支皮瓣修复慢性骨髓炎引起的软组织缺损将成为未来趋势。

参考文献

[1] 韩春茂，孙华凤，姜丽萍，等. 慢性伤口诊疗指导建议［J］. 中华烧伤杂志，2010，26（5）：390 –402.

[2] 田彭，周业平，张国安. 人工真皮修复软组织缺损 20 例［J］. 中国组织工程研究与临床康复，2009，13（53）：10573 –10576.

[3] 陈柏秋，彭文要，邱加崇，等. 封闭负压引流技术联合人工真皮修复慢性创面的临床研究［J］. 国际医药卫生导报，2014，20（8）：1094 –1097.

[4] 胡艳阁，方勇. 转基因干细胞在慢性创面愈合过程中新生血管化的作用［J］. 中华损伤与修复杂志（电子版），2015（6）：61 –64.

[5] 崔晓，郭冰玉，回蔷，等. 脂肪来源干细胞治疗慢性创面的研究进展［J］. 中国美容整形外科杂志，2021，32（6）：383 –384.

[6] 翁阳华，吴显奎，彭扬国，等. 应用腓肠神经营养血管皮瓣修复糖尿病足跟溃疡 32 例［J］. 中华显微外科杂志，2010，33（2）：156 –157.

[7] 陈金，王光勇，周廷玉，等. 腓肠神经小隐静脉营养血管皮瓣联合 VSD 修复足踝及胫前软组织缺损的疗效观察［J］. 中华显微外科杂志，2018，41（5）：487 –489.

[8] BANDYK D F. The diabetic foot：pathophysiology，evaluation，and treatment-science direct［J］. Semin Vascul Surg，2018，31（2 –4）：43 –48.

[9] KOJOVIC V，MARJANOVIC M，RADENKOVIC A，et al. Latissimus dorsi free flap phalloplasty：a systematic review［J］. Int J Impot Res，2020（Suppl 5）：764 –753.

[10] BUONO P，CASTUS P，DUBOIS-FERRIÈRE V，et al. Muscular versus non-muscular free flaps for soft tissue coverage of chronic tibial osteomyelitis［J］. World J Plast Surg，2018，7（3）：294 –300.

[11] 杨力，朱小平，黄巧洪，等. 臀大肌肌皮瓣修复骶尾部Ⅳ度压疮 13 例［J］. 中华烧伤杂志，2014，30（2）：146 –147.

[12] 谭谦，蒋亚楠. 皮瓣在慢性难愈性创面治疗中的应用［J］. 中华损伤与修复杂志（电子版），2017（6）：414 –420.

[13] SPELLBERG B，Lipsky B A. Systemic antibiotic therapy for chronic osteomyelitis in adults［J］. Clin Infect Dis，2012，54（3）：393 –407.

[14] 侯春梅，程绪西. 比目鱼肌瓣移位修复小腿慢性骨髓炎软组织缺损［J］. 中华显微外科杂志，1996，19（3）：173 –175.

[15] 余黎，赵勇，谢哲，等. 肌瓣联合膜诱导技术急诊保肢治疗 Gustilo ⅢB 和ⅢC 型小腿开放性损伤［J］. 中华显微外科杂志，2018，41（6）：538 –543.

[16] KHAN M，JOSE R M，TAYLOR C，et al. Free radial forearm fasciocutaneous flap in the treatment of distal third tibial osteomyelitis［J］. Ann Plastic Surg，2012，68（1）：58 –61.

[17] 章一新. 创面修复与重建诊疗的进展［J］. 中国美容整形外科杂志，2019，30

(11)：641 –643.

[18] SAMUELS L, GRANICK M S, RAMASASTRY S, et al. Reconstruction of radiation-induced chest wall lesions [J]. Ann Plast Surg, 1993, 31 (5)：399 –405.

（陈宏、黄剑、孙赫阳、杜朝、戚建武，宁波市第六人民医院）

Masquelet 技术联合显微外科技术治疗下肢骨与软组织慢性感染经验分享

董其强

郑州仁济医院

随着社会的进步，交通、工业生产事故导致肢体严重创伤与损伤，常常导致患者下肢大面积皮肤软组织坏死缺损以及骨质外漏感染，软组织坏死缺损及骨质外露感染患者局部血液循环较差，血药浓度低，肉芽组织生长缓慢，因而感染长时间得不到有效控制，从而分泌出大量脓性分泌物、渗透液，形成部位、大小、形状、深度各异的创面，软组织成分及感染轻重程度等表现各有不同。感染分为血源性骨髓炎、坏死性筋膜炎、特殊细菌感染扩散等。对于感染合并基础疾病的糖尿病足、脉管炎导致的肢端坏死，患者需要长时间换药以及采用抗生素治疗，严重影响患者患肢功能，严重者最终可能导致患者残疾，留下终生遗憾，因而该病的治疗尤为重要。

骨和软组织感染常规的治疗方法以外科治疗合并内科治疗为主。外科治疗：创面负压封闭吸引技术（VAC）清创；换药治疗：PRP/PRF；骨髓炎持续滴注引流术；载体充填：抗生素骨水泥、庆大霉素链珠植皮术（自体皮、人工真皮）皮肤牵伸技术；植骨术：自体骨、异体骨、人工骨；显微外科技术：皮肤、骨胳、肌筋膜等组织瓣移植；外固定（Ilizarov）技术：骨延长、肢体延长、横向骨搬移。内科治疗以营养支持手段、控制基础疾病为目的，治疗技术逐渐多元化，治疗方案以个体化为主。1986 年，Masquelet 等开始应用膜诱导技术，2000 年报道[1]，*Orthop Clin North Am* 等杂志介绍该技术[2-3]。此后，Wang 等[4]、Chotel 等[5]、Pannier 等[6]推荐骨水泥技术具有优越的骨重建能力，创伤后骨髓炎骨愈合率达 90%；8 例儿童恶性骨肿瘤，7 例骨愈合；先天性胫骨假关节 5 例，采用膜诱导技术均骨愈合。Masquelet 技术的作用机制是形成封闭的保护环境，防止骨吸收，分泌成骨生长因子，招募成人间充质干细胞，促进成骨，通过诱导膜内层的血管芽，促进移植骨再血管化[7-10]。显微外科组织瓣移植技术覆盖创面修复局部皮肤软组织的缺损，可以恢复相对应的功能及美学效果，具有疗程短、恢复快、创伤大的特点。通过对两种技术进行整合，优势互补，可以显著提高骨与软组织感染的临床疗效[11]。

一、病例 1

患者孙某，男，28 岁，以右小腿感染、骨软组织缺损 3 月余为主诉入院。初步诊断：右胫骨髓炎并骨、软组织缺损。入院后行一期、二期、三期手术，三期术后 6 个月随访，效果良好（图1～图4）。

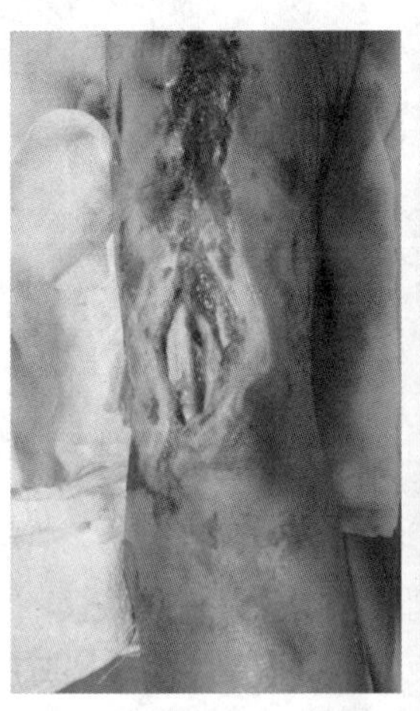
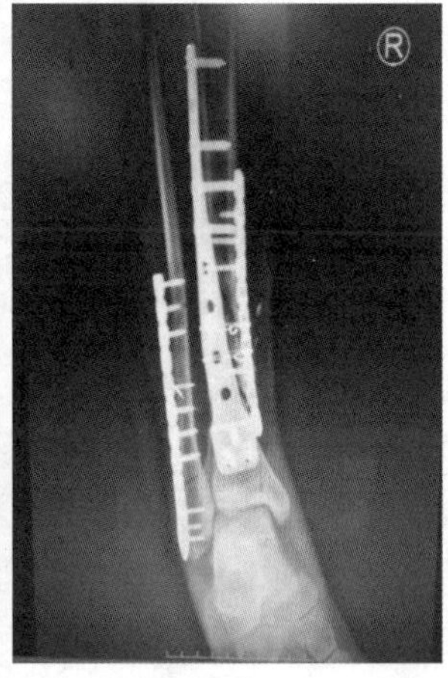
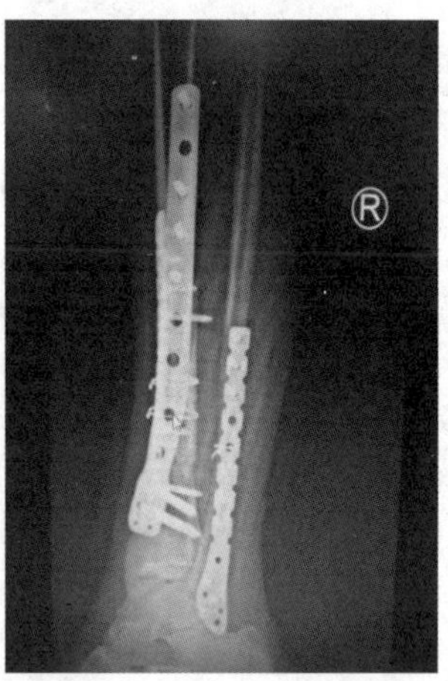

图1　患者入院时右小腿创面。行一期手术：右小腿伤口扩创坏死骨质去除、内固定物取出改外固定、骨水泥植入

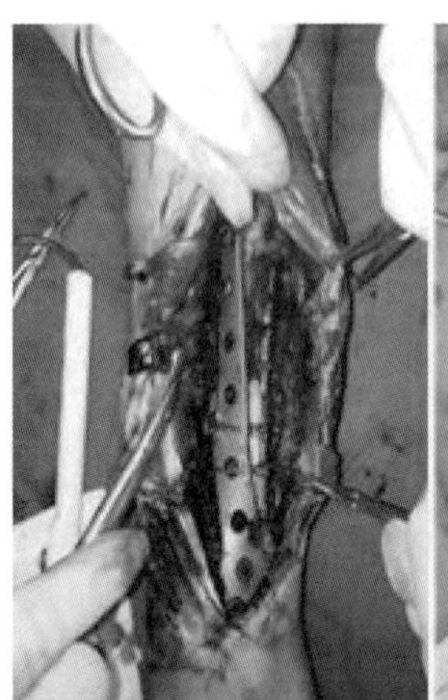
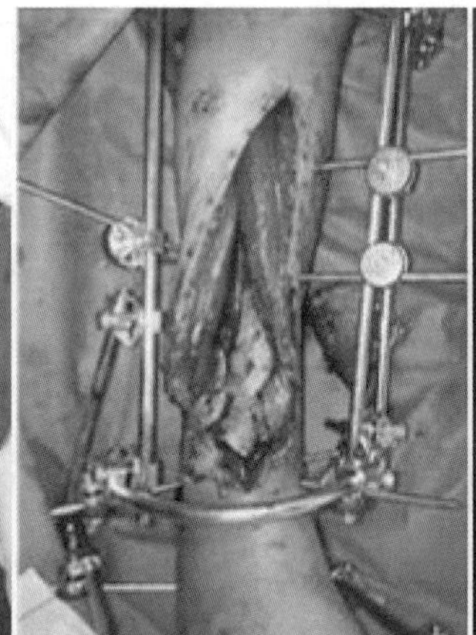
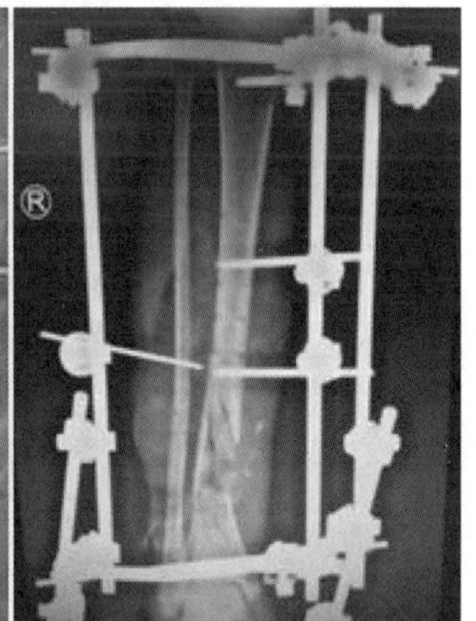

图2　二期手术：游离肌瓣覆盖创面，骨水泥植入，取皮植皮

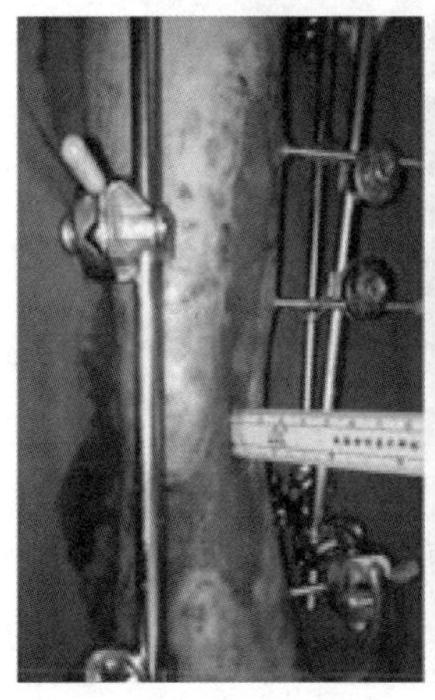
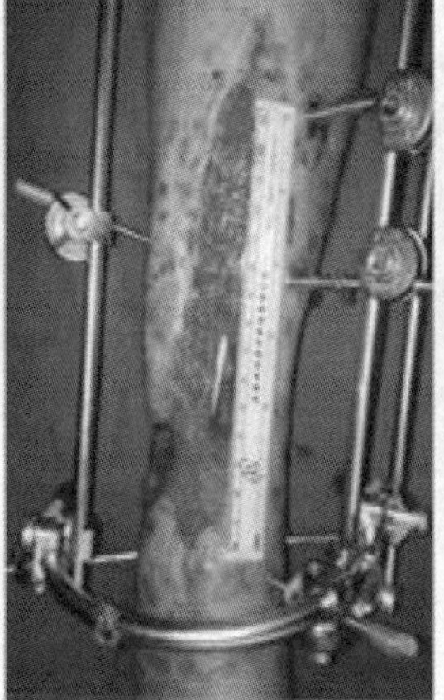
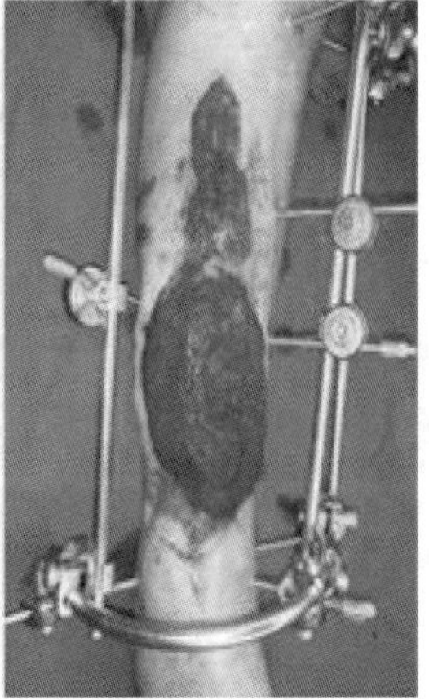

图3　三期手术：取出骨髓泥，膜诱导形成，给予自体骨植入

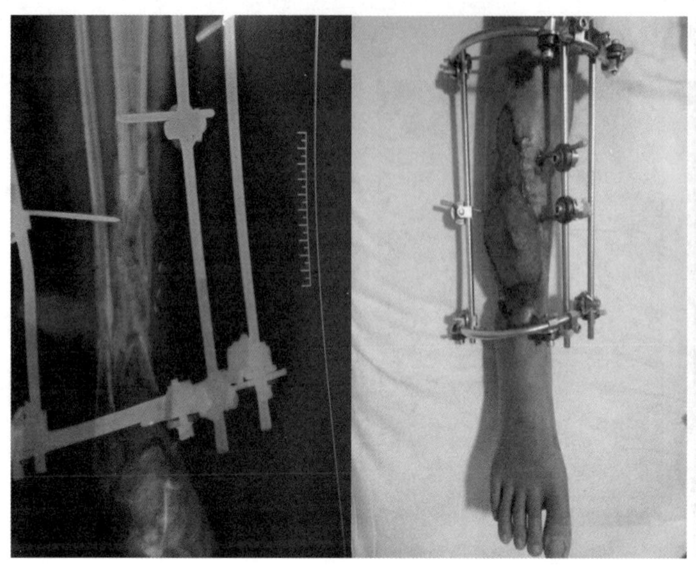
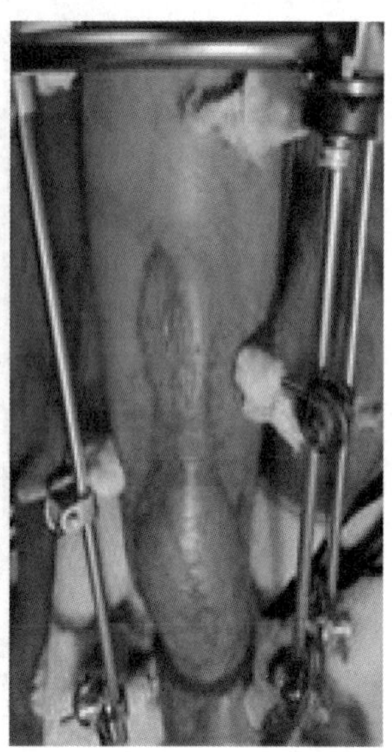

图 4　三期手术术后 6 个月随访

二、病例 2

患者王某，男，48 岁，以右足肿胀、疼痛 1 月余为主诉入院。初步诊断：①右侧糖尿病足急性感染；②右足第 1 趾骨髓炎并坏疽；③2 型糖尿病（图 5）。入院后行一期、二期手术，术后效果良好（图 6 ～ 图 8）。

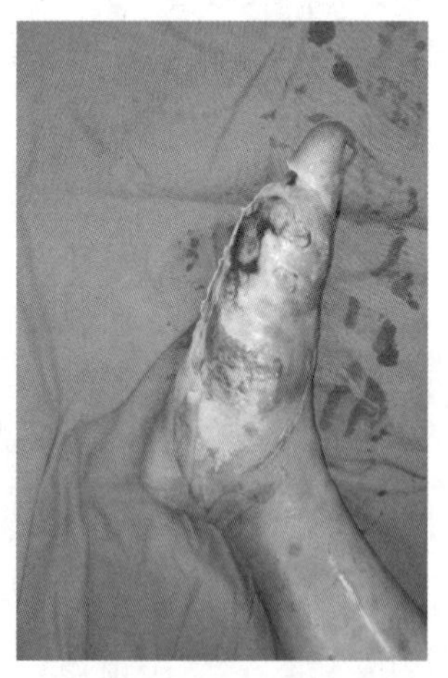
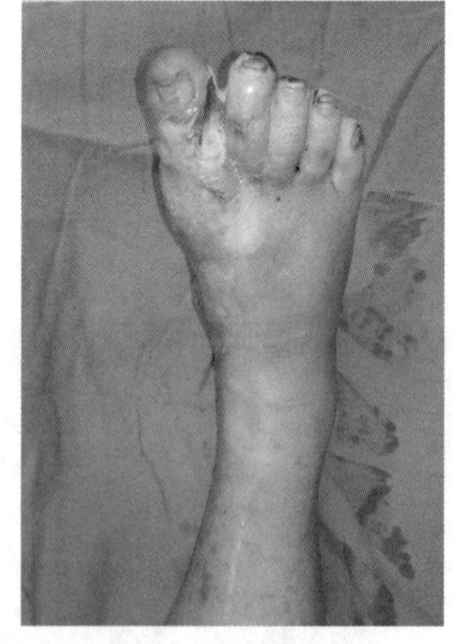

图 5　患者入院时右足外观

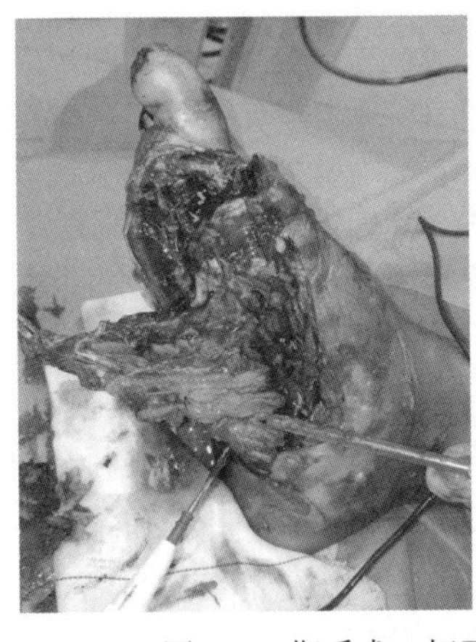
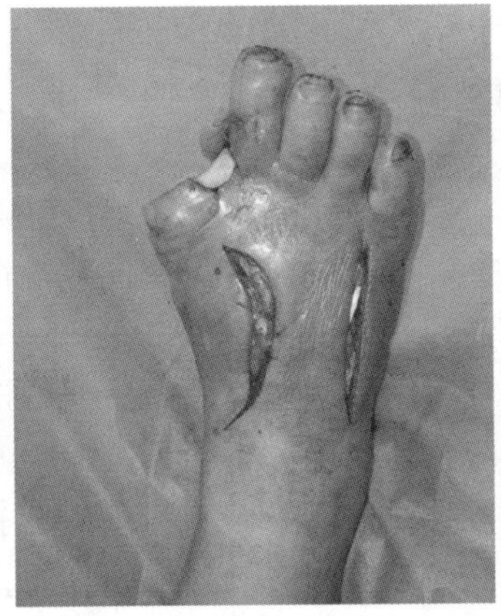
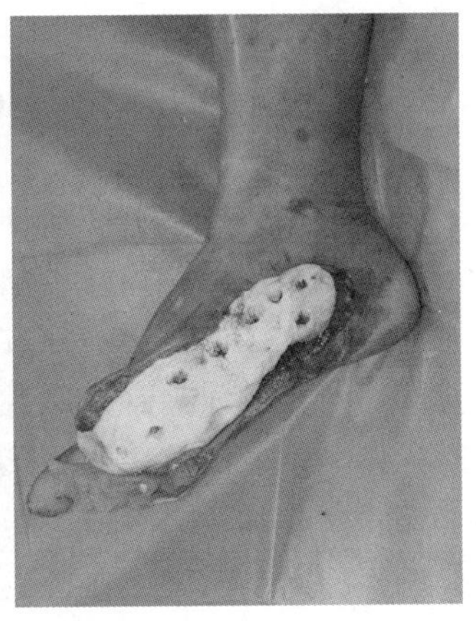

图6　一期手术：切开肌间隔、腱鞘扩创，切除踇趾，抗生素骨水泥覆盖创面

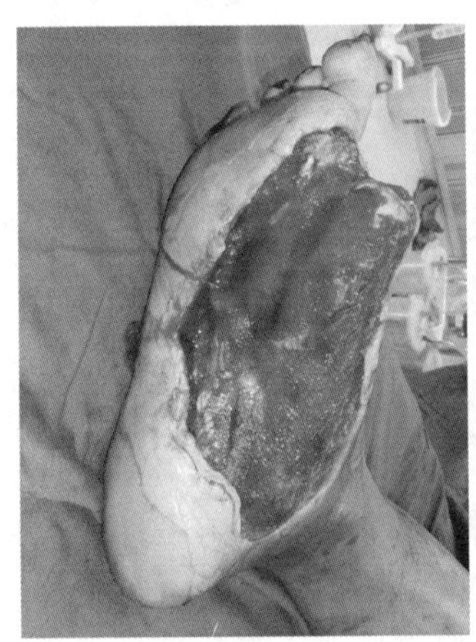
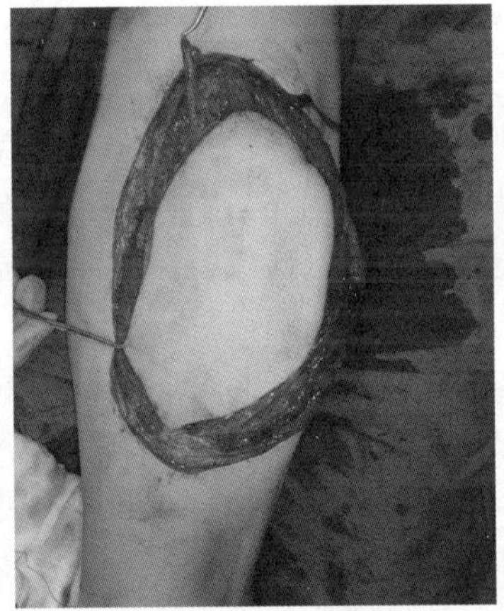
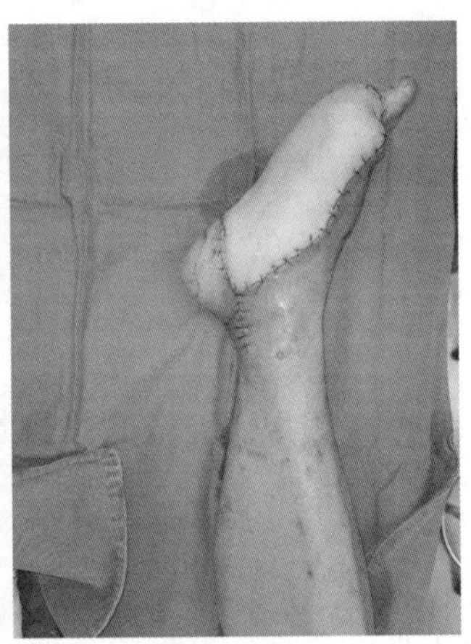

图7　二期股前外侧皮瓣（ALTP）修复创面

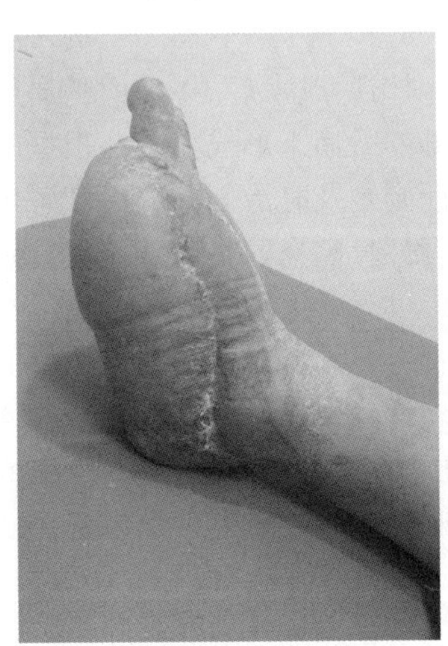
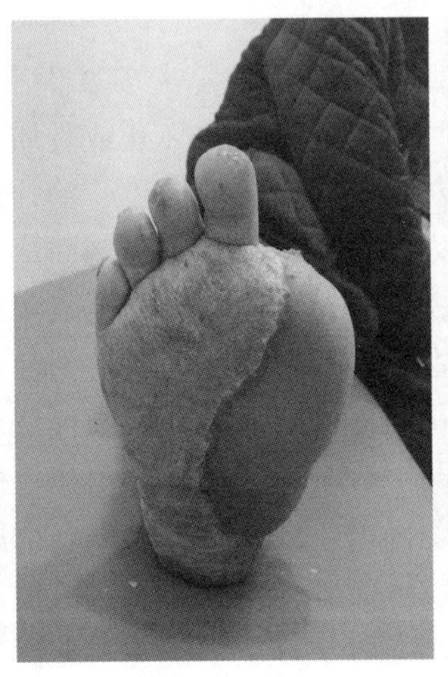
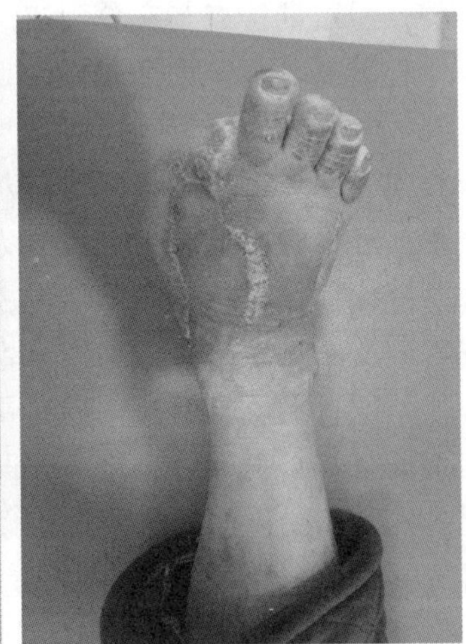

图8　二期手术术后6个月随访

三、Masquelet 技术联合显微外科技术治疗体会

临床研究表明，彻底清创、局部应用高浓度敏感抗生素、软组织的充分覆盖消灭死腔及有效的引流，是治疗骨髓炎的有效方法。负载抗生素骨水泥和链珠都是创伤性骨髓炎并Ⅰ度骨缺损的可靠治疗方法。研究证实，骨水泥间隔诱导形成的生物膜形成了生物屏障，有利于植骨愈合，而且骨水泥的占位作用为后期植骨提供了容易操作的空间。负载抗生素骨水泥能够使敏感抗菌药物在局部感染部位持续缓慢释放，可以根据药物敏感试验选择抗生素，具有直接的特异性抗感染作用，全身要求不高，可局部较长时间维持较高的抗菌药物浓度。血清药物浓度则相对较低，既可起到有效的局部抑制和杀灭细菌、控制感染的作用，又能降低血药浓度，避免抗菌药物的全身不良反应，现已成为治疗骨髓炎的有效方法。充分填塞深部死腔，药物释放均匀，对于深部不规则空腔的骨髓炎有良好的效果。若经表面技术治疗后感染得不到有效控制，重复骨水泥表面技术即可，直至控制感染。

膜诱导治疗需注意的问题是：①骨水泥占位需要在彻底清创后放置。②抗生素与骨水泥的比例为每 40 g 骨水泥中至少加入 3.6 g 抗生素，既保持骨水泥的强度，又可以在局部缓慢释放达治疗剂量的抗生素，充分发挥抗菌效果。抗菌素骨水泥填充局部抗生素浓度远远超过全身给药所能达到的浓度，局部释放抗生素浓度高于全身应用抗生素的 200 倍。③负载抗生素骨水泥占位需放置至少 6～8 周。文献报道 4～6 周诱导膜产生的促进骨折愈合的生长因子浓度达到峰值，之后逐渐下降，故 6～8 周后取出占位骨水泥行植骨内固定。但关于膜诱导两次手术之间的时间间隔仍有争议，许多感染性疾病治疗过程中炎症指标恢复正常时间久，某些恶性骨肿瘤患者需行多疗程化疗后再行第二阶段手术，均导致时间间隔加大、诱导膜质量下降，治疗失败概率加大。部分患者术后仍有少许皮瓣下积液出现，考虑原因为：抗生素骨水泥植入后，周围软组织无法完全填闭死腔，需定期检查与充分引流。

骨髓炎分为急性期和慢性期，急性期骨髓炎多发生在创伤后或术后 10 天内，局部有红、肿、热、痛等炎症表现，可合并有皮肤坏死或骨质外露，尚未形成死骨。根据临床表现可以获得及时正确的诊断，其治疗比较简单，治疗原则是及时清创，应用敏感抗生素，必要时去除内固定，改为外固定，尽快覆盖创面。慢性骨髓炎的主要特点有：致病菌持续存在，感染病程超过 3 个月，可达数月甚至数年；可有软组织的缺损，也可形成窦道及溃疡伴脓性分泌物，也可仅表现为低反应性炎症；有死骨形成。其中最典型的特征是死骨形成和外露，或死骨局部被缺血的软组织包绕。骨感染一旦进入慢性期，持续感染时间越长就越难治愈。即使有时炎症反应已消失，但病灶仍可能有感染的组织或死骨残留。骨内的感染病灶被硬化增生缺血的骨骼以及增厚的骨膜及瘢痕组织包绕，使得抗感染治疗很难奏效。

慢性骨髓炎按 Cierny-Mader 解剖分为 4 型：①Ⅰ型髓内型：感染仅累及髓腔；扩创时要做到骨组织清创，必要时进行扩髓清创。②Ⅱ型浅表型：常有原发软组织感染，感染累及骨皮质外层；骨组织清创达到骨皮质出现“红辣椒征”即可。③Ⅲ型局限型：感染侵袭骨皮质内层，累及一侧骨皮质及髓腔，有边缘明确的骨皮质死骨形成，但骨结

构尚稳定；需行蝶形清创，去除死骨。④Ⅳ型弥散型：感染累及整个骨皮质及髓腔，要做到彻底去除死骨。临床选择治疗策略时，需结合患者解剖分型来综合考虑。Cierny-Mader Ⅲ型/Ⅳ型骨髓炎的治疗一直是临床工作中的一大难点。目前常应用扩创换药和皮瓣转移修复等技术进行治疗，但术后皮瓣下积液感染复发、创口不愈合和扩创后骨质缺损、骨结构不稳定的发生率均较高。这主要有3个原因：①患者多合并有基础性疾病，往往营养状态差，伴有贫血与低蛋白血症，全身情况差，机体愈合能力差，特别是创面局部血供欠佳而导致肉芽难以生长。②创面累及深部骨组织。清创后残留死腔，易渗出积液，感染容易复发。传统的皮瓣皮下组织量少，难以完全封闭深部死腔。因此，需应用具有丰富血供的肌肉组织的肌皮瓣来填充深部死腔。③创面感染严重。创面累及深部骨组织，深部细菌定植，难以彻底清创，需要长时间联合使用大剂量的抗菌药物抗感染，但极易引起肝、肾功能损害等不良反应，细菌耐药性增强，抗感染的临床疗效降低。因此，选择一种在有效控制感染的基础上能够消灭深部死腔、安全覆盖创面、提供骨性稳定，并减少术后并发症的治疗方法，显得尤为重要。

应用穿支皮瓣、含丰富血供的肌肉组织的复合组织瓣来消灭死腔，减少术后渗出积液，保证骨水泥缓慢释放抗生素的浓度，更有利于感染的控制及创面的愈合；二期手术取骨水泥较肌瓣加植皮术后创口愈合快，瘢痕小。根据唐举玉等[12]提出的穿支皮瓣的临床应用专家共识，皮瓣临床应用原则为：①以次要部位修复主要部位原则；②皮瓣高质量成活原则；③重视受区功能与形态重建原则；④尽可能减少皮瓣供区外观与功能损害原则。以次要部位修复主要部位是皮瓣移植永恒不变的原则，皮瓣高质量成活是穿支皮瓣应用的前提和基础，在保证皮瓣高质量成活的前提和基础上要重视皮瓣受区功能与形态的重建和减少皮瓣供区外观与功能的损害。皮瓣移植既要考虑创面部位、大小、形态、深浅、是否合并死腔与感染、局部感觉与运动功能重建要求、受区血管、创面周围软组织条件等情况，也要综合评估供区皮肤色泽、质地、弹性、移动度、松弛度、皮下脂肪厚度、废用性肌萎缩程度、供区血管、皮神经支配等，还应参考患者全身情况、年龄、性别、职业及本人特殊要求，尽可能做到“缺多少补多少、缺什么补什么”，实现受区创面的三维立体美学修复和供区创面的直接闭合。创面修复不受限于先局部后远位、先带蒂后游离的传统创面重建阶梯原则；但在创面修复获得同等得失比的前提下，应遵循能近勿远、先易后难、先简后繁的原则。

常用肌皮瓣的种类和选择有：①提供丰富血供的肌肉组织瓣覆盖感染清创后创面，如背阔肌皮瓣；②主要覆盖组织缺损创面，如背阔肌皮瓣、股前外侧肌皮瓣等可修复较大创面，而腓肠内侧动脉肌皮瓣可以做手、足较小创面骨髓炎的修复选择；③肌皮瓣丰富的血供是肌皮瓣自身抗感染的前提，游离肌皮瓣供区要有可靠血供，在不破坏肢体血供前提下尽量与受区主干血管吻合，如果受区主干血管不足，则行端侧吻合或者flow-through方式吻合。肌肉组织瓣的血供高耗和创面的较多渗血可能会导致细小动脉反应性痉挛，骨髓炎创面残留的炎症介质仍可刺激小血管痉挛，这些均需警惕。带蒂肌皮瓣蒂部要有知名穿支血管提供可靠血供，如腹直肌皮瓣、臀上动脉穿支肌皮瓣、腓肠内侧动脉肌皮瓣等。皮瓣丰富的血供可以增加局部自身的抗感染能力，但属于非特异性反应，对感染的控制需要一个较长的时间，包括趋化、抗炎、吞噬、吸收、修复等，这些还依赖于全身基础情况，如营养状况、有无贫血或低蛋白血症、基础疾病及抵抗力、年龄等因素影响。复合组织皮瓣和负载抗生素的骨水泥治疗骨髓炎的机制不一样，但它们相互协同，使局部抗感染作用增强，静脉或口服全身应用抗生素时间缩短，联合治疗骨髓炎疗效更确切。注意事项是：①要尽量清创彻底，一期清创负压引流，不遗留死腔；②同时加强全身营养支持、改善贫血和低蛋白血症，控制基础疾病、稳定心肺等重要脏器功能等全身情况后行肌瓣手术风险更小，恢复更快；③显微外科操作动作轻柔，保护穿支血管蒂，适度裸化血管蒂的同时保留部分筋膜，增加皮瓣的静脉回流；④抗生素骨水泥植入尽量不留死腔，表面以充分的肌瓣组织覆盖，防止骨水泥直接摩擦皮肤导致破溃；⑤防止对皮瓣及创周的牵拉或集中压迫；⑥骨水泥取出时应保护诱导膜不受损坏。对于负重骨如股骨、胫骨骨缺损，取自体髂骨塑形成骨条，植入缺损区，当自体骨骨量不够时，混合加入同种异体骨与抗生素骨水泥，缝合密闭深部腔隙。

综上所述，应用显微外科复合组织瓣移植技术联合 Masquelet 技术治疗下肢骨与软组织慢性感染，抗感染效果好，术后创面愈合率高，复发率低，且供区损伤小，并发症少，是一种有效的治疗方法。

参考文献

[1] MASQUELET A C, FITOUSSI F, BEGUE T, et al. Reconstruction of the long bones by the induced membrane and spongy autograft [J]. Ann Chir Plast Esthet, 2000, 45 (3): 346-353.

[2] MASQUELET A C, BEGUE T. The concept of induced membrane for reconstruction of long bone defects [J]. Orthop Clin North Am, 2010, 41 (1): 27-37.

[3] MASQUELET A C. The induced membrane technique [J]. Orthop Traumatol Surg Res, 2020, 106 (5): 785-787.

[4] WANG X, LUO F, HUANG K, et al. Induced membrane technique for the treatment of bone defects due to post-traumatic osteomyelitis [J]. Bone Joint Res, 2016, 5 (3): 101-105.

[5] CHOTEL F, NGUIABANDA L, BRAILLON P, et al. Induced membrane technique for reconstruction after bone tumor resection in children: a preliminary study [J]. Orthop Traumatol Surg Res, 2012, 98 (3): 301-308.

[6] PANNIER S, PEJIN Z, DANA C, et al. Induced membrane technique for the treatment of congenital pseudarthrosis of the tibia: preliminary results of five cases [J]. J Child Orthop, 2013, 7 (6): 477-485.

[7] ZHANG Z, WEI Y D, JI M H, et al. Progress in the treatment of chronic osteomyelitis of tibia [J]. J Practic Orthop, 2019, 25 (2): 146-149.

[8] 姚阳，车敏，李崇杰. 旋股外侧动脉降支分叶肌皮瓣修复小腿伴深部死腔组织缺损七例 [J]. 中华显微外科杂志，2017，40 (6): 603-605.

[9] ZHANG Y M, SHI X H, LI C, et al. Research progress of chronic recurrent multifocal osteomyelitis [J]. J Med Res, 2016, 45 (7): 173-175.

[10] WANG X, WANG Z, FU J, et al. Induced membrane technique for the treatment of

chronic hematogenous tibia osteomyelitis [J]. BMC Musculoskelet Disord, 2017, 18 (1): 33.

[11] 王明智，郑钧水，陈薇薇，等. 肌皮瓣联合骨水泥治疗 Cierny-Mader III ~ IV 型骨髓炎的疗效 [J]. 中华显微外科杂志，2021，44 (1): 29-35.

[12] 唐举玉，魏再荣，张世民，等. 穿支皮瓣的临床应用原则专家共识 [J]. 中华显微外科杂志，2016，39 (2): 105-106.

自体皮肤回植覆盖肢体严重撕脱伤创面

施海峰　芮永军　沈　泳　等

无锡市第九人民医院手外科

四肢大面积皮肤撕脱伤在严重肢体损伤中较为常见，是一种较严重的软组织损伤。多由车祸及机器绞伤时产生的碾挫暴力和撕脱暴力共同作用所致，往往合并休克、全身其他脏器的损伤及多发性骨折[1-2]。随着封闭负压引流（VSD）及真空辅助闭合（VAC）技术、生物工程皮肤替代品、载药敷料等技术的不断进步，临床医生在制定保命和保肢的重大方案时，对处理大面积挫伤、碎裂、并无血供的撕裂皮肤感到棘手。本文参阅国内文献并结合多年临床治疗的经验，根据皮肤回植的时机，介绍几种自体皮肤回植常用技术的适应证、优点和注意事项，使创面得到早期覆盖，降低严重肢体创伤后感染的发生率，更使保肢后的肢体功能得到最大程度恢复。

一、一期回植

在患者生命体征平稳，可耐受进一步皮肤回植的手术时，若创基和创缘条件好，止血彻底的情况下可考虑一期回植。根据皮肤撕脱的深度不同，可采用不同的方法：①深筋膜以浅的创面可选择直接原位回植技术，修成中厚、全厚或真皮下血管网皮片回植联合 VSD 技术[3-6]；②深筋膜或掌腱膜、跖腱膜以深的创面，采用显微外科技术，需要吻合血管来提高回植皮肤的成活率。

1. 直接原位回植技术

优点：①清创时急诊修复的深部组织得到一期覆盖，尤其是游离骨块回植、大血管吻合后外露的创面；②为二期创面修复提供良好的基床。

注意事项：①直接原位回植的皮肤有一定的坏死率，皮肤修薄、打洞后回植，并予适当加压有利于回植皮肤成活；②与肢体有蒂相连的大面积撕脱皮肤，伤时可能存在较慢的毛细血管反应，回植后往往发生进行性坏死，果断修薄后回植可提高皮肤成活率；③套筒状撕脱或潜行剥脱的皮肤，常伴有深部主干血管的损伤和肌肉的广泛挫灭，应在清创时切开剥脱的皮肤，彻底清除毁损的肌肉，探查并修复深部组织，再将无血供的套筒状皮肤修薄后回植。

2. 反取皮加 VSD 技术

优点：①将撕脱的皮肤反取皮，根据基床条件制成中厚、全厚、真皮下血管网皮片后回植，更加有利于回植成活。②VSD 可随时引出渗出血液，避免皮下积血、积液的形成；同时，VSD 加压可促进皮肤边缘及深层和正常组织建立起血液循环。

注意事项：①术中将修薄后的皮肤“筛状”打洞后再回植，负压封闭引流敷料覆盖全部撕脱皮肤及伤口；②对与肢体有蒂相连的大面积撕脱皮肤，需要经验性判断皮肤血运，修薄前保护血运良好的皮肤及蒂部组织；③术后密切关注引流量及其性质；④VSD 7 天后拆除。

3. 显微外科技术

深筋膜以深的撕脱皮肤应当称之为“皮瓣”，适合于以下几种情况：①撕脱皮瓣蒂部有可吻接的穿支损伤；②主干血管损伤，在皮瓣的蒂部有穿支血管；③掌腱膜及跖腱膜以深的皮肤套状撕脱，掌浅弓或跖趾动、静脉在脱套的皮瓣中；④撕脱的皮瓣蒂部有动脉供血，没有静脉回流，需要吻合静脉[7-11]。

优点：①可恢复皮肤可靠的血液供应；②特殊部位如手掌、足底的皮肤回植成功后，其功能无法替代。

注意事项：①条件允许的情况下，动静脉均需尽量多地吻合；②术中必须清创彻底，炎性反应会引起血管危象，导致回植失败；③术后皮瓣下置引流，回室后悬吊或抬高患肢；④需要有经验的骨显微外科医生参与。

二、延期回植

根据损伤控制骨科（damage control orthopedic，DCO）原则[12]，以下情况适合于延期回植：①生命体征不稳定，急诊修复手术时间长，对显微操作技术要求高的创面；②伤后 12 h 以上就诊及清创效果或组织活力判断不确定的创面；③高能量损伤及爆炸伤、严重污染伤口（如农、林、渔、牧、军工、水沟及化粪池等污染）的创面。延期回植常用冷藏技术和特殊结构预制技术两种方法。

1. 冷藏技术

适应证：①失血性休克及合并其他重要脏器损伤，首先挽救生命；②过多的失血、失液使创面处于低灌注状态，不利于创基组织活力和渗血情况的判断；③创面范围广，软组织挫伤重，急诊清创时创面难以彻底止血；④全身其他部位还有创面的截肢患者，将肢体皮肤反取皮后冷藏，延期移植于皮肤缺损处[13-14]。

冷藏方法：① 撕脱皮肤彻底清洗和清创后，修剪成全厚或带真皮下血管网的皮片，可以保留局部擦伤和挫伤的皮肤；②皮片再次冲洗后浸泡在 0.5% 碘伏溶液 10 min，再反复用大量生理盐水冲洗干净，无菌纱布擦干后平铺在抗生素生理盐水（50～100 mL 生理盐水中加庆大霉素 8 万 U）纱布上，轻轻卷成筒状，外用无菌治疗单包裹；③将包裹放入消毒容器内，注明患者姓名、部位、住院号和存放确切时间后，置 0～4 ℃普通冰箱内保存。

注意事项：①对于彻底清创后止血困难的创面，用肾上腺素生理盐水（200 mL 生理盐水中加 1～2 滴肾上腺素）纱布覆盖，加压包扎。②冷藏 24～36 h 之内回植者疗效最好，皮肤成活率都在 90% 以上；超过 72 h 者，皮肤成活率明显降低，最好控制在 48 h 以内为妥。③回植时皮片也需打洞，外用 VSD 覆盖或弹力绷带加压包扎。

2. 特殊结构预制技术

该技术适用于无法重建血供的足底或手掌的撕脱皮肤，将其寄养在股前外侧区的阔筋膜或肌肉上，预制成足跟或手掌皮瓣，待其寄样成活后以股前外侧皮瓣为载体回植到原位。优点是保留了手掌和足底皮肤不可复制的特殊性[15]。其缺点是：①预制皮瓣成活后才能回植，疗程相对较长，尤其对于手部，不利于早期功能恢复；②需要有良好的显微外科操作技术，其使用在基层医院受到限制。

三、小　结

概括下来，自体撕脱皮肤回植在肢体严重撕脱伤的治疗中有着明显的优势：①原位皮肤不可替代，尤其手掌和足底的特殊结构；②创面得到早期覆盖，可有效预防感染；③反取皮技术操作简单，不需特殊设备及条件；④解决皮源不足，避免在健康皮肤上取皮，可一次修复创面，免除患者二期植皮之苦；⑤节约了住院费用，缩短了疗程，为肢体功能的早期恢复创造了条件；⑥即使不成活，对于大面积皮肤撕脱伤的患者，可以作为早期创面覆盖的生物膜，有利于创基组织的修复，以利于补充植皮成活。

无论采取何种回植技术，治疗过程中还需强调以下几点：①回植前确保生命体征平稳，保证回植的皮肤和基床彻底清创并严格止血；②术后予患肢制动的同时，还需予抬高或悬吊；③要求对撕脱皮肤的损伤程度、血液供应有判断识别经验和相应的回植技术的临床医师参与手术；④在具体的临床治疗中，可以几种技术联合使用[16]，更有利于回植成功。

参考文献

[1] 刘德强，李广义. 四肢大面积皮肤逆行撕脱伤的修复 [J]. 中国修复重建外科杂志，2005，19 (11)：935－936.

[2] 王新宏，郑晓菊，王保山，等. 四肢大面积组织缺损的显微外科修复 [J]. 中华显微外科杂志，2009，32 (5)：436.

[3] 宋连新，彭阿钦，宋朝晖，等. Ⅰ期伤肢取皮移植治疗四肢大面积皮肤撕脱伤 [J]. 中华骨与关节外科杂志，2015，8 (5)：437－439.

[4] 吴刚，喻爱喜，祝少博，等. 负压封闭引流技术在显微外科中应用的探讨 [J]. 中华显微外科杂志，2009，32 (5)：420－422.

[5] 刘伟，宣昭鹏，路来金. 四肢皮肤脱套伤原位回植相关临床分析 [J]. 中华显微外科杂志，2012，35 (1)：74－76.

[6] 汪华侨，常湘珍，朱庆棠，等. 负压封闭引流技术专题座谈会专家意见 [J]. 中华显微外科杂志，2014，37 (3)：209.

[7] 赵亮，李大村，赵民，等. 上肢皮肤脱套伤合并骨折的显微外科治疗 [J]. 中华显微外科杂志，2011，34 (1)：81－82.

[8] 吕振木，王伟，赵红，等. 手足皮肤撕脱伤显微外科修复 22 例 [J]. 中华显微外科杂志，2019，42 (3)：294－296.

[9] 姜家玺，李雪礁，张硕，等. 动脉化静脉吻合回流静脉治疗皮肤逆行撕脱伤［J］. 中华显微外科杂志，2017，40（4）：405－406.

[10] 沈泳，施海峰，吴权，等. 不同层次手掌皮肤软组织逆行撕脱伤的处理体会［J］. 中华手外科杂志，2016，32（4）：314－315.

[11] 季亮，李青松，梁伟，等. 足底开放性脱套伤的显微外科治疗［J］. 中华显微外科杂志，2018，41（3）：236－238.

[12] SCALEA T M，BOSWELL S A，SCOTT J D，et al. External fixation as a bridge to intramedullary nailing for patients with multiple injuries and with femur fractures：damage control orthopedics［J］. J Trauma，2000，48（4）：613－623.

[13] 邱扬，寿奎水，芮永军. 上肢大面积皮肤撕脱延期回植［J］. 中华手外科杂志，2008，24（6）：360－362.

[14] 储国平，吕国忠，赵庆国，等. 脱套皮肤冷藏延期回植法治疗全足脱套伤［J］. 中国修复重建外科杂志，2011，25（12）：1517－1518.

[15] 章鸣，郭翱，张功林. 足跟撕脱皮肤寄养预制皮瓣修复足跟软组织撕脱伤［J］. 中华显微外科杂志，2010，33（5）：404－405.

[16] 胡继超，范顺武，崔岩，等. 创面封闭式负压引流联合冷藏技术在手足皮肤回植中的应用［J］. 中国骨伤，2014，27（10）：848－852.

（施海峰、芮永军、沈泳、周建栋、刘帅、寿奎水，无锡市第九人民医院手外科）

二、病例报告

穿支皮瓣组合移植分区修复足部大面积皮肤软组织缺损1例

潘　丁　唐举玉　吴攀峰 等

中南大学湘雅医院骨科

一、患者情况

患者女，15 岁，因右足渣土车碾压后套脱伤转入我院。经清创皮肤回植后 1 个月时专科体查：右足内侧、外侧、足背及足底大面积皮肤软组织缺损，仅足背中外侧部分回植皮肤存活，第 2 ～ 5 趾外伤性缺如，肌腱外露。完善相关检查，再次清创术中见右足大面积皮肤、肌肉坏死，右足肌腱外露（图 1）。清创后明确诊断：①右足及小腿远端大面积皮肤软组织缺损；②右足第 2 ～ 5 趾外伤性缺如。予以纠正贫血、低蛋白血症和抗感染等对症支持治疗。根据创伤控制理论，制定修复重建手术保肢方案。

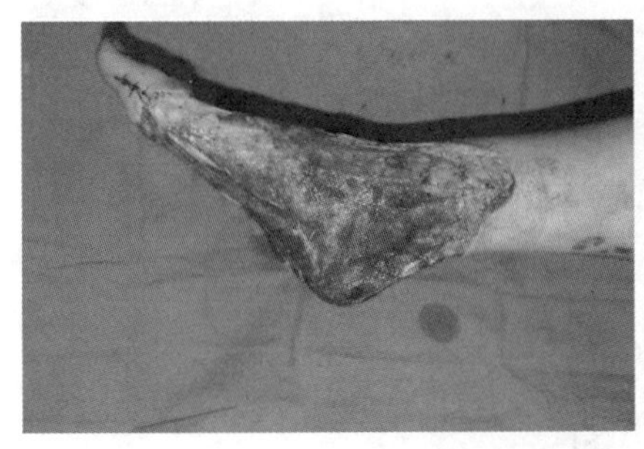
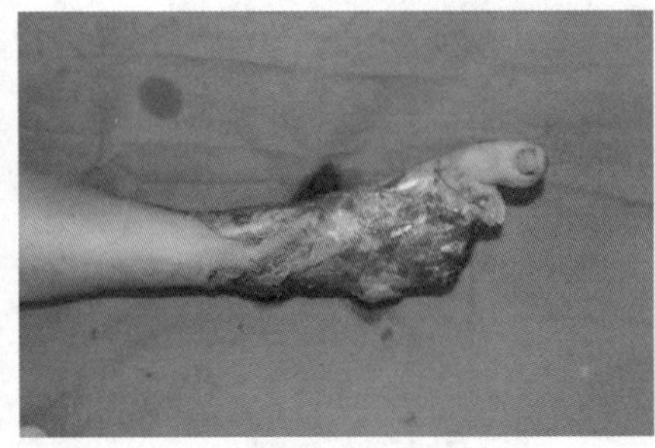
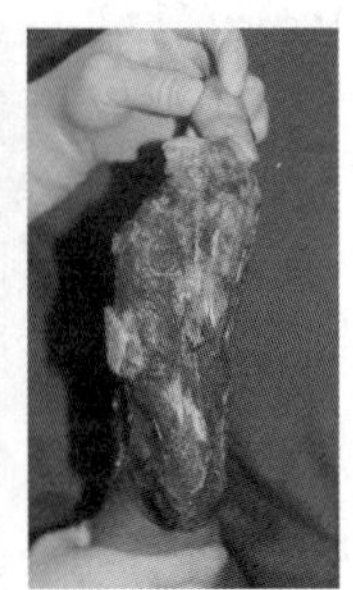

图 1　患者右足大面积皮肤、肌肉坏死，右足肌腱外露，第 2 ～ 5 趾外伤性缺如

二、创面修复经过

根据布样进行裁剪，同时在布样上标记哪些部位需要足底内侧皮瓣修复。首先于右侧大腿设计旋股外侧动脉的分叶穿支皮瓣（面积分别为 17 cm × 9 cm 和 13 cm × 8 cm）修复前足（图 2），于左侧大腿设计旋股外侧动脉穿支皮瓣（面积为 22 cm × 10 cm）修复踝关节（图 3），于左足设计足底内侧皮瓣（面积为 9 cm × 7 cm）修复足跟（图 4），最后于左腹股沟设计旋髂浅动脉穿支皮瓣修复左侧足底创面（图 5）。双侧股前外侧皮瓣和腹股沟皮瓣均进行显微修薄。将双侧股前外侧皮瓣和足底内侧皮瓣按照设计方案拼

接缝合后覆盖右足创面（图 6）。将左侧旋股外侧动脉降支近端与胫后动脉吻合，远端串联右侧旋股外侧动脉降支后与足底内侧动脉吻合，2 条伴行静脉分别吻合（图 7）。左足底内侧用旋髂浅动脉穿支皮瓣覆盖后，将旋髂浅动脉与足底内侧动脉吻合，旋髂浅动脉伴行静脉与足底内侧动脉 2 条伴行静脉吻合。

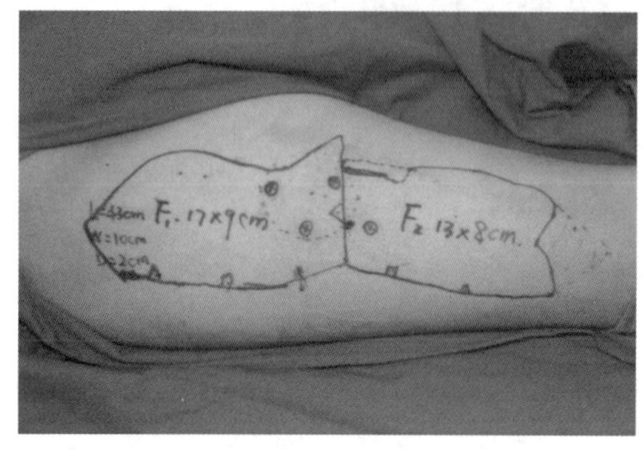

图 2　患者右侧大腿设计旋股外侧动脉的分叶穿支皮瓣修复前足

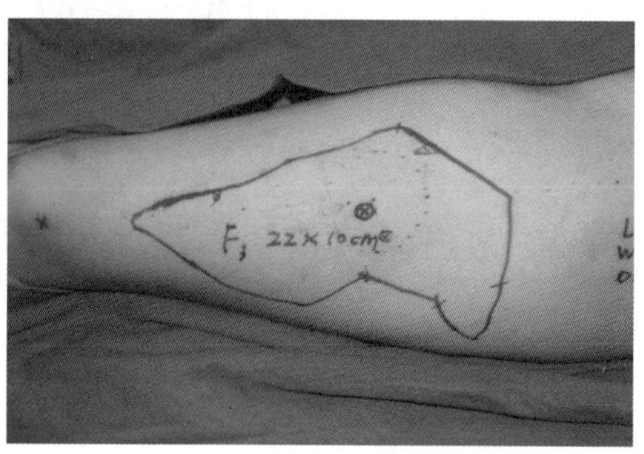

图 3　患者左侧大腿设计旋股外侧动脉穿支皮瓣修复踝关节

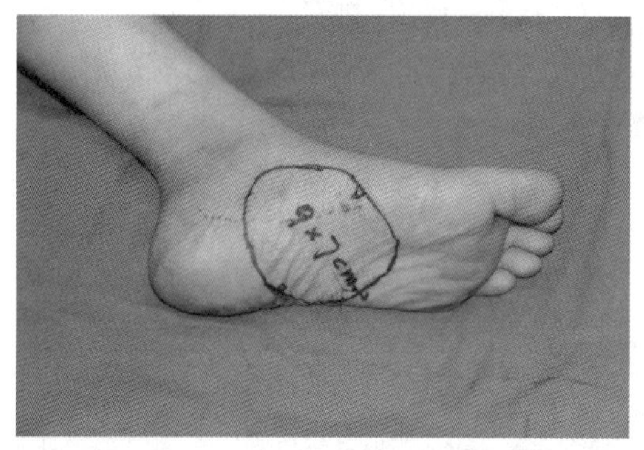

图 4　患者左足设计足底内侧皮瓣修复足跟

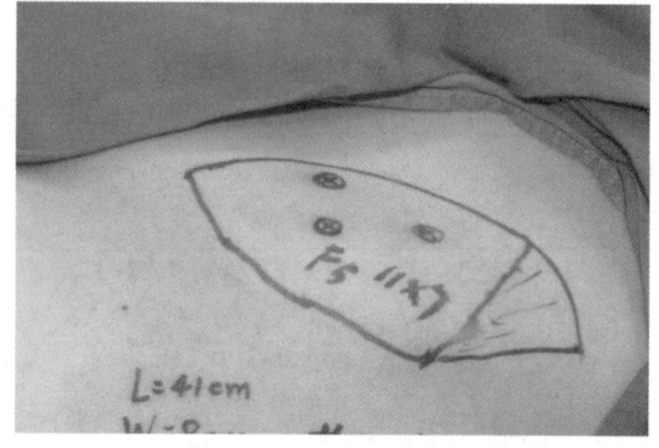

图 5　患者左腹股沟设计旋髂浅动脉穿支皮瓣修复左侧足底创面

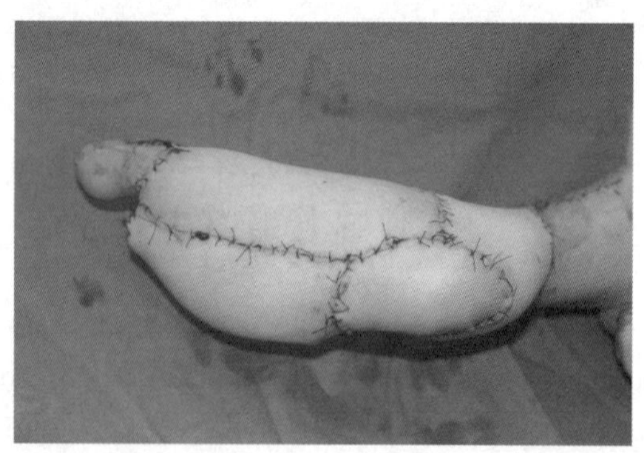

图 6　患者双侧股前外侧皮瓣和足底内侧皮瓣按照设计方案拼接缝合后覆盖右足创面

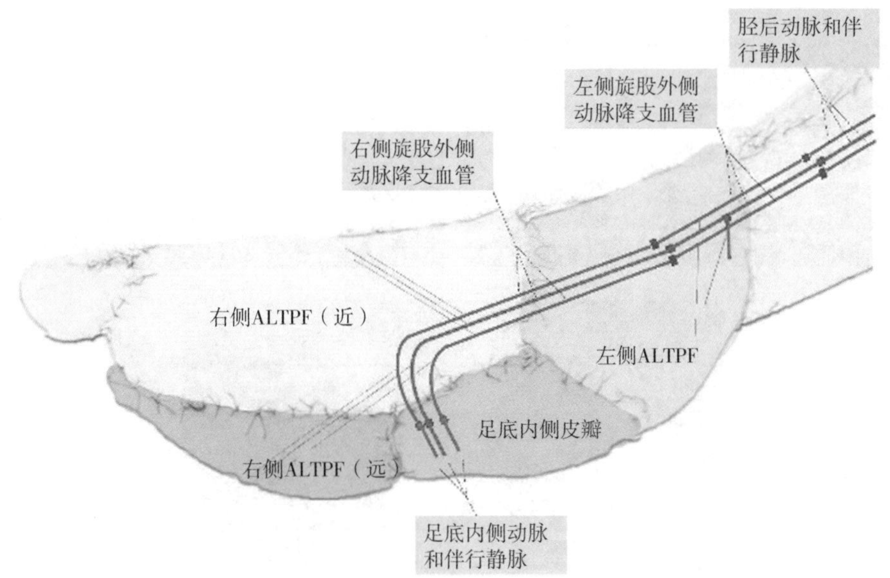

图7　本例术式示意图（左侧旋股外侧动脉降支近端与胫后动脉吻合，远端串联右侧旋股外侧动脉降支后与足底内侧动脉吻合，伴行静脉2根分别吻合）

三、结　果

术后4个皮瓣和足部血运良好，皮瓣完全成活。皮瓣供区愈合良好。6周后行头皮移植术修复足背部剩余创面。1年后随诊，双侧皮瓣无明显臃肿，颜色和质地与周围皮肤接近，双侧足底及足跟部无溃疡（图8）；右踝关节活动度正常，行走及上下楼梯无障碍；双侧大腿及腹股沟部位供区恢复良好，仅遗留线性瘢痕（图9）。

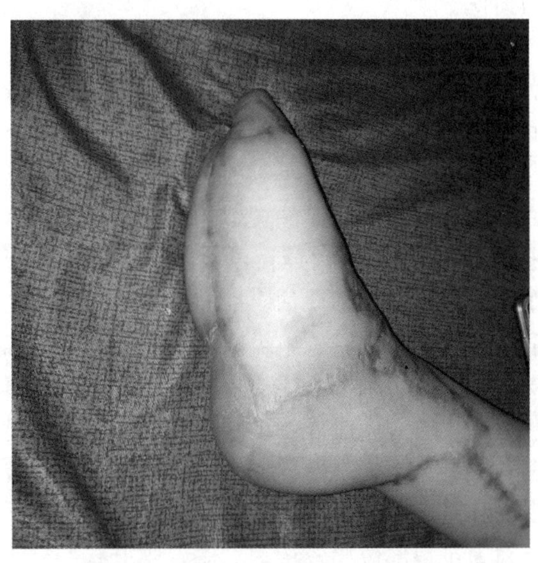

图8　患者右足多皮瓣重建术后1年

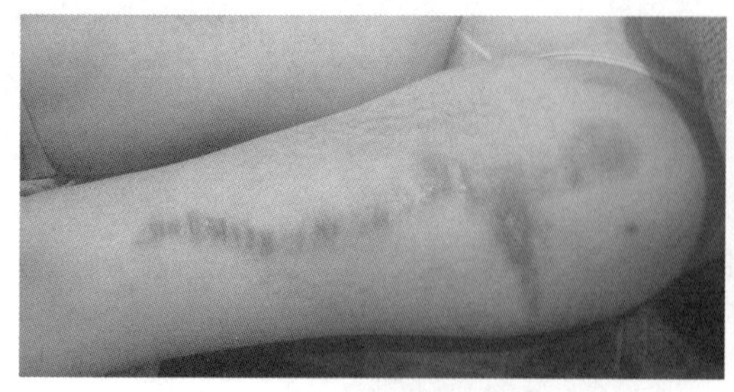
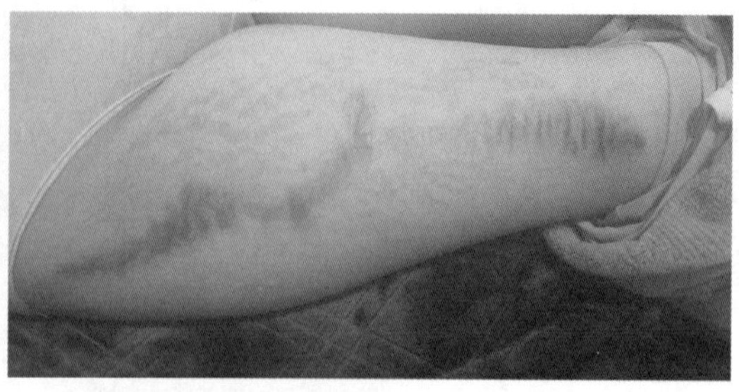
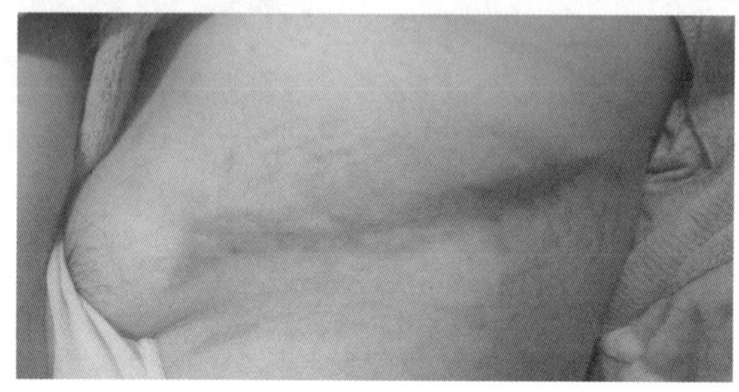

图 9　患者双侧大腿及腹股沟部位供区恢复良好，仅遗留线性瘢痕

四、讨　论

根据开放性骨折改良 Gustilo 分型[1]，该患者分型为Ⅳ型，已经达到截肢指征。我们根据以下几点选择了保肢。首先，患者及家属保肢意愿强烈，并且患儿年纪尚小，截肢对其心理和社会功能影响大；其次，患者全身情况良好，无明显手术禁忌，同时足部血运可，主要负重骨关节及韧带系统完整，足内在肌相对较完整，保肢成功后能保证术后有相对较好的负重功能；最后，我们已经有类似病例的成功保肢经验，可通过良好的手术设计减少对全身的损伤[2]。

保肢的手术方式有植皮和皮瓣。植皮的优点是手术方式简单，对手术技巧要求较低，主要用于组织基底较好的非功能区，如小腿、大腿等肌肉比较发达，软组织条件较好的区域[3]。对于基底不好的创面，并且有神经、血管、肌腱或者骨骼外露的区域，植皮不容易存活，即使存活，也会严重影响组织的功能。对于关节活动的主要区域，植皮要权衡考虑，因为术后瘢痕挛缩可能会影响关节的活动。皮瓣手术较为复杂，对显微手术技巧要求高，可用来修复植皮不适合的创面。但是皮瓣手术对受区血管有较高要求，因此需要术前对受区血管条件进行详细评估[4]。

针对皮瓣设计，常用于大面积皮肤软组织缺损修复的皮瓣包括旋股外侧动脉降支穿支皮瓣、胸背动脉穿支皮瓣、旋肩胛动脉穿支皮瓣、腹壁下动脉穿支皮瓣和改良背阔肌皮瓣等，常用于重建感觉的皮瓣有旋股外侧动脉降支穿支皮瓣、足底内侧皮瓣和桡侧副动脉穿支皮瓣等。考虑到患者为年轻女性，经过术前提捏试验，我们选择重建感觉的旋股外侧动脉降支穿支皮瓣和足底内侧动脉皮瓣组合移植进行修复。对于足部修复，我们提倡分区修复的理念，因为足跟部位比较特殊，皮瓣要求有一定厚度，能重建感觉，并且致密耐磨、稳定性好、移动度小。因此，对于右足创面，足跟部位选择对侧足底内侧皮瓣修复，前足及踝部选择旋股外侧动脉降支穿支皮瓣修复，而足底内侧皮瓣供区选择较为隐蔽的旋髂浅动脉穿支皮瓣修复。

该患者全足皮肤软组织缺损，保肢难度大，治疗时间较长，但经过合理设计取得了非常满意的治疗效果。并且供区一期美容缝合，符合穿支皮瓣微创美学的核心理念[5]。另外，通过分叶、显微修薄和血流桥接三种特殊形式穿支皮瓣的组合，实现了一次手术解决主要问题的目的。

参考文献

[1] 顾立强，朱庆棠，戚剑．开放性骨折改良 Gustilo 分型与保肢策略［J］．中华显微外科杂志，2017，40（1）：13－15.

[2] 俞芳，唐举玉，吴攀峰，等．特殊形式穿支皮瓣移植修复小儿双下肢巨大面积软组织缺损一例［J］．中华显微外科杂志，2021，44（2）：221－223.

[3] TAYLOR B C，TRIPLET J J，WELLS M. Split-thickness skin grafting：a primer for orthopaedic surgeons［J］. J Am Acad Orthop Surg，2021，29（20）：855－861.

[4] 唐举玉．穿支皮瓣的临床应用进展［J］．中华显微外科杂志，2011，34（5）：359－362.

[5] 唐举玉．我国穿支皮瓣发展存在的问题与对策［J］．中国美容整形外科杂志，2017，28（2）：65－68.

［潘丁、唐举玉（通讯作者）、吴攀峰、俞芳、庞晓阳、曾磊、肖勇兵、卿黎明、刘睿，中南大学湘雅医院骨科］

特殊形式穿支皮瓣移植精准修复左上肢巨大面积皮肤软组织缺损1例

曾　磊　唐举玉　吴攀峰　等

中南大学湘雅医院手显微外科

一、患者情况

患者男，22 岁，左上肢外伤后 6 天后转入我院。专科体查：左手掌侧、背侧及前臂远端掌侧和背侧大面积软组织缺损，肌腱外露，左手小指缺如（图 1）。左手拇指、示指、中指及环指指端毛细血管反应和感觉正常，腕关节及手指屈伸活动范围轻度受限。入院后完善相关检查，诊断为：①左手、左前臂大面积皮肤软组织缺损；②左小指外伤性缺如。予以纠正贫血、低蛋白血症和抗感染治疗，并制定手术重建保肢方案。

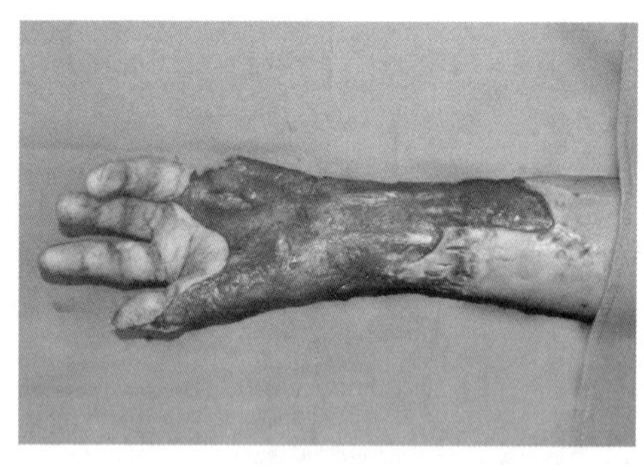
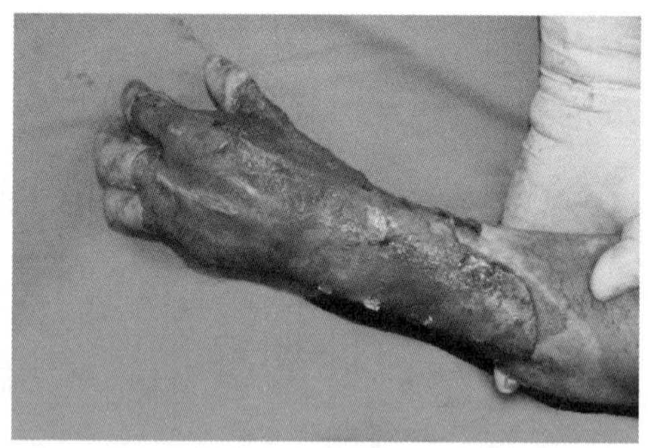

图 1　患者左手掌侧、背侧及前臂远端掌侧和背侧大面积软组织缺损，肌腱外露，左手小指缺如

二、创面修复经过

测量创面缺损总面积约为 27 cm × 23 cm，手掌及前臂掌侧创面设计面积为 23 cm × 7 cm 的右侧旋股外侧动脉降支穿支皮瓣（图 2）进行修复，皮瓣携带股外侧皮神经重建感觉，将旋股外侧动脉降支近端与桡动脉进行吻合，旋股外侧动脉伴行静脉与皮下静脉及头静脉进行吻合。手背及前臂远端创面设计面积为 15 cm × 8 cm、20 cm × 8 cm 的左

侧旋股外侧动脉分叶穿支皮瓣（图3）进行修复，分叶皮瓣的血管与掌侧皮瓣血管的远端进行吻合。此两皮瓣的穿支均采用逆行四面解剖法进行解剖，保留了支配股外侧肌的神经肌支，并最大程度保留了股外侧肌的完整性（图4）。两个皮瓣均采用显微削薄技术对皮瓣进行了修薄（图5）。前臂背侧靠肢体近端的创面，无血管神经肌腱等重要组织外露的区域，采用植皮术进行修复。供区均直接闭合（图6）。

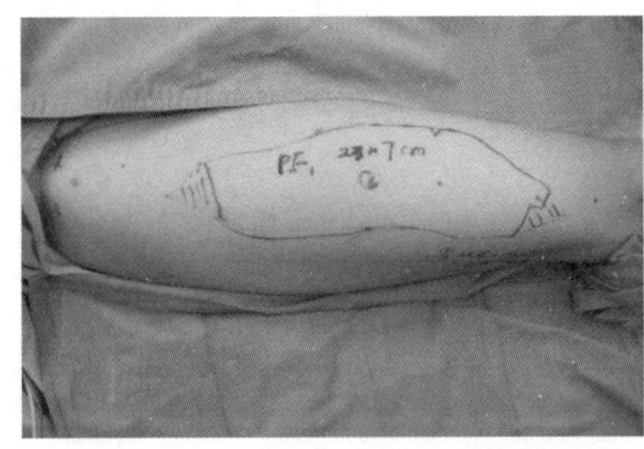
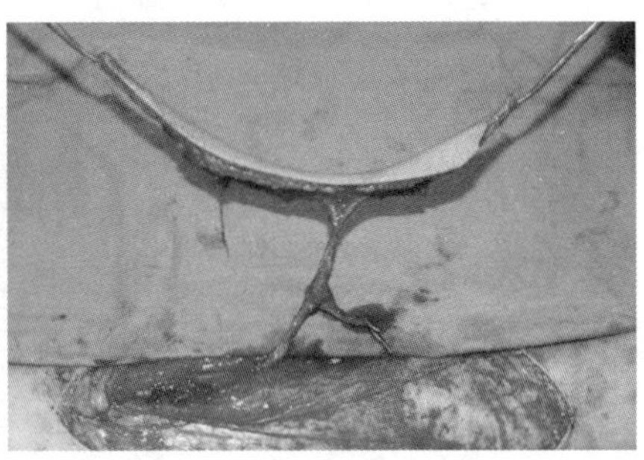

图2　设计右旋股外侧动脉降支穿支皮瓣修复手掌及前臂掌侧创面

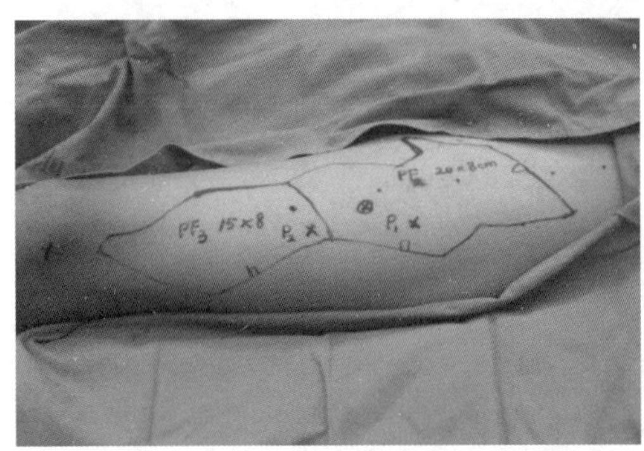
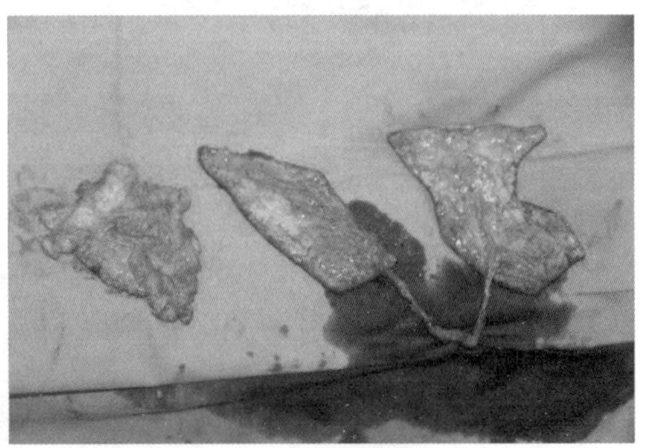

图3　设计左侧旋股外侧动脉分叶穿支皮瓣修复手背及前臂远端创面

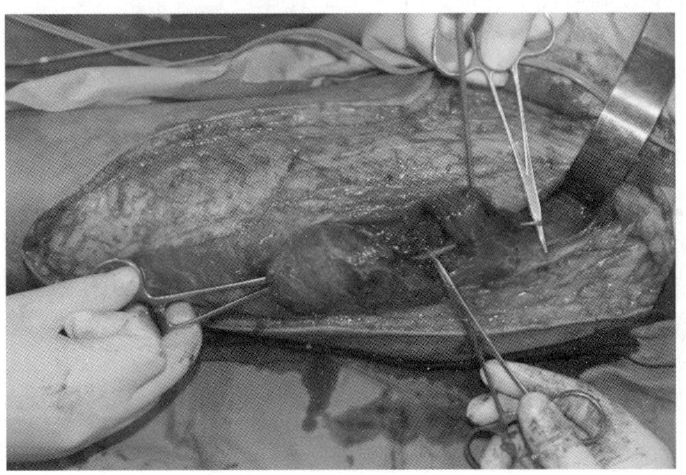

图4　切取旋股外侧动脉分叶穿支皮瓣时，保留神经及肌肉完整性

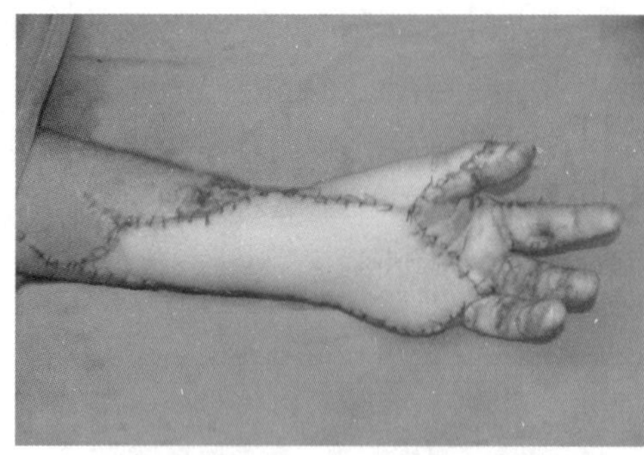
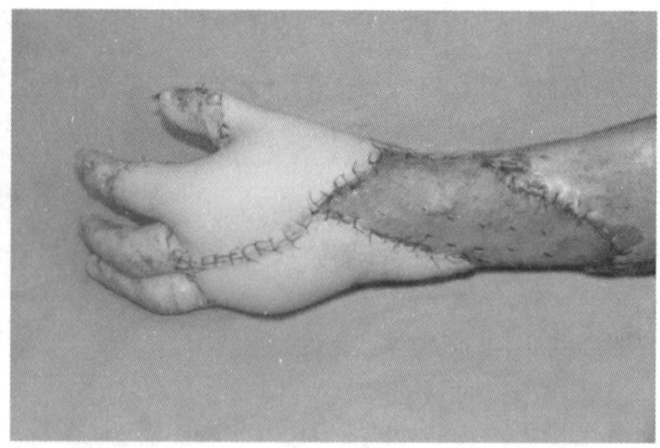

图 5　经显微削薄的两个旋股外侧动脉分叶穿支皮瓣修复创面

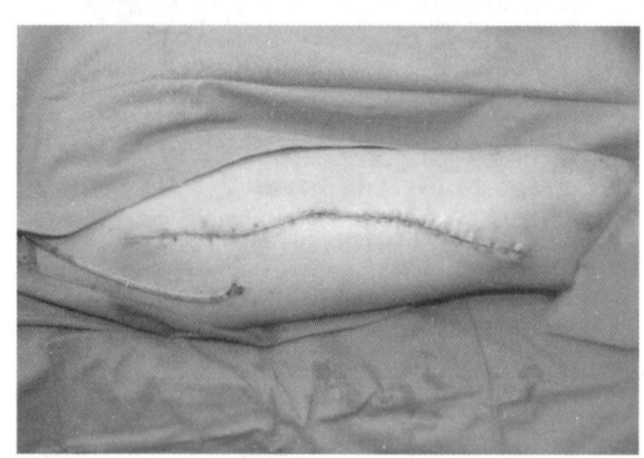
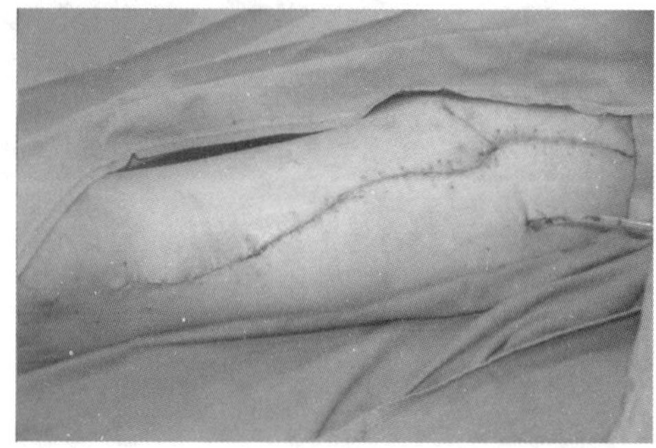

图 6　左、右侧旋股外侧动脉分叶穿支皮瓣供区均可直接闭合

术后给予抗凝、抗痉挛及预防性抗感染治疗，术后第 2 天开始鼓励患者逐步加强手指康复性锻炼。

三、结　果

术后皮瓣和手指血运良好，皮瓣完全成活，供区仅遗留线性瘢痕。术后 3 年随访，皮瓣无明显臃肿，颜色和质地与周围皮肤接近，皮瓣感觉恢复良好。患者手指屈伸、对掌活动良好（图 7），关节活动接近正常。供区仅遗留线性瘢痕（图 8）。

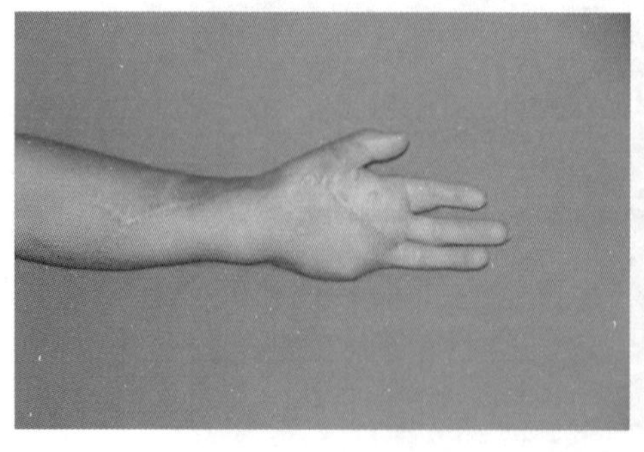
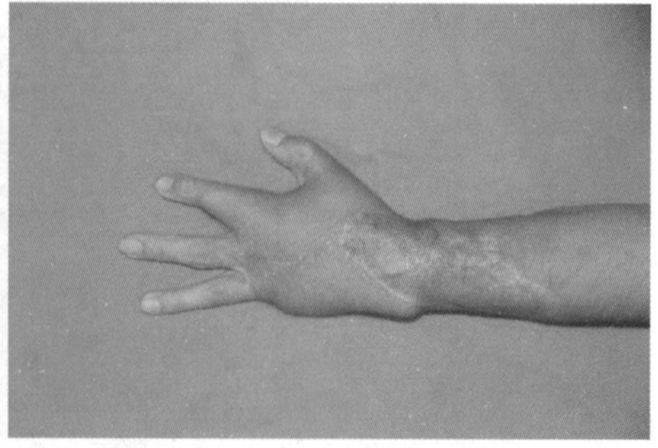

图 7　皮瓣修复术后 3 年随访

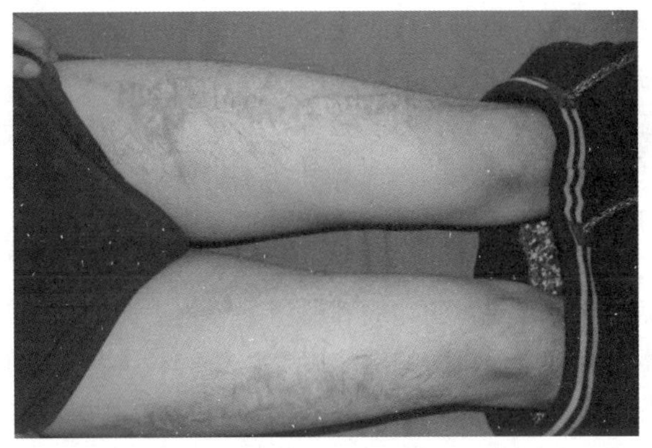

图 8　皮瓣供区术后仅留线性瘢痕

四、讨　论

上肢大面积皮肤软组织缺损的修复是临床上常见的治疗难题，此类创面常合并有血管、神经、肌腱以及骨关节系统的外露，往往需皮瓣来进行修复。因创面较大，其关键的问题在于如何合理地设计皮瓣进行修复。

常规的修复方式是采用单一皮瓣修复，供区制皮。此种设计手术相对简单，但是存在以下问题：①对供区损伤大，因为皮瓣面积较大，为了保证皮瓣的血运，需要携带较多的筋膜或肌肉组织，或者可能会选择肌皮瓣，皮瓣容易臃肿，皮瓣越臃肿，所需要的皮瓣面积也越大，从而加重供区损伤；②臃肿的皮瓣不仅影响外观，后期可能需要进行削薄手术治疗，同时也不利于患者早期功能锻炼，进而影响患者最终的功能恢复；③如果创面为异形创面，采用单一皮瓣修复时容易发生皮瓣边缘部位的坏死，造成无效修复，甚至需要多次手术治疗；④供区往往无法直接闭合，需要植皮修复，从而遗留难看的瘢痕并造成第二供区损伤。

要实现供区的直接闭合，需要采用多个皮瓣进行修复，但皮瓣数量的增加势必会增加手术时间，增加手术的风险，也会增加供区的损伤。那么，如何从皮瓣设计中找到最佳的手术方案，从而实现全局的最优方案呢？

我们对创面的情况进行了分析。前臂背侧靠肢体近端的创面，无血管、神经、肌腱等重要组织外露的区域设计，可以采用植皮技术进行修复。其他创面，如前臂掌侧、手掌、手背及前臂背侧远端的创面，因有神经、血管、肌腱的外露或为血管蒂走行区域，需要进行皮瓣修复。其中掌侧的创面为长条形，皮瓣更靠近近端血管蒂区域，我们考虑设计长条形的旋股外侧动脉降支穿支皮瓣进行覆盖，同时因为掌侧为功能区，我们携带皮瓣的皮神经重建了感觉。手背及前臂远端背侧的创面较宽，采用单一皮瓣修复供区无法直接闭合，所以我们设计采用旋股外侧动脉降支分叶皮瓣进行修复，通过分叶技术“化宽度为长度”，从而实现供区的直接闭合。同时，对这两个皮瓣，我们均采用了一期显微削薄的技术进行了削薄，不仅减少了皮瓣需要的面积，也让受区术后更加美观，更有利于患者的早期康复锻炼。术后随访结果显示，此患者不仅受区外观和功能良好，供区损伤也小，实现了“微创、美学”的目的。

上肢巨大面积皮肤软组织缺损的修复是临床上常见的疑难问题[1-2]，随着皮瓣技术的推广，实现创面的覆盖、保肢成功的基本问题已多数能得到解决。随着手术技术的发展，尤其是穿支皮瓣特殊形式等技术的发展，皮瓣的移植已从单纯的存活向“微创、美学”的要求不断发展，在实现修复的同时更加注重供区的损伤[3-4]。在此类病例中，我们采用了穿支皮瓣的设计理念对创面进行了分析，采用分叶、联体、显微削薄等多种技术进行组合，从而实现了供区和受区的统一，获得了不错的效果。

对皮瓣移植来说，首先，皮瓣的切取和移植是穿支皮瓣技术的基本功，是皮瓣存活的基本条件；其次，是如何选择皮瓣的部位以及皮瓣的种类，这考验术者对供区选择的把控能力；再次，皮瓣移植最难的在于皮瓣的设计，如何设计最佳的方案实现受区和供区的统一[5]，不仅需要深厚的手术功底以及对供区的把控能力，需要有丰富的临床经验积累，还要有一颗关爱患者的心；最后，详细的治疗方案、充分的手术预案、细致的术后管理、早期的康复锻炼以及熟练的医护团队，是保证治疗效果的重要条件。

参考文献

[1] 朱珊，刘元波，臧梦青，等. 预扩张脐旁穿支皮瓣修复上肢大面积皮肤软组织缺损［J］. 中华整形外科杂志，2016，32（3）：186－190.

[2] 顾荣，王海文，江新民，等. 髂腹股沟联体穿支皮瓣移植修复上肢较大面积皮肤缺损［J］. 中华显微外科杂志，2017，40（5）：433－437.

[3] 唐举玉. 特殊形式穿支皮瓣的临床应用教程［J］. 中华显微外科杂志，2013，36（2）：201－205.

[4] 唐举玉，魏在荣，张世民，等. 穿支皮瓣的临床应用原则专家共识［J］. 中华显微外科杂志，2016，39（2）：105－106.

[5] 周征兵，唐举玉，吴攀峰，等. 双侧旋股外侧动脉降支穿支皮瓣组合移植治疗上肢大面积组织缺损［J］. 中华手外科杂志，2019，35（3）：183－185.

［曾磊、唐举玉（通讯作者）、吴攀峰、俞芳、庞晓阳、肖勇兵、潘丁、卿黎明、刘睿、符劲飞，中南大学湘雅医院手显微外科］

游离旋髂浅分叶皮瓣联合股外侧异形皮瓣修复多手指皮肤缺损1例

王九松　谢松林　黄雄杰 等

南华大学附属南华医院手足外科

一、患者情况

患者男，38 岁，机器绞伤致左手疼痛、流血 2 h 入院。专科查体：左手示、中、环、小指及手背皮肤大面积撕脱并缺损，示指远节指骨缺损，中指中远节指骨缺损，环指远节指骨缺损，近节指骨粉碎性骨折，小指远节指骨缺损（图 1A、B）。入院诊断：①左手示、中、环、小指指骨开放性粉碎性骨折并缺损；②左手大面积皮肤缺损。入院后完善相关检查，术前讨论制定保肢手术方案。

二、创面修复经过

一期手术：急诊行手部清创（图 1C、D），短缩环指指骨，保留指间关节，复位骨折后克氏针固定，示、中、环、小指背侧皮肤缺损处，设计右股外侧异形皮瓣（面积 9 cm×13 cm）修复，携带的 1 条动脉和 1 条静脉分别与桡动脉及手背静脉吻合（图 1E～G）；掌侧皮肤缺损处，设计右旋髂浅四叶皮瓣（面积分别为 4 cm×5 cm、4 cm×4 cm、4 cm×4 cm、3 cm×2 cm）修复，术中行显微修薄，携带的 1 条动脉和 1 条静脉分别与第 4 指动脉及掌侧皮下静脉吻合（图 1H～G），术后皮瓣顺利存活（图 1K、L）。

二期手术：患者对手功能要求高，强烈要求再造示指，3 个月后设计左侧踇甲瓣（面积为 4 cm×6 cm）加部分趾骨再造左示指（图 2A～D）；左踇趾供区，设计左旋髂浅动脉两叶皮瓣（面积分别为 4 cm×5 cm、4 cm×4 cm）修复（图 2E、F），术中行显微修薄，术后皮瓣顺利存活（图 2G～J）。

三、结　果

一期及二期手术后皮瓣均顺利存活，二期手术后供区及受区伤口完全愈合。术后 2 个月随访，患者左手功能恢复良好，能进行简单的抓、握、捏和拇指对指、对掌活动。术后 2 年随访，患者手功能得到较好的恢复（图 3A～D），已从事原来的工作。腹股沟供区仅留线性瘢痕（图 3E），左足外观良好（图 3F），负重行走无影响。

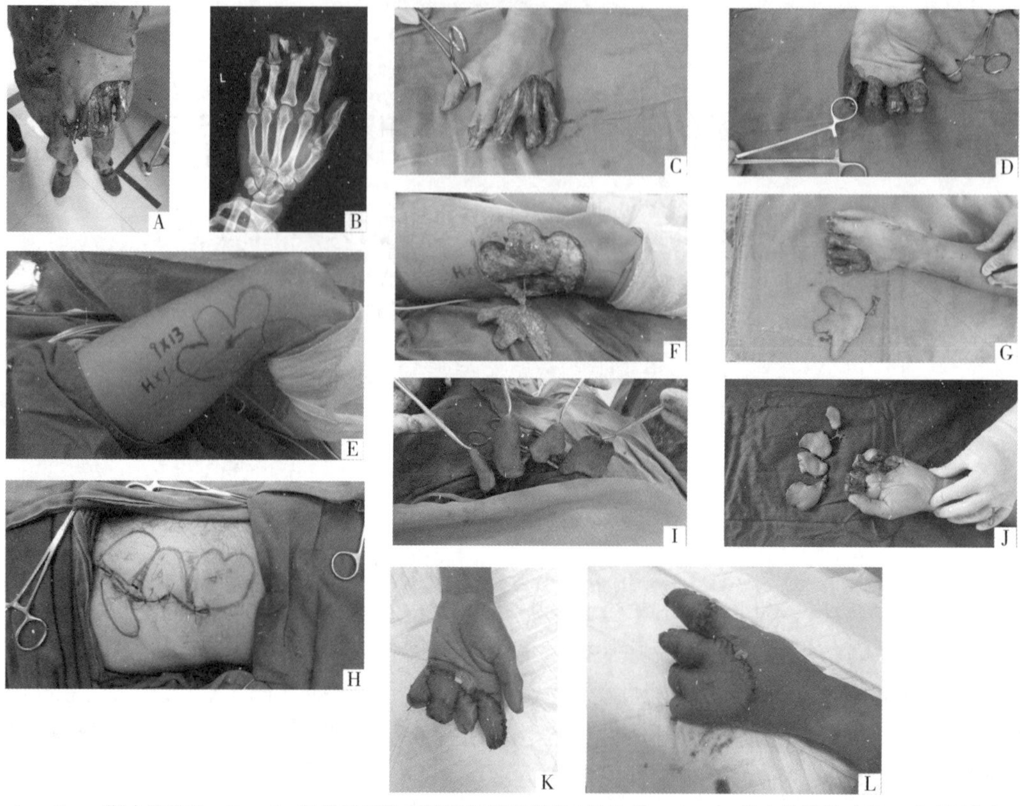

A～D. 一期术前外观；E～G. 股外侧异形皮瓣修复手指背侧皮肤缺损；H～J. 游离旋髂浅动脉四叶皮瓣修复手指掌侧皮肤缺损；K、L. 一期术后外观

图 1　患者左手指及手背皮肤大面积撕脱并缺损，行右旋髂浅四叶皮瓣游离移植修复

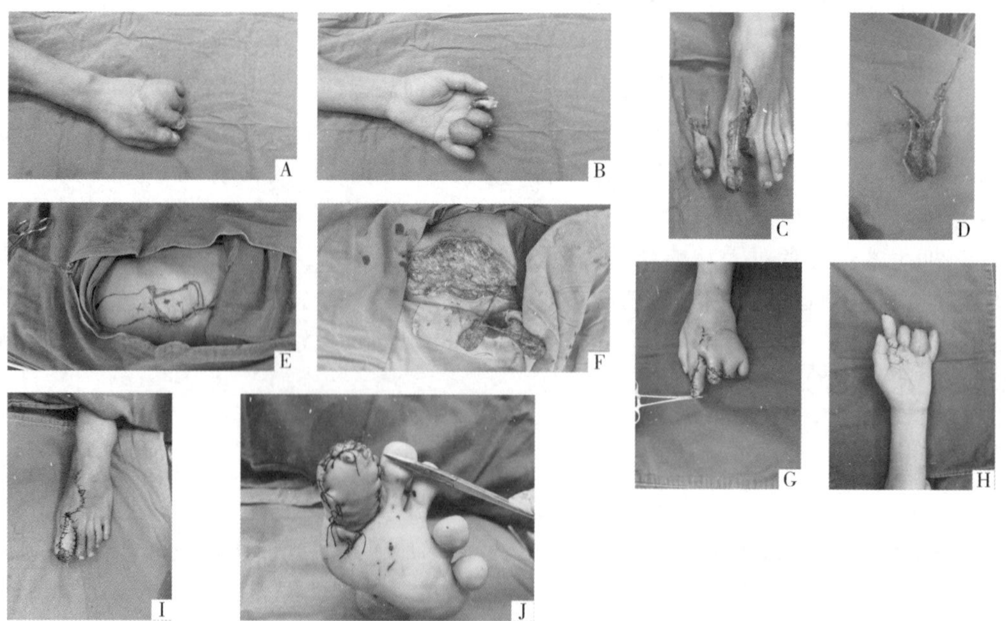

A、B. 二期术前外观；C～F. 游离踇甲瓣再造示指加游离旋髂浅动脉两叶皮瓣修复踇甲瓣供区；G～J. 二期术后外观

图 2　3 个月后，设计左侧踇甲瓣及部分趾骨再造左示指、左旋髂浅动脉两叶皮瓣修复左踇趾供区

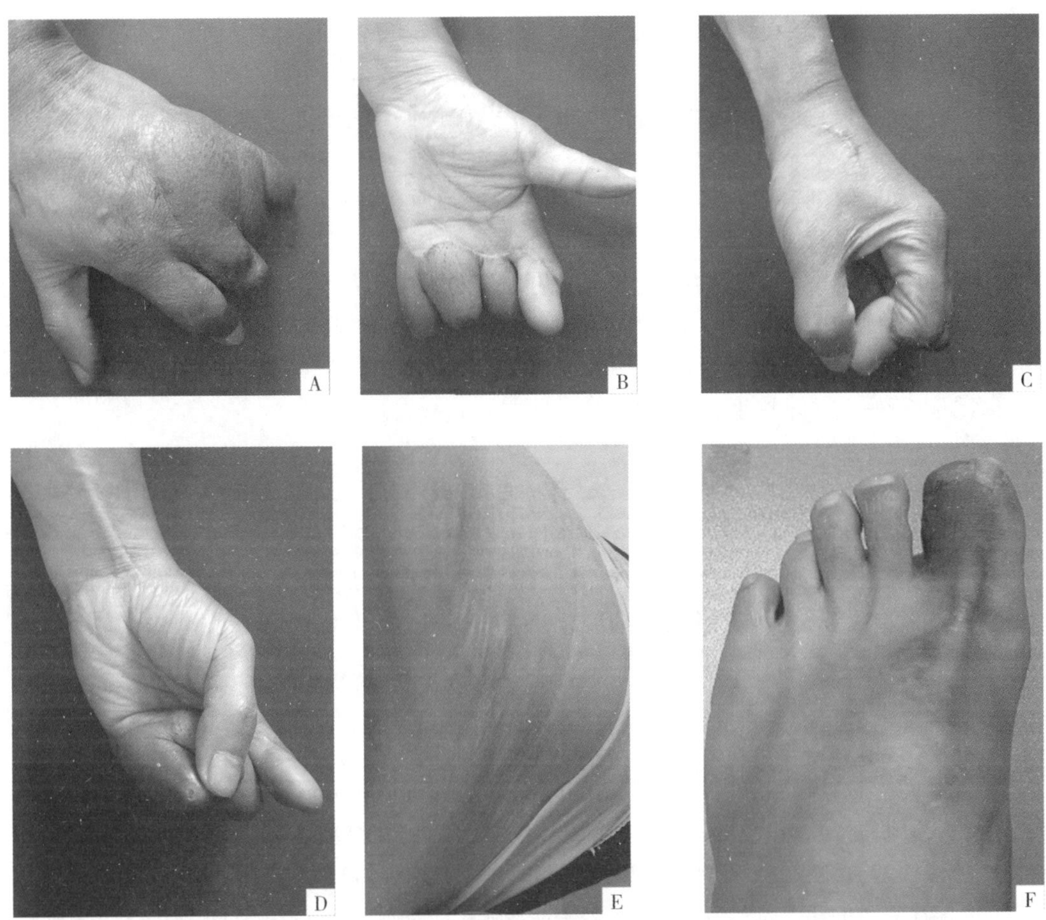

A～D. 术后2年手功能及外观；E. 腹股沟区线性瘢痕；F. 左足外观

图3　患者术后2年随访

四、讨　论

修复手部皮肤套脱并缺损的方法有很多，但如何选择合适的创面修复方法，对于手显微外科医生是具有挑战性的。外露指骨长度的保留，需要视残留软组织情况而定。保留过多外露指骨，会增加指骨坏死风险；建议保留至中节指骨中段，这样既能最大限度保留手功能，又能为后期手功能重建奠定基础。早期不正确的处理，极易导致外露的掌指骨坏死，为后期修复带来困难，且难以最大限度保证手的功能[1]。手部创面修复需要功能与外观并重。腹部包埋或者传统游离皮瓣不但限制了手指活动，还需多次手术分指，且外形臃肿。游离旋髂浅动脉分叶皮瓣可以制成多个分叶皮瓣，同时修复手部邻近多个创面，与传统游离皮瓣结合，能更好保留手部功能。

游离旋髂浅动脉皮瓣最早于1972年首次报道，是最经典的腹股沟皮瓣之一[2]。旋髂浅动脉自起始点向髂前上棘方向走行，在腹股沟韧带中点处或距起点约1.5 cm处分出浅支及深支。浅支继续沿髂前上棘方向走行，由近端发出1～2穿支（直径0.3～

0.5 mm）进入皮肤；深支偏外下方走行，穿过股外侧皮神经，走行于缝匠肌表面，由远端发出 1～3 支穿支（直径 0.5～0.8 mm）进入腹股沟偏外下方区域皮肤[3]。皮瓣通过旋髂浅动脉伴行静脉及旋髂浅静脉回流，其中旋髂浅静脉汇入大隐静脉，是该皮瓣的主要回流血管。

旋髂浅动脉解剖变异较多，且动、静脉管径较细小，故切取游离旋髂浅动脉分叶皮瓣时宜顺行切取。我们的经验是：先在股动脉搏动处解剖血管蒂，再沿血管走行及穿支数量调整分叶皮瓣位置，然后切取皮瓣。同时，考虑穿支营养的面积，保证每个分叶的血供，是手术成功的关键[4]。制取"超薄"皮瓣，需在皮瓣断蒂前进行，皮瓣边缘部分可以大胆地去除脂肪层直至真皮层，皮瓣中心部分可在显微镜下采用"虫蛀"法对脂肪组织进行修剪，术中要彻底止血[5]。

参 考 文 献

[1] 黄钰，巨积辉，侯瑞兴，等. 游离旋髂浅动脉穿支皮瓣修复多手指皮肤脱套伤[J]. 中国美容整形外科杂志，2020，31（3）：157-160.

[2] 李培，郭亮，林金贵，等. 旋髂浅动脉穿支皮瓣在四肢创面修复中的应用[J]. 实用手外科杂志，2021，35（2）：148-151.

[3] 唐阳平，苗峰，张桂红，等. 应用游离旋髂浅动脉双叶穿支皮瓣修复手部 2 个创面五例[J]. 中华显微外科杂志，2020，43（6）：603-606.

[4] 吴健，周鑫，欧昌良，等. 游离旋髂浅动脉分叶皮瓣修复手部不规则创面的临床应用研究[J]. 创伤外科杂志，2021，23（8）：629-632.

[5] 董书男，刘承伟，江吉勇，等. 微型削薄旋髂浅动脉穿支皮瓣修复手部小面积软组织缺损[J]. 中华显微外科杂志，2021，44（4）：435-438.

[王九松、谢松林（通讯作者）、黄雄杰、刘昌雄，南华大学附属南华医院手足外科]

超长 Y 形大隐静脉移植修复肱动脉分叉段缺损 1 例

刘 浩 刘 军 吴永伟 等

无锡市第九人民医院创伤骨科

一、患者情况

患者男，37 岁，因机器绞伤致右肘部、前臂疼痛伴活动受限 2 h 入院。专科检查：右肘关节不全离断，开放性后脱位，肱动脉断裂，断端已栓塞（图 1A）。前臂可触及尺、桡骨骨擦感，右腕关节压痛，桡骨远端可触及骨擦感。右上肢末梢血运差，皮温低，毛细血管反应无，右手第 1～5 指感觉麻木，屈伸活动受限。入院后快速完善术前检查，X 线片提示右肘关节后脱位，右尺、桡骨干和桡骨远端骨折，尺骨断端可见蝶形骨块（图 1B）。在臂丛麻醉下复位肘关节，切开前臂深筋膜，探查发现右前臂屈肌群毁损，肱动脉、肱静脉、正中神经撕脱，尺、桡动脉近端断裂，肱动脉与尺、桡动脉间缺损长度达 20 cm，桡神经深支、尺神经连续性好，挫伤严重（图 1C）。术中首先予以结扎血管，彻底清创。剔除前臂挫烂失活的肌肉组织，保留腱性组织。清创后明确诊断：右上肢开放性损伤伴血供障碍，右肘关节开放性后脱位，右尺、桡骨干骨折，右桡骨远端骨折，右肱动脉、尺动脉、桡动脉断裂缺损，右前臂正中神经、桡神经浅支撕脱，右前臂多发肌肉毁损。清创完成后重新消毒铺单，更换器械，依次行尺、桡骨干和桡骨远端骨折切开复位钢板内固定（图 2A），肘关节铰链式外支架固定，并修复肘关节囊及周围韧带结构。前臂活性尚可的肌肉组织及腱性组织予以部分修复。

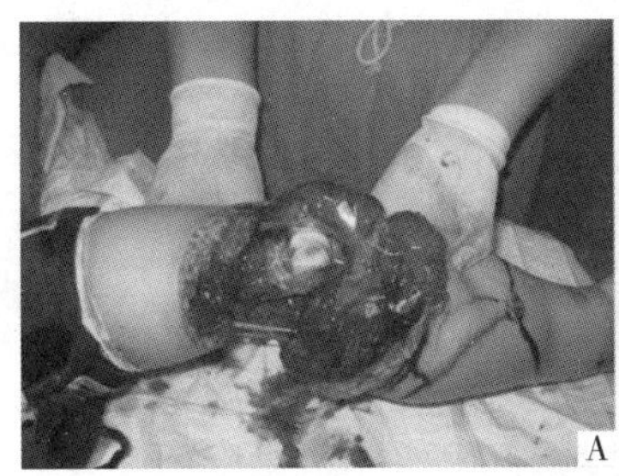
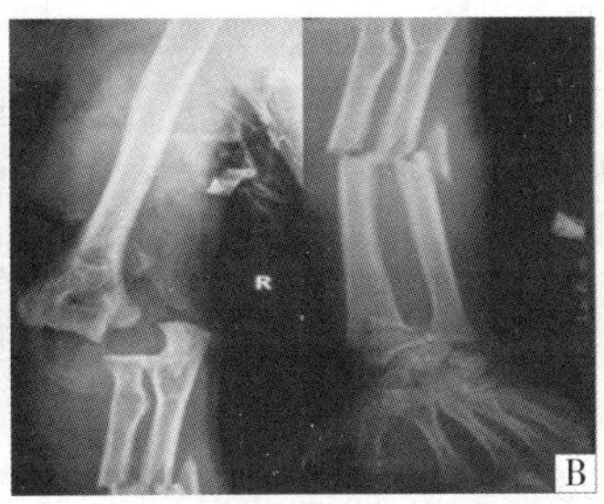

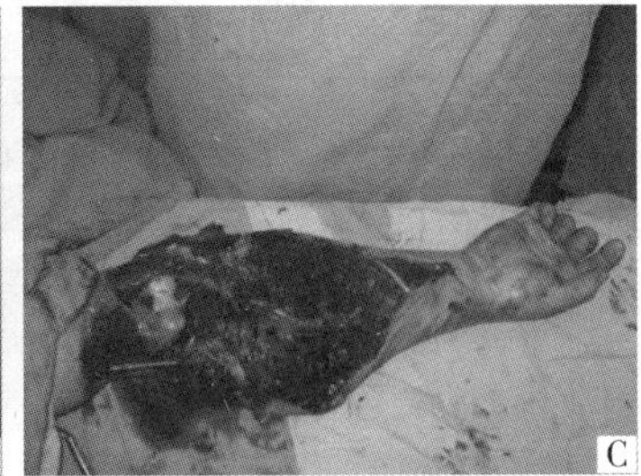

A. 开放性肘关节后脱位伴血管损伤；B. 伤后 X 线片；C. 右前臂软组织损伤严重

图 1 患者伤后右上肢情况

二、手术情况

术前计划移植大隐静脉桥接肱动脉与尺动脉，按原计划切取右侧大隐静脉，在分离过程中术者意外发现大隐静脉在近段分叉，且分叉段很长，管径较粗，与动脉缺损的形态高度契合。根据动脉缺损长度，最后顺利切取了一条长25 cm的Y形大隐静脉，利用其特殊的Y形结构特征，倒置后分别与肱动脉及尺、桡动脉端端吻合（图2B）。手术顺利，移植段大隐静脉搏动良好，3个吻合口均无漏血，肢体血供逐渐恢复，皮温回升。利用前臂残余肌肉组织覆盖血管，前臂背侧遗留12 cm×6 cm创面，掌侧遗留15 cm×8 cm创面（图2C），予以VSD下敷料覆盖。

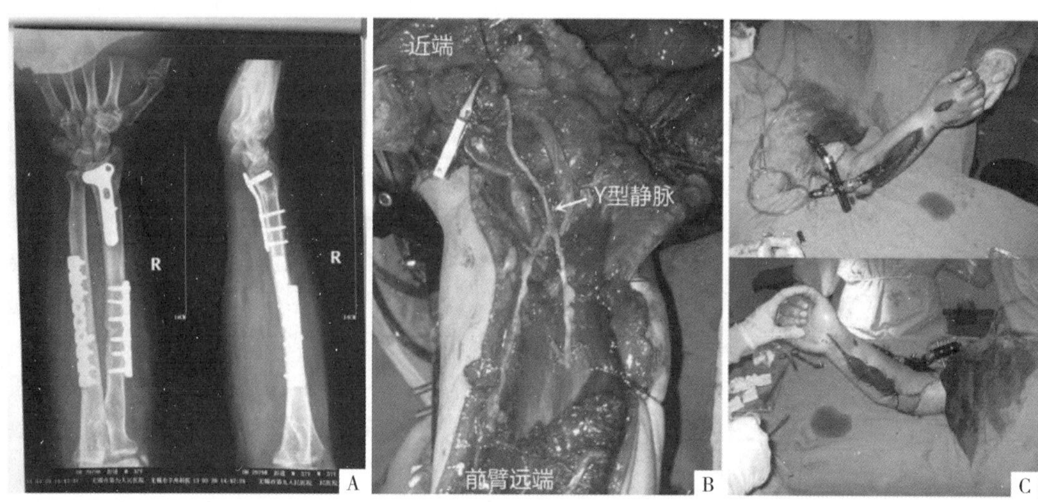

A. 右前臂尺、桡骨骨折内固定术后X线片；B. Y形大隐静脉移植桥接肱动脉–桡动脉、肱动脉–尺动脉；C. 一期手术恢复患肢血供

图2 急诊行右上肢保肢术

术后2周，肢体成活，行右前臂清创植皮术，取大腿外侧15 cm×14 cm中厚皮片植于创面。植皮成活后指导患者逐步进行肘关节及手指功能锻炼，康复过程中患者感右前臂植皮瘢痕及肘关节前方瘢痕不适，右手拇指指骨间关节不能屈曲，第2～5指屈伸活动不满意。三期手术行前臂背侧瘢痕切除、美容缝合加右肘关节松解加前臂掌侧皮肤扩张器植入，术后定期注入生理盐水，以表层皮肤绷紧为度。皮肤扩张满意后2个月，行前臂掌侧植皮瘢痕切除、肌腱松解、拇长屈肌腱重建术，同时将正中神经断端修剪成斜面，尺神经外膜开窗，进行端–侧吻合，缝合后保持神经无张力状态。扩张后的前臂掌侧皮肤行美容缝合（图3）。术后继续指导患者行功能锻炼。

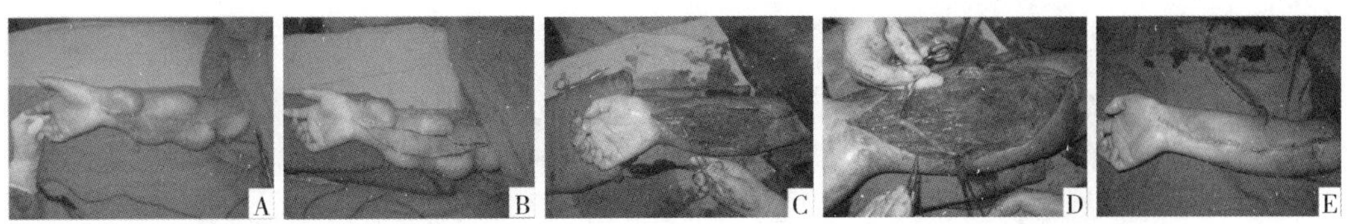

A. 前臂掌侧皮肤扩张；B. 植皮瘢痕切除；C. 拇长屈肌腱重建；D. 正中神经残端与尺神经行端－侧缝合；E. 前臂掌侧皮肤无张力缝合

图 3　右前臂分期多次手术

三、结　果

急诊术后 2 周，右前臂肢体成活，超声多普勒可闻及尺、桡动脉搏动。末次手术后 3 周，右前臂掌侧皮肤的色泽、弹性、质地与邻近皮肤完全一样，切口张力不高。患者右肘关节及第 1 ～ 5 指屈伸活动轻度受限。经过系统的康复训练，患者的右肘关节屈伸活动范围及右手功能基本满足日常生活需要，手指感觉均在 S_3 级以上。

术后 10 年随访，患者右肘关节屈曲达 100°，欠伸 10°，腕关节屈曲达 60°，背伸 40°，肩关节可完全外展，第 1 ～ 5 指屈伸活动不受限，感觉均在 S_3 级以上；前臂旋前、旋后均可达到 50°（图 4）；上肢功能完全满足日常需要；血管超声提示肱动脉、右前臂尺动脉、桡动脉管腔通畅（图 5）。

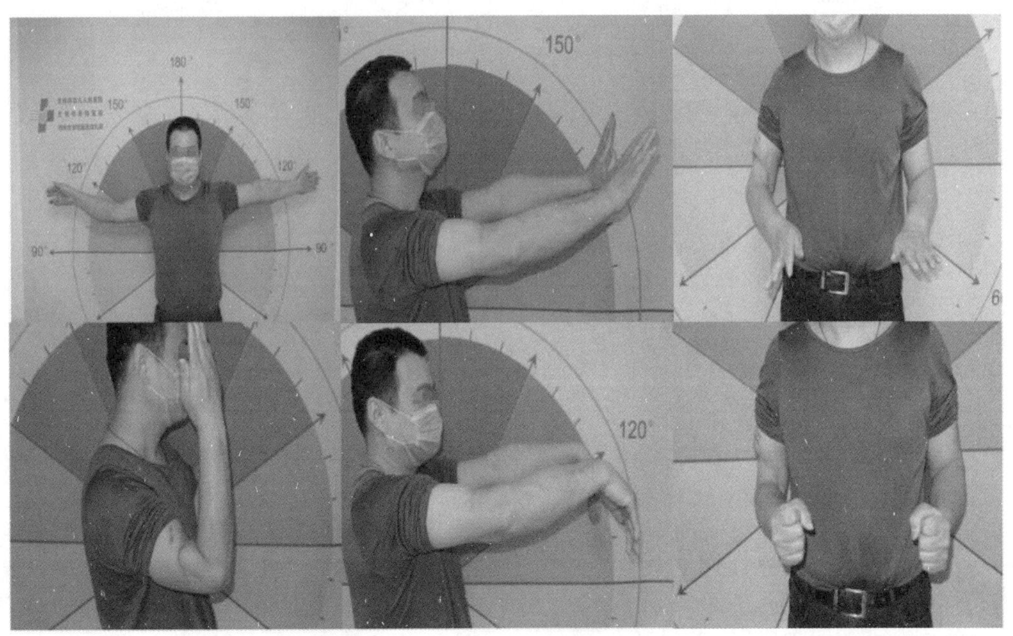

图 4　术后 10 年随访：患者右上肢功能满意

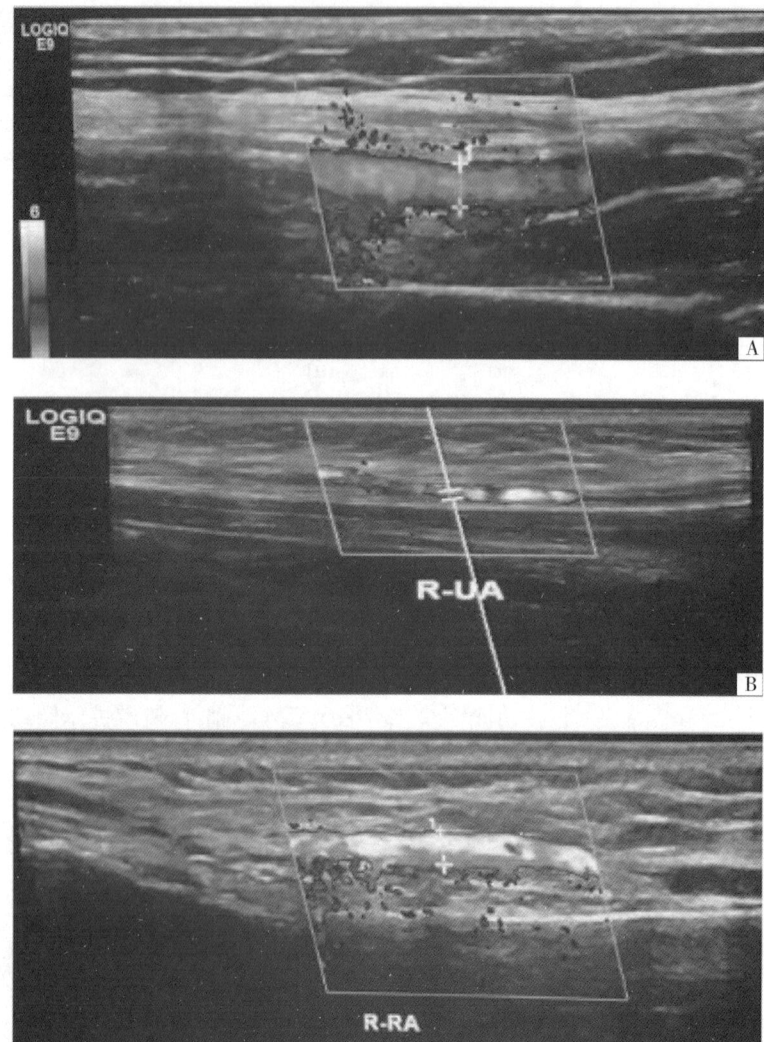

A. 肱动脉血流通畅；B. 尺动脉血流通畅；C. 桡动脉血流通畅

图5 血管超声检查证实吻合血管通畅

四、讨 论

严重的肘关节开放性损伤往往伴随着肱动脉断裂，如不及时修复，可造成肢体缺血坏死。肱动脉断裂后，断端缺损长度小于2 cm，可在屈肘位下无张力吻合；如缺损长度大于2 cm，则往往需行静脉移植。本例患者术前肘关节后脱位，其血管缺损长度的测量，需在肘关节复位状态下，以伸直位测量为准[1]。术中我们测量肱动脉与尺、桡动脉间缺损长度达20 cm，这在临床上并不多见，且缺损区恰好位于肱动脉远端的分叉部位，意味着桡动脉、尺动脉、骨间前动脉、骨间后动脉、桡返动脉及尺返动脉的近端均破坏缺损，前臂血供完全丧失。以往来说，如此长段的动脉缺损，临床上多取大隐静脉桥接肱动脉与尺动脉（或桡动脉），而一般不会同时兼顾前臂两大动脉。幸运的是，该患者的大隐静脉在近端呈 V 形分叉，且分叉段血管很长，管径完全匹配尺动脉和桡动脉。考虑到残端血管要修整至内膜完好处，移植的血管理论上至少要比实际缺损长 1 ～2 cm。为了保险起见，我们遵循“宁长勿短”的原则，切取了长达 25 cm 的大隐静脉。这样的超长 Y 形大隐静脉在临床上是可遇不可求的。利用这个特殊的结构，我们一次性桥接了肱动脉－尺动脉和肱动脉－桡动脉，大大提高了患肢成活率。对于这类病例，移植段很长注定静脉分支较多，且缝合了 3 个吻合口，血管栓塞的风险也相应增加。因此，残端血管及移植静脉在吻合前应注入肝素生理盐水使其肝素化，修剪及吻合操作必须在显微镜下完成，在保证吻合质量的前提下尽量缩短手术时间[2]。

肱动脉分叉部由肱动脉远端、尺动脉及桡动脉近端 3 个部分组成，血管解剖结构特殊，位置较主干部表浅。在发生开放性肘关节脱位或粉碎性骨折时，该部分血管易受到牵扯或刺伤而发生栓塞甚至断裂。当暴力较大或骨折范围广泛时，这 3 个部分血管往往同时受累。在正常情况下，桡动脉和尺动脉之间有着丰富的交通网，单纯结扎其中 1 条动脉不会造成肢体的缺血坏死，但是开放性骨折脱位往往伴随着严重的软组织损伤，桡、尺动脉间的交通网受到破坏，仅吻合 1 条动脉有时候不能满足远侧肢体的血供需要，从而造成前臂部分肌肉缺血性坏死。且如果仅吻合 1 条动脉，后期若因为感染等因素发生吻合口栓塞，将导致唯一的血供来源中断，发生肢体缺血坏死。因此，对于肱动脉分叉部损伤，应尽可能同时修复桡动脉和尺动脉，以增加肢体的血液供应，满足代谢需要[3]。

临床上我们在处理肱动脉或腘动脉分叉部损伤时，第一反应就要想着去主动探寻 Y 形大隐静脉。很多时候我们没有发现这样的结构，是因为缺少这个意识。虽然像该病例这样长段的 Y 形静脉比较少见，但临床上相对短小的 Y 形静脉还是比较容易获得的，特别是在肘窝周围，适用于分叉段缺损不是特别长的病例[4]。例如膝关节后脱位或严重胫骨平台骨折时，腘动脉分叉段受到牵扯、挤压而栓塞，可以在肘窝处切取 Y 形头静脉或前臂正中静脉进行桥接[5-6]。

如果确实无法获得 Y 形静脉作为移植物，我们可以按照动脉缺损长度的 2 倍取一条大隐静脉，将其分为 2 段，近端与近端并排，在其中一段的静脉壁纵行剪开，将另一段静脉的远端通过端－侧吻合的方式与血管壁进行吻合，形成“裤裆”状的静脉移植体，我们称之为“分叉式并联静脉移植体”[7]。它的优势在于可以任意调整两段血管的长度及端－侧吻合口的位置而适应不同的动脉缺损情况。例如尺动脉断端与桡动脉断端不在同一个平面，且肱－尺动脉相距较短，则可以用一段短粗的大隐静脉桥接肱－尺动脉，另一段相对细长的大隐静脉通过端－侧吻合的方式缝在短粗段静脉的侧壁，桥接桡动脉。通过这种自制的 Y 形静脉，理论上可以明显增加远侧肢体的血供，使血流分布更加均匀，提高保肢成活率。但同时，4 个吻合口也明显增加了血管栓塞的概率，尤其是端－侧吻合口，涡流形成特别容易导致血栓形成，对术者显微外科技术和术后规范的抗凝要求很高。

外科手术的进展与生产生活息息相关，生活中，“三通管”的应用随处可见。同样，在临床上，我们也可以通过“三通管”样的静脉移植体桥接分叉段动脉缺损。笔者建议，对于缺损较短的病例，可以在肘窝附近探查切取Y形静脉进行移植；对于缺损段较长的病例，可以通过自制“分叉式并联静脉移植体”桥接远端动脉。应用Y形静脉移植桥接动脉分叉段缺损，相较于单一的静脉移植体，能够为远侧肢体提供更多的血流，大大提高保肢成功率，具有明确的临床应用价值。当然，手术的成功与术者精湛的血管吻合技术及细致的术后管理密不可分。理念决定方向，技术决定效率，只有两者有机结合，方能达到满意的效果。

参考文献

[1] 祁峰，李杰，祁晓，等. 四肢主干动脉外伤缺损长度的判断与修复重建［J］. 中国骨伤，2014，(3)：199－202.

[2] 刘权溢，岑海洋. 大隐静脉移植在修复四肢主干血管缺损中的应用［J］. 中华显微外科杂志，2004，27（2）：151－152.

[3] 韦正超，蔡道章，金文涛，等. 四肢血管损伤的显微外科治疗［J］. 中华显微外科杂志，2001，24（3）：215－216.

[4] 于胜军，张世民. 血管移植修复掌浅弓缺损的研究进展［J］. 中华解剖与临床杂志，2018，23（1）：81－84.

[5] 王洪刚，顾立强，朱庆棠，等. 复杂性胫骨平台骨折的分期治疗［J］. 中华创伤骨科杂志，2013，15（11）：951－955.

[6] 温术民，宁志文，李成林，等. 胫骨上段骨折合并腘动脉分叉附近损伤的临床治疗［J］. 中华创伤杂志，2005，21（4）：302－304.

[7] 肖红云，于胜军，孙峥. 分叉式静脉组合移植修复腘动脉分叉部损伤［J］. 中国医刊，2013，48（12）：74－75.

［刘浩、刘军、吴永伟、王建兵、董晟、芮永军（通讯作者），
无锡市第九人民医院创伤骨科］

三阶段序贯疗法治疗严重开放性胫、腓骨骨折1例

康永强　吴永伟　马运宏 等

无锡市第九人民医院创伤骨科

一、患者情况

患者男，48 岁，机器挤压伤致右小腿出血、畸形伴活动受限 6 h 入我院。专科检查：右小腿中下段至足背平面广泛皮肤剥脱伴缺损、胫骨粉碎性骨折（图 1A）；游离骨块外露，骨膜损伤严重，伤口内可见线样杂物，中度污染，后方皮肤连续性存在（图 1B），末梢血运尚可，足背动脉搏动可触及，胫后动脉搏动未触及，足部皮肤感觉减退，第 1 ～5 足趾主动屈伸活动尚可，踝关节主动屈伸活动受限，膝关节未见异常。入院后急诊行清创术后诊断为右开放性胫、腓骨骨折（Gustilo IIIB 型）、右踝关节骨折。

二、手术处理

术前积极输血治疗贫血，排除手术禁忌后积极准备手术，入院后即刻使用一代头孢抗炎，3 L 生理盐水冲洗创面。

一期急诊彻底清创，摘除所有游离胫骨骨块，6 L 生理盐水冲洗。重新消毒铺巾，外踝及腓骨下段、内踝复位后克氏针、钢板内固定，胫骨维持长度及力线，组合式外支架临时固定（图 1C）。遗留创面 VSD 覆盖。术后积极补充血容量，适当输液，第 2 日继续输血，积极补充白蛋白，快速完善检查。

二期（急诊后 58 h）行游离左股前外侧皮瓣（25 cm × 15 cm）移植修复创面（图 1D、E），拆除外固定支架，胫骨断端骨缺损区域骨水泥填塞，复位后钢板内固定（图 1F）。

三期（伤后 13 周）取出骨水泥，取自体髂骨植骨，髓腔混合人工骨植骨占位（图 1G、H）。

三、结　果

术后皮瓣完全成活良好，无浅表感染及深部感染发生，供区植皮全部成活。术后 26 个月，腓骨内固定及胫骨部分内固定取出。术后 30 个月随访，患者行走不受限，骨折愈合良好，皮瓣质地柔软，外观满意，肢体无疼痛不适（图 1I、J、K）。

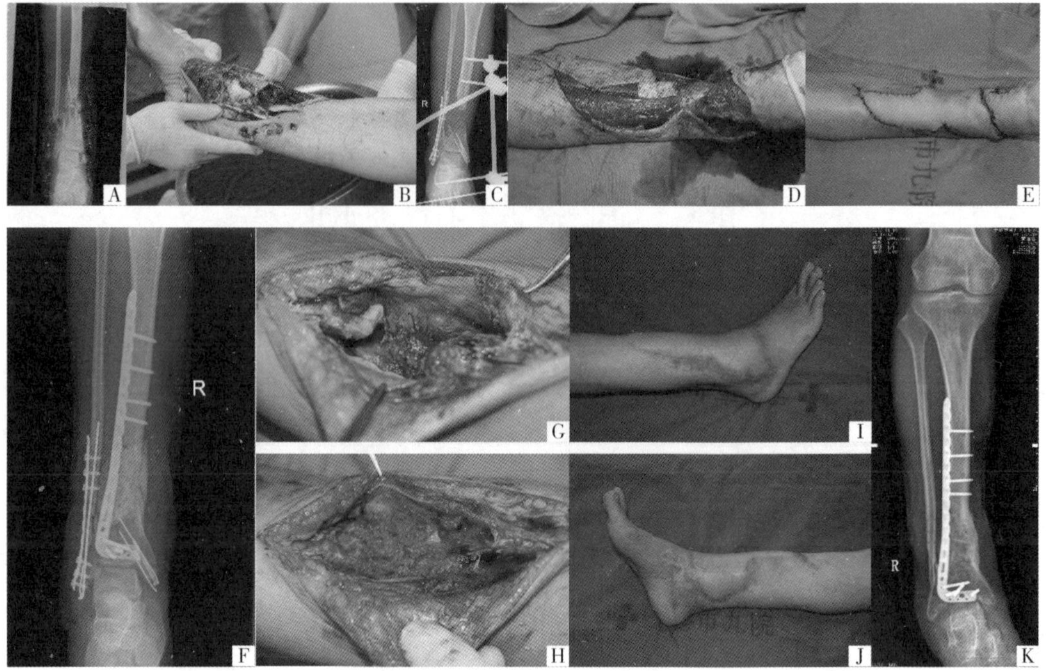

图 1　患者右小腿损伤情况及手术和术后随访

四、讨　论

随着交通运输业及工业的快速发展，小腿开放性骨折伴软组织缺损患者日益增多，而 GustiloⅢB 及ⅢC 型患者的临床治疗十分困难，术后并发症较多，如骨不连、骨感染、关节僵硬等，此类骨折的处理不仅要有可靠的固定，同时还需要彻底的清创及良好的软组织覆盖[1-2]。随着显微外科技术的发展，游离皮瓣移植为下肢严重的开放性骨折治疗提供了可选择的方法。

2000 年，Gopal 等[3]提出“固定和瓣”的概念，它强调了联合骨科和整形外科积极处理开放性骨折的好处，旨在提供即时的内部固定和健康的软组织覆盖。他们认为皮瓣移植的时间决定了骨折修复的结果。Godina 阐述了早期皮瓣覆盖在下肢创伤创面重建中的优势[4]。本团队也认为尽早软组织覆盖是必要的，虽然它不需要在急诊科进行。局部皮瓣如局部肌肉皮瓣可用于覆盖小创面。然而，Gustilo IIIB/C 型开放性胫骨骨折患者往往伴有局部肌肉和软组织的严重损伤。根据我们以往的经验，局部螺旋桨皮瓣成活率低于游离皮瓣。因此，游离皮瓣的移植将是提供健康组织的首选方案，同时可以使受伤肢体的恶化程度降至最低。然而游离皮瓣的转移需要专业显微外科医生团队的合作。急诊一期的游离皮瓣移植不仅大大延长了手术时间，同时也大大消耗患者的体力。此外，许多开放性胫腓骨骨折患者在夜间出现在诊所，对外科医生的精力方面提出了挑战，特别是在显微镜下进行血管吻合术。BOA 指南推荐 72 h 进行确切的软组织覆盖，同时进行最终的坚强内固定。我们认为，分阶段的综合方法比坚持 72 h 目标更重要，特别是分阶段进行重建。

从功能结果和患者安全的角度来看，本文认为游离皮瓣转移应在 5 ～7 天内进行，正如 Pu 和 Stevenson[5] 所建议的那样。另外，骨折相关的感染与最终软组织覆盖的时间是非常重要的[6]。我们采用了 Masquelet 技术治疗广泛软组织损伤和骨缺损的患者。成功的关键因素包括急诊室的彻底清创和 7 天内的伤口覆盖。在骨水泥中添加抗生素可增加局部抗生素浓度并降低感染风险。我们在 1 周内进行游离皮瓣移植，同时进行内固定。最后，所有患者都没有深部感染，并实现了骨愈合。一位患者皮瓣后伤口浅表感染，但没有进一步感染以及移植内固定的治疗。

参 考 文 献

[1] JENNIFER CL，ALEXANDER C，MIKHAIL S，et al. The management of soft tissue and bone loss in type ⅢB and ⅢC pediatric open tibia fractures [J]. J Pediatr Orthop，2016，36（5）：453 -458.

[2] 芮永军，吴永伟，刘军，等．游离皮瓣修复 Gustilo ⅢB、ⅢC 型胫腓骨骨折伴软组织缺损的临床疗效 [J]. 中华创伤杂志，2018，34（10）：881 -885.

[3] GOPAL S，MAJUMDER S，BATCHELOR AG，et al. Fix and flap：the radical orthopaedic and plastic treatment of severe open fractures of the tibia [J]. J Bone Joint Surg，2000，82B：959 -966.

[4] GODINA M. Early microsurgical reconstruction of complex trauma of the extremities [J]. Plast Reconstr Surg，1986，78：285 -292.

[5] PU L L Q，STEVENSON T R. Principles of reconstruction for complex lower extremity wounds [J]. Techniques in Orthopaedics，2009，24（2）：78 -87.

[6] KANG Y，WU Y，MA Y，et al. “Primary free-flap tibial open fracture reconstruction with the Masquelet technique” and internal fixation [J]. Injury，2020，51（12）：2970 -2974.

[康永强、吴永伟、马运宏、芮永军（通讯作者），无锡市第九人民医院创伤骨科]

CTA 辅助下精准股前外侧分叶皮瓣设计修复上肢复杂软组织毁损伤 1 例

杨 曦 何晓清 徐永清 等

中国人民解放军联勤保障部队第九二〇医院骨科

一、患者情况

患者男，43 岁，机床传送带绞伤左上肢 7 h 入院。专科查体：左臂后外侧、左肘关节后外侧、左前臂后侧及左手背大面积软组织异物残留，创面污染严重；左手掌侧皮肤触觉减退，左手各指末梢毛细血管反应正常，桡动脉搏动较对侧减弱；左手各指背伸活动消失。

二、手术处理

入院后完善相关检查，按照损伤控制理论，纠正失血性休克，同时急诊行清创术。术中见左臂后外侧、左肘关节后外侧、左前臂后侧及左手背大面积皮肤、肌肉缺损并坏死，右手背伸肌腱及桡骨外露。清创后明确诊断：①左臂、前臂、手背大面积皮肤组织缺损并桡骨外露；②左前臂背伸肌群缺损；③左骨间后动脉损伤（前臂下段）；④左前臂骨间背神经缺损；⑤左手指背伸肌腱群损伤并外露。给予纠正贫血、低蛋血症和抗感染等对症支持治疗。生命体征平稳后，反复清创、VSD 处理至创面新鲜肉芽组织生长，具备皮瓣软组织移植条件。臂中上 1/3 外侧创面直接清创缝合，残留创面大小分别约为 7 cm × 25 cm（臂外侧至前臂背外侧）、8 cm × 9 cm（手背）（图 1）。

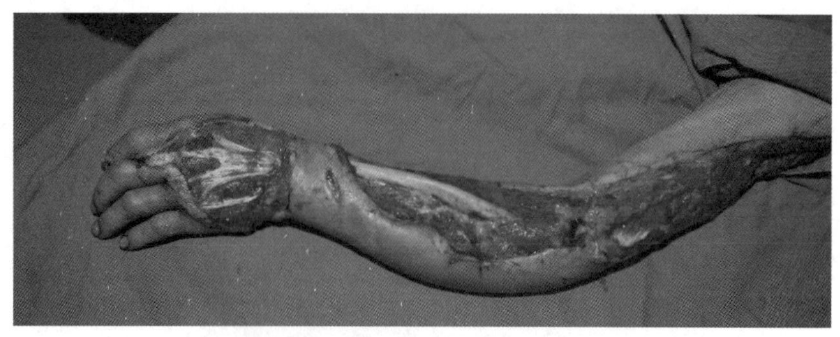

图 1　患者左上肢清创后创面情况

二期选择股前外侧分叶皮瓣修复。CT 血管造影（CT angiography，CTA）显影上肢受区血管，旋股外侧动脉及其穿支，并利用 Mimics 19.0 软件三维重建携带旋股外侧动脉穿支血管皮瓣模型，设计旋股外侧动脉降支联合横支的股前外侧分叶皮瓣（8 cm×36 cm）（图 2）。按照术前设计切取皮瓣实施分叶后移植覆盖左手背、左前臂背侧及左肘关节关键创面。术中将旋股外侧动脉及两条伴行静脉与受区桡侧副动脉及两条伴行静脉吻合。大腿供区一期闭合。臂外侧残余创面（3 cm×3 cm）取左大腿外侧韧厚游离皮片移植（图 3）。

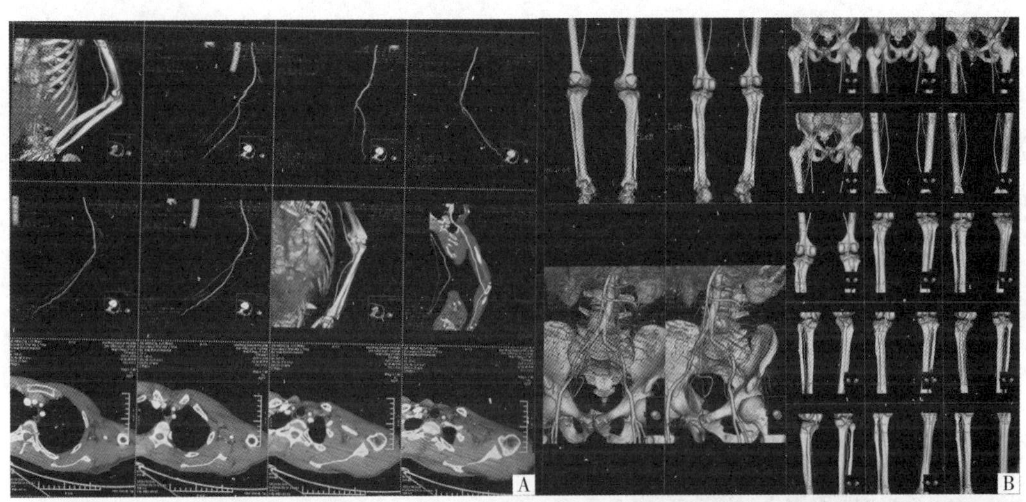

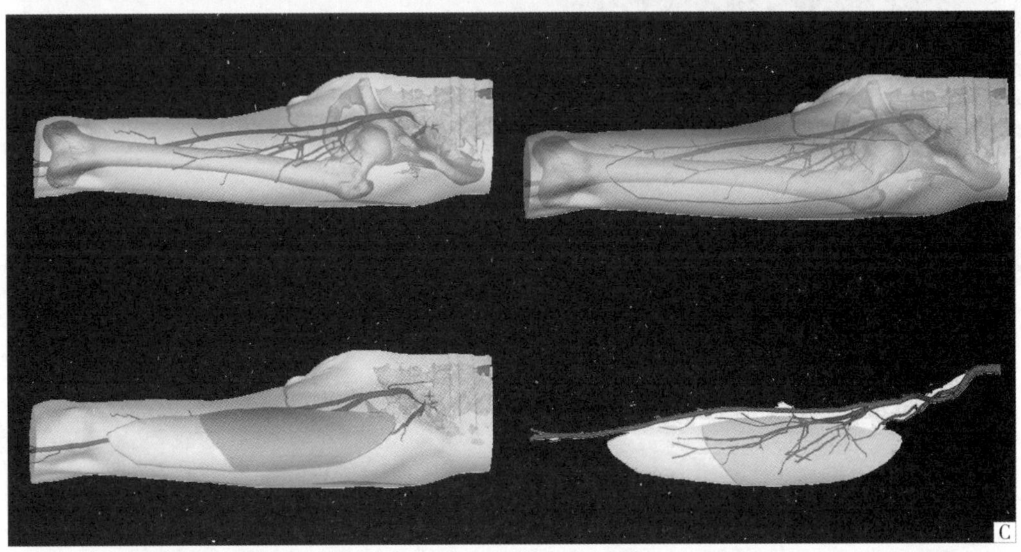

A. 左上肢 CTA 结果；B. 左下上肢 CTA 结果；C. 3D 图像设计携带旋股外侧动脉主干的降支联合横支股前外侧分叶皮瓣

图 2　患者术前 CTA 辅助下三维重建旋股外侧动脉及设计皮瓣

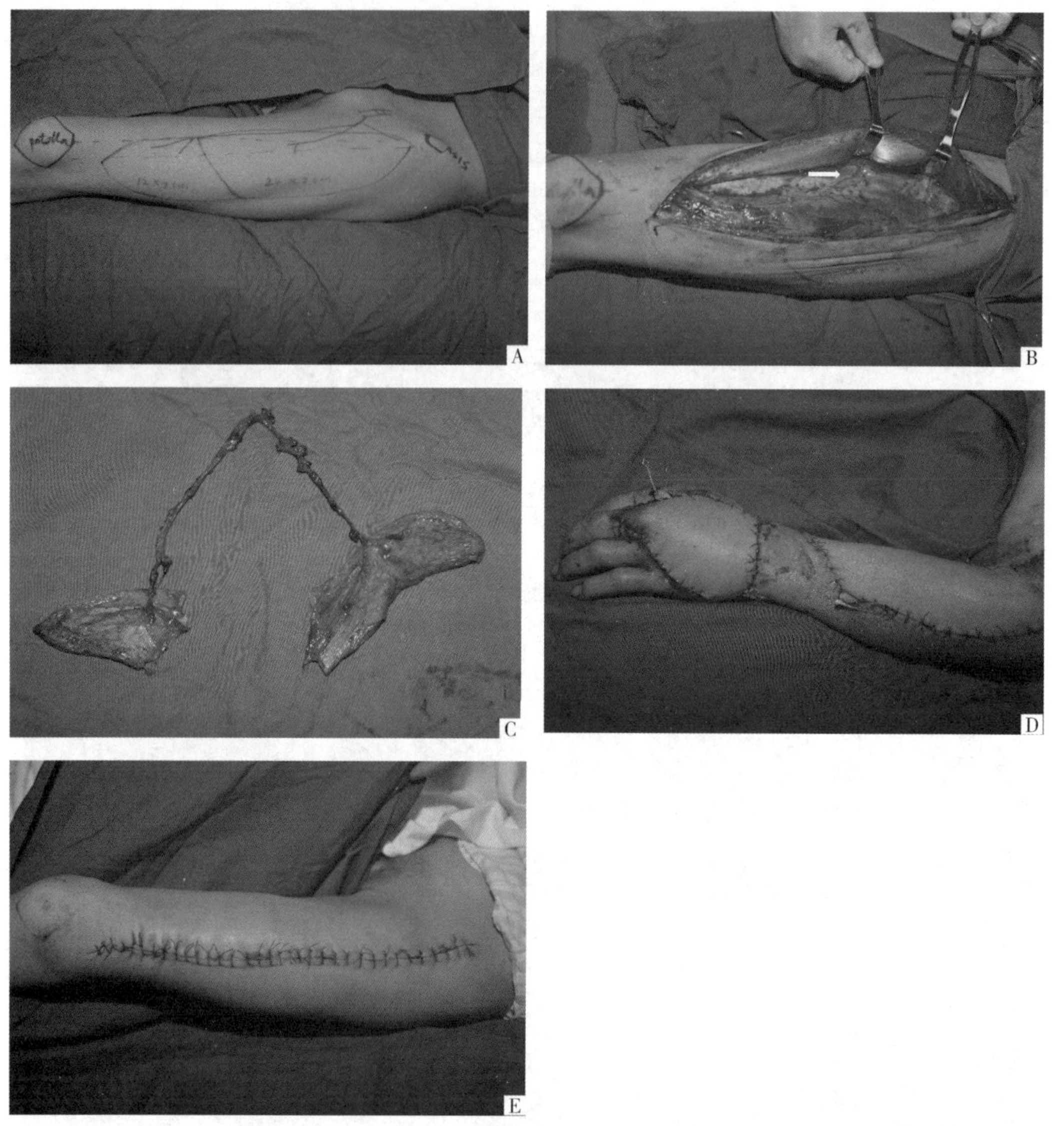

A. 按照术前设计规划股前外侧分叶皮瓣；B. 切取皮瓣，显露术前测量到的横支（黑箭）及降支（白箭）；C. 按术前设计将皮瓣分叶；D. 术后皮瓣移植情况；E. 大腿供区一期闭合

图 3 股前外侧分叶皮瓣修复左上肢毁损伤创面

三、结 果

术后 2 个月皮瓣成活，植皮区域创面愈合。遂行三期肌腱转位手术。掌长肌腱转位代拇长伸肌，桡侧腕屈肌腱转位代指总伸肌腱，重建手指背伸功能。术后功能锻炼，定期随访。1 年后复查，左上肢皮瓣成活良好，无臃肿，肘关节无瘢痕挛缩，伸 - 曲活动范围 0°～100°，腕关节曲 - 伸活动范围 -10°～30°，手指屈、伸肌力Ⅲ～Ⅳ级，抓持功能恢复满意（图 4）。大腿供区恢复良好，仅留有线性瘢痕。

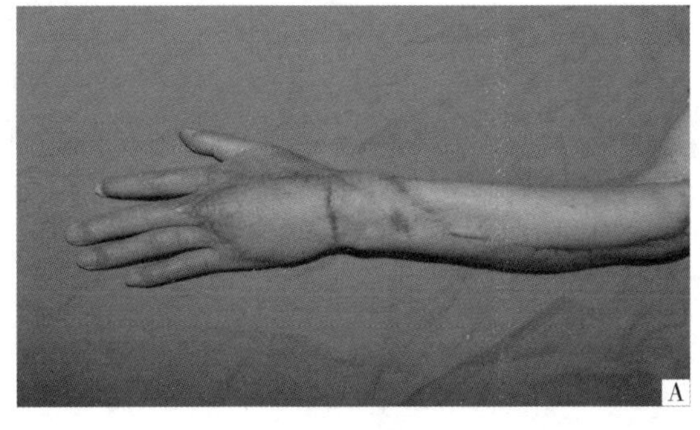

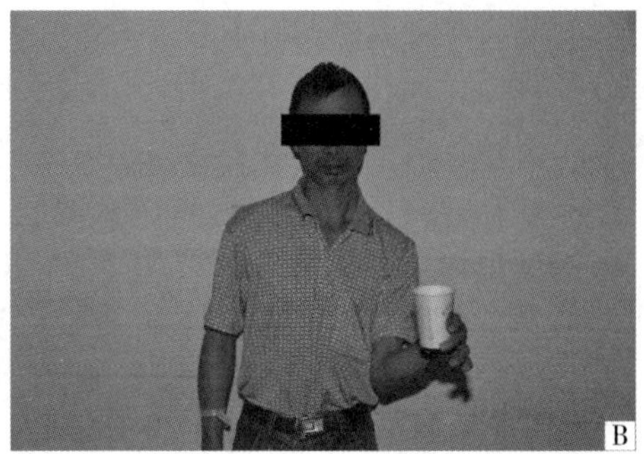

A. 左上肢外观及手指背伸情况；B. 左肘关节活动情况及手指抓持功能

图4 术后1年随访

四、讨 论

上肢复杂软组织毁损伤的修复重建需要准确评估软组织缺损程度，制定合理的修复重建计划，精确设计皮瓣移植方案，才能达到供区最小损伤、受区最大修复的治疗效果。该病例软组织缺损严重，导致手指背伸功能受限，创面修复成功才能保证后期功能重建。经过反复清创后，明确此例软组织缺损特点及修复难点：①桡骨、手背伸肌腱、肘关节处等核心创面多发分布，面积巨大，选择较大面积的分叶皮瓣覆盖最为合适。分叶皮瓣能够一蒂两瓣覆盖手背及臂部创面，通过吻合一组血管建立两个或多个皮瓣的血液循环[1]。②股前外侧作为供区可切取较大面积皮瓣组织，但穿支血管实际的数量和分布影响分叶皮瓣的切取。此外，旋股外侧动脉穿支血管的数量并不恒定，有研究表明18.2%的病例只有单穿支[2]，无法实现分叶皮瓣切取。再者，穿支来源存在变异，可起源于旋股外侧动脉降支，也可来源于斜支或横支[3]，增加分叶皮瓣切取的困难，还可能出现两穿支不共干，导致“斜支陷阱”[4]，如术前不能仔细规划，可能无法实现一蒂两瓣的分叶计划。③软组织挫伤及挤压伤严重，上肢的血供来源不明确，可供选择吻合的受区血管数量及质量受限，如血管选择不当，可能导致上肢血供的二次破坏，以及影响皮瓣循环建立，导致移植失败，甚至肢体坏死。

针对以上难点，我们利用CTA对供、受区血管进行造影。明确受区血管条件：显示上臂肱动脉、桡侧副动脉，前臂尺、桡动脉都有显影；未暴露在创面炎性区的桡侧副动脉及其伴行静脉的质量较好，选择其作为受区吻合血管，同时避免对主要血管的牺牲。该病人旋股外侧动脉CTA显影穿支数量、起源、走形符合术前计划的需求：通过Mimics 19.0软件三维重建穿支血管，明确两目标穿支分别起源共干于旋股外侧动脉的降支和横支，计算血管蒂长度、间隔距离及皮瓣大小，满足大面积分叶皮瓣的切取；3D图像设计携带旋股外侧动脉主干的降支联合横支的股前外侧分叶皮瓣，能够实现桡骨、手背伸肌腱创面覆盖，为二期肌腱转位重建伸指功能创造条件；肘关节处核心创面皮瓣覆盖，能防止游离植皮后出现的瘢痕挛缩，保护肘关节活动度；臂外侧非核心创面可选择邮票植皮覆盖，减少对皮瓣的需求，保证供区线性缝合。

此外，在术前评估中，我们发现此例手背创面距离桡侧副动脉较远，CTA造影发现旋股外侧动脉降支从发出点至远端有 3 支皮穿支，经过计算血管间距长度不够此例创面的分叶覆盖，而横支的穿支与降支穿支间距充足，是最佳的目标穿支。为达到一蒂两瓣的效果，选择降支联合横支共干于一段旋股外侧动脉主干的分叶皮瓣，因此需要结扎主干近端较大、较多的股四头肌营养血管。故而，术中需要仔细分离伴行的股神经肌支，最大限度地保留粗大的神经，防止术后部分肌肉因缺血、失神经营养出现肌力下降甚至肌肉瘫痪的并发症。CTA 的术前对旋股外侧动脉降支及其穿支的走行定位，切取时能减少对肌肉的创伤，并保护股神经的肌支[5]。本例中血管与神经无过多交叉，可保留较大神经肌支，将皮瓣完整切取后实施分叶。但是，对于血管与神经交叉缠绕复杂时，我们建议先将皮瓣分叶处理，连同其血管蒂从神经下穿过，最大限度地保留神经。

本例采用 CTA 及三维重建作为辅助手段，做到“量体裁衣”的精准化修复，其优点在于术前可做到：①明确供区穿支起源；②确定穿支数量；③定位穿支位置；④计算蒂部长度；⑤设计分叶方式；⑥筛选受区吻合血管；⑦预判吻合形式。尽管 CTA 是一项有创检查，具有辐射，且有造影剂过敏风险，但是对于复杂的软组织缺损病例，需要客观化的评估来明确血管情况，降低手术难度，缩短手术时间，提高手术成功率。此方法可作为一种实用、高效的技术应用于复杂病例。

参考文献

[1] 唐举玉，章伟文，张世民，等. 中国特殊形式穿支皮瓣的名词术语与定义专家共识[J]. 中华显微外科杂志，2013，36（2）：113－114.

[2] LEE Y C，CHEN W C，CHOU T M，et al. Anatomical variability of the anterolateral thigh flap perforators：vascular anatomy and its clinical implications [J]. Plast Reconstr Surg，2015，135（4）：1097－1107.

[3] LAKHIANI C，LEE M R，SAINT-CYR M. Vascular anatomy of the anterolateral thigh flap：a systematic review [J]. Plast Reconstr Surg，2012，130（6）：1254－1268.

[4] WONG C H. The oblique branch trap in the harvest of the anterolateral thigh myocutaneous flap [J]. Microsurgery，2012，32（8）：631－634.

[5] 芮永军，张雁，施海峰，等. 穿支定位技术在预防股前外侧皮瓣供区并发症中的应用 [J]. 中华显微外科杂志，2016，39（6）：529－533.

[杨曦、何晓清（通讯作者）、徐永清、崔轶、石岩、方翔、刘武华，中国人民解放军联勤保障部队第九二〇医院骨科]

精确定位与精准匹配的小腿超级穿支皮瓣修复拇指软组织缺损1例

王　腾　宗海洋　范新宇 等

中国人民解放军联勤保障部队第九二〇医院骨科

一、患者情况

患者男，29岁，因左拇指激光除痣术后软组织坏死并感染3个月由外院转入我院。患者于转入我院前4个月，因左拇指桡侧指间关节处一黑色素痣到某医院皮肤科就诊，先后给予3次激光烧灼除痣治疗后，左拇指除痣区软组织出现坏死并感染，经换药及涂抹促表皮生长因子等药物后，迁延不愈，经与该医院相关部门协商后转我院治疗。

二、专科查体和手术处理

左拇指桡侧指骨间关节处可见一大小约1.0 cm×0.6 cm的凹陷性创面（图1），创面内软组织坏死，经挤压后有乳白色脓性分泌物渗出。入院后积极完善相关辅助检查，患者有手术指征，无绝对手术禁忌，拟行左拇指软组织坏死并感染清创、皮瓣覆盖术。

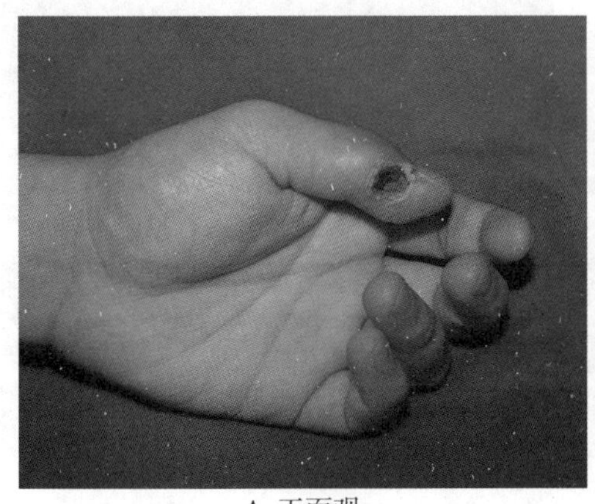

A. 正面观

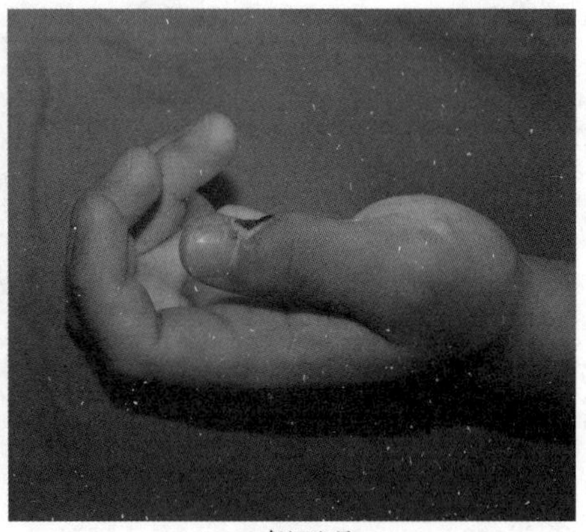

B. 侧面观

图1　患者左手拇指创面

经过详细介绍多种不同皮瓣受区修复效果及供区损伤情况后，患者及家属行充分的考量，决定选择行小腿游离穿支皮瓣修复术。首先行双侧腹主动脉下段至双侧胫前后动脉、腓动脉 CTA 检查，重点观察双侧腓骨头至双内踝远端区域，对双侧小腿 CTA 原始横切面图像进行分析和测量，根据患者受区需要，综合考察胫前后动脉、腓动脉的穿支血管的走行、可切取血管蒂长度、管径大小、皮肤至深筋膜厚度、有无毛发、术中切取是否需要变换体位等因素，最终选择了肌间隔穿支、最大可切取血管蒂长度 1.5 cm、血管外径 0.3 mm、皮肤至深筋膜厚度 0.46 mm、体表基本无毛发、术中切取方便、无需变换体位的右小腿 - 胫后动脉穿支（图 2）进行皮瓣设计，将 CTA 数据以 Dicom 格式导入 Mimics 15.0 软件工作站，利用各种工具重建小腿供区三维可视化模型，重点对所选择的胫后动脉目标穿支、胫骨及皮肤进行重建（图 3）。利用软件测量工具测量出该胫后动脉穿支穿出深筋膜到达皮下的点距离内踝体表投影最薄处为 7.500 cm，距离胫骨内后缘为 1.710 cm，距离腓骨头体表投影最薄处为 23.625 cm，并根据受区创面大小、形状设计出 1.2 cm ×0.8 cm 游离皮瓣（图 4）。

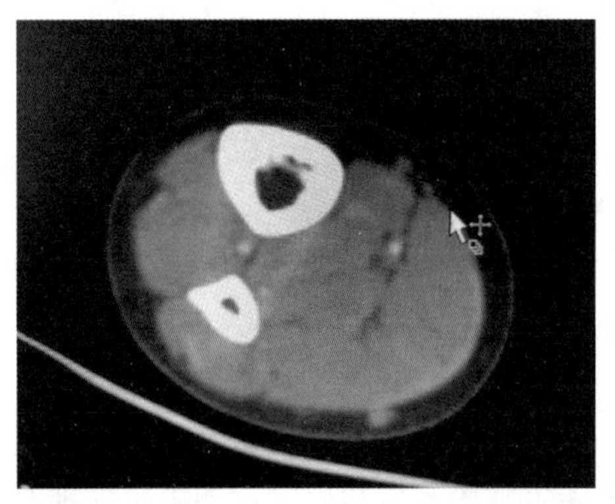

图 2　选取的胫后动脉穿支穿出深筋膜的标记点

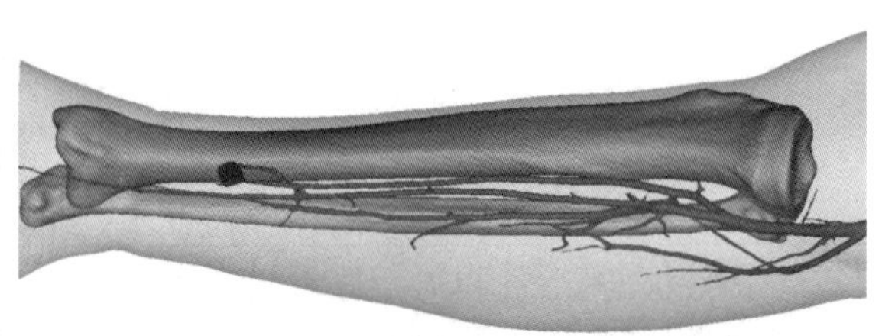

图 3　利用 Mimics 软件重建小腿供区三维可视化模型

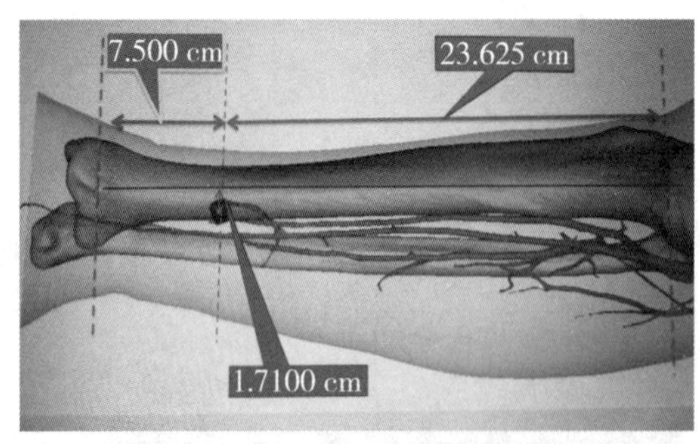

图 4　利用 Mimics 软件测量工具对穿支点距离各体表投影标记点进行精确测量

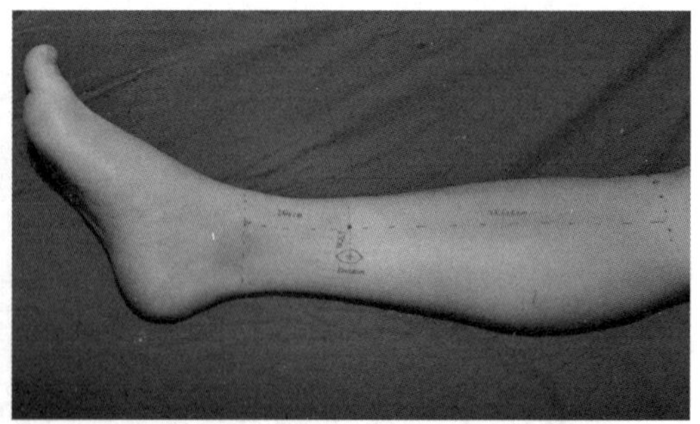

图 5　根据 Mimics 软件设计的皮瓣及各项数据在右小腿上进行精确测量和绘制

手术前根据 Mimics 软件设计的皮瓣及各项数据在右小腿上进行精确测量和绘制（图 5），并利用手持式彩色多普勒超声诊断仪对穿支点定位进行双重确认，打左上肢止血带，对左拇指创面进行彻底清创（图 6）。测量创面大小为 1.2 cm × 0.8 cm，深 0.45 cm，创面深达骨质，指骨间关节囊及侧副韧带完整，于距离创面近端约 0.5 cm

处，分离解剖出左拇指桡侧指固有动脉及背侧两条指静脉，松止血带，见指动脉搏动良好、端口呈喷射状出血，以纱布行伤口包扎止血。

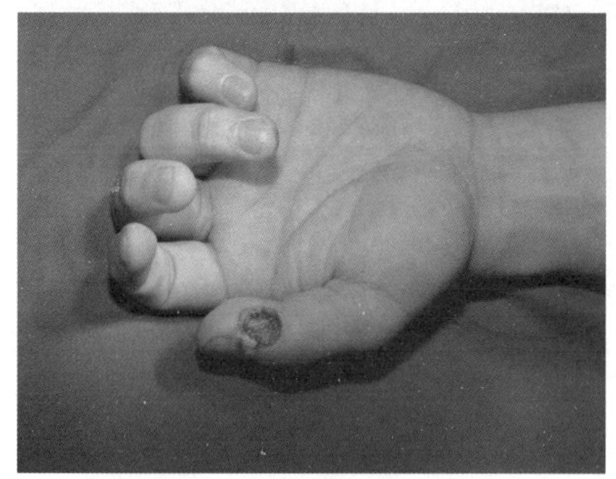

图6　左拇指创面清创术后

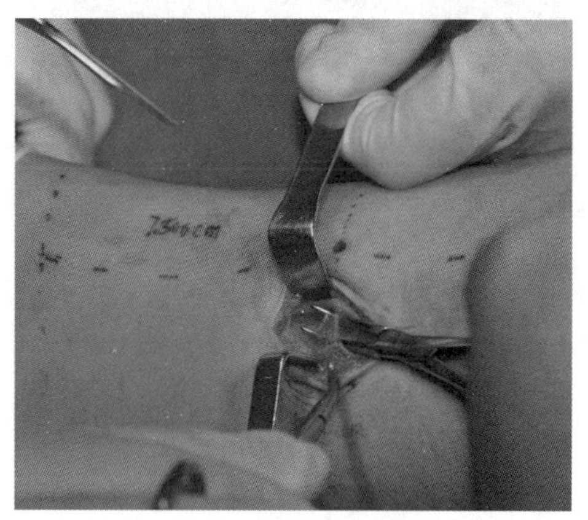

图7　术中精确找到胫后动脉穿支点，与术前设计定位点完全一致

以右小腿设计的皮瓣为中心做一长约3.0 cm的切口，小心分离显露至深筋膜层，可见胫后穿支血管穿出深筋膜位置与标记点完全一致、毫厘不差（图7）。小心仔细地将皮瓣及穿支血管游离至胫后动、静脉主干（图8），于距离胫后动、静脉主干约1.0 mm处将穿支血管结扎，注意勿损伤胫后动、静脉主干，切取皮瓣（图9），测量皮瓣大小为1.2 cm×0.8 cm，厚0.46 cm，与受区创面精准匹配。

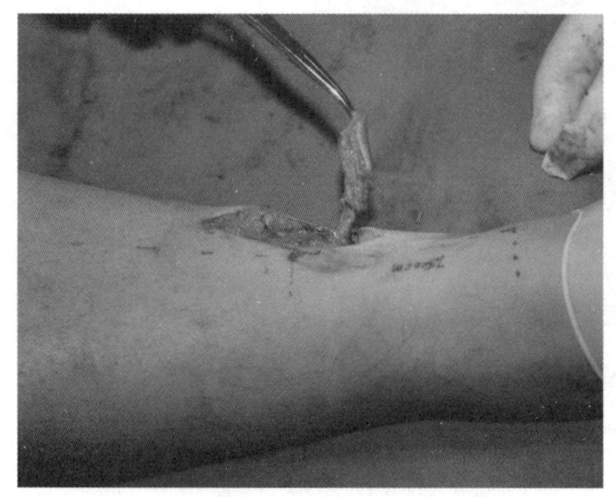

图8　游离出皮瓣及穿支

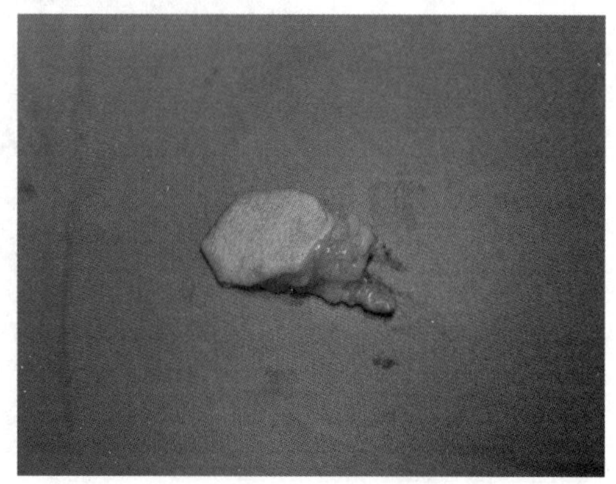

图9　切取皮瓣

将皮瓣转移至受区，胫后动脉穿支与左拇指桡侧指掌侧固有动脉进行吻合，两条伴行静脉与拇指背侧2条静脉吻合，见所吻合血管通畅性良好，皮瓣边缘有鲜红色血缓慢渗出，缝合皮缘，完成创面修复（图10）。

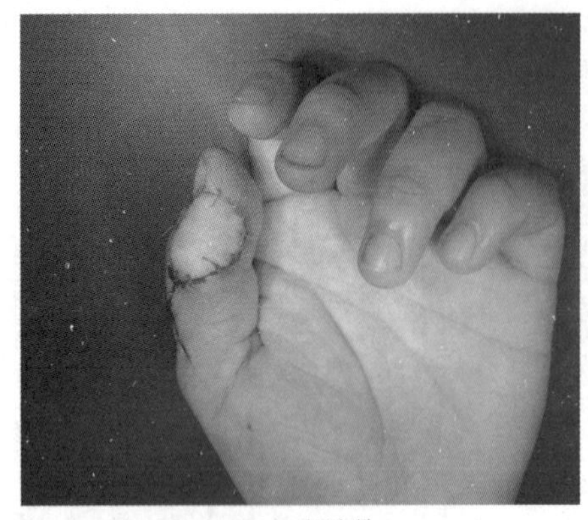
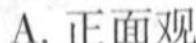
A. 正面观

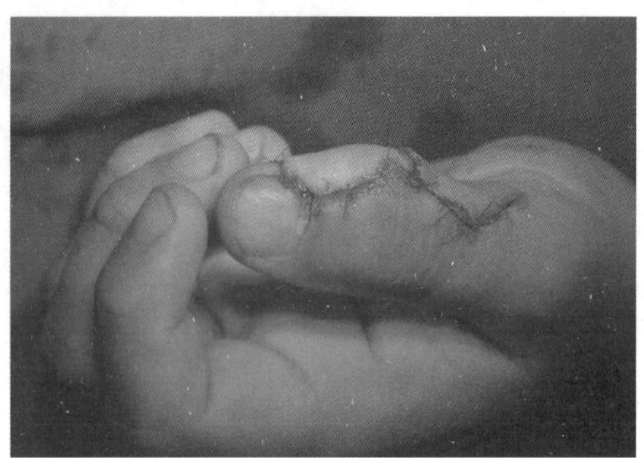
B. 侧面观

图 10　左拇指创面皮瓣修复后

三、结　果

术后皮瓣完全成活（图 11），定期复查，规律随访。术后 1 个月起开始行左拇指屈伸及对指、对掌功能锻炼。术后 2 个月起皮瓣开始逐步恢复感觉。术后 1 年随访，左拇指皮瓣无明显臃肿，质地外观满意（图 12），感觉恢复至 S_3级，左拇指运动功能完全正常。右小腿皮瓣供区仅遗留长约 3 cm 线性瘢痕，无特殊不适，患者满意。

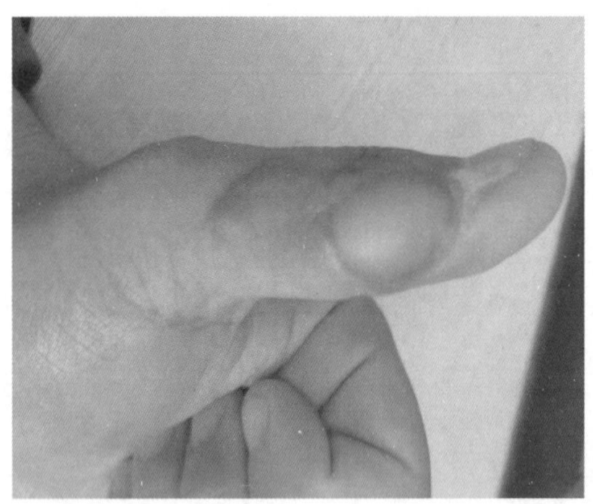

图 11　术后 1 个月，左拇指皮瓣成活良好

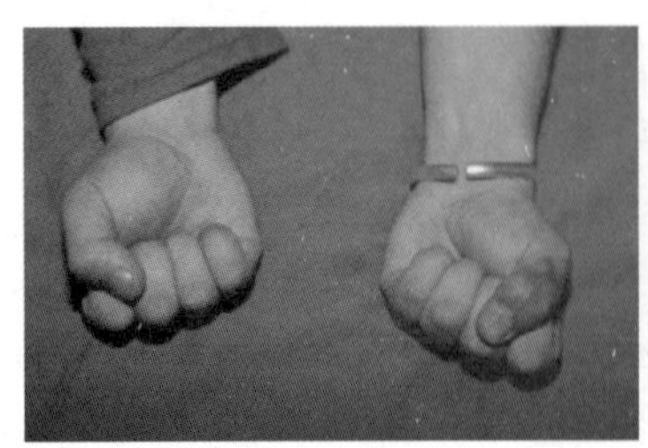
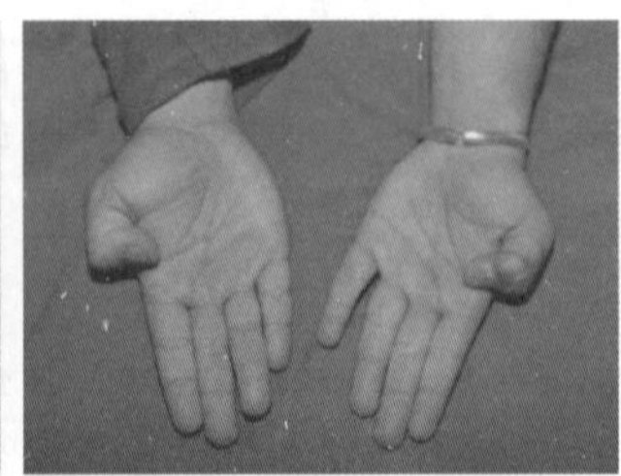
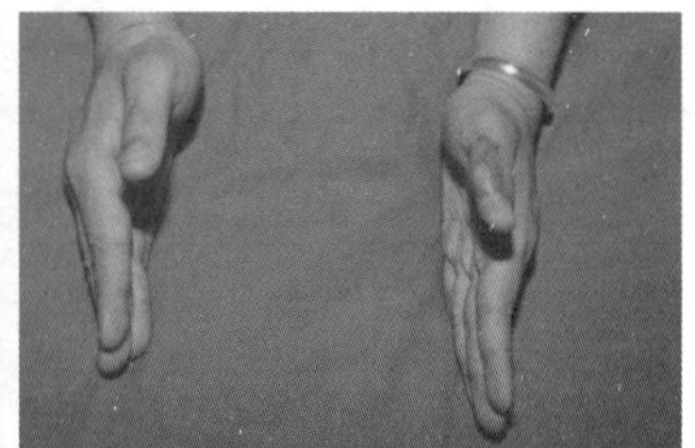

图 12　术后 1 年随访，左拇指功能正常，皮瓣外观、质地良好

四、讨 论

拇指软组织缺损是临床上常见的损伤，主要致伤因素包括利器切割伤、重物挤压伤、机器绞伤等，创面多伴有肌腱、骨、关节的外露，临床上往往需要行皮瓣修复。目前临床上可采用多种形式的皮瓣进行修复，如局部带血管蒂皮瓣转位术[1-4]、游离足趾趾腹皮瓣修复术[5]、游离前臂背侧皮瓣修复术[6]、游离小腿穿支皮瓣修复术[7]等，均可取得比较满意的效果。该患者拇指致伤因素为激光烧灼伤，临床上少见，为医源性损伤，有其特殊性。该患者不但对受区修复效果期待极高，而且要求对供区损伤做到最小。如果最后患者对治疗效果不满意，我院很可能会和其前医疗机构一起卷入这场医疗纠纷中。所以该患者入院后我们十分重视，为其提供了多种形式和部位的带蒂和游离皮瓣修复方案供其选择，并详细介绍不同方案的优缺点、风险大小等。最终该患者及家属选择了行小腿穿支皮瓣修复术。随着社会的快速发展，患者对医疗效果的期望值必然逐步提高，根据患者的不同需求和意愿"私人订制"手术方案的病例有可能会逐渐增多。

确定手术方案后，为了将游离皮瓣"供区损伤小、受区修复好"的特点充分发挥，结合以往的经验和查阅资料，我们首先通过仔细观察和测量双侧小腿 CTA 数据，选择最合适的目标穿支，然后结合 Mimics 软件重建小腿供区三维可视化模型，并精确测量该穿支距离各体表标志的数据，并根据受区创面大小、形状设计出精准匹配的游离皮瓣。该种方法有可以术前精准化和个体化设计皮瓣的优点[8]，值得有条件的医院推广使用。

超级显微外科提出者 Isao Koshima 教授对超级显微外科的定义为吻合管径小于 0.3～0.8 mm 的血管[9]。随着显微外科技术及设备的发展，显微外科工作者不断取得更细小血管吻合的成功。本病例所取胫后动脉穿支的动脉管径不到拇指桡侧指固有动脉管径的1/2，不足0.3 mm，属于超级显微外科范畴。所切取的皮瓣大小为1.2 cm×0.8 cm，厚0.46 cm，面积不足1.0 cm^2，是真正的超级穿支皮瓣，完成此类手术对显微外科医生具有一定的挑战性。

总之，本病例经过术前精心制定手术方案、精密进行手术设计、精确定位皮瓣穿支点、精准切取大小厚度合适的皮瓣，在精益求精的指导原则下达到了令患者和术者都满意的修复效果；如果哪一步做不到位，做此超级穿支皮瓣的意义就会大打折扣。当然，最终皮瓣边缘的瘢痕还是有轻度的色素沉着，还是可以触摸到质地较正常组织偏硬的线性瘢痕，是美中不足之处。如果以后将整形美容医师的理念和方法运用到皮瓣修复中，将会取得更好的效果。

参 考 文 献

[1] 孙海军，兰登哲，孙同新，等. 不同皮瓣修复拇指指端软组织缺损疗效观察［J］. 中华手外科杂志，2018，34（1）：53－54.

[2] 龙航，黄银浩，徐佳丽，等. 拇指桡侧指掌侧固有动脉穿支大鱼际皮瓣修复拇指掌侧软组织缺损［J］. 中华显微外科杂志，2019，42（3）：284－286.

[3] 朱卫，徐晓峰，周峰，等. 带桡神经浅支的第一掌骨背逆行筋膜皮瓣修复拇指缺损[J]. 中华手外科杂志，2020（1）：41－43.
[4] 龙航，黄银浩，徐佳丽，等. 第 2 掌背动脉穿支皮瓣接力第 1 掌背动脉尺侧支皮瓣修复拇指软组织缺损 [J]. 遵义医科大学学报，2021，44（4）：508－513.
[5] 宿晓雷，余航，常文利，等. 吻合掌侧静脉的游离第 2 足趾趾腹皮瓣修复手指指腹缺损 [J]. 中华显微外科杂志，2020，43（3）：254－256.
[6] 朱庆棠，戚剑，顾立强，等. 前臂背侧终末穿支游离皮瓣修复指端缺损 [J]. 中华显微外科杂志，2011，34（5）：410－411.
[7] 宗海洋，王腾，李阳，等. 术前 CTA 精准定位胫后动脉穿支皮瓣修复手部创面的应用研究 [J]. 创伤外科杂志，2021，23（9）：697－700.
[8] 段家章，何晓清，徐永清，等. 数字化技术在股前外侧皮瓣修复手足创面中的应用[J]. 中国修复重建外科杂志，2015，29（7）：807－811.
[9] 何晓清，徐永清. 超级显微外科介绍 [J]. 创伤外科杂志，2017，19（1）：1－4.

[王腾、宗海洋、范新宇、何晓清、吕黎明、施祥文、李明军、徐永清（通讯作者），中国人民解放军联勤保障部队第九二〇医院骨科]

皮瓣结合3D打印钽金属假体治疗 GustiloⅢB型开放性左跖骨骨折术后感染伴跖骨缺损1例

蔡兴博　范新宇　徐永清（通讯作者）

中国人民解放军联勤保障部队第九二〇医院骨科

一、患者情况

患者男，42岁，左下肢毁损伤。因左侧第1跖骨开放性骨折（GustiloⅢB型）于外院行清创、骨折复位内固定术。术后20天出现创面感染，予以再次清创、探查、取出内固定、VSD（vacuum sealing drainage，封闭负压引流）。术后感染控制不佳，患者及家属要求保肢，2018年10月9日转我院治疗。专科检查：左足背大面积皮肤缺损，缺损从踝前至趾跖关节，足背内侧至足背近外侧，第1跖骨大部分外露，部分肌腱外露，第1、2跖骨间可见软组织感染及大量软组织坏死；缺损区内可见4颗克氏针尾外露；部分肉芽组织生长良好；第5趾骨末端可见克氏针尾；左踝关节活动障碍，左足各趾活动不能，左足背动脉可触及，左足各趾感觉可，本体觉稍模糊。辅助检查：我院X线片示，左侧第1跖骨缺损；左侧骰骨骨折；左侧内中外楔骨骨折；左侧第1、4、5跖骨骨折；左侧第5跖骨基底部骨折；左侧内外踝骨折。入院后完善相关检查，1天后行左下肢清创，术中见清创后诊断明确：①左下肢足背皮肤软组织缺损；②左侧第1跖骨开放性骨折（GustiloⅢB型）；③左下肢内外踝骨折。予以抗感染，纠正贫血、低蛋白血症等对症支持治疗。依据创伤控制理论，制定手术重建保肢方案。

二、创面处理及手术

1. 创面彻底清创

术中见第1跖骨、踇长伸肌腱及第1、2跖骨间足内肌部分坏死，伤口内可见4颗克氏针尾，予以拔除，将坏死的第1跖骨完全去除，部分坏死的碎骨片去除，坏死的踇长伸肌腱去除，坏死的足内肌清除。双氧水、生理盐水、碘伏反复冲洗伤口，予以VSD覆盖。上述过程重复3次，直至创面完全清洁，无明显渗出，肉芽生长良好（图1）。

2. 创面修复经过

经过3次彻底清创与VSD引流覆盖，患者左足背皮肤软组织缺损，肌腱骨组织外露，肉芽生长良好，左侧第1跖骨完全缺损。因存在肌腱与骨组织外露，决定予以厚度合适的ALTPF（anterolateral thigh perforator flap，股前外侧穿支皮瓣）进行创面修复[1]。设计ALTPF皮瓣面积为20 cm×8 cm，取下皮瓣后植入万古霉素骨水泥以填充皮瓣下方空腔，再将右侧旋股外侧动脉降支及2条伴行静脉分别与左侧胫前动脉及其2条伴行静脉吻合；逐层缝合周围软组织（图2～图4），术后予以消肿、抗感染、营养支持等处理。

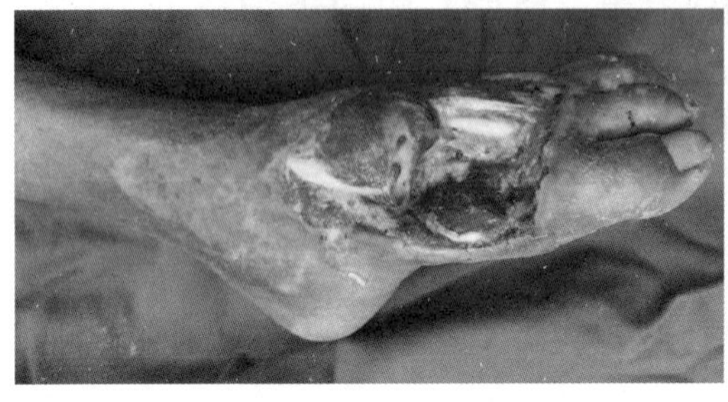

图1 患者左足部创面

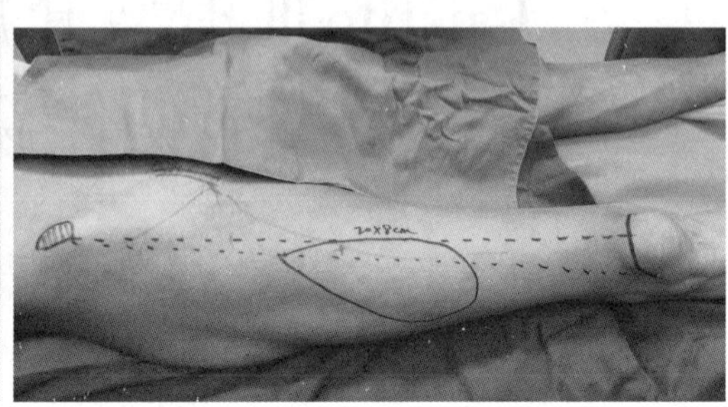

图2 股前外侧穿支皮瓣设计（20 cm×8cm）

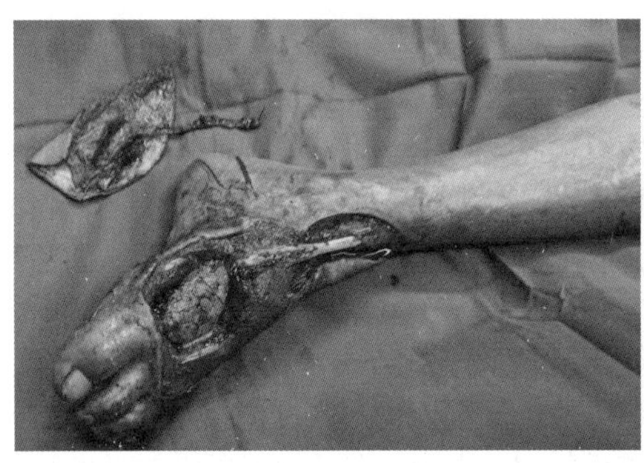

图3 股前外侧穿支皮瓣切取，万古霉素骨水泥旷置

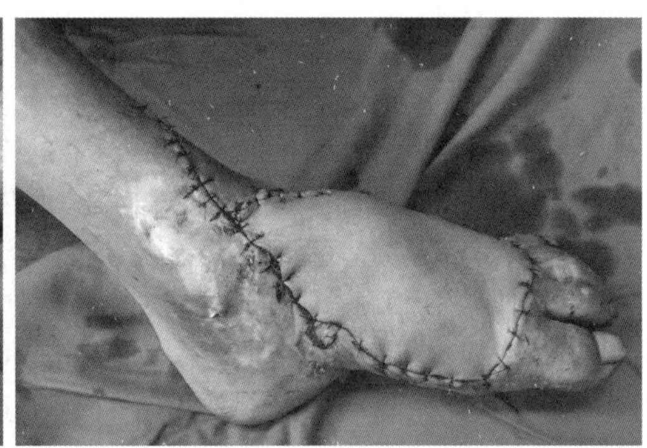

图4 股前外侧穿支皮瓣覆盖左足创面

3. 3D钽金属假体设计

完成患者的右足CT数据采集，建立右侧第1跖骨的镜像3D模型，设计钽金属假体，拟合左侧第1跖骨。假体整体为微孔结构，可进行骨长入，体部形态完全重建第1跖骨，近端与远端分别通过4孔板固定至周围骨质。快速完成打印、后期处理、测试、消毒（图5、图6）。

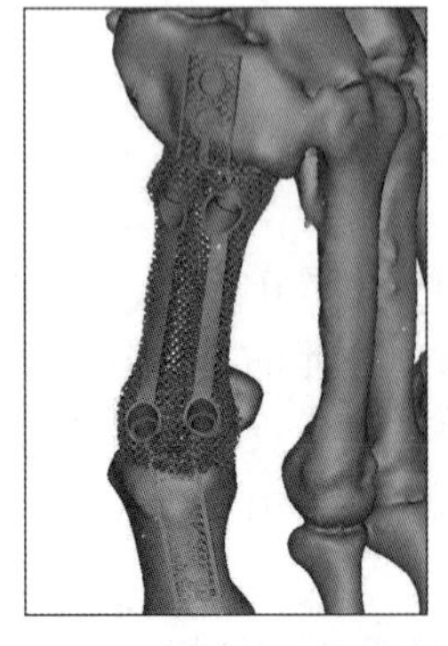

图5 3D打印微孔钽金属假体术前个性化设计

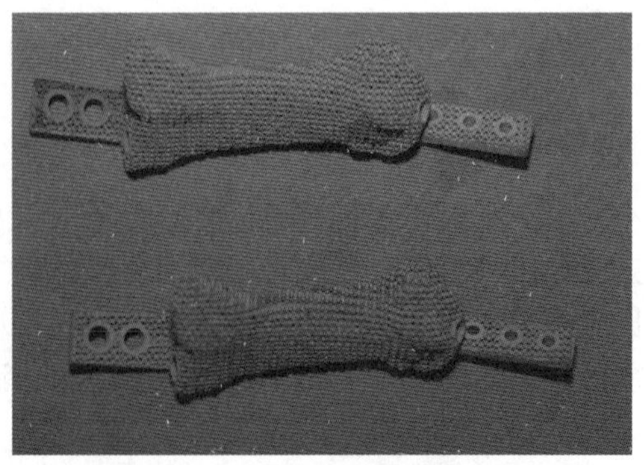

图6 3D打印微孔钽金属假体

4. 3D 钽金属假体植入

于我院伦理委员会［伦审 2019－018（其他）－02］批准后，进行左侧第 1 跖骨重建术。已成活的皮瓣边缘切开，显露万古霉素骨水泥，取出间置体，安装固定 3D 钽金属假体，CT 透视后确认假体在位，修整皮瓣后逐层关闭术口（图 7、图 8）。

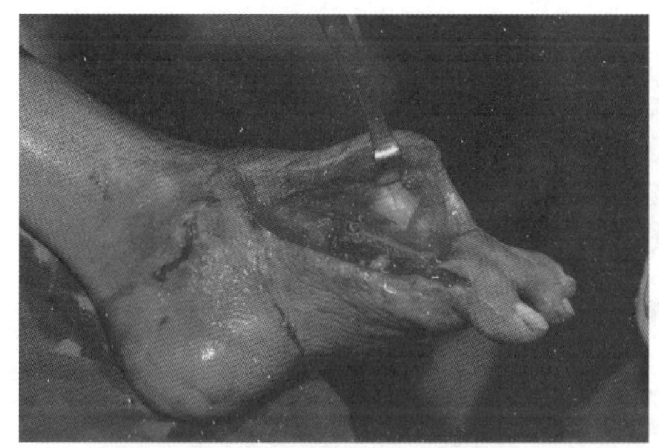

图 7　3D 打印微孔钽金属假体植入

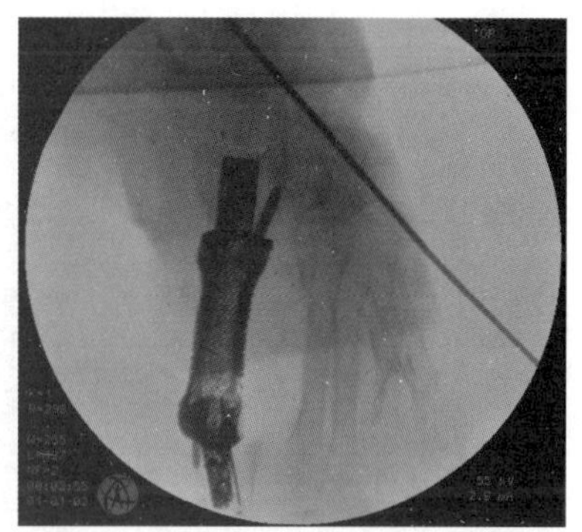

图 8　钽金属假体植入术中透视

三、结　果

皮瓣转移覆盖术后 2 周皮瓣完全成活，足部血运良好（图 9）。4 周后行 3D 钽金属假体植入术，术后 X 线、CT 显示重建结果良好（图 10）。患者满意，术后 2 个月下地行走，步态接近正常，创面消除。

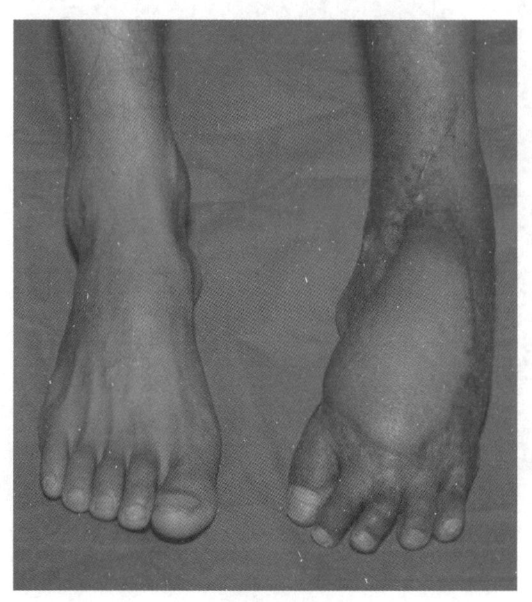

图 9　左足皮瓣成活

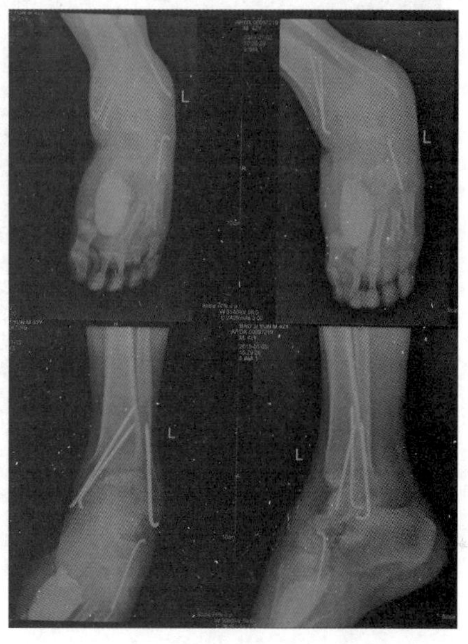

图 10　皮瓣转移术与万古霉素骨水泥旷置术后 X 线片

术后 2 年随诊：左足皮瓣无明显臃肿，其颜色和质地与周围皮肤接近，皮瓣周围无流脓及窦道形成，双踝关节活动度接近正常，行走、跑步无障碍，右侧大腿供区恢复良好。左足感觉达到 S_3，VAS 疼痛评分为 0，LEFS 下肢功能评分为 75 分（图 11）。外院 X 线片显示：左侧第 1 跖骨金属假体固定牢靠，未出现金属与骨结合处断裂松动，骨长入良好（图 12、图 13）。

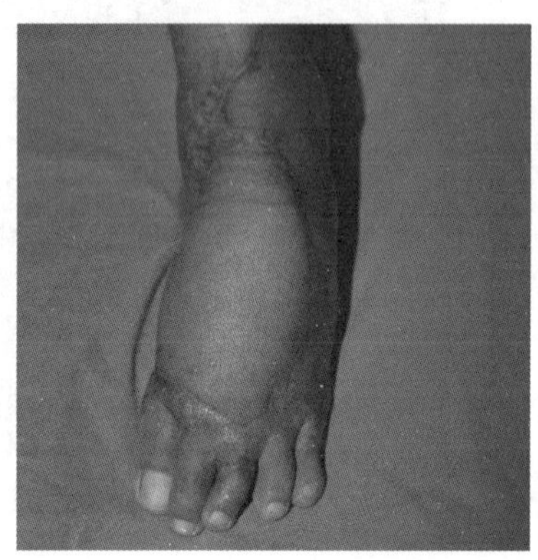
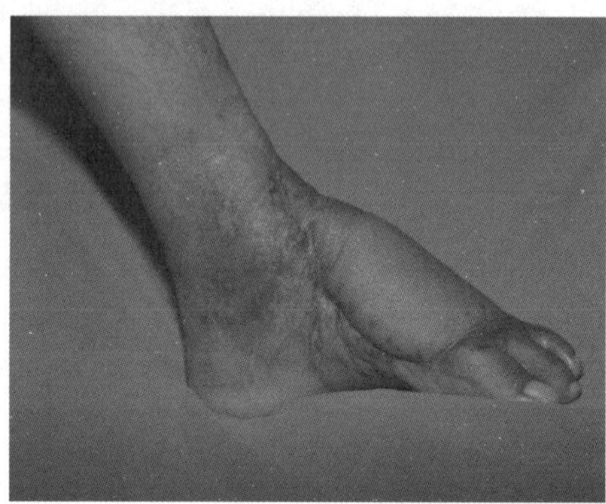

图 11　术后 2 年随访，左足外观

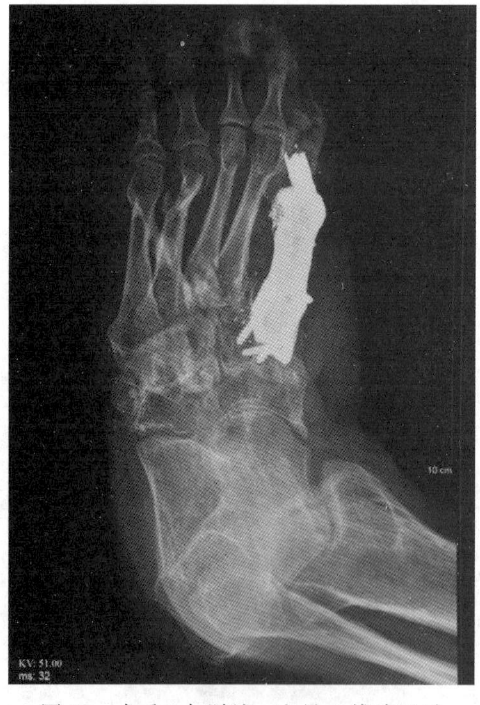

图 12　术后 2 年随访，左足 X 线片显示钽金属假体固定良好

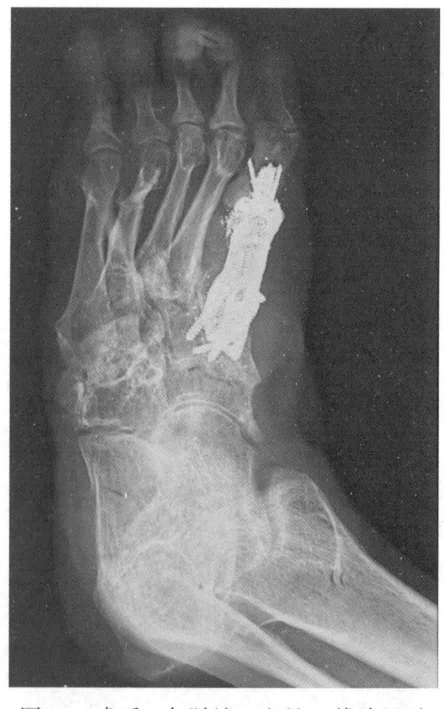

图 13　术后 3 年随访，左足 X 线片显示假体位置良好

四、讨　论

下肢开放性骨折导致的大段骨缺损一直是临床上的难题，治疗金标准为自体骨移植，但是存在易感染、骨量有限、术后易吸收、治疗周期长等问题[2]。多孔钽金属具有良好的生物相容性与诱导成骨细胞分化的能力，已经应用于关节和脊柱外科[3]。该病例的治疗难点是：①感染较重，创面污染严重，第1、2跖骨间可见软组织感染及大量软组织坏死，需要多次清创，若清创不彻底植入多孔假体，则会出现灾难性后果；②足背创面面积大，其中骨、肌腱和关节外露区域占了大部分，需要用皮瓣进行覆盖；③清创后左侧第1跖骨完全缺损，第1跖骨是足部的负重点之一，起到至关重要的作用，若缺失会导致下肢力线偏移，进一步影响髋膝踝关节。

下肢毁损伤导致的大段骨缺损一直是临床上的难题，治疗金标准为自体骨移植[4]。对于该患者，若使用自体骨重建第1跖骨，则需要面临如下问题：①自体骨来源有限，难以重建整个跖骨，且无法完全恢复跖骨的解剖形态；②一旦发生术后感染，无法获得更多的自体骨，该方法容错率低；③愈合时间久，患者无法早期负重行走，不利于后期康复。

钽作为修复骨缺损的生物材料具有独特的优势，因为它具有良好的生物活性、耐腐蚀性和优秀的机械性能。目前钽已经应用于骨组织工程和髋膝关节假体的制造。因此我们选择使用3D打印的方式，为患者定制多孔钽金属假体，用于重建第1跖骨。结合材料优势，可以做到充分的生物固定，也能最大限度地恢复患者第1跖骨的解剖形态和下肢功能。该病例具有如下创新点：①同时修复软组织伴骨缺损，缩短治疗周期；②相对于传统治疗方式（骨搬运、同种异体骨移植或骨瓣移植），可减少手术次数，降低治疗成本；③接近解剖重建，最大限度地恢复生物力学。

综上所述，皮瓣结合金属3D打印微孔假体治疗小腿及足部软组织缺损伴大段骨缺损，可恢复其下肢功能，缩短治疗周期，降低治疗成本，是一种精准个性化的、具有临床应用价值的治疗方法。

参考文献

[1] HSU C, LOH C Y Y, WEI F. The anterolateral thigh perforator flap: its expanding role in lower extremity reconstruction [J]. Clin Plast Surg, 2021, 48 (2): 235-248.

[2] NAUTH A, SCHEMITSCH E, NORRIS B, et al. Critical-size bone defects: is there a consensus for diagnosis and treatment? [J]. J Orthop Trauma, 2018, 32 (Suppl 1): S7-S11.

[3] SAGHERIAN B H, CLARIDGE R J. The use of tantalum metal in foot and ankle surgery [J]. Orthop Clin Nor Am, 2019, 50 (1): 119-129.

[4] HWANG C, PARK S, KANG I, et al. Tantalum-coated polylactic acid fibrous membranes for guided bone regeneration [J]. Mat Sci EngC Mat Biol Appl, 2020, 115: 111-112.

“量体裁衣”修复足跟周围软组织缺损 1 例

吴一芃　徐永清　何晓清 等

中国人民解放军联勤保障部队第九二〇医院骨科

一、患者情况

患者男，53 岁，因机械损伤导致右足跟大范围软组织脱套伤，于当地县医院行清创缝合术后 10 天，出现撕脱皮肤软组织发黑坏死，再次清创后因创面覆盖困难转入我科。专科查体：右足跟周围大范围软组织缺损，缺损面积约 32 cm×10 cm，足底负重区、足跟内外侧肉芽可见感染肉芽组织，跟骨结节部分外露。入院后完善取创面炎性分泌物培养，完善药敏试验，并对症使用抗生素治疗，经再次彻底清除坏死软组织后，维持 VSD 负压吸引，创面肉芽组织生长良好、无炎性分泌物后，行修复重建手术。

二、创面修复经过

首先探查供区创面，于内踝后探查并显露胫后动脉分支及大隐静脉，探查发现胫后动脉分支搏动良好，伴行静脉及大隐静脉周围仅少量炎性肉芽组织附着。反复冲洗创面后，首先切取左大腿股前外侧游离皮瓣，切取面积约 26 cm×6 cm（图 1）；完整剥离皮瓣及穿支血管，结扎旋股外侧动脉降支近端及远端，并一期修正部分皮下脂肪层，随后切取左足底内侧动脉，范围约为 6 cm×6 cm（图 2）；将足底内侧动脉及伴行静脉近端

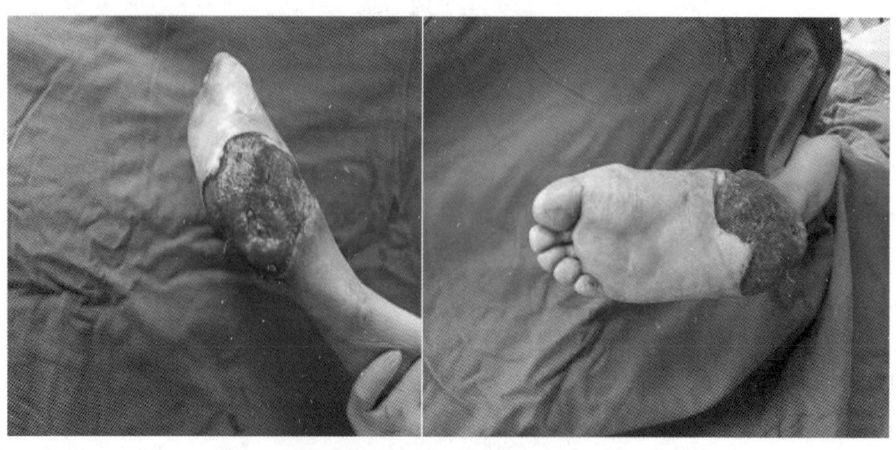

图 1　患者皮瓣移植术前右足跟周围软组织缺损

与旋股外侧动脉降支、伴行静脉远端吻合，并修整皮瓣形成适合足跟缺损区域形状的皮瓣（图3）；受区内选择胫后动脉分支、伴行静脉及大隐静脉与旋股外侧动脉降支、伴行静脉吻合，吻合完毕后观察皮瓣边缘出血良好，缝合皮瓣，再次确认毛细血管反应良好。术后给予抗感染、抗凝治疗。

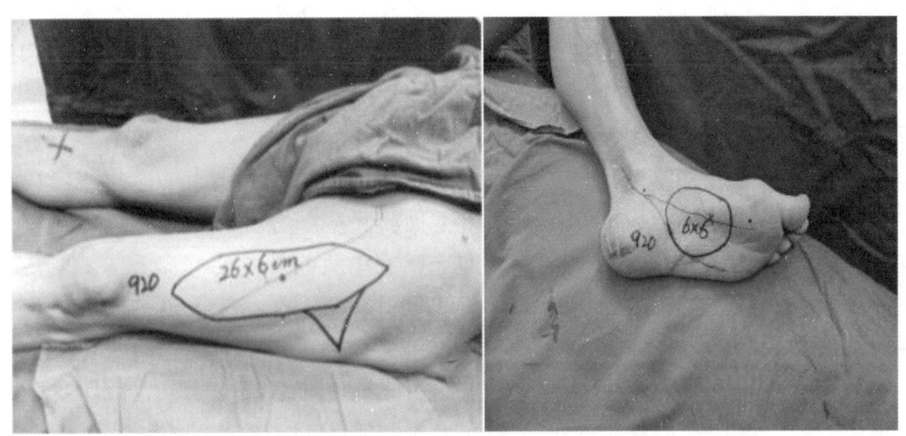

图2　切取股前外侧游离皮瓣及足底内侧皮瓣

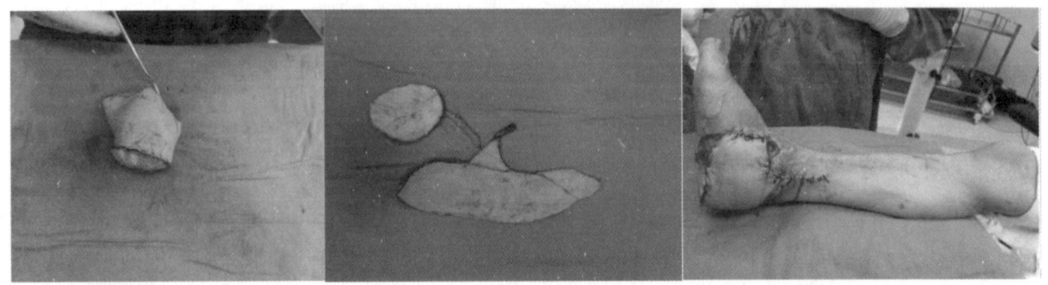

图3　2块皮瓣缝合形成串联皮瓣，移植修复足跟软组织缺损

三、结　果

术后未发生皮瓣边缘坏死，伤口愈合良好。半个月拆除缝合线，皮瓣完全存活。术后1个月患者下地负重行走。3个月随访，未见皮瓣破溃、磨损。术后1年随访，患者足踝活动功能良好，行走步态正常，未见明显皮瓣增厚、臃肿形成，皮瓣厚度未影响患者日常穿鞋（图4）。

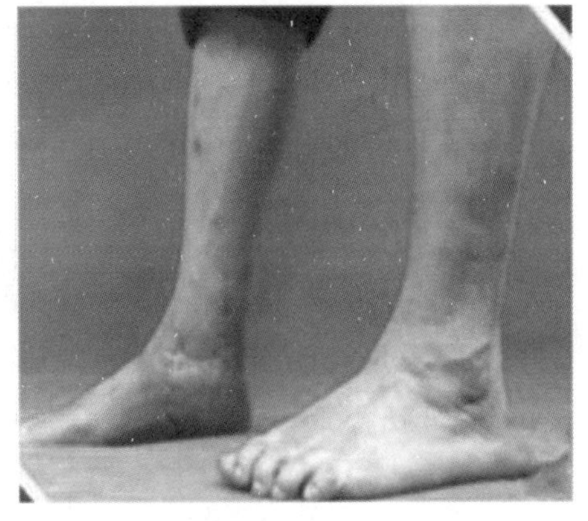

图4　术后1年复查，皮瓣外观良好

四、讨 论

修复足跟周围皮肤软组织缺损的方法众多。除足跟负重区以外，其余软组织缺损区域可选用皮神经营养血管皮瓣、股前外侧游离皮瓣[1]。足跟负重区软组织修复重建需要考虑的问题较多，不仅需要皮瓣的质地接近足底角质层，修复术后还应满足足跟脂肪垫的厚薄程度要求，兼具耐磨、负重行走时不产生滑动等特点。足底内侧游离皮瓣在质地上接近足跟皮肤，是修复足跟负重区软组织缺损的金标准[2]，与小腿皮神经营养血管皮瓣邻近转位相比，股前外侧游离皮瓣作为供区，能够提供面积更大的游离皮瓣以完成修复重建，避免因小腿皮瓣切取面积过大而产生骨筋膜室综合征，也是临床使用最广泛的游离皮瓣之一[3]。所以，在本病例中，我们选择使用股前外侧游离皮瓣与对侧足底内侧游离皮瓣串联，共同修复患侧足跟周围复杂软组织缺损。在完成修复的同时，也满足了皮瓣厚薄程度及耐磨的需求。

在本次修复重建手术之前，我们考虑了使用股前外侧游离皮瓣、背阔肌皮瓣修复除足底负重区，但背阔肌皮瓣切取宽度无法满足宽度的需求。术前完善了双下肢血管 CTA 的检查，充分估算所需切取游离皮瓣血管蒂的长度，以确保皮瓣血管低张力吻合。在受区动脉吻合完成后，选择大隐静脉作为其中一条伴行静脉的吻合血管，保证大面积串联皮瓣的静脉回流量，术后并未出现皮瓣边缘青紫及皮瓣回流不畅。术前我们发现患侧足底内侧区域软组织损伤严重，所以我们选择健侧足底内侧皮瓣进行游离移植。

本病例患者在术后 1 年随访时行走步态正常。因首次手术中进行了股前外侧游离皮瓣部分皮下脂肪切除，随访时并未出现明显的皮瓣臃肿，因此，患者的日常穿袜、穿鞋并未受到皮瓣的影响。术后患者足跟软组织形态达到与健侧基本一致。就足跟周围复杂软组织缺损的修复重建手术而言，足底内侧皮瓣可作为修复足跟负重区的金标准。而其余缺损部位可以根据缺损面积、缺损深度，因地制宜地选择合适的皮瓣完成修复。

参考文献

[1] 朱跃良，梅良斌，吕乾，等．足踝软组织重建的皮瓣选择策略：14 种皮瓣 226 例分析 [J]．中华显微外科杂志，2014，37（3）：242－245.

[2] CAVADAS P C，SANZ-JIMENEZ-RICO J R. Use of the extended-pedicle vastus lateralis free flap for lower extremity reconstruction [J]. Plast Reconstr Surg，2005，115（4）：1070－1076.

[3] DEMIRTAS Y，NEIMETZADE T，KELAHMETOGLU O，et al. Comparison of free muscle and perforator skin flaps for soft tissue reconstruction of the foot and ankle [J]. Foot Ankle Int，2010，31（1）：53－58.

[吴一芃、徐永清（通讯作者）、何晓清、吕乾、宇绍能、李阳、陈苏丽，中国人民解放军联勤保障部队第九二〇医院骨科]

股前外侧复合组织移植及 flow-through 急诊一期修复 GustiloⅢC 损伤并重建跟腱 1 例

郭鹏鹏　郑晓菊　李海军 等

西安凤城医院手足显微外科

一、患者情况

患者男，38 岁，旋耕机致伤后 5 h 入院。专科查体：右小腿自中、远 1/3 处不全离断，仅胫前宽约 5 cm 的长条状挫伤皮肤及部分胫前腱性组织相连；小腿外侧及后侧皮肤软组织自踝上至小腿中段缺损，小腿后侧及外侧肌群远端肌肉挫伤并缺损，跟腱缺损，胫后动脉缺损，胫神经断裂，小腿胫、腓骨骨折，骨折端及近端长约 6 cm 的大段骨质环形外露（图 1、图 2），足完整但无血供。入院诊断：①右小腿 Gustilo ⅢC 损伤；②右侧跟腱、胫后动脉缺损；③右侧胫神经断裂；④右小腿远端皮肤软组织缺损。患者无复合伤，无基础疾病，入院后完善相关检查，急诊手术治疗。术中彻底清创后探查明确：右小腿后侧皮肤呈“C”形缺损，面积约 28 cm × 17 cm；胫腓骨无缺损，原长固定后外露段长约 18 cm，跟腱缺损约 7 cm，止点残留长约 1 cm；胫前动脉缺损约 8 cm，胫后动脉缺损约 10 cm；胫神经断裂，断端完整无挫伤（图 1 ～ 图 3）。

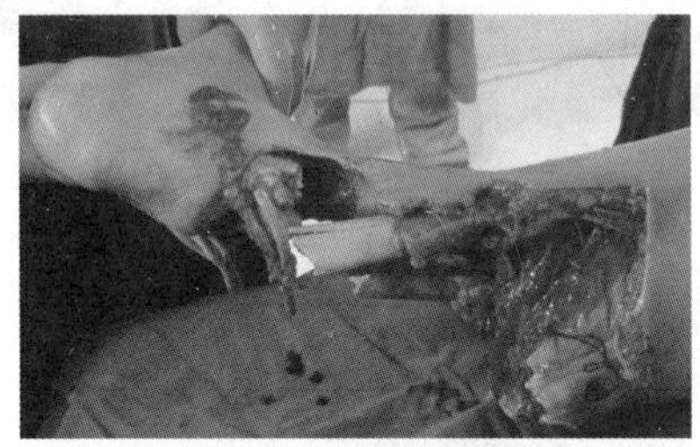

图 1　患者冲洗后清创前右小腿创面情况

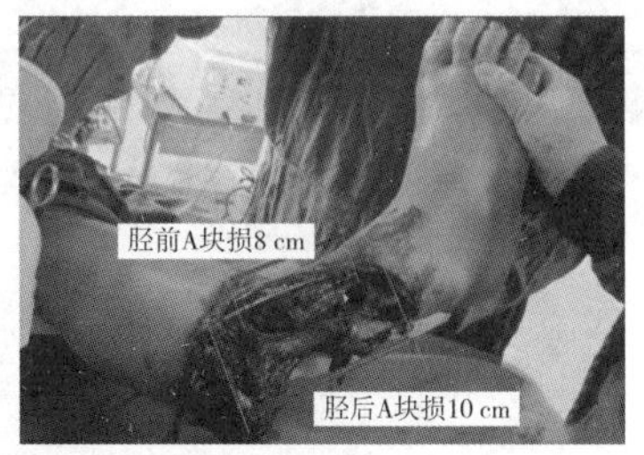

图 2　骨外露及血管缺损长度示意

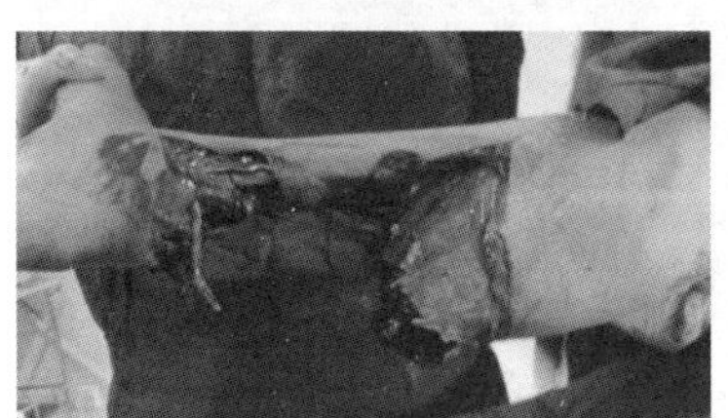

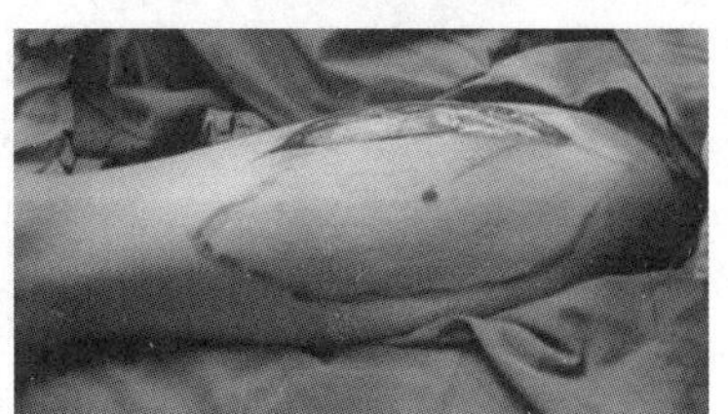

图 3　清创骨折固定后情况

二、修复过程

骨折钢板内固定后于健侧切取大隐静脉桥接胫前动脉；设计股前外侧皮瓣大小约25 cm×15 cm，携带股外侧肌浅层肌肉约10 cm×8 cm×3 cm。将复合组织瓣移至受区，肌肉填塞患侧小腿后侧腔隙，同时将其近端与腓肠肌缝合，远端与跟腱残留组织编制缝合；组织瓣动脉分别桥接（flow-through）胫后动脉远、近端，胫神经修剪断端后直接缝合，皮瓣覆盖小腿后侧创面（图4、图5）。术后常规抗感染，抗凝等治疗，术后2周小腿内侧残留约6 cm×5 cm创面植皮愈合（图6）。术后6周去除石膏托，行保护性功能锻炼。

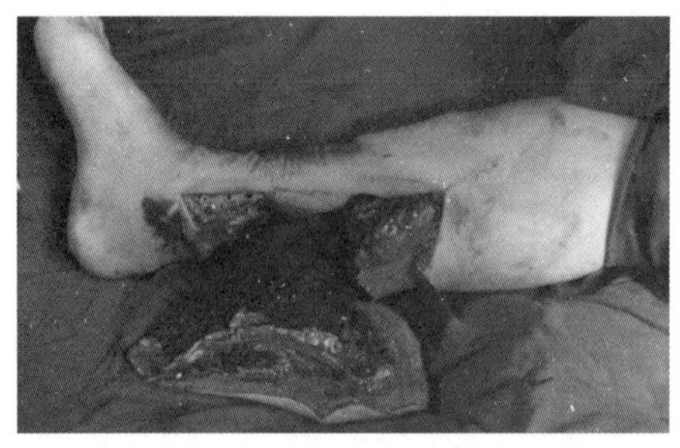
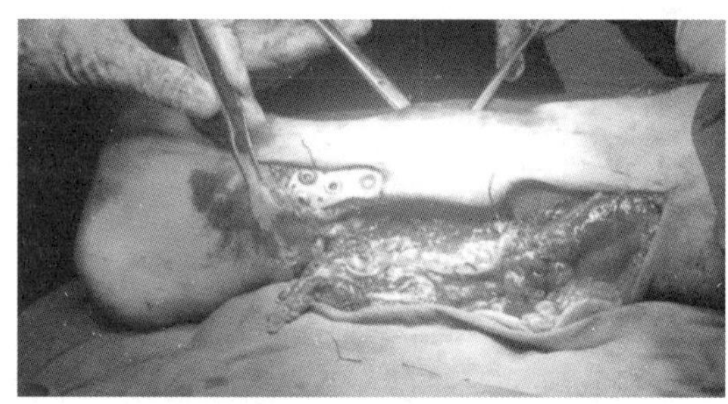

图4 皮瓣设计、切取移植至受区情况

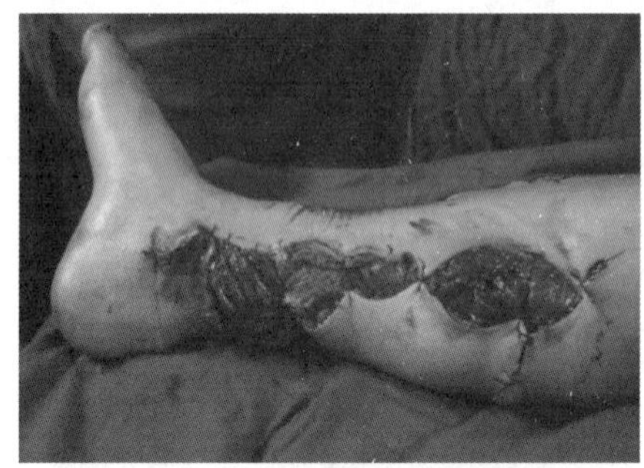
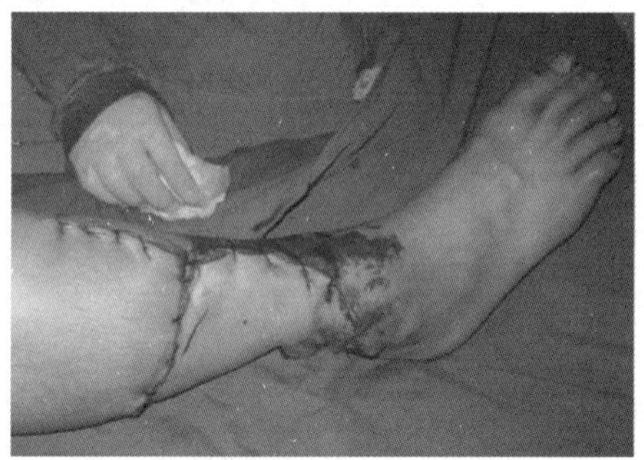

图5 右小腿复合组织瓣移植修复术后情况

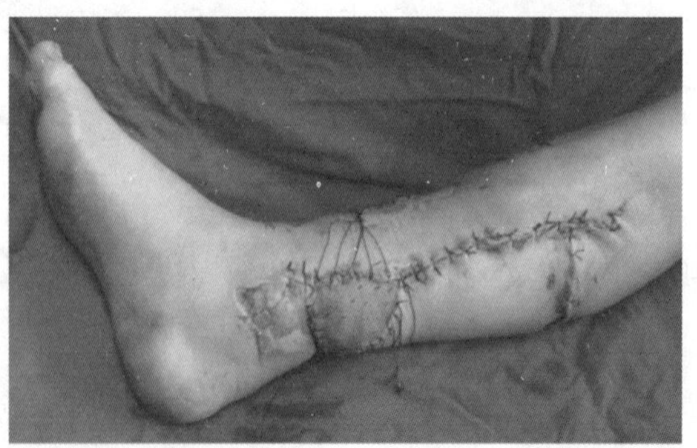

图6 急诊术后2周二次手术残余创面植皮

三、结 果

术后 3 年随访：患肢及移植组织成活。皮瓣无臃肿，无破溃，感觉恢复 S_2，足底感觉恢复 S_3。患肢行走、跑步自如，患足提跟有力，较健侧稍弱。供区仅遗留线性瘢痕，肢体活动自如（图 7、图 8）。

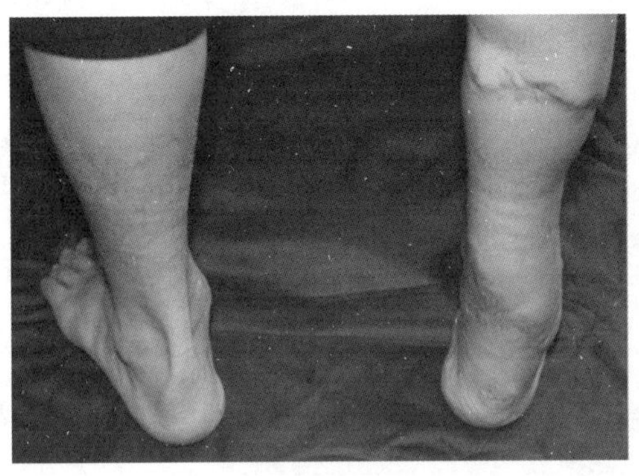
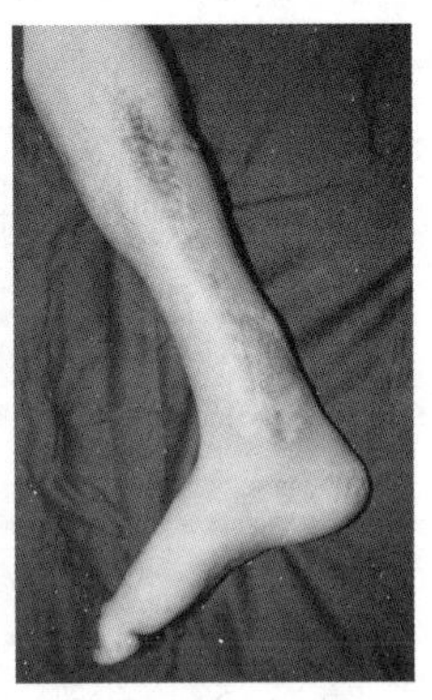

图 7　术后 3 年随访右小腿恢复情况

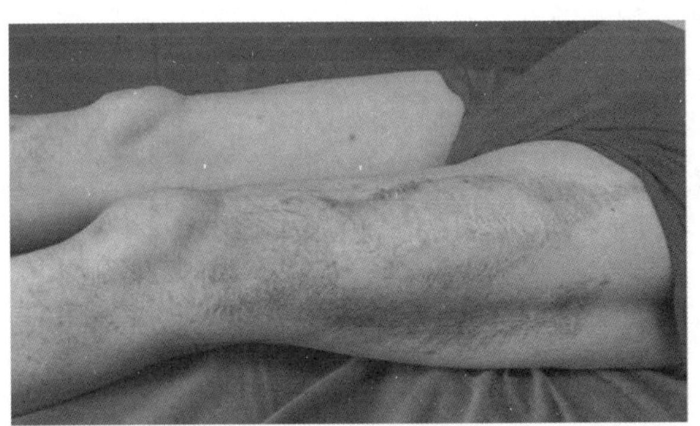

图 8　术后 3 年供区恢复情况

四、讨 论

小腿 Gustilo ⅢC 损伤同时伴有皮肤软组织环形大面积缺损及跟腱缺损，大段骨外露的复杂病例，截肢和致残率很高。该患者的特点是：①小腿远端胫、腓骨双骨折；②骨折端周围大段半环形皮肤、肌肉、肌腱等软组织立体缺损，原长度固定后大约 10 cm 的大段骨质外露，其外侧、后侧及后内侧无任何保护性软组织覆盖；③小腿后群肌肉部分缺损，跟腱与近端肌肉间形成约 7 cm 的缺损；④胫前、腓浅、腓深神经挫伤但连续性存在，胫后神经断裂，胫前动脉挫伤缺损约 8 cm，胫后动脉缺损约 10 cm，远端足体完整但无血供。我们考虑保肢的原因：损伤位于小腿远端，肌肉组织少，因肌肉坏死所导致并发症发病率较低，通过踝关节融合等可解决足踝部功能，对整体肢体功能影响不大。胫神经虽断裂，但断端完整，直接吻合后可恢复一定的感觉功能。

利用显微外科技术，通过自体血管移植修复动脉缺损，恢复远端肢体供血；并通过单皮瓣或多个皮瓣联合游离移植覆盖创面。此患者同时伴有小腿后群部分肌肉缺损，跟腱缺损，二期重建难度增加、风险增加、手术次数及病程增加、功能效果变差等[1]；仅行皮瓣覆盖创面，胫、腓骨之间存在空腔，易积血积液并发感染，甚至导致感染、血管栓塞等，手术失败风险增大。我们原长度固定骨折后，采用股前外侧复合组织移植，皮瓣覆盖创面，肌肉组织填塞腔隙的同时，进行跟腱缺损的重建。旋股外侧动脉降支血管桥接胫后动脉，重建肢体血运，急诊一期即可解决上述问题。降低了手术风险，减少了手术次数，肢体废用期短，缩短了疗程。

本例随访时发现患侧提跟力量较健侧减弱，考虑与手术跟腱重建时肌肉缝合松弛有关，提示我们重建时应注意肌肉张力的调节。

参 考 文 献

[1] 赵广跃. 严重开放性骨折治疗的新理念——骨整形 [J]. 中华显微外科杂志, 2019, 42 (6): 521－523.

[郭鹏鹏、郑晓菊（通讯作者）、李海军、王新宏、张忠、宋文斌、代创国，西安凤城医院手足显微外科]

腓动脉嵌合移植重建多跖骨、前横弓及软组织缺损1例

林 乾 郑晓菊 王新宏 等

西安凤城医院手足显微外科

一、患者情况

患者男，52岁，左足外伤后3周转入我院。专科查体及X线片示：左第2、3跖骨及第2、3趾缺损，第4、5跖骨部分缺损，足背软组织缺损，左足背动脉断裂及缺损，足底感觉完好。入院后完善相关术前检查，3天后行左足清创，清创后明确诊断：左第2、3跖骨及第2、3趾缺损，左第4、5跖骨近2/3缺损，左足多软组织缺损（皮肤、肌肉、肌腱），左足背动脉断裂并缺损（图1）。根据骨缺损及创面情况，制定跖骨重建及创面修复方案。

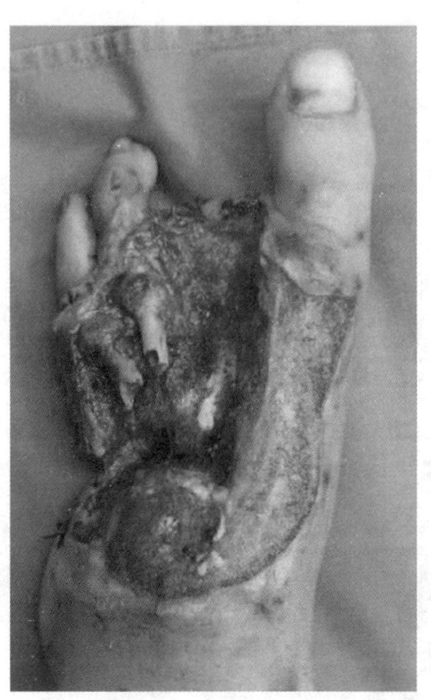

图1 患者左第2、3跖骨及第2、3趾缺损，左第4、5跖骨近2/3缺损，左足软组织缺损

二、修复过程

对比健侧X线片，第2、3跖骨平行，第4、5跖骨呈一定角度（图2）。设计以腓动脉为蒂的嵌合腓骨及皮瓣的复合组织瓣（图3A）（腓骨长度14.3 cm）。术前先行动脉造影了解足部动脉走形，切取以腓动脉为蒂的腓骨瓣及皮瓣的复合组织瓣后，首先将腓骨折叠为两段。其中一段纵行劈开重建第4、5跖骨缺损（长度4.3 cm），重建外侧足纵弓（图3B）；另一段重建第2、3跖骨（长度7.0 cm），并将这一段远端的骨块再次纵行劈开重建前足横弓（图3C）（长度1.0 cm），恢复连续性足弓，这是本例重建的主要目的和特色（图4）。将腓动脉与足背动脉吻合，腓静脉与足背静脉吻合，皮瓣神经与腓浅神经缝合。

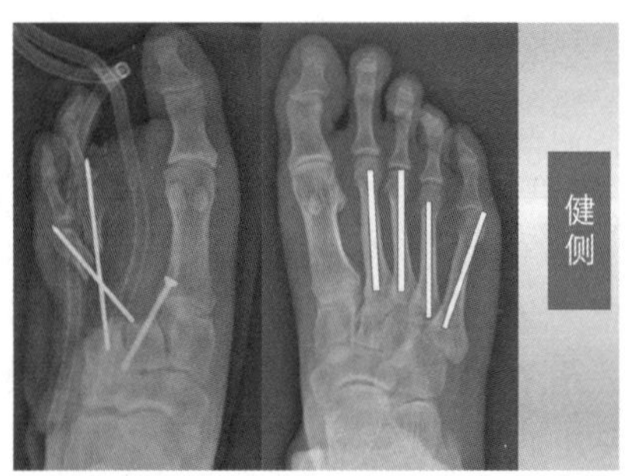

图2　术前X线片

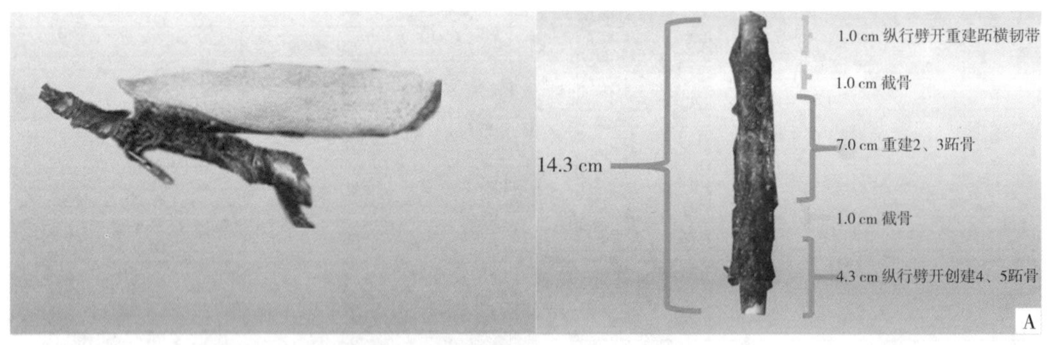

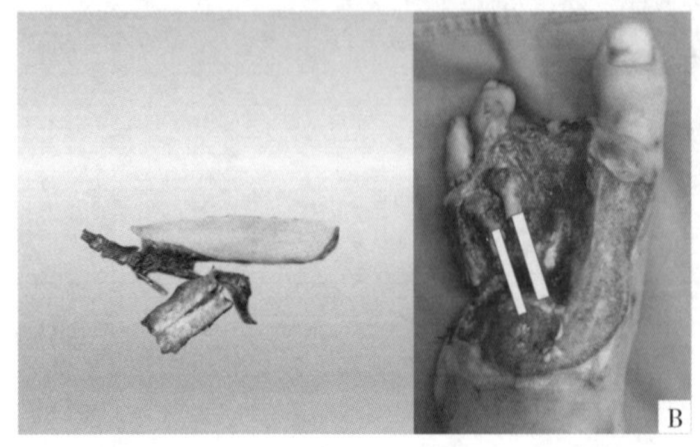

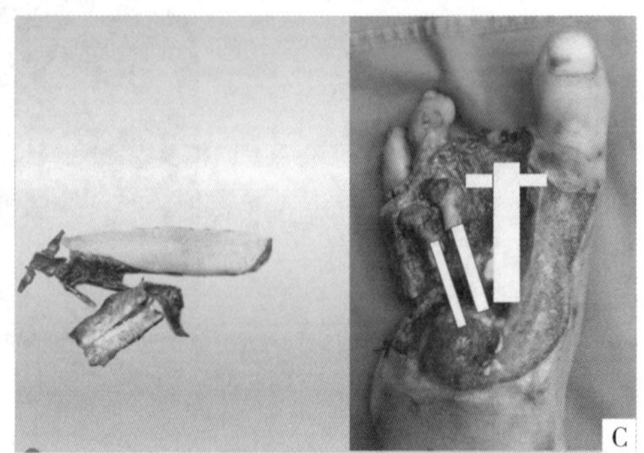

图3　设计并切取以腓动脉为蒂的嵌合腓骨及皮瓣的复合组织瓣，修复左足骨与软组织缺损

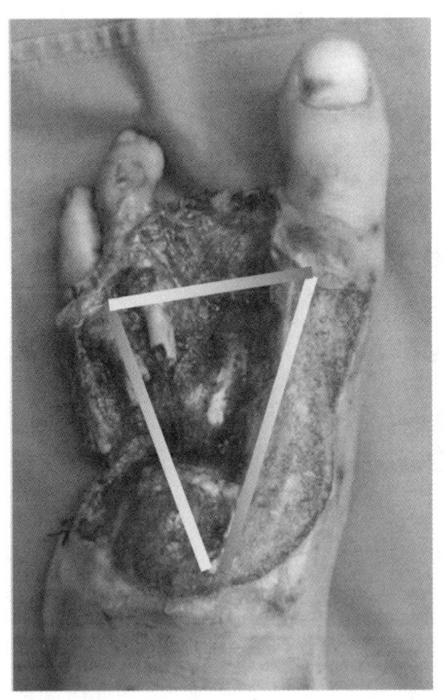

图4　恢复连续性足弓

三、结　果

皮瓣一期成活。术后X线片示足弓弧度恢复，足横弓和内、外侧纵弓形成连续性稳定性三角形结构（图5）。术后4周拆除石膏行康复功能锻炼，术后10周开始负重行走。术后5个月患者进行了一次皮瓣整形术。

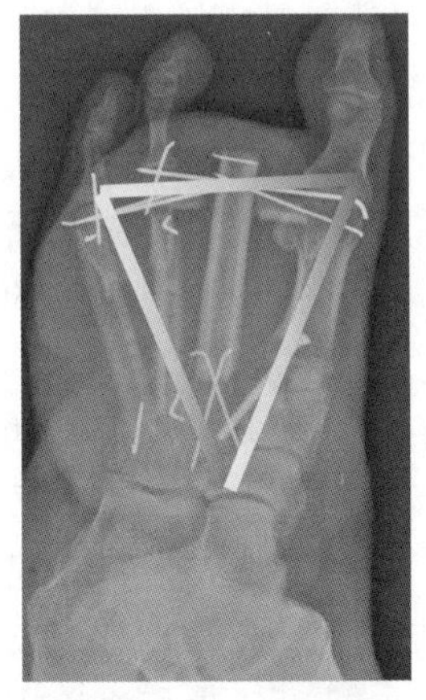

图5　左足术后X线片

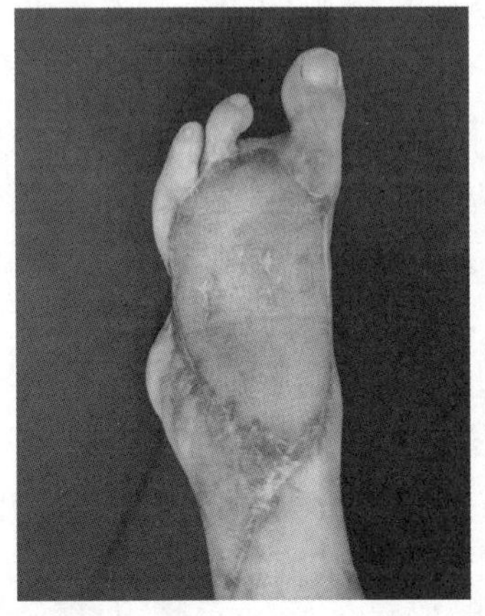

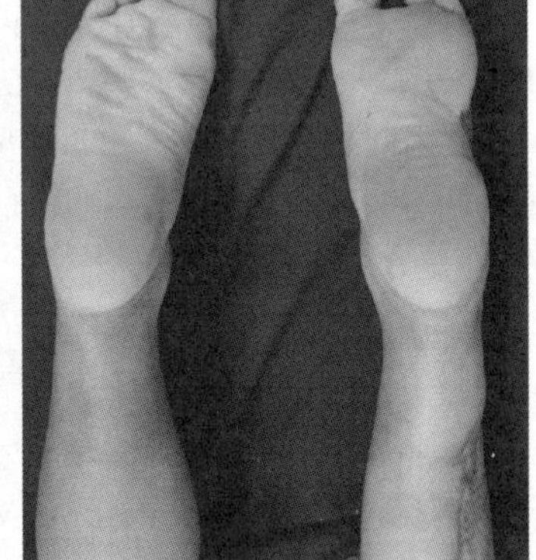

图6　术后2年随访

术后2年随访：左足背皮瓣及足底皮肤光滑，无磨损及破溃（图6）。X线片示：重建足弓弧度完好，无塌陷，左足跖跗关节、跗骨间关节结构清晰，无骨性关节炎病变，跖骨高度、弧度及宽度与健侧接近（图7）。患者行走、跑步及单足负重无障碍，能够继续从事重体力工作（图8）。

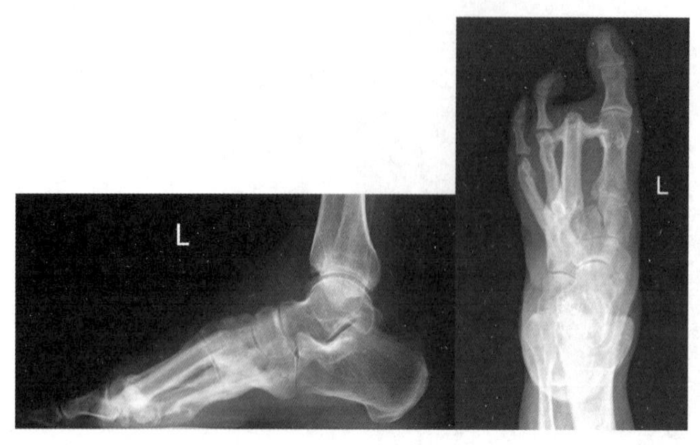

图 7　术后 2 年 X 线片

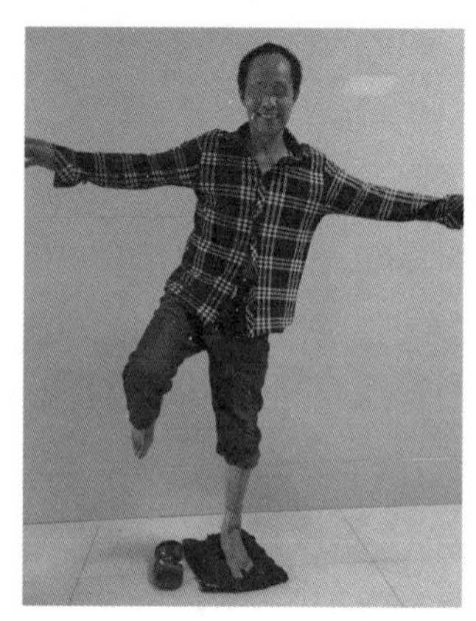

图 8　左足可单足负重

四、讨　论

如何同时修复足部多跖骨、足横弓及软组织缺损，对于临床医师来说仍是一项巨大挑战。足的功能有负重、行走、减震、平衡，它由特殊弓形解剖结构组成，并且依靠第 1、5 跖骨头及跟骨稳定三角支撑。足的横弓是由 5 个跖骨头及足底骨间韧带构成的拱桥式结构，作用是维护跖骨头的稳定，减少负重期跖骨上下及左右应力。足的纵弓分为内侧纵弓（运动弓）及外侧足弓（稳定弓），起到足部力的分散及稳定作用[1]。

该患者为中年劳动工作者，作为家庭顶梁柱，如果选择截肢，那么对于家庭及社会都将成为沉重的负担。患者及家属无法接受，坚决要求保肢。如何重建患者跖骨及足弓的缺损，使患者可以再次负重行走，成为摆在我们面前的难题。回顾既往文献资料，对于第 1 跖骨缺损，有学者用游离腓骨瓣单纯重建足内侧纵弓，但是术后 13 个月复查 X 线片显示第 1、2 跖骨骨间隙增宽，原始骨折没有愈合，同时出现骨关节病变。另一组中前足骨缺损患者，有学者采用游离髂骨瓣单纯重建足内侧纵弓，患足出现骨关节病变，原始骨折不愈合并且因为应力的作用形成假关节。一位意大利学者采用游离腓骨瓣横向重建第 2 ～ 5 跖骨头缺损，重建前足横弓，此作者认为对于足部起到了稳定的作用。

综上所述，足部损伤个性化较强，无统一标准。但是修复的重点必须兼顾外观及功能的可持续性。对于此患者而言，国内及国际学者常见的治疗选择为用一个折叠腓骨重建外侧足弓[2]，并用皮瓣覆盖创面达到修复目的，患肢可能恢复一定的功能。但是在足的负重终末期，前足弓的稳定非常重要。前足横弓缺失会导致跖骨头上下和左右分力移位，导致前足的稳定性消失，使足部负重力量后移，最终使重建的跖骨再次骨折或出现跖跗关节、跗骨间关节骨性关节炎病变[3]，使重建肢体功能的可持续性大打折扣。如何修复该患者的外侧足纵弓、重建前足横弓，形成连续性的横弓、内、外侧纵弓的稳定性三角结构[4]，从而使患者足部功能的可持续性延长，是本次手术的难点。最终我们通过腓动脉嵌合（骨加皮瓣加肌肉）移植一期重建第 2 ～ 5 跖骨、足部前横弓、纵弓及足背软组织缺损，恢复了足部连续性的横弓和内、外侧纵弓的稳定性三角结构，维持了足部功能的可持续性。

选择骨性结构重建足弓是本例特色。因为足部负重的特点，选择韧带等软组织重建足弓会导致后期负重足弓塌陷。如何进行半面腓骨的切取：测量腓骨的直径后利用导向器以电钻钻破对侧骨皮质，保留对侧完整的骨膜结构从而保护腓骨的血供。将腓骨横向折叠后纵向劈开，用克氏针完成腓骨的安装与固定。切取移植组织嵌合肌肉的目的：①肌肉抗感染能力强，用来填塞骨重建后遗留的腔隙；②切取腓骨后经过折叠，半面劈开以及远端分叶骨瓣（骨性横弓重建）的操作，移植骨血运有一定影响，肌肉可为移植骨提供较好的血运环境。

对于足部骨缺损的重建，首先，熟悉足解剖结构及生物力学原理是重建的基础，同时修复足的纵弓、横弓才能维持足稳定和功能持续性；其次，嵌合移植同期修复骨、肌肉和软组织缺损，缩短了疗程；最后，因为手术精细并且过程复杂，术前需要经过细致准备、充分预案及精确测量计算移植组织的长度与角度，一支配合默契、奋勇拼搏以及技术水平一流的优秀团队是不可或缺的。

参考文献

[1] ARNE Z M，TROISI L，COLAVITTI G，et al. Reconstruction of the weight-bearing area of the foot with vascularized chimeric osteocutaneous fibular flap：a case report [J]. J Foot Ankle Surg，2020，59（1）：128-130.

[2] CHERUBINO M，VALDATTA L，TOS P，et al. Role of negative pressure therapy as damage control in soft tissue reconstruction for open tibial fractures [J]. J Reconstr Microsurg，2017，33（Suppl 1）：S8-S13.

[3] KHOURI R K，SHAW W W. Reconstruction of the lower extremity with microvascular free flaps：a 10-year experience with 304 consecutive cases [J]. J Trauma，1989，29（8）：1086-1094.

[4] HADDOCK N T，WAPNER K，LEVIN L S. Vascular bone transfer options in the foot and ankle：a retrospective review and update on strategies [J]. Plast Reconstr Surg，2013，132（3）：685-693.

[林乾、郑晓菊（通讯作者）、王新宏、李海军、张忠，西安凤城医院手足显微外科]

保肢技术整合治疗下肢 GustiloⅢ型损伤快速康复1例

张 坤 陈 波 汪小军 等

湖北省宜昌市第一人民医院

一、患者情况

患者男，50岁，右下肢车祸伤后6 h转入我院。入院后专科体查：右踝上成角畸形，胫内侧16 cm×10 cm皮肤缺损，周围软组织肿胀，创面重度污染，胫骨骨折端外露伴骨缺损，右足血运、感觉差，足趾活动差。入院后完善相关检查，行右下肢清创，术中见胫前动脉断裂，胫后动脉挫伤严重并血栓形成，胫神经挫伤，连续性存在（图1）。清创后明确诊断：①右踝不完全离断（GustiloⅢC型）；②右胫前动脉断裂；③右胫后动脉损伤；④右胫神经损伤；⑤右胫腓骨开放性骨折；⑥右小腿皮肤软组织缺损。予以纠正贫血、抗感染对症支持治疗。根据彻底清创后伤口情况制定手术重建保肢方案。

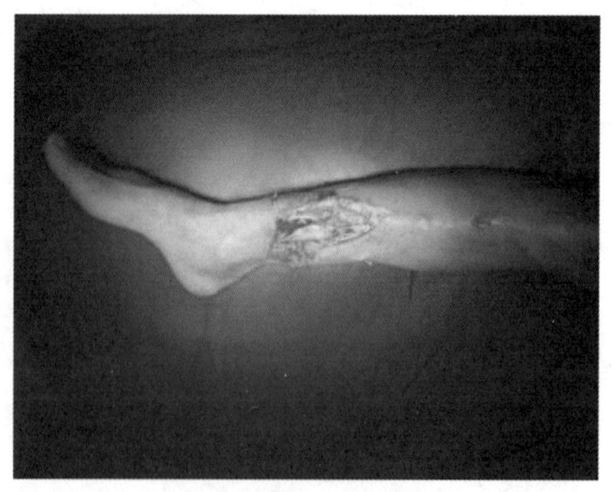

图1 患者右小腿GustiloⅢ型开放性骨折

二、保肢过程

术前处理：首诊对患者伤情进行全面评估，第一时间予以抗生素输入，根据失血量及预估手术出血量进行备血。

第一次手术：手术重点在于清除伤口内异物及坏死失活的骨与软组织，必要时需在清创后于显微镜下行再次清创，骨髓腔内的清创是手术中至关重要的一步，骨复位后可根据清创的情况进行外固定或内固定（图 2），肌腱、肌肉等软组织的修复，胫前进行断端吻合，胫后动脉切开取栓后再行接通，修复深静脉，挫伤的胫神经予以外膜松解，外敷激素以减轻术后神经炎性水肿反应，肌肉组织牵拉遮盖血管、神经，皮肤缺损处暂用 VSD 材料覆盖。

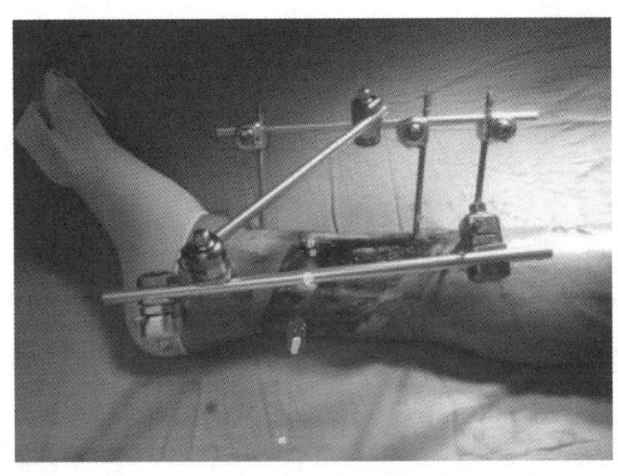

图 2　急诊清创外固定

第二次手术：伤后 3 天进行再次清创，及时清除坏死及炎性组织，再次使用 VSD 覆盖创面。

第三次手术：伤后 7 天进行清创后，拆除外固定，更换为内固定（图 3）。彻底清创后形成的骨缺损采用 Masquelet 技术治疗，大面积骨缺损形成的空腔易成为细菌生长繁殖的最佳地点，使用抗生素骨水泥填塞占位，因其可达到抗炎目的，避免骨髓炎的发生[1]。裸露的创面采用股前外侧皮瓣（ALTF）覆盖，创面面积 12 ～ 21 cm，皮瓣切取面积 13 ～ 22 cm（图 4）。游离股前外侧游离皮瓣血管蒂与胫后动、静脉行端侧吻合，覆盖创面（图 5）。

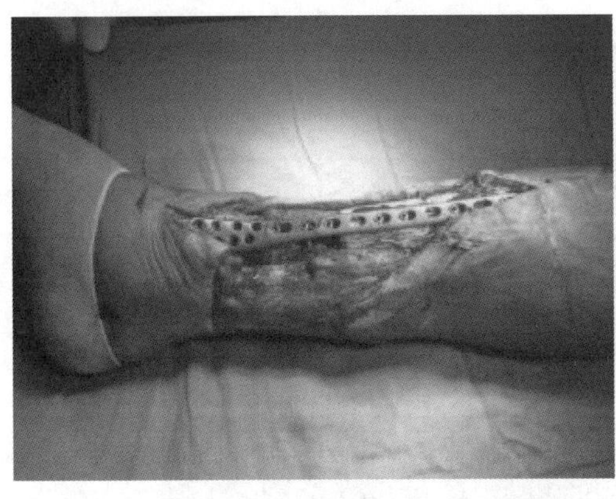

图 3　伤后 7 天，右小腿开放性骨折未感染，第 3 次扩创，更换骨折内固定

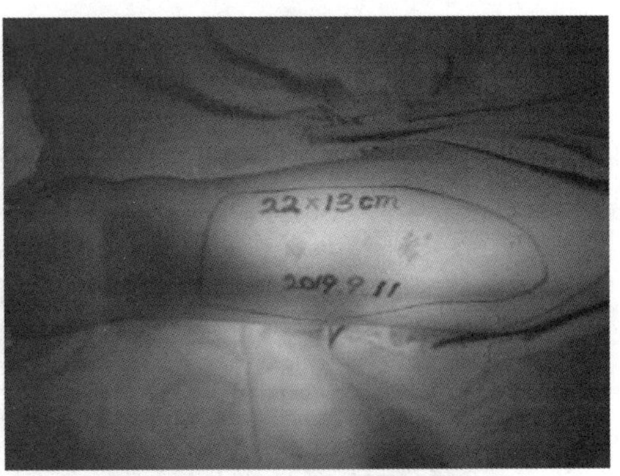

图 4　设计股前外侧皮瓣

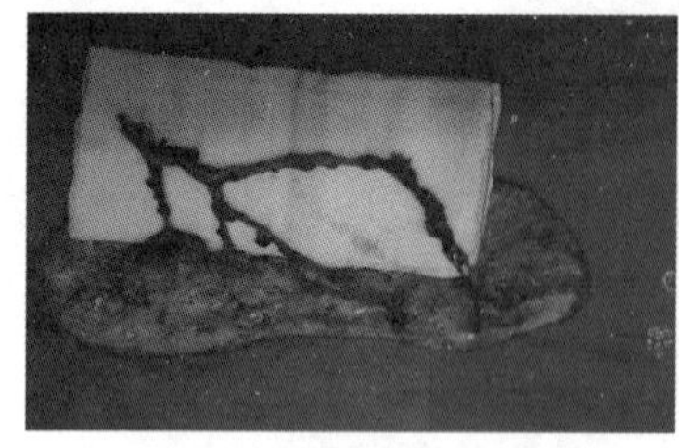
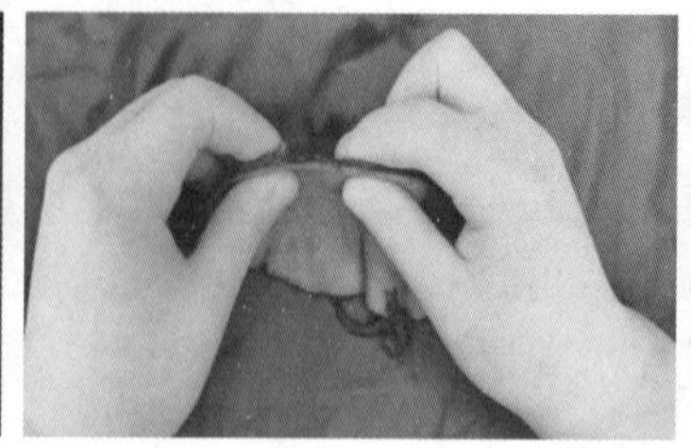
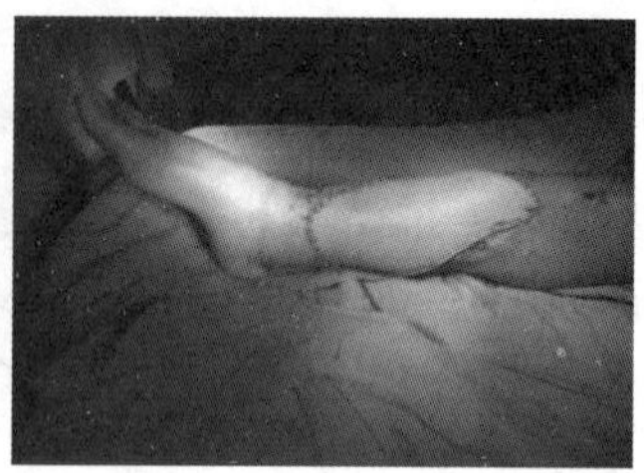

图5　股前外侧皮瓣游离移植修复右小腿创面

三、结　果

第三次手术后2周拆线，右下肢皮瓣完全成活，开始下地练习行走（图6），并出院。患者住院治疗共22天；术后行康复锻炼后迅速回归工作。3个月后来院复查，无感染症状及复查各项感染指标正常，行拆除骨水泥及取髂骨及游离腓骨植骨术，术后骨折愈合良好（图7）。后已下地行走；1年半后来院取出内固定装置。

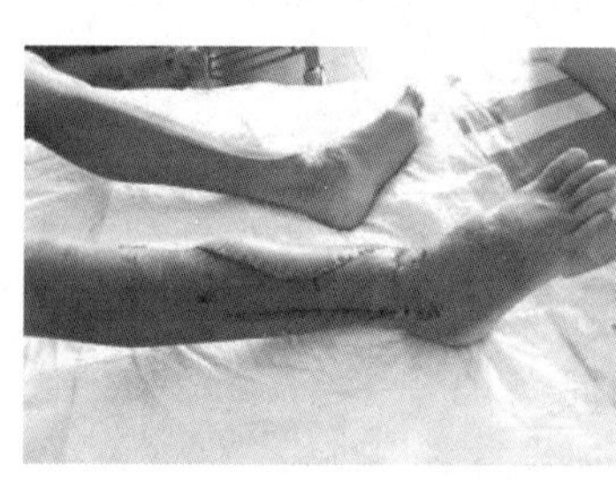
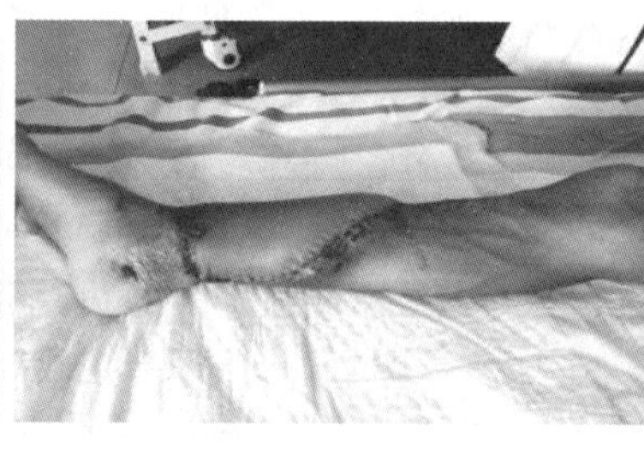
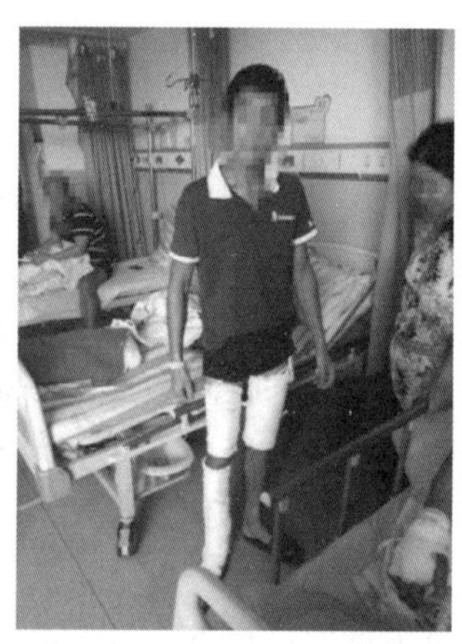

图6　右下肢皮瓣修复术后2周

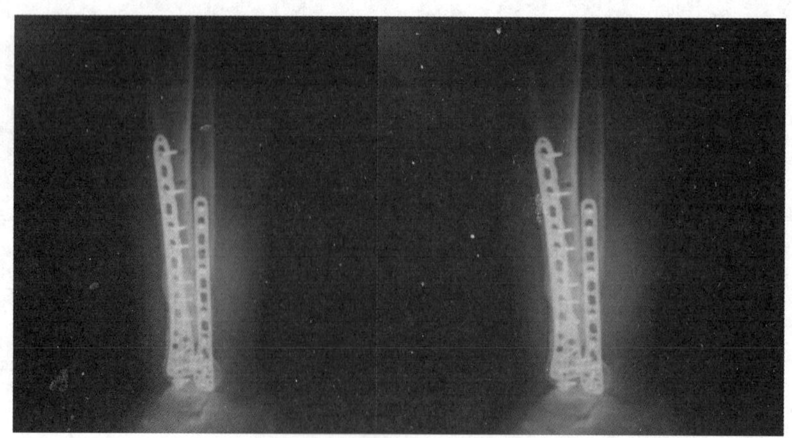

图7　右下肢术后X线片

四、讨 论

踝关节及胫骨前处肌肉等软组织覆盖量小，对于此处的GustiloⅢ型损伤，软组织的损伤程度往往高于骨骼的损伤，造成治疗上难度较大、感染率高、愈后差等[2]。在以往的治疗中，患者出现骨髓炎的比例较高，原因可能为：①首次清创不到位；②创面缺损暴露的时间太长；③外固定支架钉孔护理不到位；④创面闭合后骨缺损造成骨髓腔成为体内死腔，增加感染概率；⑤缺乏长期可靠的局部抗感染措施[3]；⑥手术次数过多、手术时间过长或手术细节的忽略等。不管种种原因，清创的效果放在第一位，早期彻底地清创是开放性骨折处理中防止感染发生的关键，它也是关系到一期皮瓣移植成功的重要保障[4]。

为了解决以上总结的经验教训，本例制定了一个较为科学的治疗流程，此流程应用了较多技术，包括清创、外固定支架、血管移植、Masquelet、血管、神经、肌腱吻合、游离皮瓣移植、游离腓骨瓣移植、取皮植皮等多项技术融合，对医生的技术、经验和体力是一项严峻考验。

在基层医院手外及显微骨科医师数量不足以及缺乏大型保肢团队的现况下，既要保证保肢效果，又要尽可能地减少患者的住院次数、手术次数、住院时间、治疗费用、伤后首次下地负重及恢复行走功能的时间。为满足以上条件，本例采取将保肢治疗分解为短期密集手术方式以到达预期手术效果，此保肢流程适用于小型保肢团队。随访了解到患者对肢体功能均感到满意，让患者回归了正常的生活及生产劳动，患者身体及心理上均得到较好的治疗和恢复，治疗上具备可重复性。

本例患者从受伤到首次下地行走只用了21天，出院后可迅速回归工作及生活，可自由选择二期手术的时间。此病例良好的保肢效果得益于首次手术的彻底清创，消除了主要的感染因素，骨水泥的填充占位提供肢体支撑，股前外侧游离皮瓣早期覆盖创面，适合所在医院的保肢流程，以及细致的术后护理及早期的康复锻炼。

目前该保肢流程仍在不断地改进，还存在部分疑问，如骨髓腔清创的标准如何界定、覆盖创面的最佳时间是否可以量化及保肢术后的评估系统等问题，还需进一步的研究。

参 考 文 献

[1] 石杰，刘锐，高秋明，等. Masquelet技术联合腓肠神经营养血管皮瓣治疗跟骨慢性骨髓炎并皮肤软组织缺损［J］. 中国骨与关节损伤杂志，2021，36（12）：1328－1330.

[2] LUA J，TAN V H，SIVASUBRAMANIAN H，et al. Complications of open tibial fracture management：risk factors and treatment［J］. Malaysian Orthop J，2017，11（1）：18－22.

[3] 李国威，黄汉，陈涛，等. 骨科手术切口感染的相关因素分析［J］. 中华医院感染学杂志，2018，28（1）：96－98.

[4] 单贵霖，王根，孙圣亮，等. Gustilo ⅢC 型下肢毁损伤的保肢治疗策略［J］. 中国矫形外科杂志，2021，29（14）：1278－1281.

［张坤、陈波、汪小军、杨帆、黄巾帼、梁杰（通讯作者），湖北省宜昌市第一人民医院］

Flow-through 腓骨皮瓣移植结合平行桥式的大隐静脉转流修复胫骨长段骨缺损 1 例

赵　飞　姚忠军

湖北医药学院附属太和医院骨二科

一、患者情况

患者男，28 岁，2016 年 7 月 1 日因左下肢车祸伤术后骨缺损、小腿瘢痕形成 1 月余来本院进行诊治。专科体检：左小腿满布植皮愈合后的瘢痕形成，有较多散在的创面未愈合，创面有少许脓性分泌物，胫前有胫骨远端骨折端和肌腱外露，足背动脉搏动未触及，左足色泽发紫，返红延迟，皮温较健侧低，左足背及足底感觉麻木，左第 1 趾缺如，第 2 趾以克氏针固定，末梢色泽暗紫。入院诊断：①左侧腘动脉栓塞；②左下肢皮肤撕脱伤植皮术后；③左胫骨开放性骨折骨缺损外固定术后；④左小腿骨折术后皮肤缺损并骨外露肌腱外露；⑤左侧腓总神经损伤；⑥左第 2 趾骨骨折术后；⑦左第 1 足趾毁损伤术后。明确诊断：①长段的胫骨缺损；②胫前皮肤及软组织缺损；③胫前、胫后和腓动脉通畅情况≤1；④胫前静脉缺损（下肢深静脉损伤）；⑤植皮瘢痕创面浅静脉缺失（图 1A）。基于创面修复原则、肢体功能重建以及矫形原则理论制定理想的长段胫骨骨缺损重建方案。

二、具体治疗措施

手术分两组同时进行。第一组（左小腿扩创组）：术中沿左小腿胫骨骨缺损处外缘行一直切口，依次切开，显露胫骨长段骨缺损，沿下段胫前肌外缘解剖胫前动脉及伴行静脉，术中见胫前动脉连续性尚可，伴行静脉缺损。术中分别在设计的骨皮瓣两侧皮下寻找浅静脉，经过仔细解剖后，未找到浅静脉。为解决骨皮瓣静脉回流问题，决定行右侧带大隐静脉的胫后动脉皮支皮瓣制作成皮管，来代替左侧游离移植的腓骨皮瓣的静脉回流。第二组：右小腿取腓骨皮瓣及带大隐静脉的胫后动脉皮支皮瓣。设计右侧 flow-through 腓骨皮瓣游离移植修复左胫骨皮肤软组织缺损、骨缺损（图 1B、C）。术中沿皮瓣设计线切开，依次切开皮肤、皮下，显露腓骨长、短肌及腓肠肌，于深筋膜层下切取，保留通过皮瓣的小隐静脉及腓肠外侧皮神经，于腓骨中段长约 13 cm 上下截断腓骨（图 1D）。将截断的腓骨端向外侧翻转进一步显露后侧的腓动脉，腓骨皮瓣近、远端倒置后，骨皮瓣嵌入左胫骨骨缺损处，维持对位对线良好后，以外固定器行单边固定，缝合皮瓣边缘，近端和远端分别以 9－0 显微外科缝线将腓动脉和胫前动脉行端端吻合（图 1E）。根据设计的带胫后动脉的大隐静脉的皮支皮瓣切开线，依次切开，自前侧向胫后动脉皮支穿出方向在深筋膜下游离，注意将大隐静脉及属支包含在内，有 2 条较粗大皮支进入皮瓣内（图 1F），将腓动脉的 2 条伴行静脉和大隐静脉的 2 条属支以 9－0 显微外科缝线行端端吻合，皮管皮缘和左小腿及皮瓣边缘间断缝合，将双小腿做交腿状，以外固定器固定双小腿（图 1G）。取右大腿中厚皮片植于右小腿下段内侧皮肤缺损处，打包加压包扎。

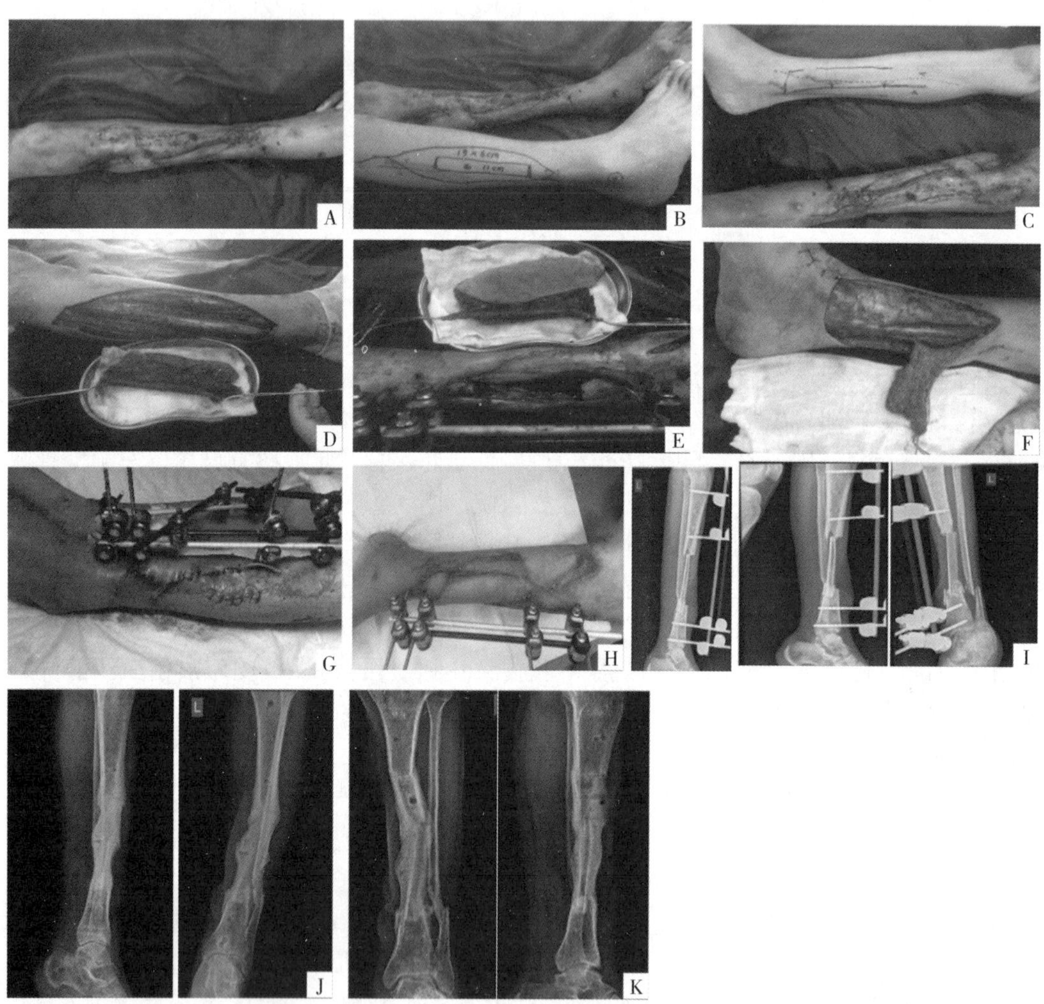

A. 患者创面情况；B、C. 右侧腓骨皮瓣游离移植设计；D. 分离皮瓣；E. 皮瓣倒转，吻合；F、G. 带大隐静脉（两条属支）的胫后动脉穿支皮瓣平行桥式；H. 术后 1 个月；I. 术后 3 个月；J. 术后 14 个月；K. 术后 7 个月

图 1　患者左下肢创面情况、手术过程及术后

三、结　果

术后 1 个月患者皮瓣成活，创面一期愈合，无血管危象发生（图 1H）。术后 3 个月恢复良好（图 1I）；7 个月后随访可见双下肢等长（图 1K）；术后 14 个月随访可见双下

肢等长，移植腓骨完全胫骨化，完全满足下肢的承重（图 1J）。术后由于患者的康复锻炼滞后，导致下肢出现不同程度的畸形，遂后行左胫骨上段截骨加 TSF 架矫形术。术后 4 年随访，行 Johner-Wruh 标准[1]评定为优（Johner-Wruh 标准：根据患者术后患肢疗效，其中涉及神经血管损伤、畸形、疼痛、膝和踝关节活动能力、步态和日常活动是否受限多个维度）。

四、讨　论

本次研究收治的胫骨长段骨缺损患者的缺损面积较大，周围缺乏健康组织，伴随有肢体循环障碍与深部组织外露，无法直接闭合创面，需要进行符合组织瓣与血管移植治疗[2]。当前临床上修复治疗胫骨长段骨缺损的方法比较多。传统的骨皮瓣游离移植采用的是修复重建的方法，但不适用于胫前、胫后和腓动脉≤1 条保持通畅状态的患者，且移植后易出现肢体缺血、肌腱粘连等并发症，影响患者的康复[3]。一期皮瓣覆盖创面加骨水泥填充；二期植骨，该方法治疗周期长、费用高、患者痛苦大，同时自体松质骨来源有限、松质骨皮质化时间长，可发生应力性骨折、骨延迟愈合或不愈合、轴线偏移等；Ilizarov 技术结合皮瓣转移覆盖创面，在大多数情况都可以采用这种方法，但如果患者处于胫前动脉、胫动脉后和腓动脉≤1 条保持通畅情况时，由于牵张影响小腿和足的血运，所以禁忌[4]。Flow-through 腓骨皮瓣的愈合比较快速且易于吸收，具有与下肢皮肤相近的颜色以及质地，皮瓣与骨瓣有一定的活动度，可以更好地与待修复的创面组织形态相匹配，同时其在临床上可一期闭合供区[5]。再者，腓骨为长管状骨，支撑力度强，可供移植长度充足，因其带有血供，将移植骨成骨细胞及骨母细胞完整地保留，其愈合过程与一般的骨折愈合过程相似，短缩了爬行替代的长度，愈合时间短，安全性高，同时因应力作用，骨皮质增厚，使移植骨胫骨化，可满足肢体功能需要。本例利用健侧肢体正常血管行桥式交叉吻合，能给患肢皮瓣顺利成活提供必需的条件[6]。

综上所述，通过 flow-through 腓骨皮瓣移植修复胫骨长段骨缺损可一期修复胫骨缺失以及创面的缺损，重建胫骨，恢复下肢力线，供区损害相对较小。肢体损伤较重，伴主要血管损伤或缺损，局部无可供吻合的血管，利用健侧肢体正常血管行桥式交叉吻合能给患肢皮瓣顺利成活提供必需的条件。在下肢修复重建中，除了显微外科技术，还要重视重建下肢的生物力学稳定性，以利于下肢的功能恢复。高能量损伤所造成的肢体复杂性缺损以及主干血管的栓塞修复困难，截肢致残率较高。而 flow-through 腓骨皮瓣移植结合平行桥式的血管转流修复胫骨长段骨缺损能修复下肢肢体复合组织缺损，重建下肢血循，恢复肢体功能良好，可明显减少截肢率及伤残程度，且技术成熟，利于临床推广。

参考文献

[1] 袁展程. 有限切开复位交锁髓内钉固定治疗胫腓骨骨折的疗效观察［J］. 中国当代医药，2011，18（14）：2.

[2] 郑大伟，黎章灿，许立，等. Flow-through 静脉皮瓣在复杂性断指再植中的应用

[J]. 中华显微外科杂志, 2015, 38 (1): 25-28.

[3] 景斗星, 任宏杰, 靳文阔, 等. 带血管蒂游离腓骨复合组织瓣移植一期修复小腿下段骨与组织缺损的临床应用 [J]. 中华损伤与修复杂志: 电子版, 2021, 16 (1): 4.

[4] 杜斌. 用胫骨皮瓣修复术治疗小腿感染性骨皮缺损的效果探讨 [J]. 当代医药论丛, 2019, 17 (6): 2.

[5] 徐柯烽, 高顺红, 于志亮, 等. 股前外侧 flow-through 皮瓣联合腓骨 (皮) 瓣修复小腿复合组织缺损 [J]. 中华整形外科杂志, 2017, 33 (5): 5-6.

[6] 郑良军, 郭翱, 金岩泉, 等. 游离股前外侧皮瓣联合腓骨皮瓣重建前足部分缺损 12 例 [J]. 中华显微外科杂志, 2019, 42 (1): 85-87.

残存示指转位拇化组合股前外侧穿支皮瓣移植修复拇指毁损伤1例

秦夏冰　姚忠军　李　亢 等

湖北医药学院附属太和医院手显微外科

一、患者情况

患者男，30岁，机器冲压伤后左手疼痛、出血、畸形2 h入我院。清创后专科体检：左手桡侧皮肤软组织缺损、肌腱及骨外露、骨缺损，拇指自掌指关节中段以远缺如，第2掌指关节缺损，背侧少许皮肤相连，示指血运尚存（图1）。入院后完善检查，左手X线片进一步明确骨骼缺损长度（图2）。入院后诊断为左手冲压毁损伤：①左手拇指毁损伤（$V°_2$ 缺损）；②左手桡侧毁损，第1、2掌骨缺损伴皮肤软组织缺损；③左手示指开放性骨折伴血管、神经、肌腱缺损和骨缺损。积极做好术前准备，患者拒绝行足部组织移植再造拇指，重建第2掌指关节。根据患者伤情及其意愿，制定如下再造拇指及修复创面方案。

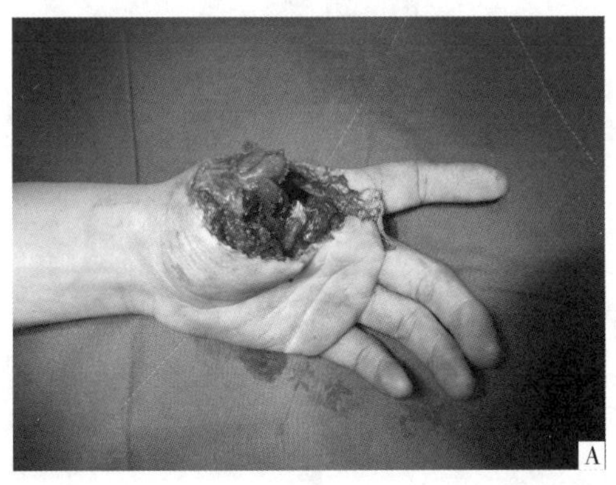

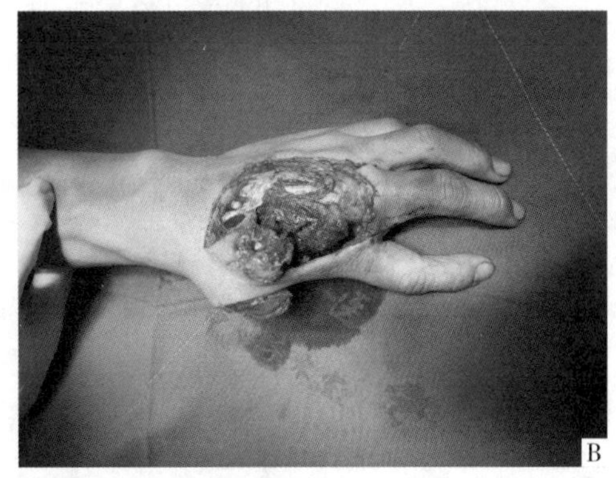

A. 掌面观；B. 背面观

图1　患者左手清创后创面情况

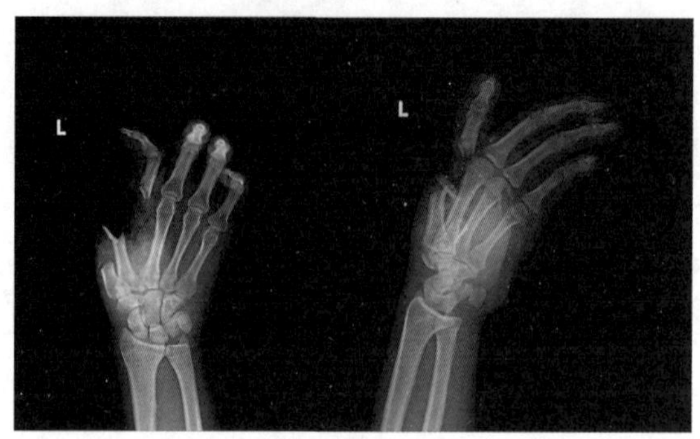

图 2　术前左手 X 线片

二、拇指再造及创面修复经过

结扎中指桡侧指固有动脉，继续解剖直至掌浅弓发出指总动脉处（图 3），充分松解血管周围组织，旋转残存示指，交叉克氏针将示指近节指骨与第 1 掌骨残端固定于旋前对掌位。残存拇短展肌与示指桡侧骨间肌吻合重建外展功能（图 4），示指尺侧骨间肌与中指桡侧骨间肌吻合重建指部分内收功能（图 5），吻合双侧神经、伸和屈肌腱，完成示指拇化（图 6）。虎口及手背残存创面切取右侧大腿股前外侧穿支皮瓣（图 7），供区直接闭合，在鼻烟窝处将旋股外侧动脉降支及其 2 条伴行静脉分别与桡动脉、桡动脉伴行静脉、头静脉吻合，股外侧皮神经与桡神经浅支分支吻合，术后皮瓣完全成活。

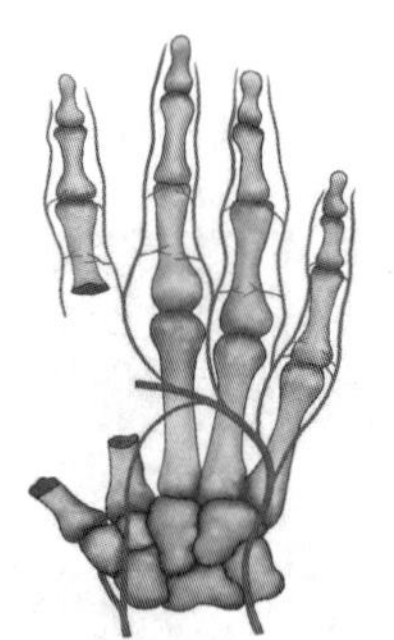
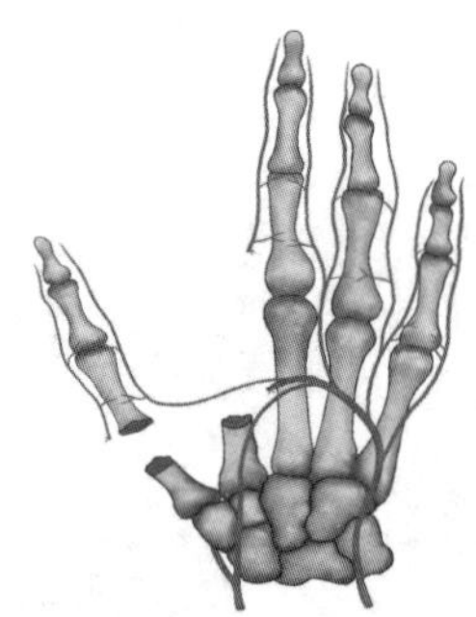

图 3　示指血管转位示意

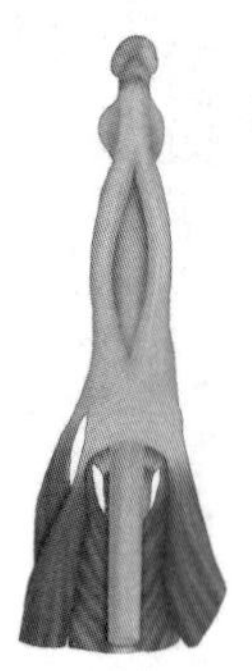
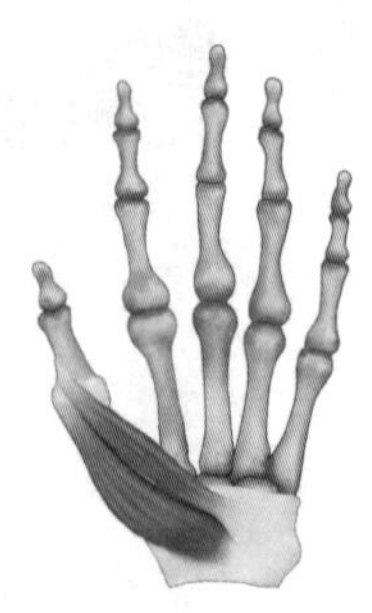
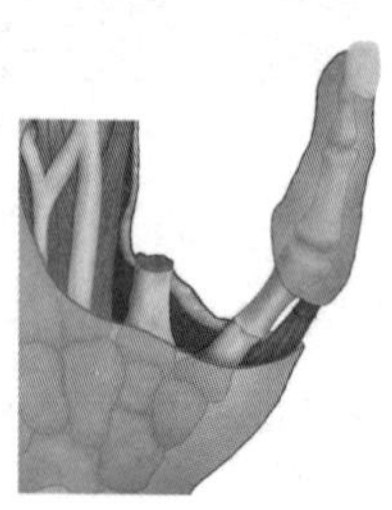

图 4　拇外展功能重建示意

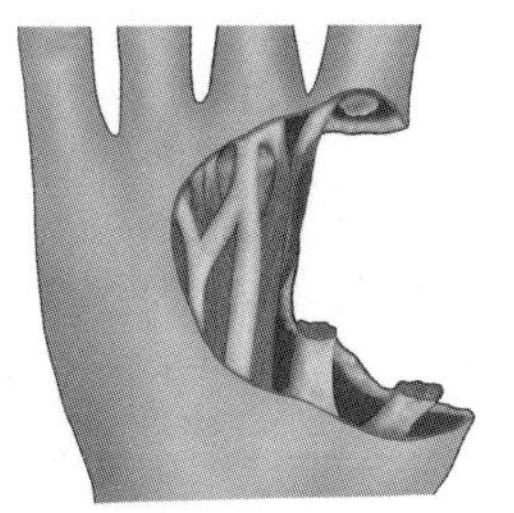
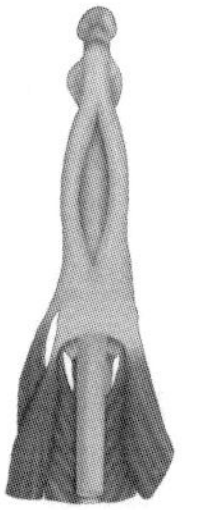
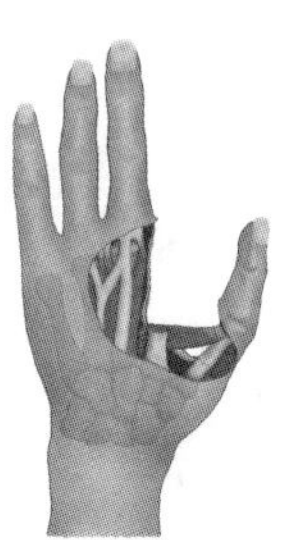

图5　拇内收功能重建示意

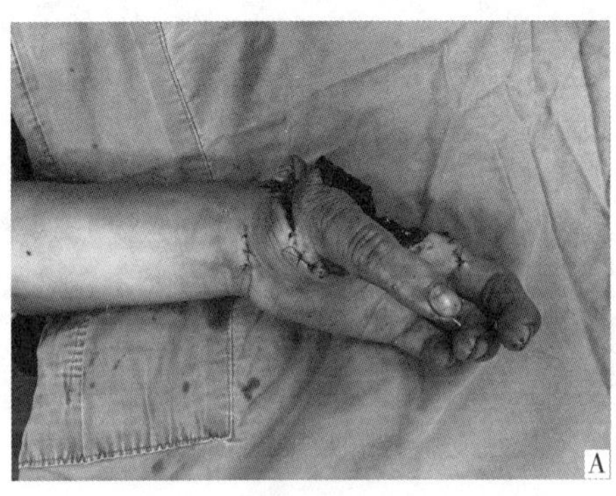

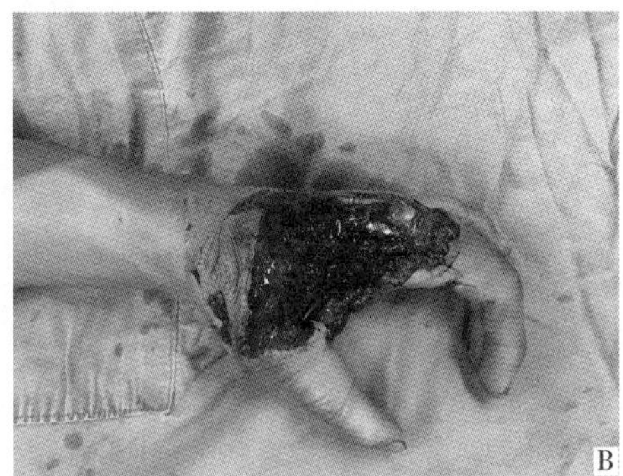

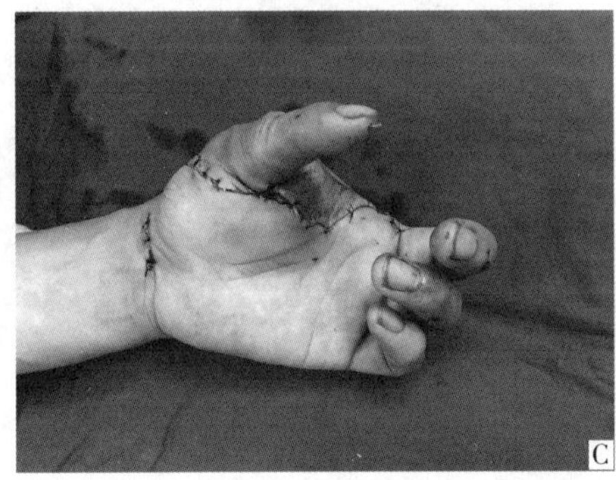

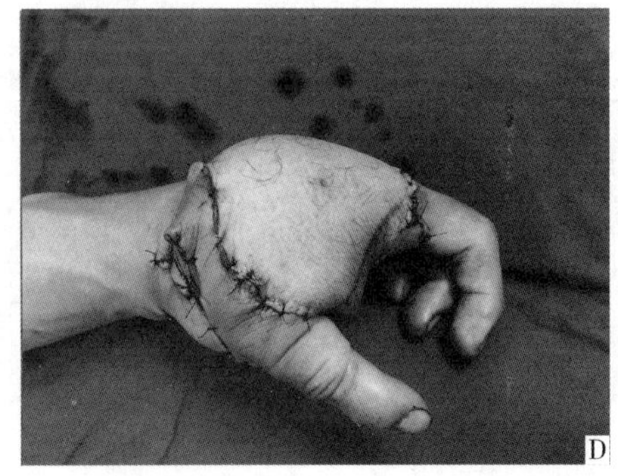

A. 侧面观；B. 背面观；C. 掌面观；D. 背面观

图6　患者左手再造拇指外观

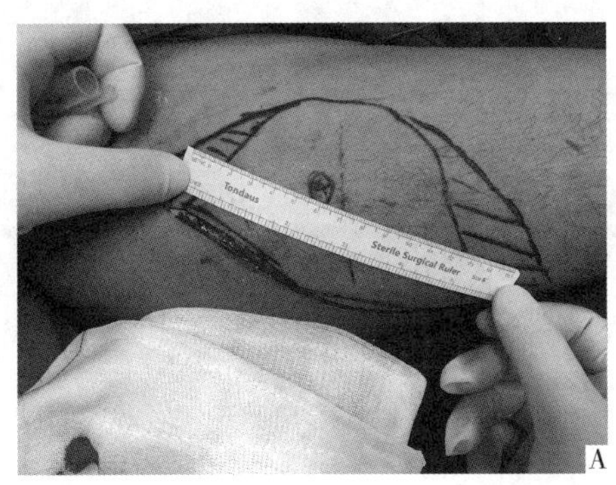

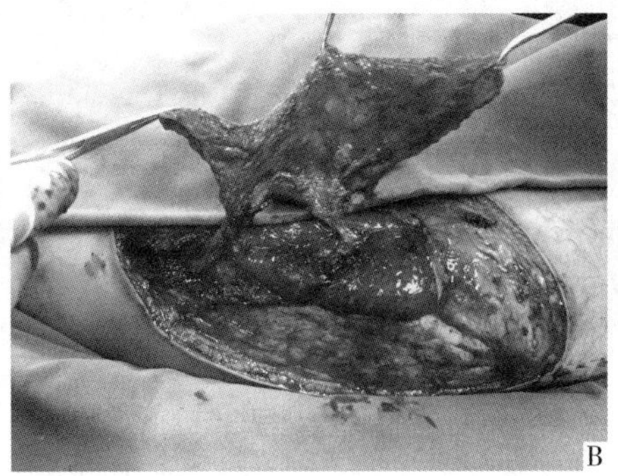

A. 皮瓣设计；B. 皮瓣切取

图7　左手创面股前外穿支皮瓣覆盖

三、结　果

术后功能锻炼，定期随访。术后 2 个月取出内固定物，进一步功能锻炼。术后 1 年随访，再造拇指功能评分 13 分，再造拇指功能优，皮瓣颜色与质地与周围组织接近（图 8）。

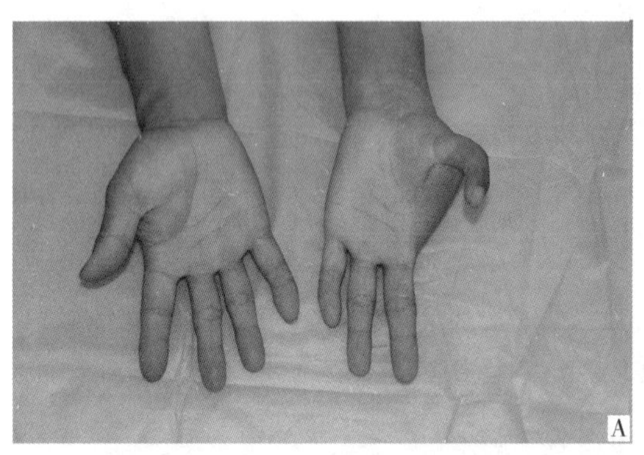
A

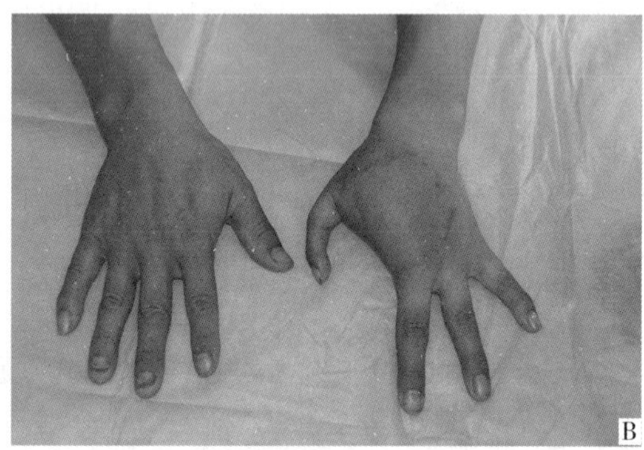
B

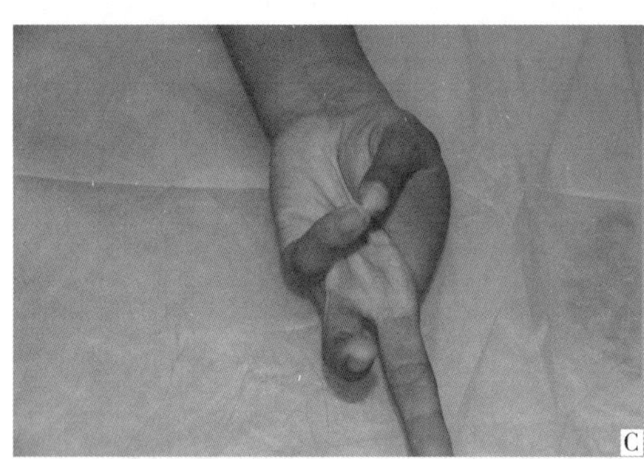
C

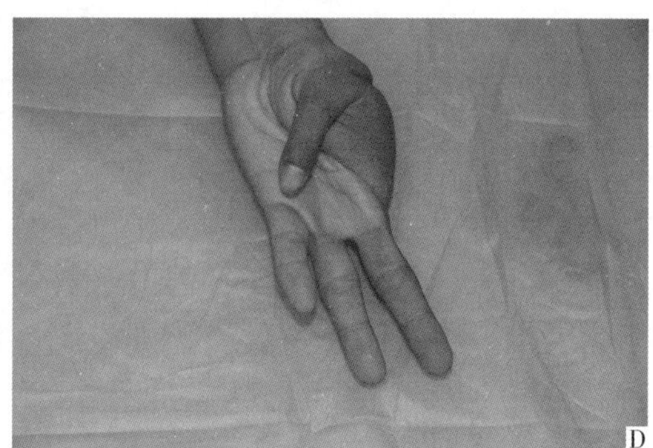
D

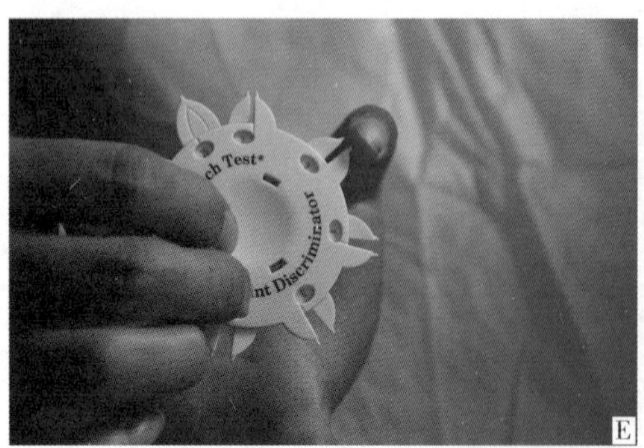

E

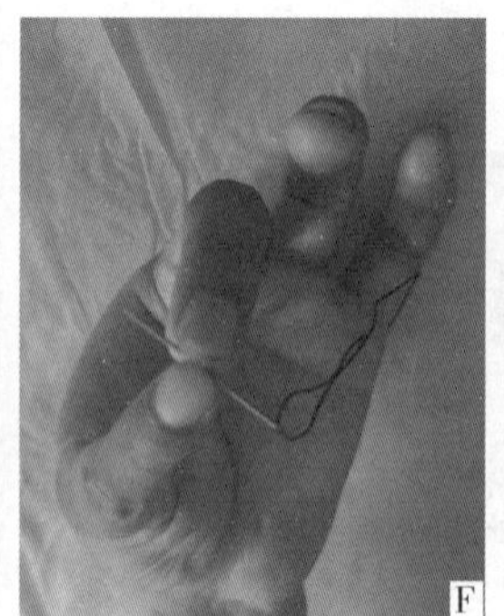
F

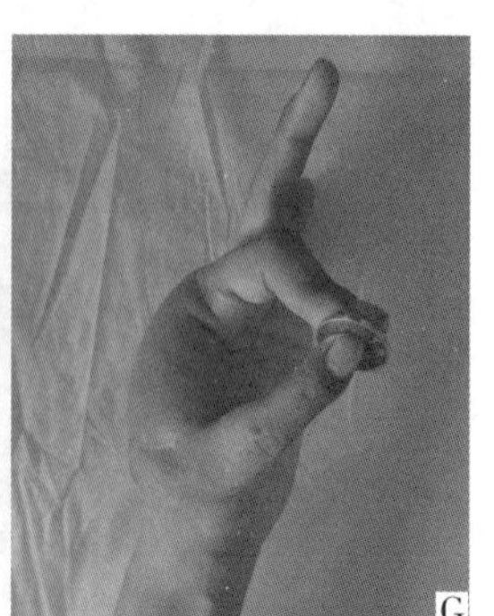
G

A. 双手掌面观；B. 双手背面观；C. 对指；D. 对掌；E. 两点辨别觉；F. 持针；G. 捏物

图 8　术后 1 年随访

四、讨　论

由于我国工业和交通业迅速发展，高能量损伤导致的手部毁损伤增多，截肢率和致残率高，一直是手显微外科治疗的难题[1]。拇指功能占手功能的40%，拇指毁损后，若无再植条件应该优先再造。目前多采取游离足趾再造拇指[2]，但我们仍不应该忽视其他拇指再造的方法[3]。

本病例患者拒绝游离足趾再造拇指，不愿意牺牲足部组织，要求一期手术完成修复，不愿意多次手术。治疗难点在于如何再造拇指，修复手部创面，既要一期修复，又要将损伤降至最小。我们巧妙地选用残存示指转位拇化再造拇指，手术难度相对简单，同时修复了手背部分组织缺损，开大虎口，选用股前外穿支皮瓣修复虎口创面，携带股外侧皮神经重建皮瓣感觉，供区直接闭合。这对患者损伤小，一期再造拇指，修复创面，恢复手功能，满足患者需求。

一个病例治疗的成功，离不开一个团队术前精心准备、手术方案的合理设计、术后精心的护理，以及行之有效的康复功能锻炼。

参考文献

[1] 杜晓龙，宋涛，欧学海，等. 急诊游离组织移植在手足毁损伤中的应用［J］. 中华显微外科杂志，2017，40（6）：551－554.

[2] 佘恒，胡洪良，沈卫军，等. 第二趾复合及组合移植修复拇手指严重毁损伤［J］. 中华显微外科杂志，2010，33（4）：349－349.

[3] 李培，张光正，龙文浩，等. 利用手部毁损伤废弃手指急诊重建手部功能［J］. 中华显微外科杂志，2005，28（1）：71－72.

［秦夏冰、姚忠军（通讯作者）、李亢、刘东、赵飞、刘海涛、李哲帮、邹天一，湖北医药学院附属太和医院手显微外科］

游离组织瓣移植联合双节段骨延长治疗胫骨创伤性骨髓炎骨缺损1例

买买艾力·玉山　伊木让·哈米提　任　鹏 等

新疆医科大学第一附属医院显微修复外科

一、患者情况

患者男，51岁，右下肢高能量开放性骨折内固定术后伴软组织大面积坏死25天转入我院。专科查体：右小腿前方及前内侧大面积软组织缺血性坏死伴严重感染，小腿前内侧肌群外露，原手术植入内固定装置外露，右足趾毛细血管反应及感觉正常，足趾及踝关节活动度尚可。

二、治　疗

入院完善相关术前检查，评估全身情况，排除手术禁忌，入院当天急诊行右小腿扩创术。术中可见右小腿远1/2/前内侧大面积皮肤、肌肉及肌腱坏死，原手术内固定装置及周围组织严重感染，胫骨远1/3段骨坏死（图1）。扩创后明确诊断：①右小腿大面积软组织坏死伴感染；②右侧胫骨创伤性骨髓炎骨缺损伴软组织缺损；③右侧胫腓骨开放性骨折内固定术后；④右侧踝关节功能障碍；⑤重度贫血；⑥低蛋白血症。诊断明确后给予纠正低蛋白、贫血和抗感染等对症支持治疗。依据创伤性感染性骨缺损伴软组织缺损的治疗原则制定重建保肢方案：控制感染加软组织修复加骨缺损重建加患肢功能康复。

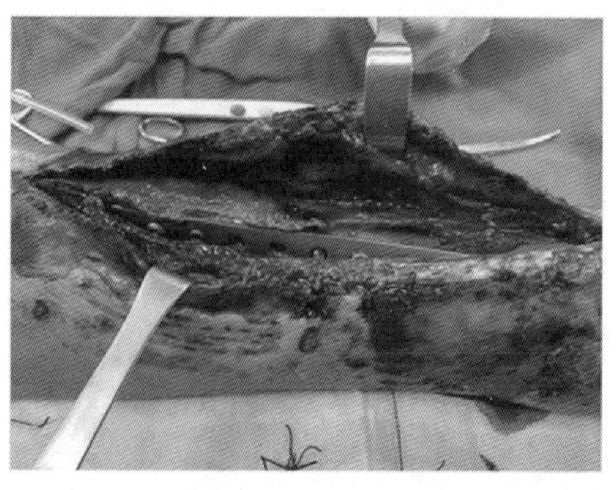

图1　术中探查可见患者右小腿严重软组织感染伴骨感染

根据骨及软组织感染情况，切除创面内坏死组织及坏死的骨组织至有丰富血供的骨和软组织，经反复多次扩创及多处取样本行细菌培养确定受区感染控制后，制定复合组织瓣游离移植方案（图2）。精确测量患肢软组织缺损的大小及深度（图3）进行供区皮瓣的设计，骨缺损处一期植入抗生素骨水泥填充。本例患者选取对侧背阔肌（血管蒂长，血运丰富，抗感染能力强）游离移植覆盖患侧小腿软组织缺损（图4），依据术前患肢DSA结果，受区血管选择胫后动、静脉，高倍显微镜下行血管吻合。吻合处尽可能选择远离创面的正常软组织进行覆盖，可有效避免吻合处炎性渗出的影响，从而提高吻合血管的成功率。术后密切观察皮瓣血运及温度，拍摄X线片确定外固定架固定骨针及骨水泥植入位置（图5）。待确定皮瓣存活后择期行两处截骨、行骨延长以修复骨缺损。

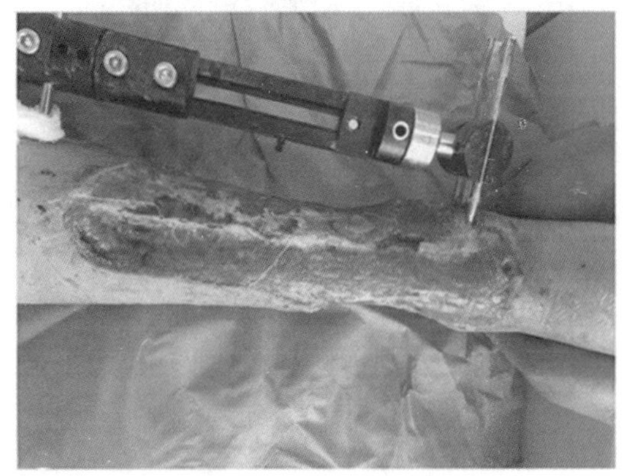

图2　右小腿多次扩创术后软组织创面

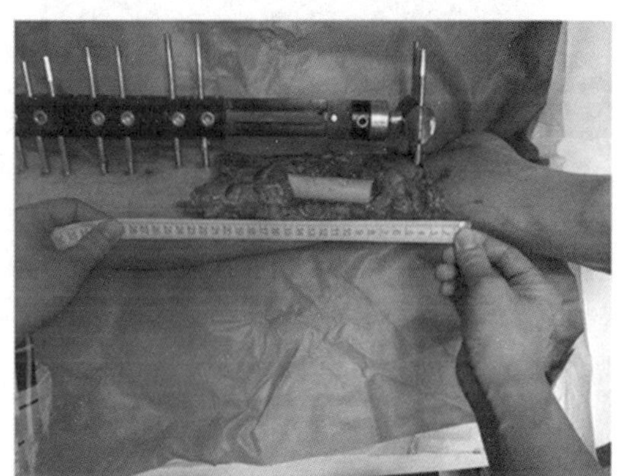

图3　精准测量右小腿软组织缺损及骨缺损

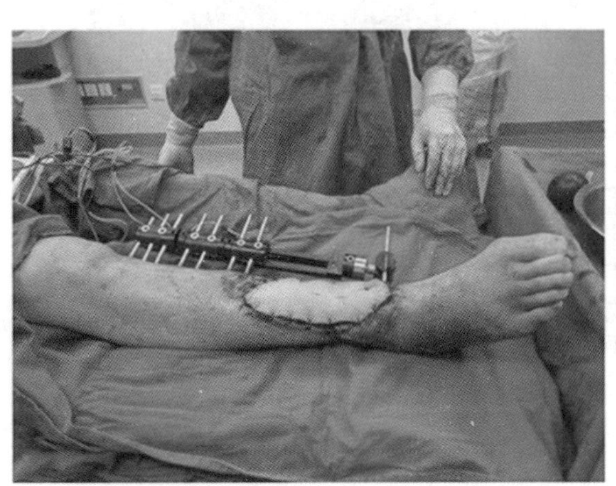

图4　游离背阔肌移植覆盖软组织创面

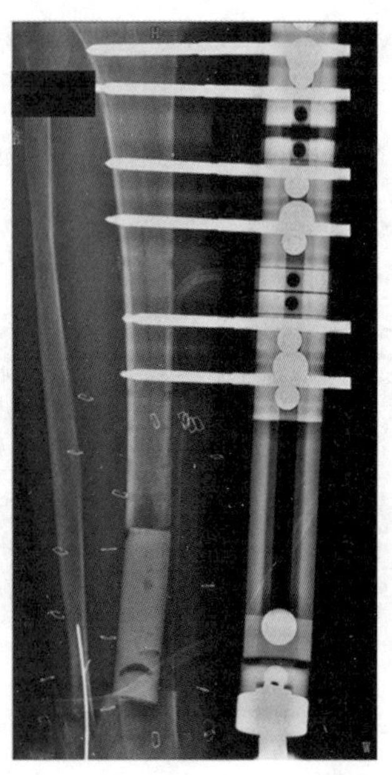

图5　右小腿术后X线片示固定骨针及骨水泥植入位置

三、结　果

经创面反复多次细菌培养阴性后确定创面感染控制，游离背阔肌皮瓣移植术后皮瓣血运良好，皮瓣完全存活。6 周后取出植入骨水泥后行双节段截骨延长，依据患者的耐受程度适当调整不同节段骨延长速度和频率，延长期间及“会师”后定期观察牵张区骨矿化情况（图 6 ～ 图 8）。“会师”后 18 周复查 X 线片显示牵张区骨矿化良好，“会师”端骨愈合（图 9）。拆除外固定架 3 年后随访复查，X 线片提示牵张区及“会师”端周围大量新生骨痂生长，患肢功能恢复满意（图 10、图 11）。

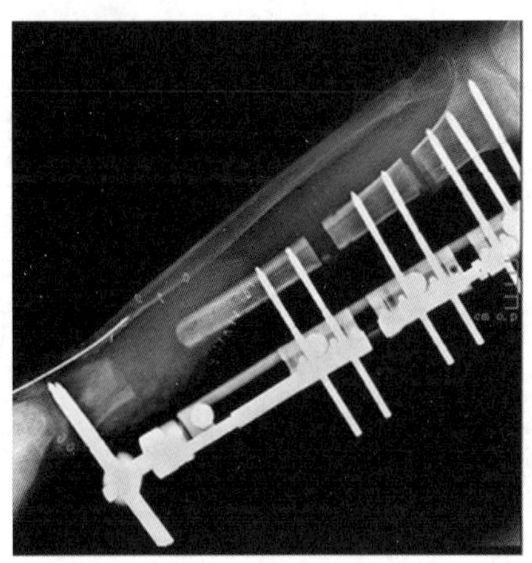

图 6　骨延长 4 周

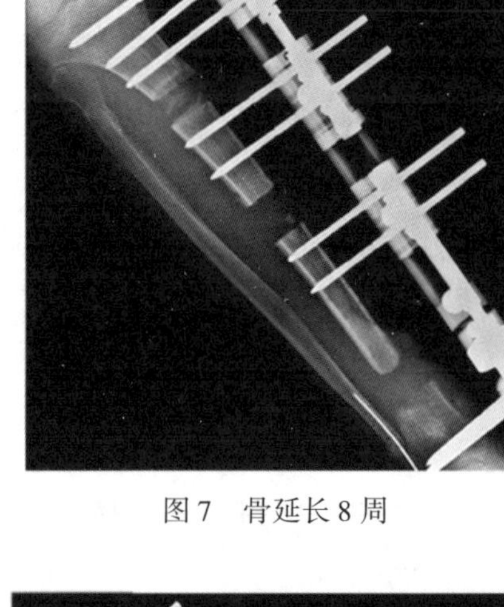

图 7　骨延长 8 周

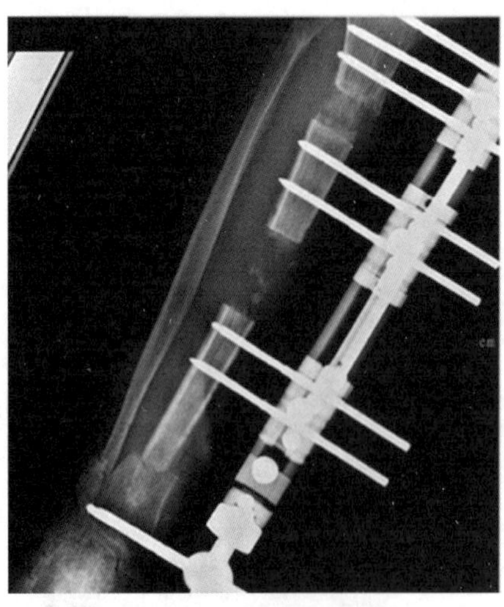

图 8　会师后 10 周

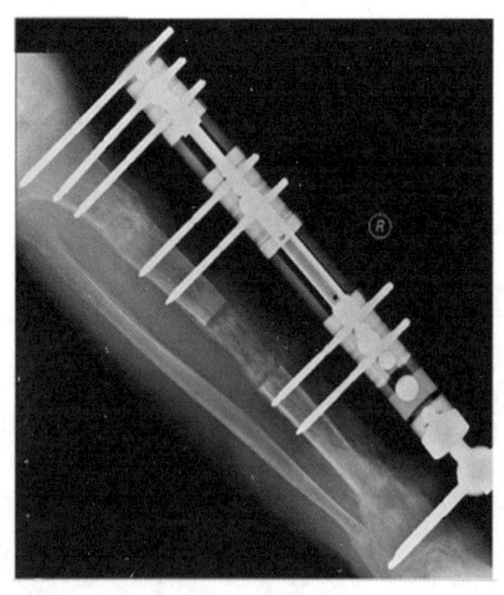

图 9　会师后 18 周

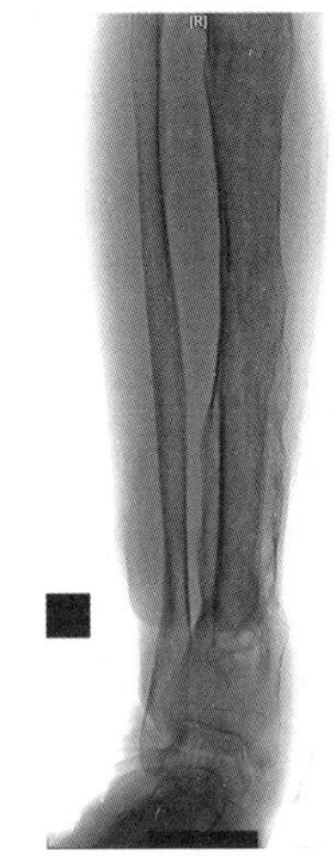
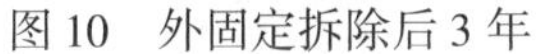

图 10　外固定拆除后 3 年

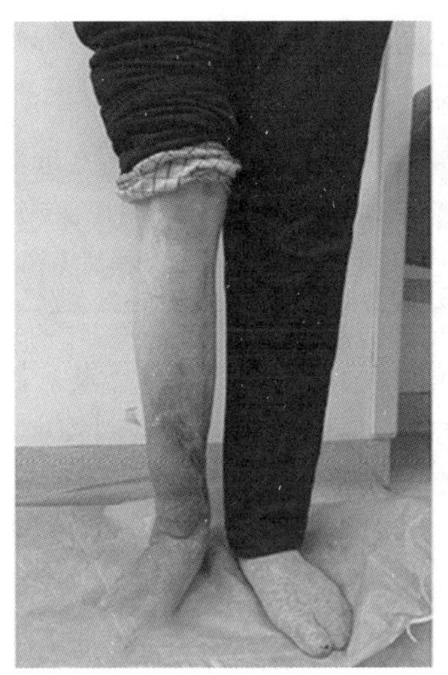
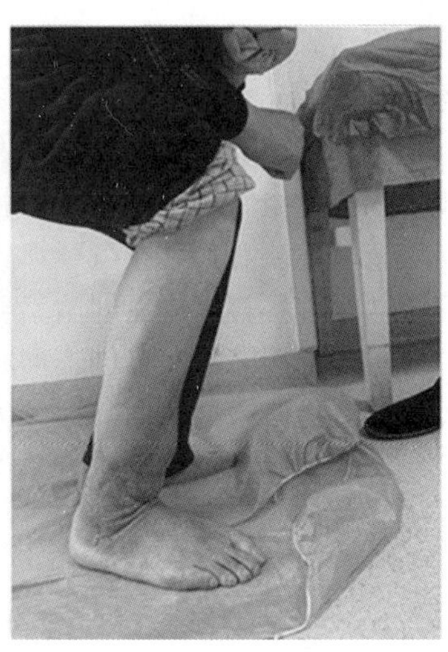

图 11　末次随访右小腿功能

四、讨　论

骨折内固定术后感染伴有严重的软组织感染缺损是创伤后较为严重的并发症之一，其发生率在闭合性低能量骨折时约为 1%，在高能量开放性骨折时则高达 30%，其发生率和严重程度与损伤机制、内置物类型、病原微生物的种类以及骨折周围软组织损伤的程度有关[1-2]。胫骨远端因其特殊的解剖学因素（血供少且软组织覆盖薄），骨折后若伴有软组织损伤，则内固定术后发生感染的风险较高。切开复位内固定是胫骨远端骨折（尤其是伴有关节内骨折）时获得满意解剖复位较为理想的方法，但其合并术后感染的发生率高达 7%～32%[3]。治疗策略上首先需要彻底清除感染病灶并早期修复软组织缺损，从而为骨重建及骨愈合提供良好的条件。其中软组织缺损的修复至关重要，良好的软组织条件不仅可以隔离开放创面与外界的接触，还可通过局部丰富的软组织血供而进一步提高感染创面处有效的抗菌药物浓度，从而有利于局部感染病灶的控制和治疗。随着近代显微外科技术的发展，尤其是面临患肢损伤严重并局部软组织条件有限，无法通过局部带蒂皮瓣覆盖软组织创面时，复合组织瓣游离移植逐步成为修复下肢开放性骨折合并大面积软组织缺损的选择之一。

创伤后感染性骨缺损因常伴有软组织损伤（血管、神经、肌肉等），与慢性骨髓炎骨缺损或骨肿瘤切除后骨缺损相比治疗较为困难。应用骨延长技术修复重建创伤后感染性骨缺损时，不仅要考虑拟截骨平面骨组织及其周围软组织的条件，还需要考虑会师端（docking site）的软组织条件[4-5]。骨外膜的血供主要来自其周围的软组织，如果拟截骨平面骨段周围软组织条件较差，牵张区新生骨痂的血供会受到影响，就会导致牵张区矿化缓慢甚至矿化不良，因此，在选择截骨平面时需要首先考虑其良好的软组织条件。会师端愈合的先决条件与骨折愈合的条件相同。会师端愈合过程属于软骨内成骨，其愈合过程需要坚强的机械稳定性。此外，如果会师端周围软组织损伤严重或没有良好的软组织覆盖，则引起增加会师端延迟愈合甚至不愈合的风险。所以，在应用骨延长技术重建创伤后感染性骨缺损时，必须同时考虑延长骨段及会师端周围的软组织条件，否则无论是牵张区矿化不良还是会师端愈合延迟，都会潜在地增加患者佩戴外固定架的时间，从而进一步增加相关并发症的发生率[6]。骨缺损重建的前提条件是感染控制及修复骨缺损的周围软组织缺损。在开始骨延长重建骨缺损之前，治疗的首要目标是通过反复多次扩创，切除所有坏死或可疑坏死的组织，有必要时可以间隔 48 h 进行一次扩创并应用足量盐水冲洗直至创面细菌培养阴性为止。骨延长技术修复创伤后感染性骨缺损失败的一个重要原因就是因扩创不彻底而导致会师端感染复发。因此，在初期制定治疗方案时就需要考虑阶段性分期治疗的方法，如一期彻底扩创控制感染，二期修复软组织缺损，三期应用骨延长技术重建骨缺损，从而提高疗效。

参考文献

[1] MORGENSTERN M，KUHL R，ECKARDT H，et al. Diagnostic challenges and future perspectives in fracture-related infection [J]. Injury，2018，49（Suppl 1）：83－90.

[2] METSEMAKERS W J，KUEHL R，MORIARTY T F，et al. Infection after fracture fixation：current surgical and microbiological concepts [J]. Injury，2018，49（3）：511－522.

[3] VIBERG B，KLEVEN S，HAMBORG-PETERSEN E，et al. Complications and functional outcome after fixation of distal tibia fractures with locking plate-A multicentre study [J]. Injury，2016，47（7）：1514－1518.

[4] 文根，蔡培华，柴益民. 皮瓣移植联合 Ilizarov 技术一期修复下肢大面积复合组织缺损 [J]. 中华显微外科杂志，2017，40（3）：256－258.

[5] 任义军，胡锐，严立，等. 组织移植结合 Ilizarov 骨牵张技术重建下肢骨与软组织缺损 [J]. 中华显微外科杂志，2020，43（3）：249－253.

[6] 任义军，严立，胡锐，等. Ilizarov 技术在治疗胫骨骨与软组织缺损中的应用 [J]. 中华创伤骨科杂志，2017，19（3）：184－187.

［买买艾力·玉山、伊木让·哈米提、任鹏、程二林、艾合买提江·玉素甫（通讯作者），新疆医科大学第一附属医院显微修复外科］

幼儿前臂及腕掌部毁损伤寄养再植1例

刘臣光　谢书强　张华锋 等

郑州仁济医院

一、患者情况

患儿男，2岁1个月，于2017年6月19日因碾压伤（压面机）致左前臂及手部出血、疼痛伴活动受限后4 h急诊来院。患儿生命体征不稳定。专科检查：左前臂软组织由肘关节后方向手腕部撕脱，创缘不整齐，撕脱皮肤挫伤严重，内见肌肉及肌腱断端外露；左手掌自手腕部尺侧至示指掌指关节处离断，远端肢体仅屈肌腱与近端相连，创缘不整齐，周围软组织碾压毁损，血运丧失，左示指大部分组织缺失，残留组织呈条索状，血运丧失；左手中、环、小指颜色苍白，皮温低，无毛细血管反应，感觉丧失。患儿左手第3～5指较完整，近端组织完整，中间毁损（图1）。一期无条件再植，但患儿家属强烈要求保肢。

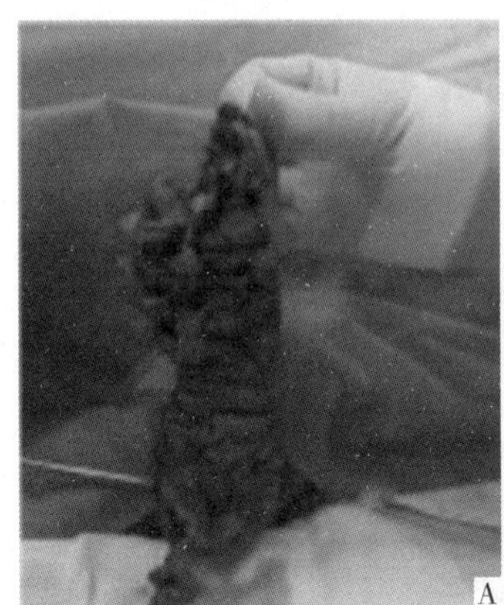
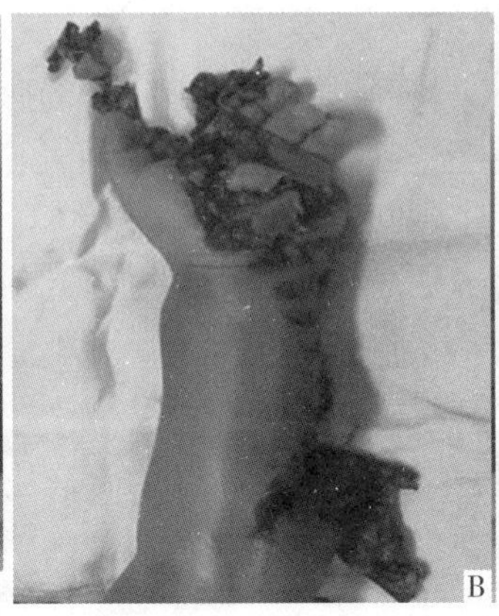
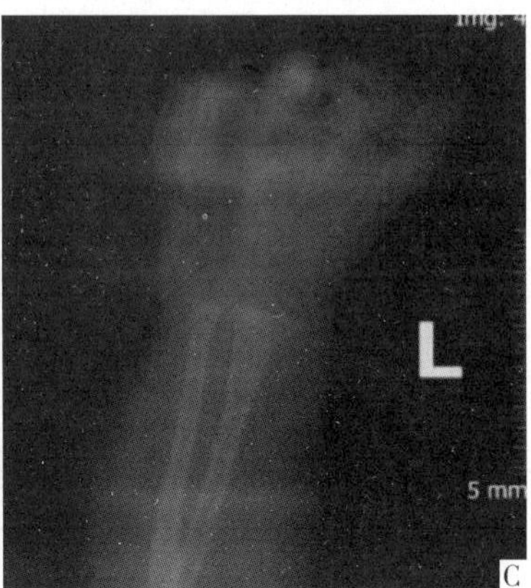

A. 左前臂及手部背侧伤情；B. 左前臂及手部掌侧伤情；C. 术前左尺、桡骨及腕掌指骨X线片

图1　患儿术前左上肢创面情况

患儿入院后完善检查，急诊在全身麻醉下行左上肢伤口扩创血管神经肌腱修复、腹部皮瓣包埋覆盖创面，第3～5指寄养左足再植术。为确保手术质量，提高手术效率，缩短手术时间，手术分两组进行。

第1组：对左前臂、左手创面进行彻底清创，彻底清除创面内污染物质及失活组织，用生理盐水、稀释碘伏反复冲洗创面（图2A），显微镜下边清创边探查：见尺动脉及2条伴行静脉、尺神经分别于前臂中段及手腕部断裂，断端挫伤重，贵要静脉断裂缺损；手掌指总动脉、神经断裂并部分毁损；用3－0肌腱线吻合前臂尺侧腕屈及缝合固定中、环、小指屈指肌腱断端，吻合尺侧腕伸肌腱，缝合固定中、环、小指指伸肌腱断端，显微镜下“四定点”褥式外翻吻合尺动脉及2条伴行静脉两处断端，共吻合肢体动脉、静脉3条，8－0显微缝合线外膜缝合尺神经两处断端；创面彻底止血，量取左前臂及手掌残留创面大小后，于左下腹设计腹部带蒂皮瓣，覆盖左前臂及手掌创面（图2B），术后见皮瓣血运好，无菌敷料包扎伤口。

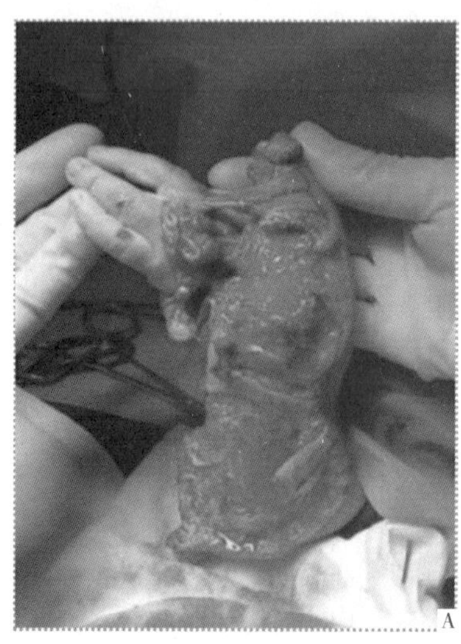
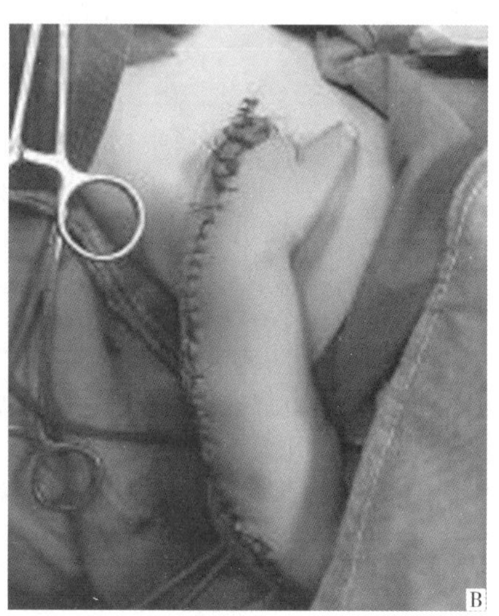

A. 左前臂及腕掌部术中清创后；B. 左前臂及腕掌部腹部皮瓣修复术后

图2　患肢清创及皮瓣修复

第2组：左下肢消毒铺巾，探查找出左足第1跖背动脉、第2、3跖背动脉及6条皮下静脉，将左手第3～5指分别用1.2 mm骨牵引针固定于第2～4跖骨，第3～5伸指肌腱与第2～4足趾趾长伸肌腱吻合；指掌侧固有动脉与跖背动脉吻合，指掌侧固有神经与腓浅神经缝合，指背静脉与足背静脉吻合，共吻合修复动脉3条、神经3条、静脉6条，松止血带见第3～5指逐渐通血，颜色红润（图3）。左足石膏外固定。

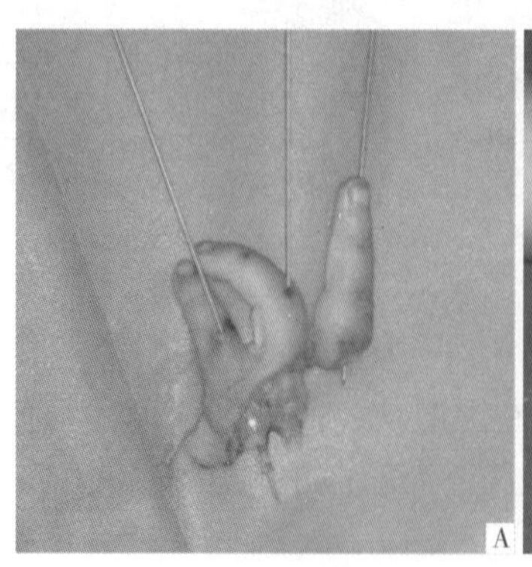
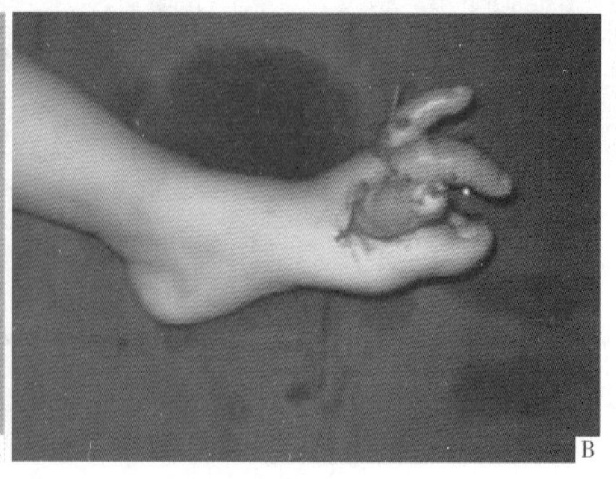

A. 第3～5指清创后；B. 第3～5指寄养左足背术后

图3　患指寄养再植

术后28天皮瓣愈合良好，左上肢腹部皮瓣断蒂术。术后40天，行左手第3～5指寄养指体原位回植、游离股前外侧皮瓣修复足部供区。手术分2组同时进行。

第1组：于左手残端切开皮肤，逐层剥离、分离，游离出第2、3掌骨，保护掌骨周围组织，游离出正中神经，修剪神经残端待吻合。游离出桡动脉深支及两侧伴行静脉，标记后待吻合。找出头静脉及皮下可供吻合的浅静脉，分别予以标记，找出第3～5伸指肌腱断端，标记后待吻合。

第2组：于左足寄养区设计切取复合寄养组织，第3～5指连同部分足背侧皮肤及皮下组织共同切取（图4）；切取的复合寄养组织内带入第2～4足趾伸肌腱以备重建第3～5指伸指功能，带入2条皮下静脉以待吻合，携带足背腓浅神经分支，携带足背动脉伴行静脉及足背动脉弓状动脉，完整切取复合寄养组织交与第1组；切取复合寄养组织的同时，根据左足供区面积大小设计取右侧股前外侧皮瓣游离移植覆盖足部供区（图5），旋股外侧动脉降支及伴行静脉与足背动脉及伴行静脉“四定点”褥式外翻吻合，股外侧皮神经与腓浅神经缝合。皮瓣供区美容缝合直接关闭。

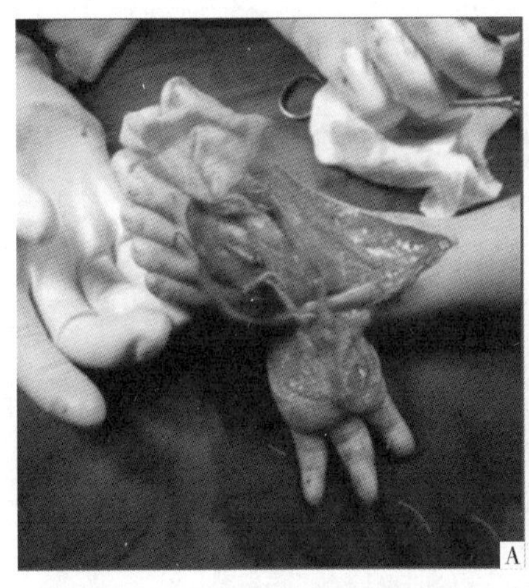

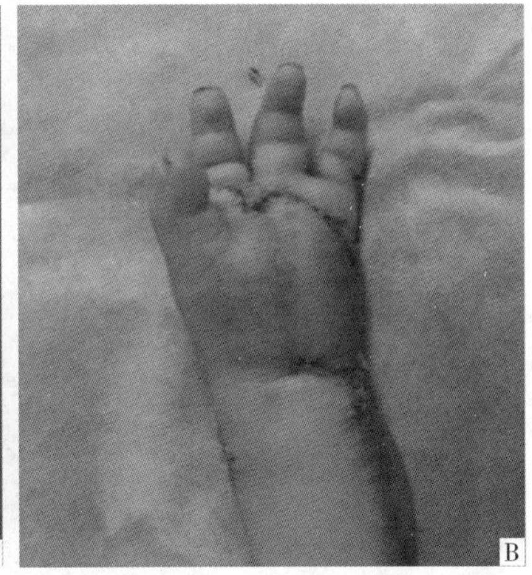

A. 切取寄养手指复合组织；B. 第3～5指回植术后

图4　寄养手指回植

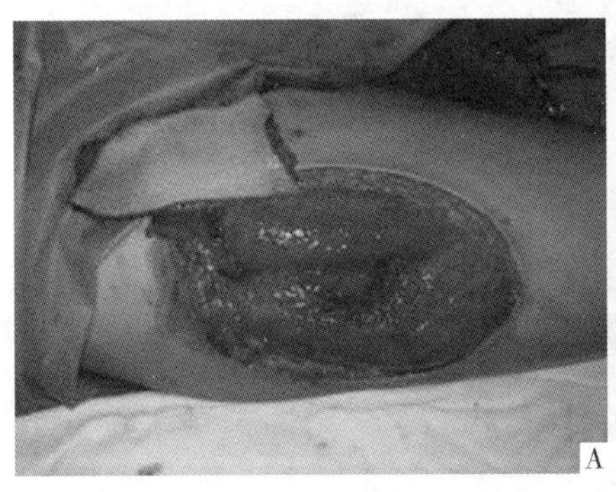

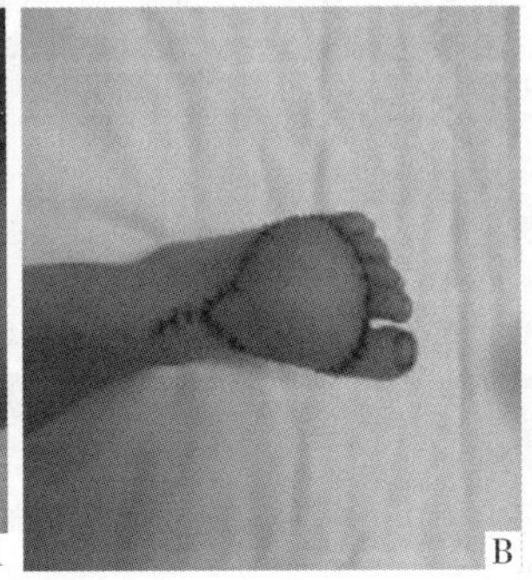

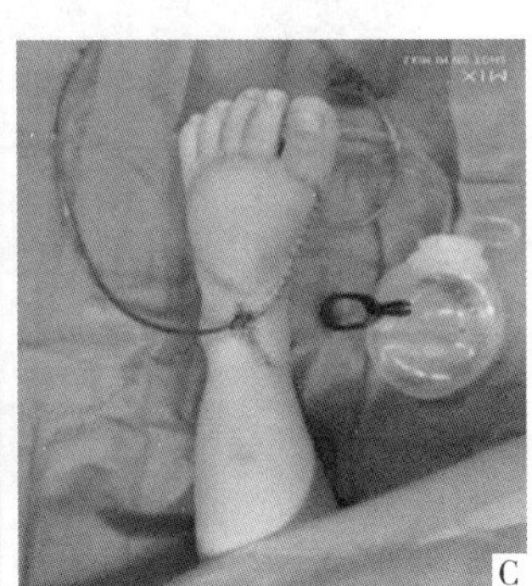

A. 切取游离股前外侧皮瓣；B. 皮瓣修复足部供区；C. 皮瓣二期显微消薄术后

图5　足部供区修复

第1组：用1枚1.2 mm骨牵引针将中指固定于第2掌骨，环、小指一并固定于第3掌骨。复合寄养组织内带入的3条足趾伸肌腱与左前臂第3～5指伸肌腱相吻合，重建第3～5指伸指功能。镜下：将复合寄养组织足背动脉及伴行静脉与桡动脉深支及伴行静脉“四定点”褥式外翻吻合，游离出携带腓浅神经分支与正中神经缝合。复合寄养组织皮下2条静脉分别与左前臂头静脉及皮下1条静脉相吻合，放松止血带，检查血管通血良好并无漏血，可吸收线缝合伤口，无菌敷料松软包扎，左上肢及左下肢石膏外固定。

三、结　果

寄养手指全部成活，足部皮瓣成活。术后11个月，左手第3～5指屈指功能障碍，给予取前臂浅腱移植重建第3～5指的指深屈肌功能（图6），同时足背部皮瓣行显微削薄。术后4周，第3～5手指行屈伸功能锻炼；术后4年随访，前臂及手指外观良好，第3～5手指可与拇指完成对掌、抓捏功能（图7），足部供区及大腿供区恢复良好，皮瓣外观无明显臃肿，感觉恢复 S_3，走路、跑步均不受影响。

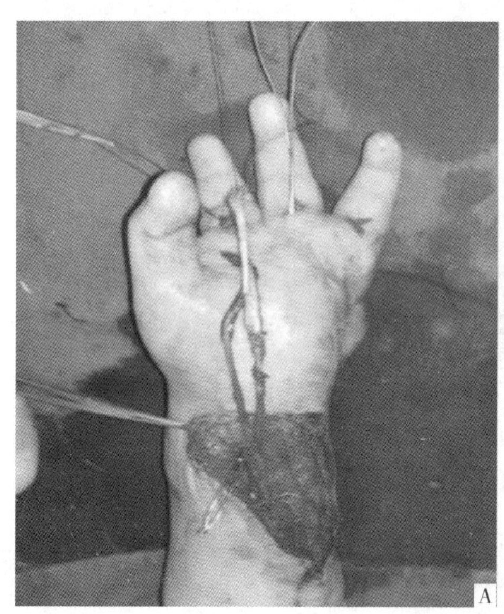

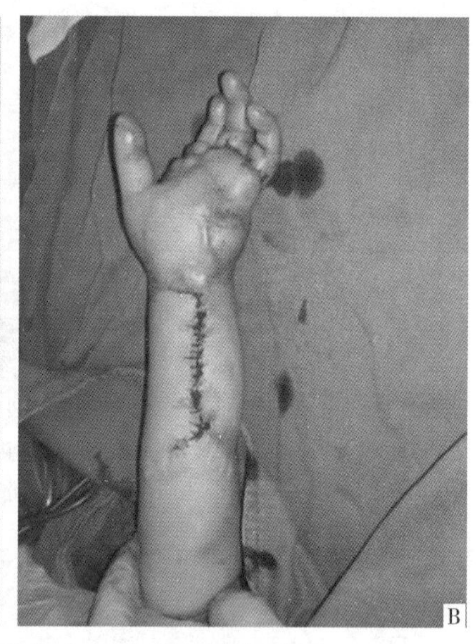

A. 取前臂浅肌腱移植重建指深屈功能；B. 屈指功能重建术后

图6　左手屈指功能重建

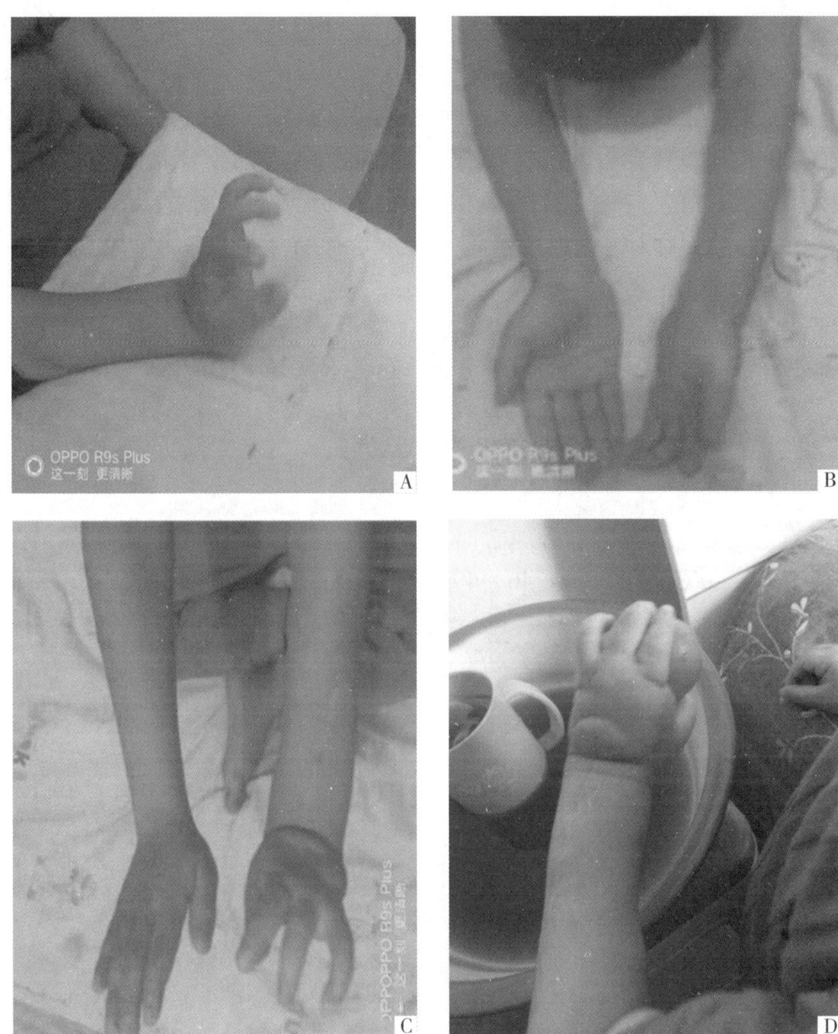

A. 患肢腕掌部功能照；B. 患肢掌侧外观；C. 患肢背侧外观；D. 患肢抓捏、对掌功能

图 7　患肢术后 4 年随访

四、讨　论

寄养再植适应证有 2 点：①年龄为中青年或青少年，患者身体素质好，能耐受反复手术；②患者及家属有强烈的再植愿望，力求保留离断肢体；离断肢体远端保存完好，皮肤组织完整，近端毁损较多，无法一期再植的。另外，应考虑寄养肢体回植后的外形及功能，若外形差，短缩过多且无功能，则失去手术意义。本病例中患儿 2 岁 1 个月，系压面机齿轮绞伤致左手掌毁损、左腕部及左前臂大面积皮肤缺失，伤口污染、碾挫极为严重，左手掌血管神经肌腱、骨质大段毁损，如勉强行一期再植风险巨大，成活概率小，且处理软组织缺失及血管神经难度大，患儿家属保肢要求强烈，故一期行寄养再植术。

本例体会：①尽可能多地吻合血管，动脉、静脉比大于 1 : 2，增加静脉回流，减轻肢体肿胀[1]；②患儿左前臂包埋于左侧腹部，腹部皮肤松弛，可提供较多的皮肤以修复前臂皮肤缺损，术后需早期进行腕、肘、肩关节功能锻炼，预防关节僵硬挛缩，将皮肤贴合处垫起，避免出现溃渍；③术后给予抗感染、抗痉挛及抗凝血药物治疗，补足血容量，加强监护运用多普勒检测仪以判断指体血运[2]；④对寄养指体进行必要的固定，以3枚克氏针固定骨骼，避免寄养指体术后异常活动造成血管痉挛及意外损伤，将被寄养后的左足用石膏固定保护[3]；⑤寄养时限一般选择吻合血管内膜已完全修复后，寄养指体无肿胀或肿胀基本消退[4]；⑥手术分组进行：一组进行手部血管神经肌腱标记，一组进行足部寄养指体游离，可缩短手术时间，降低感染风险；⑦术后积极进行康复训练，但患儿仍有掌骨缺损，需通过后期功能重建手术恢复回植指体的功能[5]。

参考文献

[1] 王江宁，童致虹，张铁慧，等. 暂时性异位断足寄养再回植术［J］. 中国修复重建外科杂志，2003，17（1）：46－49.

[2] 丘奕军，陈保光，王昌成，等. 断臂寄生大腿及二期再植一例报告［J］. 中华创伤骨科杂志，2002，4（1）：77－78.

[3] 唐举玉，李康华，刘俊，等. 复杂断臂异位寄养再回植一例［J］. 中华手外科杂志，2007，23（5）：285.

[4] 周明武，李坤德，王瑞金，等. 断肢异位寄养二期回植一例报告［J］. 中华手外科杂志，2001，17（z1）：67.

[5] 侯建玺，谢书强，王宏鑫，等. 前臂毁损离断异位寄养二期回植再造一例［J］. 中华手外科杂志，2012，28（3）：186－187.

［刘臣光、谢书强（通讯作者）、张华锋、董其强、刘伟强、尹大海、杨超凡、王鹏、焦龙龙，郑州仁济医院］

双手掌旋转撕脱伤再植 1 例

鲍丙波　罗鹏波　魏海峰 等

上海交通大学附属第六人民医院骨科

一、患者情况

患者男，29 岁，机器绞伤致双手掌完全离断伤 4 h 来我院急诊。专科检查：双手掌旋转撕脱伤后完全离断，离断肢体撕脱大量肌腱神经组织，创面条件较差；双手掌离断近端骨外露，创面污染严重（图 1）。急诊入院后进抢救室进行损伤控制，同时积极完善术前检查，我科团队根据术前检查结果进行术前讨论并制定手术计划。术前讨论结果：①积极进行损伤控制，并控制休克发生；②考虑患者为年轻男性，未婚，双手掌同时离断，患者保肢意愿非常强烈，团队一致同意积极再植；③X 线片显示右腕腕骨损伤伴缺损严重（图 2），术中根据情况行部分腕关节再植术；④考虑术中可能存在出血，术前积极备 8 个单位血；⑤安排 2 组手术人员同时进行双手掌再植术；⑥积极与患者及

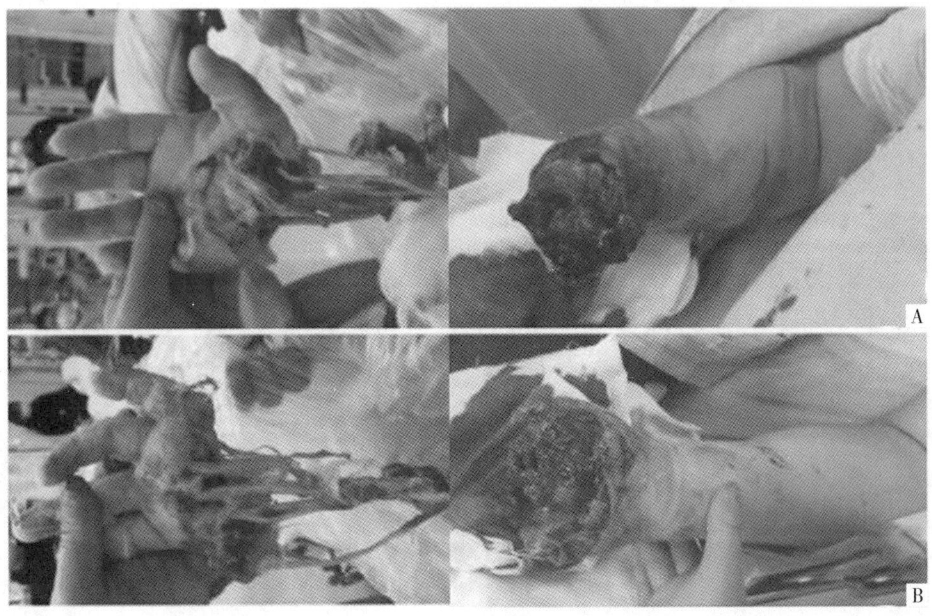

A. 右手；B. 左手

图 1　双手掌完全离断伤患者急诊入院创面情况

其家属沟通手术准备，积极开展手术治疗。急诊手术清创后明确诊断：①双手掌离断伤；②双腕多发开放性骨折伴缺损；③双手掌肌腱神经旋转撕脱伴缺损（图3）。术中制定保肢手术方案：右腕部分再植术加右腕融合术加左手掌再植术加血管移植术。

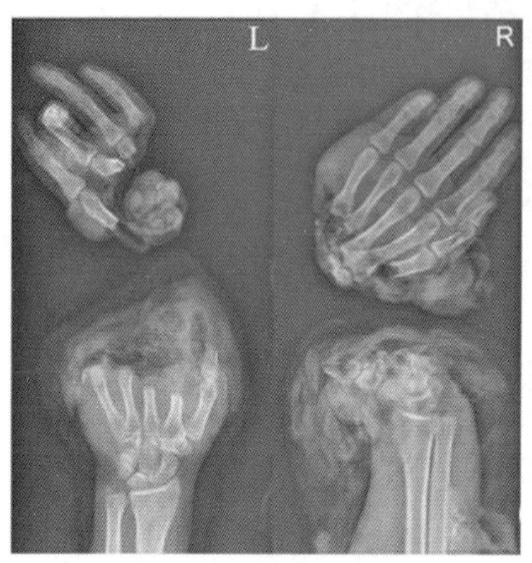

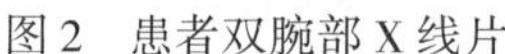
图2　患者双腕部X线片

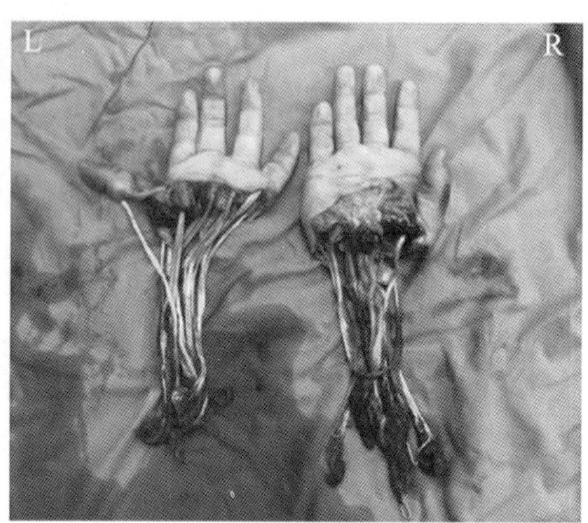

图3　患者清创后创面情况

二、再植和修复经过

双手掌彻底清创后予以左手多发掌骨骨折克氏针内固定；左手掌吻合掌深弓加掌浅弓加指动脉；吻合4条手背侧静脉；前臂切开缝合残存肌腱于肌腹处；左手掌撕脱神经缺如，术中未予修复。右腕切除毁损腕骨及环小指，进行部分腕关节再植术，术中予以腕关节融合并采用克氏针内固定；右手掌吻合掌深弓加掌浅弓；采用静脉移植技术吻合3条腕背侧静脉；前臂切开缝合残存肌腱于肌腹处；右腕吻合正中神经于前臂处，其余神经缺损未予修复（图4）。术后即刻肢体血运恢复（图5）。

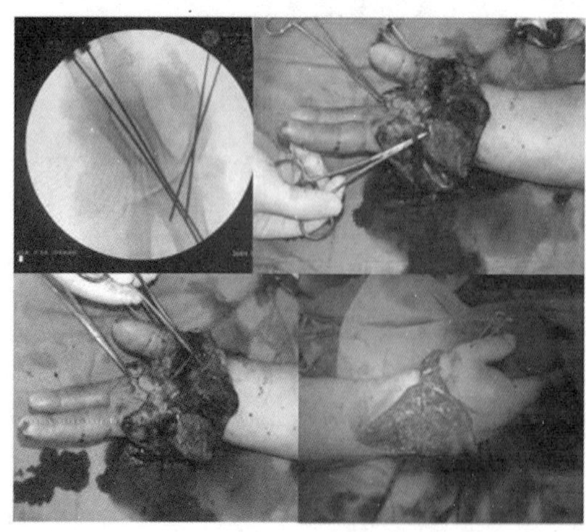

图4　右手掌术中再植情况

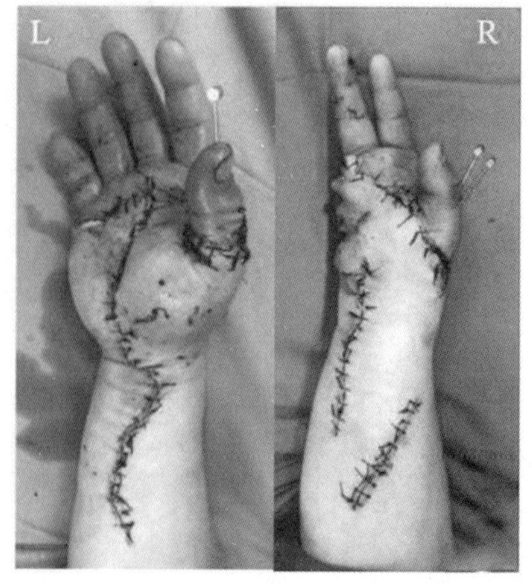

图5　术后即刻双手掌外观（掌侧观）

三、结 果

术后1个月随访，双手掌再植均存活，肢体外形可，肢体功能欠佳；X线片显示骨组织对位良好（图6、图7）。术后6个月随访，双手掌克氏针均已拔除，双手掌再植存活，肢体外观可（图8），双手运动及感觉功能欠佳，建议进一步进行肢体功能重建手术。患者后因个人原因未进行手术及随访。

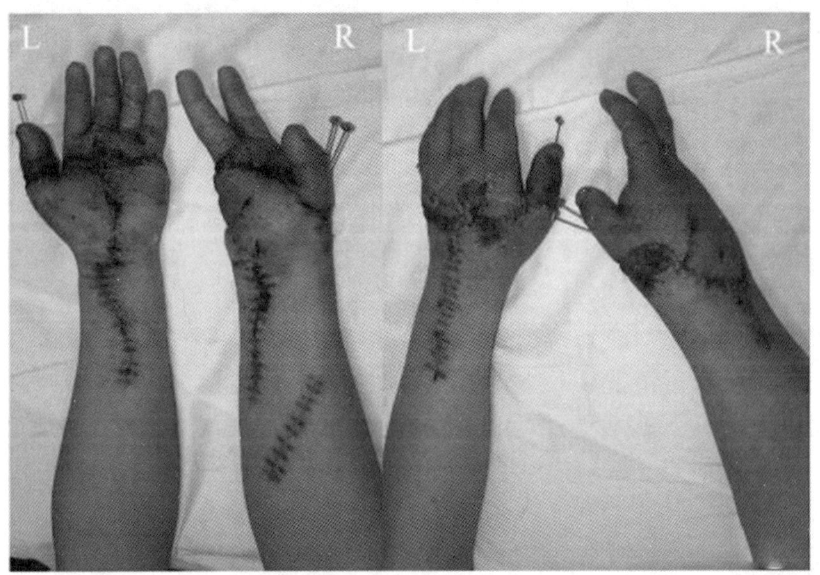

图6　术后1个月再植双手外观照

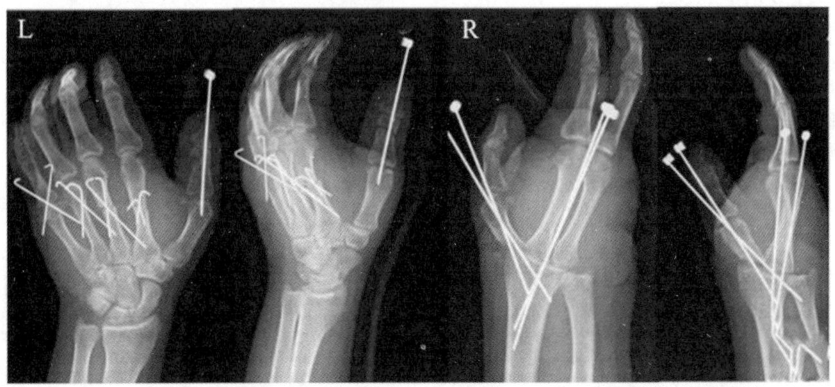

图7　术后1个月患者双手X线片

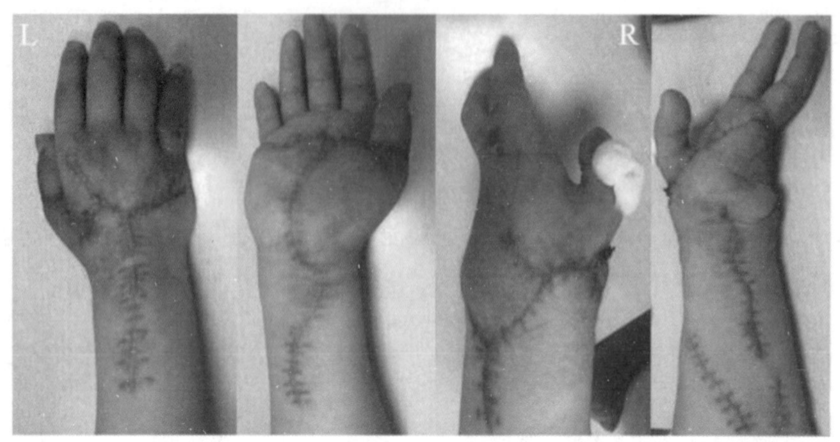

图 8　术后 6 个月再植双手外观照

四、讨　论

旋转撕脱伤断肢和（或）指作为一种特殊类型的断肢和（或）指曾经被指出是再植的禁忌证，而随着近年来显微外科技术的不断发展，越来越多的旋转撕脱伤断肢和（或）指得以保肢和（或）指。但目前旋转撕脱伤断肢和（或）指再植治疗仍然存在相当大的挑战，其中肢和（或）指体是否值得再植以及再植存活后的功能不佳仍是目前讨论的热点。

当前，系统性的旋转撕脱伤救治临床研究并不多见，以单中心的病例报道为主，分享在救治过程中的经验与不足。其最主要原因是临床病例数较少，同时有相当一部分进行了截肢和（或）指治疗。就目前的文献报告，旋转撕脱伤断肢和（或）指并不多见，多数旋转撕脱伤发生在上肢肢体或拇指[1]，上肢或拇指不管在肢体功能还是美观上都极为重要，因此给临床显微外科医生提出了巨大挑战。也正因如此，旋转撕脱伤的断肢和（或）指再植也越来越被认可。但在选择再植治疗的情况下，需严格把握指征，从以下几点综合考虑与评估：患者性别与年龄、是否合并多发伤、有无基础疾病，肢和（或）指体离断的部位、有无毁损、缺血时间，采取截肢手术的截肢平面划定，再植技术的成熟度及患者对再植的期望值[1]。

对于旋转撕脱伤断肢和（或）指再植技术而言，主要包括断肢和（或）指快速有效的骨组织固定、肢和（或）指体的血运重建、尽可能地进行神经肌腱的修复、创面有效的覆盖[2-4]。对于骨组织的固定，多以快速的简单固定为主，主要包括外固定支架或克氏针，同时肢和（或）指体短缩不仅可以有效地简化骨组织处理，同时有利于血管肌腱神经的修复[5]。对于血运的重建，多数需要血管桥接重建血运，可采用静脉移植技术；此外，对于大肢体的静脉回流重建，深静脉和浅静脉吻合越多越好。对于肌腱神经的修复，因旋转撕脱伤的临床特点导致并不能完全进行一期重建，因此可尽可能地重建肢和（或）指体功能，可采用肌腱移植、自体和（或）异体神经移植等技术。对于创面的处理，需尽可能地一期覆盖创面，可通过肢体短缩、皮瓣等方式有效地进行创面闭合。同时，多数文献提及对于旋转撕脱伤的大肢体肌腱神经的修复可留二期进行肢体功能重建：一是为了再植肢体存活，尽可能缩短一期手术时间；二是因为旋转撕脱伤的一期功能重建不一定获得可靠的结果[5-6]。因此，二期针对神经肌腱的肢体功能重建更加有效可靠，可采用肌腱移植或转位、神经移植等技术。

最后，旋转撕脱伤的断肢和（或）指再植术后功能并不完美，需充分告知患者。但肢和（或）指体的保留对于功能重建提供了最基本的条件，术后可结合功能重建技术和康复措施使得患者肢和（或）指体具备一定的日常生活所需功能，这对患者而言将是一辈子的财富。我们这例双手掌旋转撕脱伤再植的治疗和多数文献治疗具备相似性，但患者后期的不配合使得再植功能恢复方面留有一定遗憾。

参考文献

[1] PAULOS R G，SIMÃO D T，MATTAR JÚNIOR R，et al. Limb replantation after avulsion injuries：techniques and tactics for success [J]. Acta Ortop Bras，2012，20（2）：104-109.

[2] 王佳乐，宫可同，张波，等．手掌旋转撕脱性离断伤再植成功一例 [J]．中华手外科杂志，2018，34（5）：400.

[3] 杜全红，仲崇华，蓝仁佳，等．经掌指关节旋转撕脱离断再植六例 [J]．中华显微外科杂志，2021，44（2）：216-217.

[4] 张伟，褚晓朝，第五文科，等．双手掌旋转撕脱性离断伤再植成功一例 [J]．中华显微外科杂志，2016，39（1）：100-101.

[5] KUSNEZOV N，DUNN JC，STEWART J，et al. Acute limb shortening for major near and complete upper extremity amputations with associated neurovascular injury：a review of the literature [J]. Orthop Surg，2015，7（4）：306-316.

[6] MOLSKI M. Replantation of fingers and hands after avulsion and crush injuries [J]. J Plast Reconstr Aesthet Surg，2007，60（7）：748-754.

[鲍丙波、罗鹏波、魏海峰、郑宪友（通讯作者），
上海交通大学附属第六人民医院骨科]

旋股外侧动脉联合腓动脉双嵌合急诊一期修复小腿骨与软组织缺损 1 例

张　忠　郑晓菊　王新宏 等

西安凤城医院手足显微外科

一、患者情况

患者男，53 岁，工人，因右小腿疼痛、出血 6 h 入院。患者入院 6 h 前车祸致伤右小腿，当即右小腿畸形、疼痛、出血，当地医院包扎，辗转多家医院后来我院就诊。既往体健。入院查体：神志清，精神差，痛苦面容。心、肺、腹未查及异常。专科检查：右小腿自远段离断，仅外侧约 5. 0 cm 宽皮肤及肌腱相连，小腿中上 1/3 至踝关节水平皮肤环形撕脱、部分缺损（图 1 ～图 3）。小腿部分肌肉呈肉泥状。足部结构完整。可触及骨擦感及反常活动。足背动脉搏动未触及。右足苍白，末梢温度、张力低，毛细血管反应消失，感觉减退，足趾及踝关节主动屈、伸活动障碍。辅助检查：右胫、腓骨 X 线片示：右胫、腓骨远段粉碎性骨折，部分骨质缺损（图 4、图 5）。心电图示：窦性心律，大致正常心电图。初步诊断：①右胫、腓骨开放粉碎性骨折并部分骨缺损；②右胫前、胫后动脉及伴行静脉缺损；③右小腿软组织环形撕脱并部分缺损；④右小腿神经、肌腱损伤。

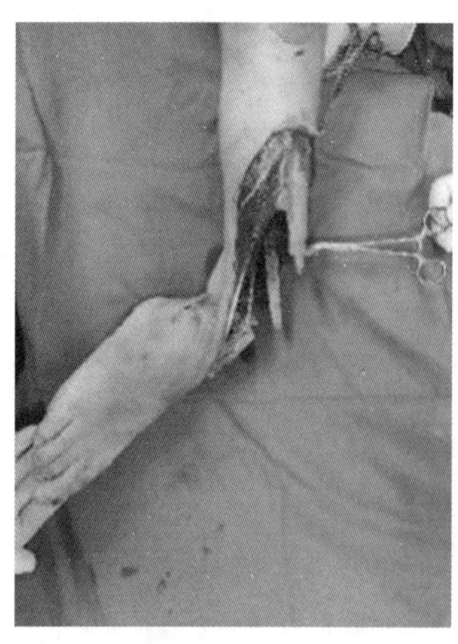

图 1　患者右小腿离断，仅部分皮肤及肌腱相连

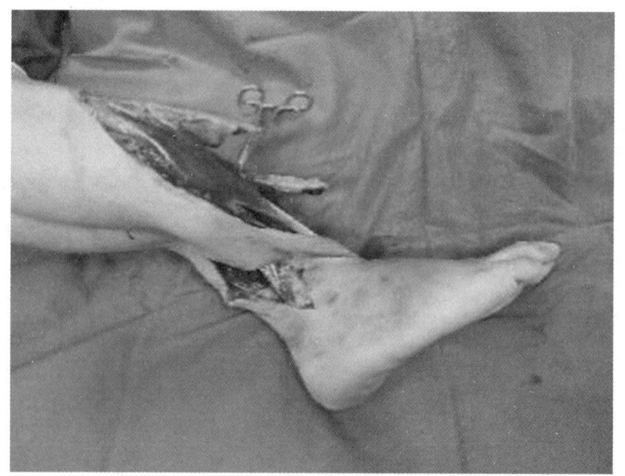

图 2　患者右踝部创面

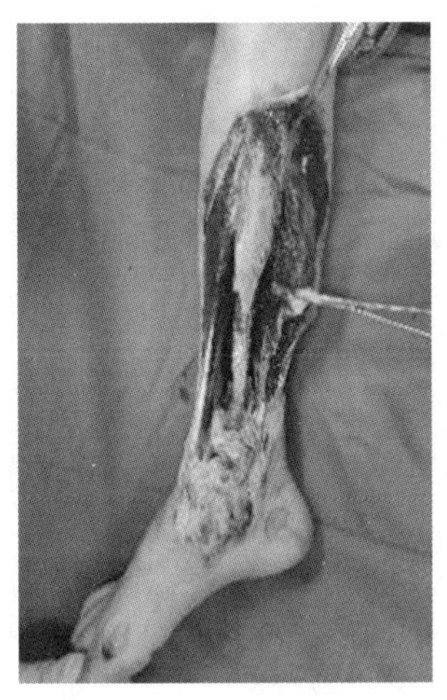

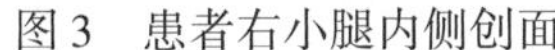
图 3　患者右小腿内侧创面

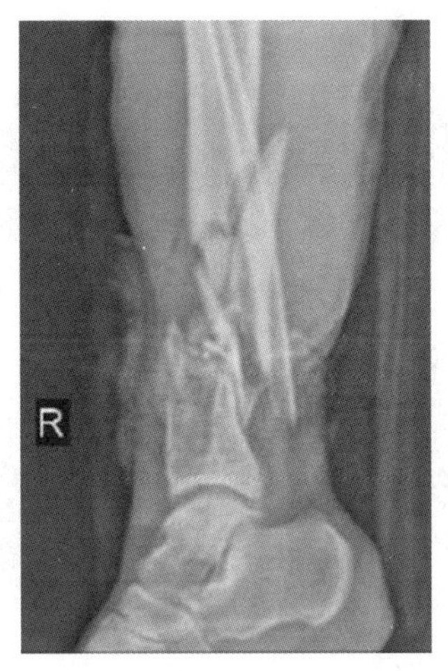

图 4　患者右小腿 X 线片（侧位）

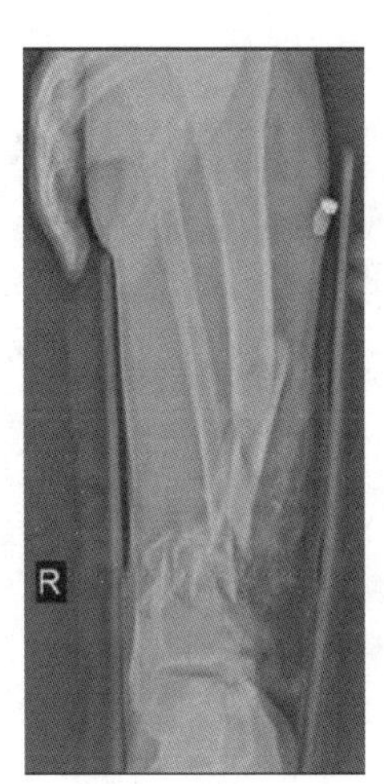

图 5　患者右小腿 X 线片（正位）

二、手术方法及结果

清除污染、失活、挫伤重的组织。将撕脱皮肤修剪成全厚皮片备用。找出并标记胫前、胫后动脉及伴行静脉断端，将腓骨骨折复位、外侧 1/3 管型钢板固定维持肢体长度，确定胫骨骨缺损长度，约 13.0 cm；腓骨外侧部分骨皮质缺损，用骨水泥填塞。测量创面面积约 27.0 cm×13.0 cm。在左小腿中段外侧设计 18.0 cm×6.0 cm 皮瓣，保留距踝关节约 8.0 cm 设计所切取约 15.0 cm 段腓骨（图 6）。切取腓动脉嵌合骨和皮瓣，将腓骨骨瓣置于胫骨骨缺损处（图 7），近端约 1.0 cm 嵌入胫骨骨髓腔，远段约 1.0 cm 嵌入胫骨远端松质骨中，外侧用钢板、螺钉固定（图 8、图 9）。将腓动脉及伴行静脉置于胫后动脉及伴行静脉缺损处 flow-through 吻合（图 10）。腓动脉皮瓣覆盖内侧部分创面。松止血带见右足末梢及皮瓣红润，骨瓣肌袖渗血活跃。见前侧残留创面骨质、内固定物、肌腱外露。设计并切取旋股外侧动脉降支嵌合组织瓣，面积约 38.0 cm×12.0 cm（图 11、图 12），其中肌瓣和筋膜瓣分别填塞在腓骨及腓骨瓣间隙及外侧撕脱皮肤下，皮瓣覆盖剩余创面。旋股外侧动脉降支血管置于胫前动脉及两伴行静脉缺损处 flow-through 吻合。松止血带见右足末梢及两个皮瓣血运正常，骨瓣肌袖及股外侧肌肌瓣渗血活跃，冲洗、缝合伤口（图 13、图 14）。皮瓣一期成活。术后 2 周皮瓣供区及残留创面植皮。术后 4 周伤口愈合（图 15、图 16），复查 X 线片见骨端稳定、对位、对线好，开始功能锻炼，辅助状态下可下床负重训练。术后 8 周辅助状态下下床行走训练。术后 12 月复查 X 线片见骨端稳定、对位、对线好，骨折线模糊（图 17、图 18），取除辅助物下床行走训练。主动伸踝约 20°，跖屈约 25°；足趾主动屈伸功能受限，足部感觉达 S_4；日常生活不受影响。

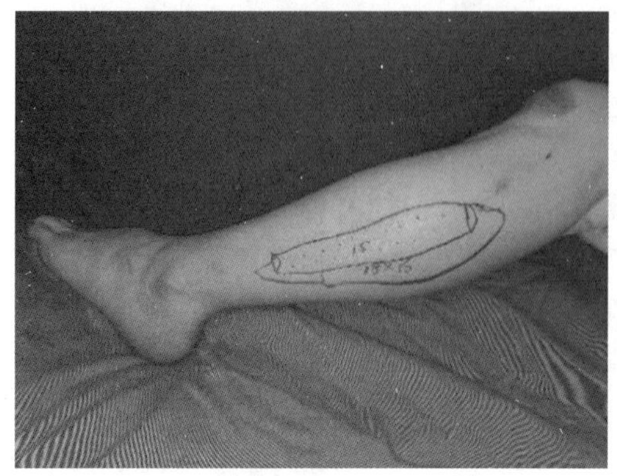

图 6　左侧腓动脉嵌合骨和皮瓣设计

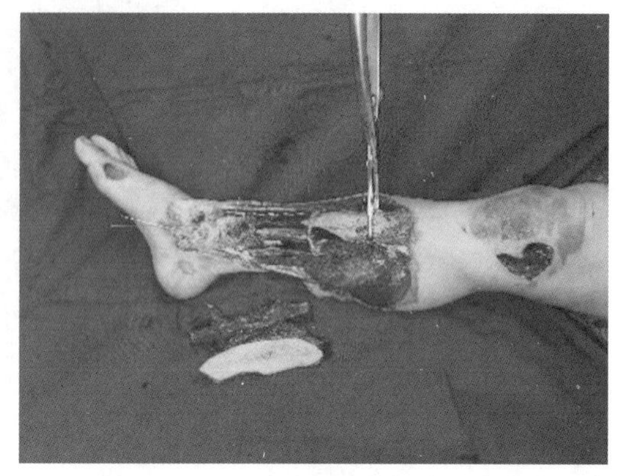

图 7　腓动脉嵌合骨和皮瓣切取

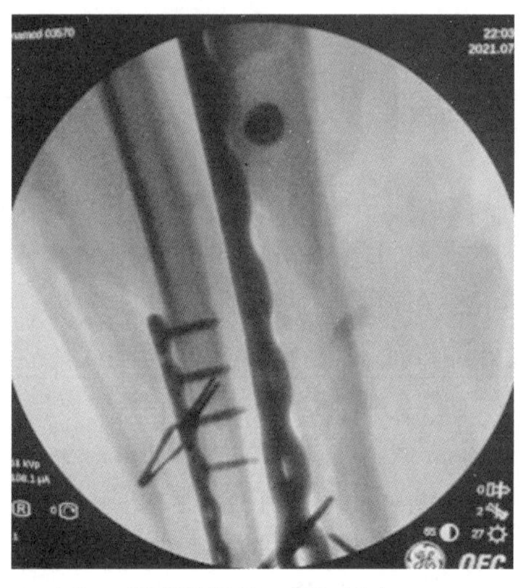

图 8　腓骨瓣钢板、螺钉固定（一）

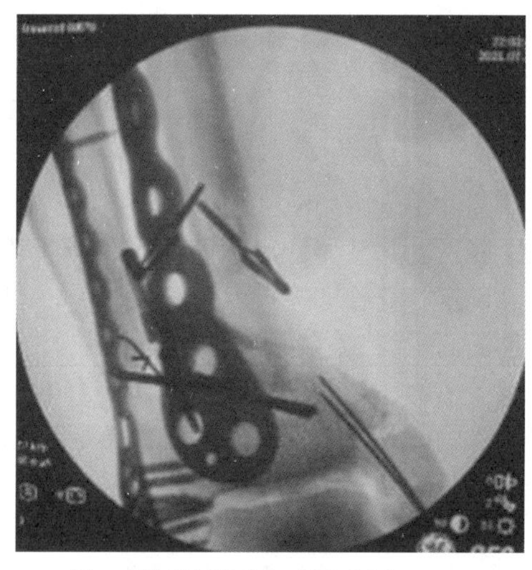

图 9　腓骨瓣钢板、螺钉固定（二）

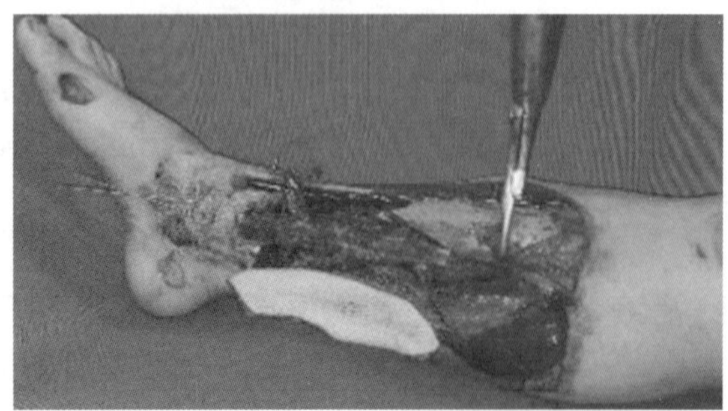

图 10　腓动脉及伴行静脉 flow-through 修复胫后动脉及伴行静脉

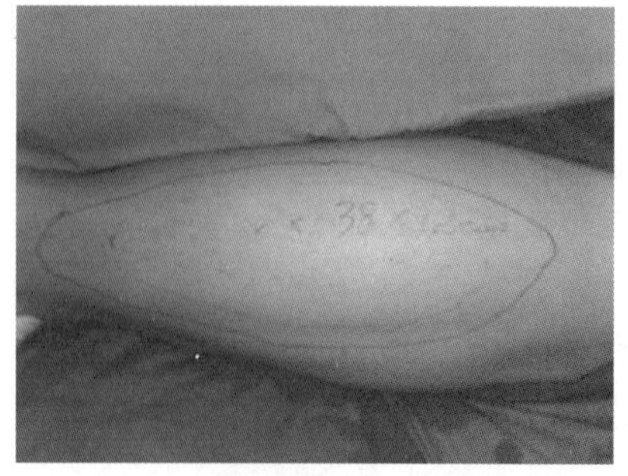

图 11　旋股外侧动脉嵌合皮瓣设计

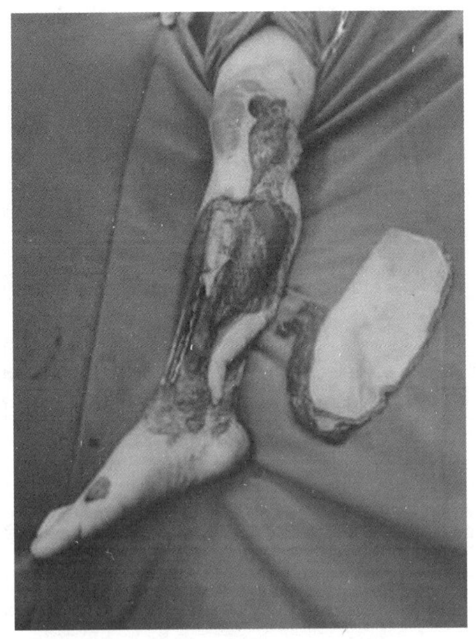
图 12　旋股外侧动脉嵌合皮瓣切取

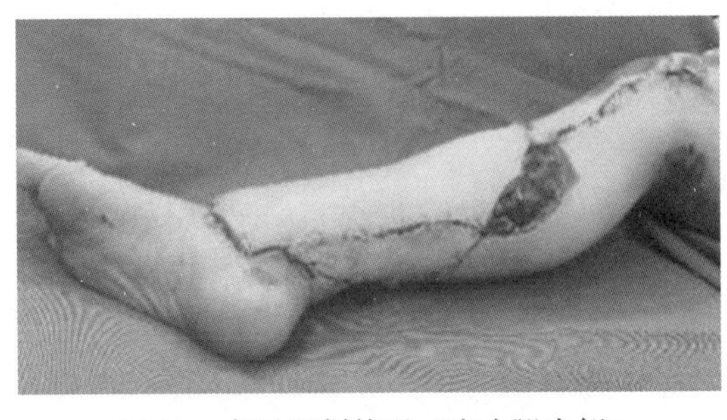
图 13　术后即刻外观（右小腿内侧）

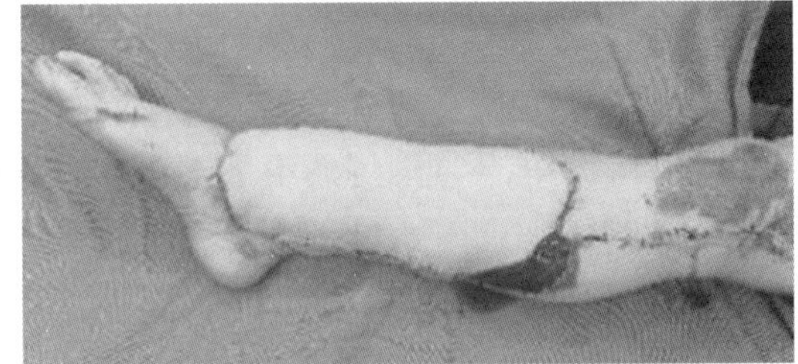
图 14　术后即刻外观（右小腿前面）

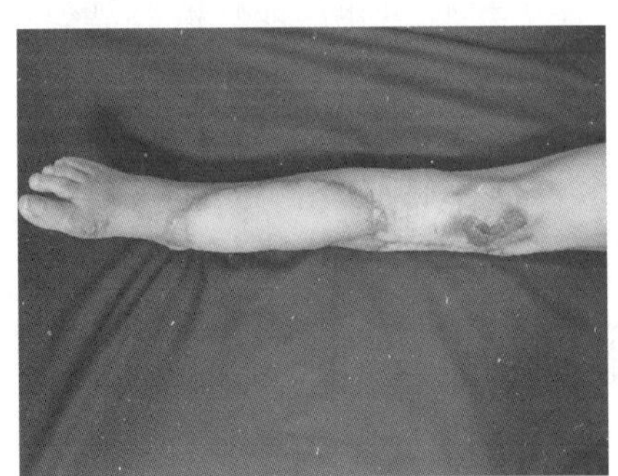
图 15　术后 4 周外观（右小腿前面）

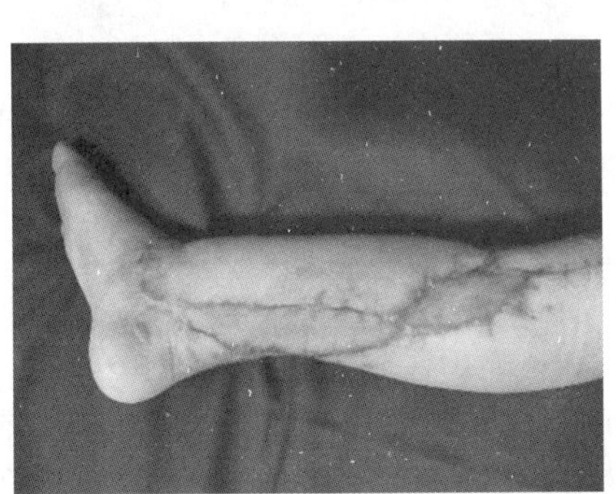
图 16　术后 4 周外观（右小腿内侧）

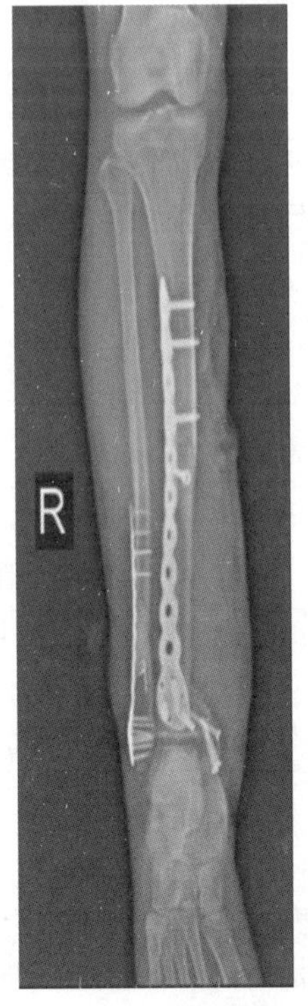

图 17　术后 12 周 X 线片（正位）

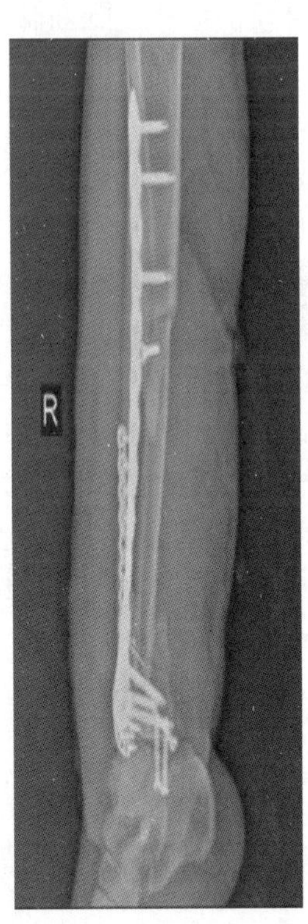

图 18　术后 12 周 X 线片（侧位）

三、讨 论

1. 旋股外侧动脉联合腓动脉双嵌合急诊一期修复小腿骨与软组织缺损的意义

临床上，下肢严重创伤较多[1]，其中肢体节段性毁损有一定的发病率[2]，其足部完整，无血供，青壮年居多，修复不当将给患者及其家庭带来严重的损失，临床治疗较棘手。目前假肢可以为膝关节以下截肢的患者提供良好的行走功能[3]，但毕竟会给患者造成肢体的永久缺失，给患者留下不可磨灭的心理阴影，且假肢也有穿戴不便、需反复更换等诸多不便。保肢以往常采用清创，内、外固定，肢体血管桥接吻合，VSD 覆盖，择期再清创行皮瓣修复[4]，肢体短缩固定，肢体成活后二期再行肢体延长[5]，为临床提供了修复方法；但需要多次手术，治疗周期较长，还因残留组织不能及时覆盖出现进一步坏死，再者不能早期锻炼而不利于功能的恢复[6]。

该患者右小腿中、下部环形皮肤软组织缺损，胫腓骨骨质缺损，血管此处缺损，残留肌肉和肌腱相对完整，神经连续性存在，足部完整，但无血运。我们急诊一期首先采用腓动脉嵌合骨和皮瓣修复，其中切取长约 15.0 cm 腓骨，重建胫骨骨缺损，将 1.0 cm 骨段分别龛入骨髓腔和松质骨中，增加骨瓣与胫骨的接触面，进一步增加骨瓣的稳定性。腓动脉及伴行脉静分别 flow-through 吻合于胫后动脉及伴行静脉远、近端，皮瓣置于内侧，既恢复了肢体的血供，又恢复了骨和皮瓣血供；再切取以旋股外侧动脉降支为母体的嵌合组织瓣，肌肉组织填塞于骨间及撕脱皮肤下，既填塞腔隙，又给撕脱皮肤提供了好的附着基地；皮瓣覆盖剩余创面，旋股外侧动脉降支 flow-through 吻合于胫前动脉及伴行静脉，急诊一期同时完成所有的立体修复，移植组织一期成活，无感染发生。

Bhattacharyya 等[7]随访 38 例 GustiloⅢB 型开放骨折，7 d 内覆盖创面感染 12.5%，7 d 后创面覆盖感染率 57%，分阶段治疗，病程长，并发症发生率高，感染发生率高。此例如此复杂的损伤一期重建骨和软组织，伤口一期愈合，加之肌瓣的应用增加抗感染能力，因此，嵌合组织移植急诊一期修复此类损伤可修复所有组织损伤、控制感染。加之两个嵌合组织母体血管发出分支后都有较长的血管蒂可用[8]，因此，可进行 flow-through 吻合恢复移植组织血供，同时修复了肢体的血供，无需切取其他血管。术后 4 周开始功能训练。

此方法修复减少手术次数，减轻经济负担，减少病人的痛苦，术后可早期康复训练，功能满意。

2. 此术式的注意事项

手术时应注意：①术前充分评估；②术中彻底清创、认真止血、周密设计、组织尽量多的人员，各学科配合是手术成功的关键；③嵌合组织移植中各组织块血管穿支避免扭转、受压、缠绕，必要时做缝合固定；④术后严密观察血运、抗凝、抗感染的同时更注意调整全身情况。此方法修复需要有经验的医生和团队才能完成，手术时间较长是本方法的不足之处。

参考文献

[1] 王新宏，郑晓菊，王保山，等．四肢大面积组织缺损的显微外科修复［J］．中华显微外科杂志，2009，32（5）：436－439.

[2] 顾立强，朱庆棠，戚剑．开放性骨折改良 Gustilo 分型与保肢策略［J］．中华显微外科杂志，2017，40（1）：13－15.

[3] 章伟文，王欣，潘佳栋，等．严重下肢创伤的保肢策略［J］．中华显微外科杂志，2012，35（3）：177－179.

[4] 丰波，武宇赤，张志，等．负压封闭引流联合游离皮瓣修复四肢大面积软组织缺损［J］．中华显微外科杂志，2011，34（6）：496－498.

[5] 彭阿钦，吴春生，宋连新，等．应用胫骨Ⅰ期短缩加Ⅱ期延长治疗严重胫骨开放性骨折［J］．中华创伤骨折杂志，2011，13（6）：508－512.

[6] 柴益民，张长青，曾炳芳．急诊显微外科技术治疗下肢严重创伤的 10 年回顾性研究［J］．中华显微外科杂志，2018，41（5）：459－463.

[7] BHATTACHARYYA T，MEHTA P，SMITH M，et al. Routine use of wound vacuum-assisted closure dose not allow coverage delay for open tibia fracture［J］. Plast Reconstr Surg，2008，121（4）：1263－1266.

[8] 李军，张大伟，李军，等．股前外侧 flow-through 皮瓣修复四肢 GustiloⅢC 损伤的临床研究［J］．中华显微外科杂志，2013，36（4）：331－334.

［张忠、郑晓菊（通讯作者）、王新宏、李林清，
西安凤城医院手足显微外科］

嵌合移植联合多穿支 flow-through 吻合修复手部毁损离断伤1例

王　辉　郑晓菊　王新宏 等

西安凤城医院手足显微外科

一、患者情况

患者男，23 岁，旋耕机致伤左手 3 h 转入我院。专科情况：左手掌、背侧皮肤逆行撕脱，第 2 ～5 掌骨多发骨折，骨间肌、蚓状肌缺损，掌浅弓、掌深弓动脉缺损，手指相对完整但无血运（图 1）。入院后完善相关检查，急诊行左手清创，清创后明确诊断：①左手掌挤压毁损离断伤；②左手背、手掌软组织逆行撕脱伴缺损；③左手第 2 ～5 掌骨开放骨折；④左手多指离断伤。予以补充血容量、抗感染对症支持治疗。急诊制定手术重建保肢方案。

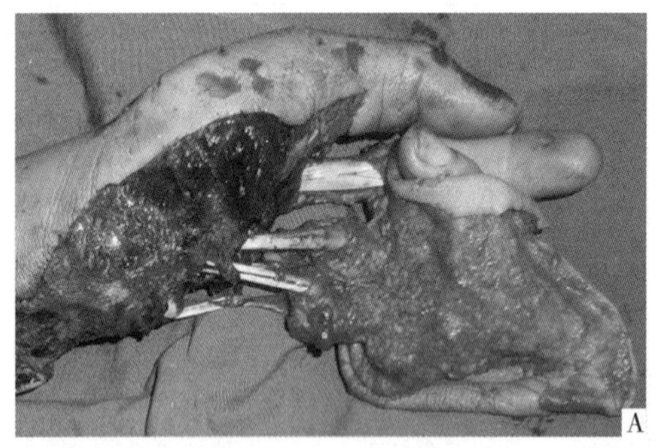

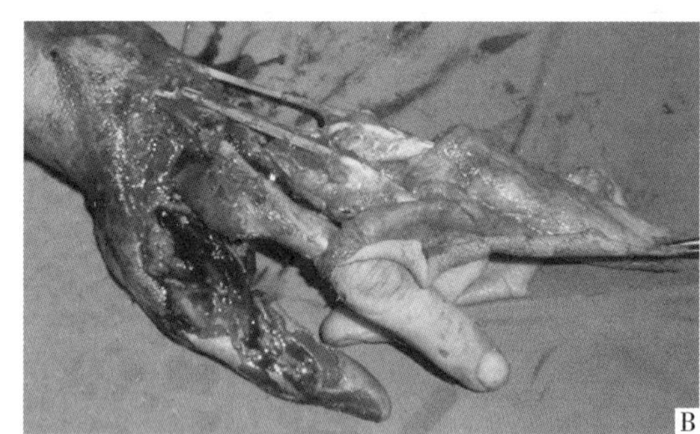

A. 手掌；B. 手背

图 1　患者清创后左手部创面情况

二、创面修复经过

首先设计旋股外侧嵌合皮瓣（面积为 25 cm × 8 cm），远端保留降支远端和肌肉穿支 2 条（图 2），覆盖左手背创面（图 3），肌瓣填塞手掌空腔（图 4）；将旋股外侧动脉及 2 条伴行静脉近端分别与尺动脉及 2 条伴行静脉吻合，将肌瓣内 3 条肌肉穿支动脉分部吻合于拇主要动脉、第 1 指总动脉及环指指掌侧固有动脉，将筋膜瓣覆盖腕部血管吻合处，将手掌撕脱皮肤预构于肌瓣处（图5），切取含有多条分支的小隐静脉，桥接吻合各指背静脉于头静脉，术后皮瓣、手掌撕脱皮肤及拇、示、中指完全成活，小指坏死行解脱术（图6）。

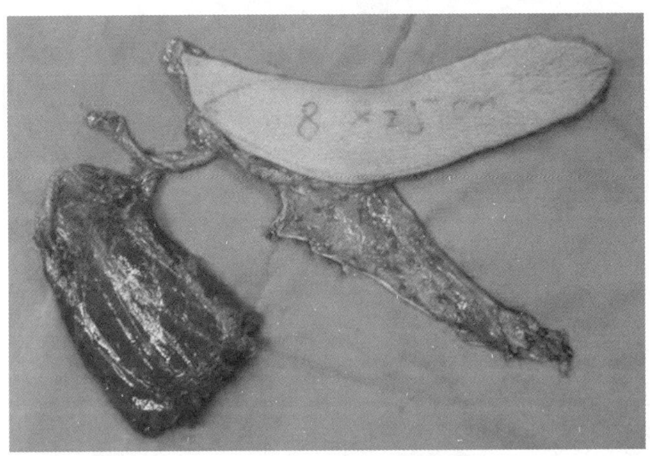

图2　切取的旋股外侧动脉嵌合组织

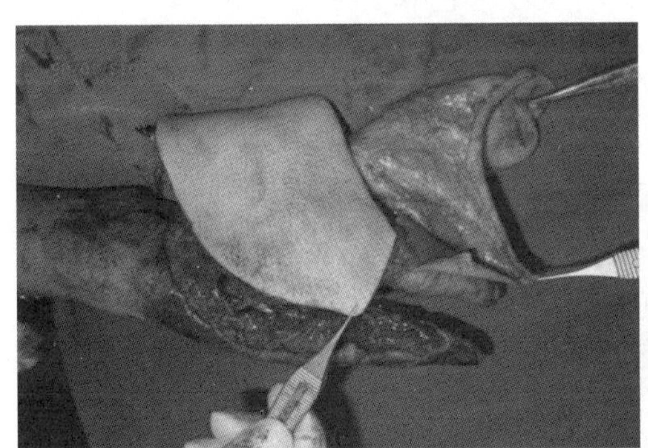

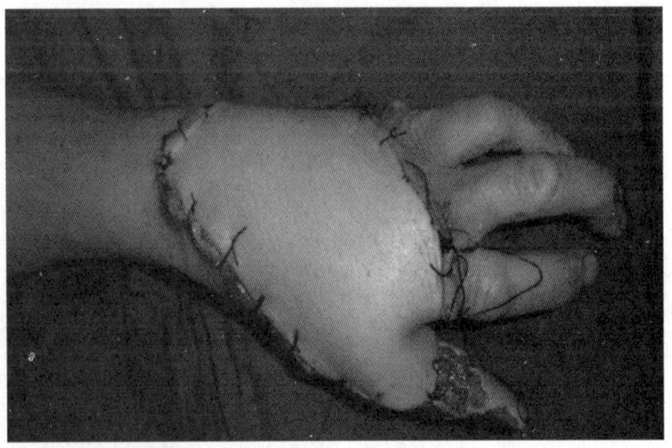

图3　皮瓣覆盖左手背创面

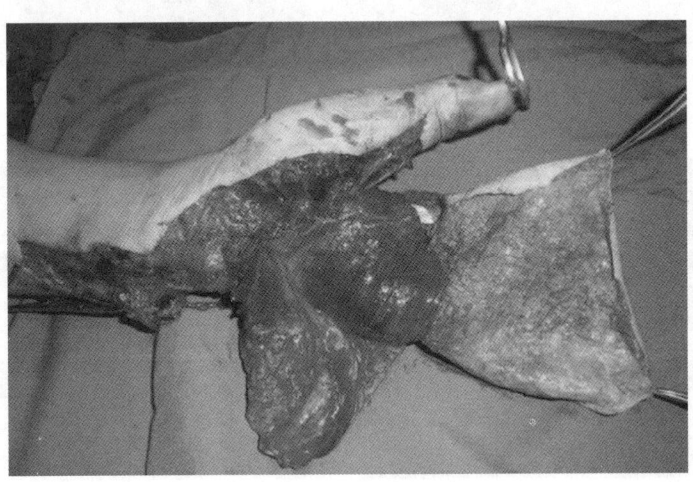

图4　肌瓣填塞左手掌空腔

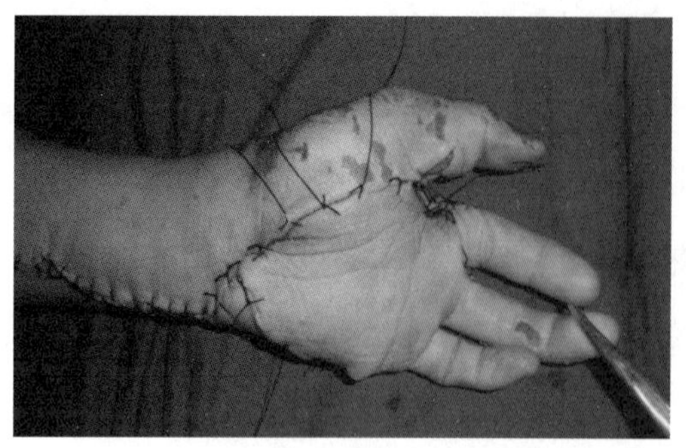
图 5　左手掌撕脱皮肤回植后的外观照

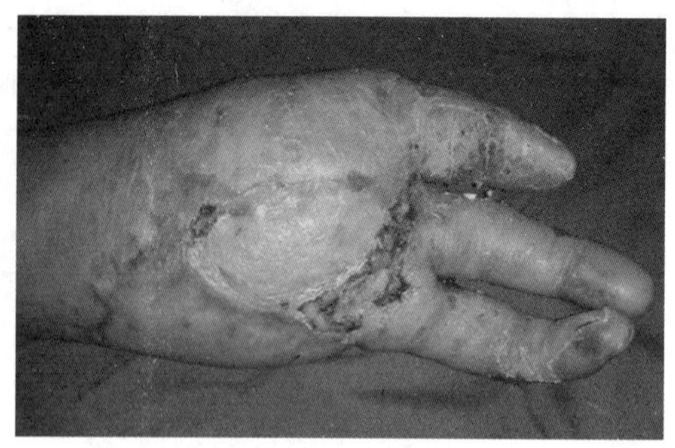
图 6　左小指坏死行解脱术后外观

三、结　果

术后皮瓣及左手掌预构皮肤及拇、示、中指血运良好，皮瓣完全成活。术后 1 个月伤口完全愈合，开始行系统康复训练，功能逐渐恢复。术后 4 个月给予去除骨折内固定物。

术后 5 年随诊：左手部皮瓣无臃肿，手掌撕脱皮肤颜色和质地与健侧一致（图 7），手掌皮肤及各指感觉恢复至 S_2，拇指屈伸活动及对掌、外展功能良好，能够胜任原有汽车装潢中需要拆卸、接线等精细工作（图 8），股部供区恢复良好，仅遗留线性瘢痕（图 9）。

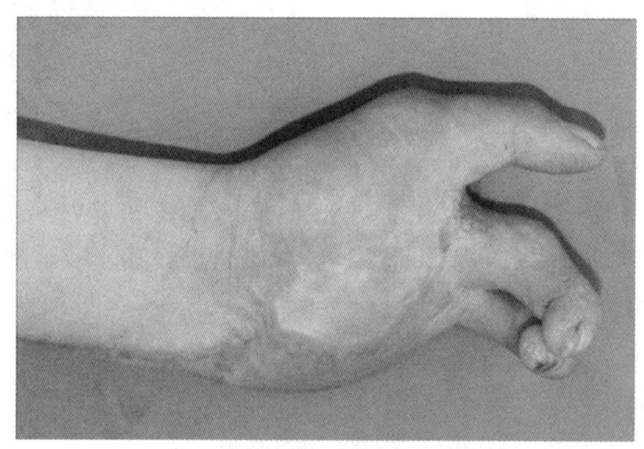

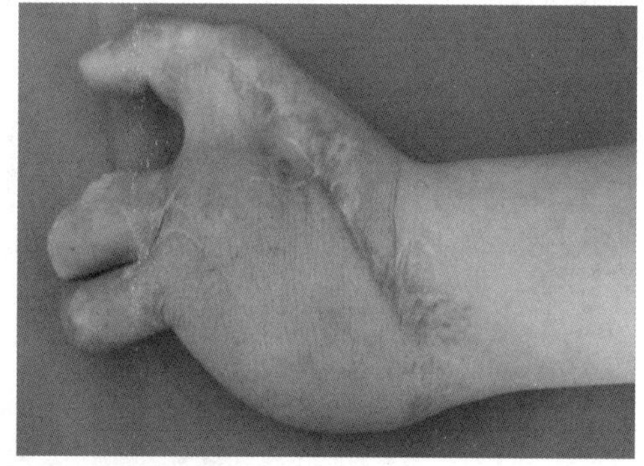
图 7　术后 5 年随访的外观

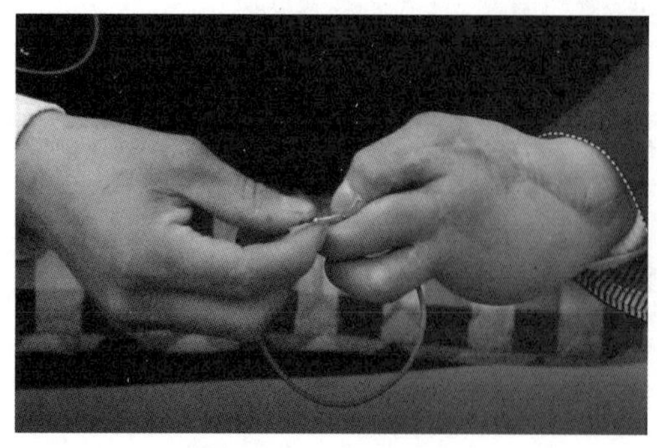
图 8　工作时接线照

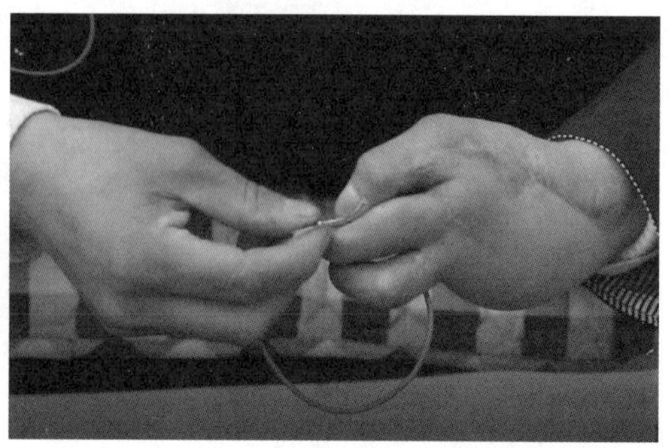
图 9　股部供区外观

四、讨　论

手部挤压毁损离断伤，远端指体没有血运，进行保肢治疗并且能够恢复一定的功能一直是显微外科的巨大挑战。该患者是一名将要举行婚礼的年轻男性，手掌皮肤撕脱，掌骨多发骨折，断指相对比较完整，保肢意愿强烈，同时具有保肢指征。该病例创面修复的难点在于：①原长度固定手掌后，手掌、手背骨外露，骨间肌缺损，如何修复掌、背侧创面；②离断手指完整，但是没有血运，掌浅弓、掌深弓缺损，同时手掌缺少指体回流的浅静脉，如何重建指体血运存在很大挑战[1]；③手掌撕脱皮肤相对比较完整，作为身体仅有的四块特殊质地的皮肤，任何皮瓣都无法替代，如何能够使其成活，显得尤为重要。

通过切取多个游离皮瓣覆盖创面，同时行血管移植重建指体血运无疑是一种可靠的选择[2]，但势必会大大提高手术的难度、强度及风险；同时，手掌撕脱皮肤无法成活，无法恢复手掌良好感觉、质地厚且耐磨的优点。因此，如何能够设计一个皮瓣，在急诊一期手术中完成覆盖手背创面、填塞手掌空腔、预构手掌撕脱皮肤，同时重建指体血运是我们手术方案设计的重点。

我们首先设计旋股外侧嵌合皮瓣[3]：皮瓣修薄后不但能够覆盖手背创面，使手显得不臃肿，同时能够保护深部进行移植的指背静脉、小隐静脉，用肌瓣填塞掌骨间空腔，同时为撕脱皮肤预构提供了良好的基床，肌瓣中含有多个肌肉穿支，通过 flow-through 技术从而重建远端离断指体的血运，通过嵌合组织中穿支血管远端桥接指动脉，免去了单独的血管移植，减少血管吻合口，降低了手术风险。

该患者伤情重，手术难度大，但取得了非常满意的治疗效果。这得益于全面的术前精心设计，切取了一个嵌合皮瓣，仅损伤一个供区，根据需要桥接指动脉管径，在设计皮瓣时尽可能向远端设计，切取后肌肉穿支远端血管口径可满足吻合要求；注意肌肉摆放，手掌撕脱皮肤预构时加压力度适中，避免加压过大导致肌肉穿支血管受压，影响肢体远端血运。肌肉充分填塞骨间隙，充分引流，避免空腔存留；提供了多处覆盖，为重建指体血运及手掌撕脱皮肤提供了良好条件，供区直接缝合且仅遗留线性瘢痕，膝关节功能完全正常。详细的治疗方案、充分的手术预案、细致的术后管理以及强大的治疗团队，都是保证本例治疗效果的重要条件。

参考文献

[1] 王静，马立保，刘奕璠，等. 游离静脉皮瓣在手指软组织缺损修复中的应用 [J]. 实用手外科杂志，2020，34 (2)：225－226.

[2] 许亚军，寿奎水，陈政，等. 小腿前踝上－足背部串联皮瓣移植修复手部软组织缺损 [J]. 中华手外科杂志，2005，21 (1)：17－19.

[3] 张全荣，芮永军，许亚军，等. 不同构制游离组织组合移植一期修复全手脱套伤 [J]. 中国骨与关节损伤杂志，2011，26 (11)：989－911.

[王辉、郑晓菊（通讯作者）、王新宏、李海军、宋文斌，西安凤城医院手足显微外科]

左手复拇再造右侧缺损拇指 13 年随访 1 例

阮 健 徐吉海 陈 宏（通讯作者）

宁波市第六医院手显微外科

一、患者情况

患者男，42 岁，因右拇损毁，皮肤撕脱 2 h 入院。体检和 X 线检查发现双侧拇指先天性复拇畸形（Wassel Ⅳ型）（图 1）。患者皮肤撕脱至近节，右复拇桡侧远端损毁，探查见屈肌腱及伸肌腱尚完整。患者急诊行彻底的清创，术后 3 天予营养支持治疗。

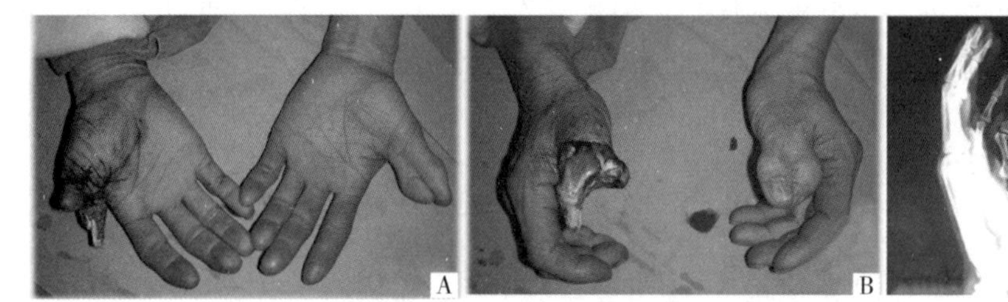
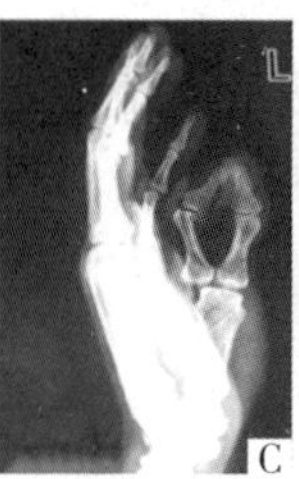
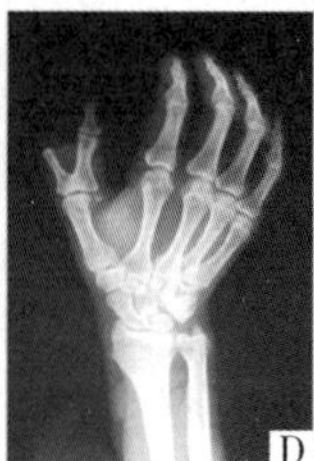

A. 侧位；B. 正位；C. 左手拇指 X 线片；D. 右手拇指 X 线片

图 1 患者术前双拇指外观

二、手术处理

根据这些发现，并应患者父母的要求，我科制定了一项手术计划，使用左侧复拇再造右侧拇指。整个手术治疗分两个阶段进行：第一阶段包括切除左侧复拇，保留指掌侧固有动脉、神经和指背静脉进行移植和吻合；第二阶段包括切除右拇桡侧残余复拇，短缩尺侧近节指骨约 0.5 cm，保留拇主要动脉、指神经、指背静脉、屈肌腱和伸肌腱进行移植和吻合（图 2）。

术前进行血管超声检查，以显示左桡侧复拇的血管走形。术中，发现屈肌腱和伸肌腱均在掌指关节（MPJ）水平分叉。游离指掌侧固有动脉后，使用动脉夹阻断手指出血。神经血管束可以通过不阻断供应至尺侧复拇的血液，同时阻断供应至桡侧复拇的血液而得以保存。完全切除桡侧复拇及更近端的组织，小心地保留尺侧神经血管束和韧带。

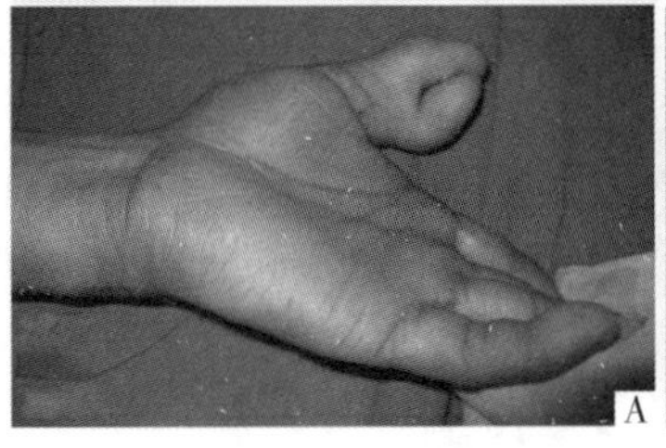

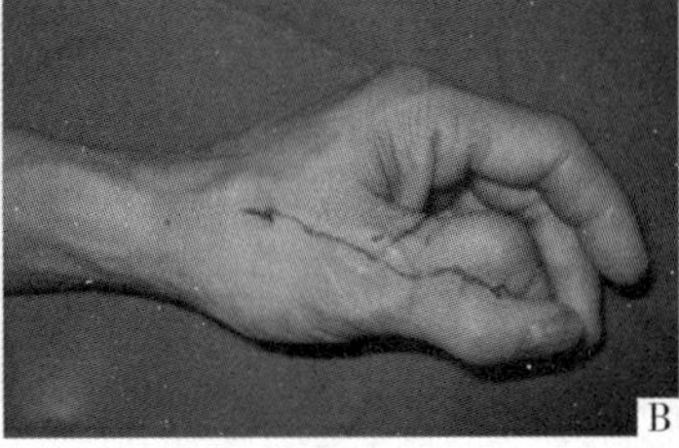

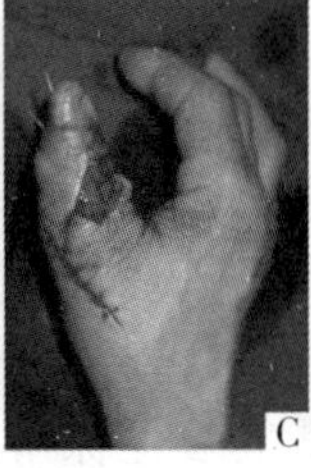

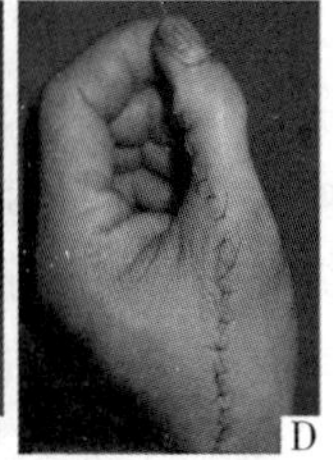

A. 取左桡侧复拇作为供体（掌侧观）；B. 术中设计取左侧复拇作为供体（背侧观）；C. 再造后右侧拇指；D. 供区切取后情况

图 2　术中设计左侧复拇再造右拇

为再造右手拇指，将切除的左复拇与右尺侧复拇末节指骨融合，融合角度为 15°，指掌侧固有动脉、神经及指背静脉与右桡侧复拇吻合，约 2 cm × 2 cm 的皮肤缺损区用残余皮肤植皮。

术后使用抗生素预防感染；用罂粟碱预防血管痉挛，低分子肝素抗凝 1 周。血运监测包括颜色、反流、温度和张力。

三、结　果

术后再造右拇和植皮成活，创面愈合。术后 45 天将缝线拆除，3 个月后患者恢复工作。术后 13 年随访（图 3）评估，采用 Poppen 标准评估拇指功能。右拇掌指关节的活动范围（ROM）45°，指骨间关节活动度 0°，两点辨别觉（2PD）5 mm，握力为 36 kg；左拇掌指关节活动度 50°，指骨间关节活动度 60°，2PD 4 mm，握力为 30 kg。与术前相比，术后的外观得到改善，部分基本功能恢复。

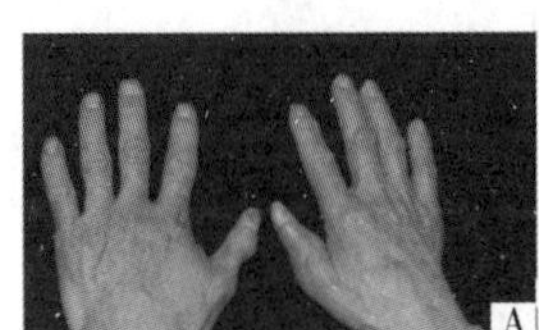

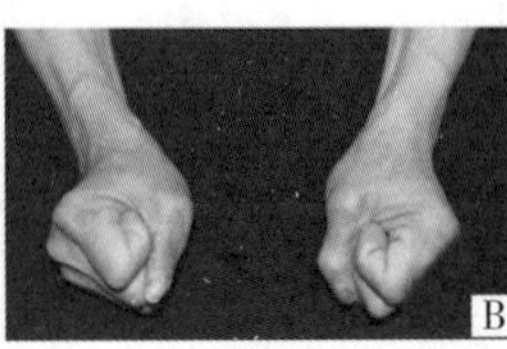

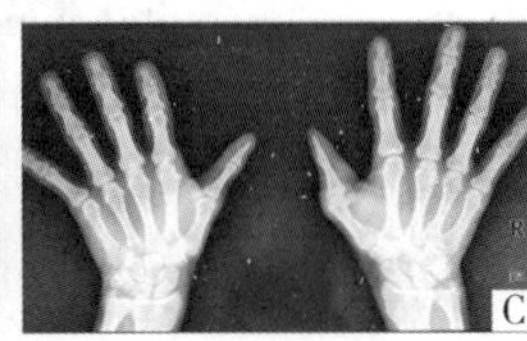

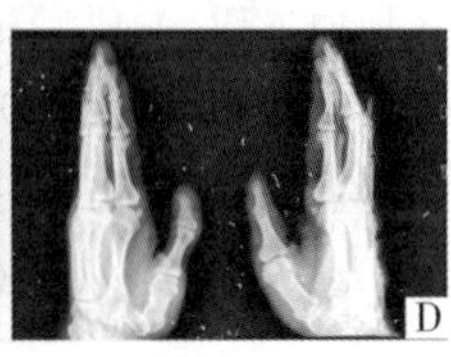

A. 双侧拇指外观良好；B. 随访拇指活动情况良好；C. 随访双侧拇指 X 线片（侧位片）；D. 随访双侧拇指 X 线片（正位片）

图 3　术后 13 年随访双侧拇指情况

四、讨　论

先天性多指畸形是手部最常见的畸形[1]，矫正多指畸形的手术方法有多种类型[2]。本患者属于轴前 Wassel Ⅳ型复拇畸形（在近节指骨水平分支）。根据 LANDI 标准，右手将损失 28% 的功能[3]。本例患者可考虑多种手术方式，通常采用足趾再造或腹部带蒂皮瓣。然而足趾再造供区部位会有 5% 的功能丧失，腹部带蒂皮瓣则不能提供良好的质地和感觉。

在该病例中，患者双拇多指畸形，之前未进行过任何矫形手术。这种情况在临床实践中很少见到，但本病例提供了一种新的方法，使用另一只手的复拇指作为供体组织来重建缺损的拇指。与再造和腹部带蒂皮瓣相比，本病例采用的方法具有一些显著的优势。首先，复拇指是先天形成的，因此，移植不会导致供体部位的拇指完全丧失。其次，移植的过程也是对先天畸形的治疗。最后，复拇是最佳的供体，因为它与受体部位同源，可以最大程度地保持感觉，同时恢复运动功能。

手术的成功还需要考虑到以下几个问题：①只有血管化良好的拇指才可以进行这种类型的移植[4]。手术前，复拇指的血液供应来源和血管走形不明确，这给手术增加了一些不确定性和风险。②右拇指皮肤损伤面积较大，不能仅仅通过左侧拇指皮肤覆盖。最后，近节指骨的残余部分仍然留在右手中，对吻合造成障碍。我们通过血管超声仔细辨别血管走形，设计了 2 cm×2 cm 的皮瓣移植至缺损处，近节指骨短缩 0.5 cm，一步步来解决所遇到的问题。

复拇再造在临床上很少见，手术治疗的目的在于美学和功能的改善。尽管该病例重复性低，却也为拇指缺损的手术、预后和随访提供了新的指导。

参考文献

[1] JAFARI D, SHARIATZADE H, MAZHAR F N, et al. Anunusual case of preaxial polydactyly of the hand (triplication of the thumbs) [J]. Med J Islamic Repub Iran, 2013, 27 (2): 91-94.

[2] GOLDFARB C A, PATTERSON J M, MAENDER A, et al. Thumb size and appearancefollowing reconstruction of radial polydactyly [J]. J Hand Surg Am, 2008, 33 (8): 1348-1353.

[3] FLATT A E. The care of congenital hand anomalies [M]. St. Louis: Quality Medical-Publishing, 1994.

[4] Doi K, Baliarsing AS, Muramatsu K, et al. Toe-finger switch operation [J]. Plast Reconstr Surg, 2002, 109 (3): 1066-1069.

左手十节段离断再植成功1例

赵 旭 谢书强 吴召森 等

郑州仁济医院

一、患者情况

患者女，46 岁，因绞肉机绞伤造成左手第 2 ～ 5 指多节段离断，因绞肉机内部结构是螺旋转轴，手部不仅有切割伤，还有机器旋转时造成的挤压、旋转撕拉伤。专科检查：左手背中段偏尺侧可见一长约 5 cm 的横行伤口，深达骨质，有活动性出血，左手第 2 ～ 5 指多节离断，第 2 ～ 5 指于掌指关节、近指骨间关节处完全离断，仅少许软组织相连，中、环指于甲根处不全离断，掌侧组织相连，伤口边缘皮肤及组织挫伤严重，可见肌腱残端、指骨骨折断端外露，离断指体色泽灰白、皮温低、张力低、毛细血管反应无。术前手部创面、术前手部 X 线片分别如图 1、图 2 所示。

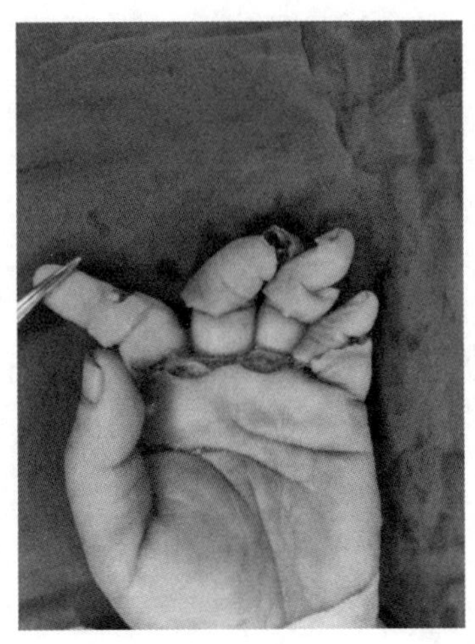
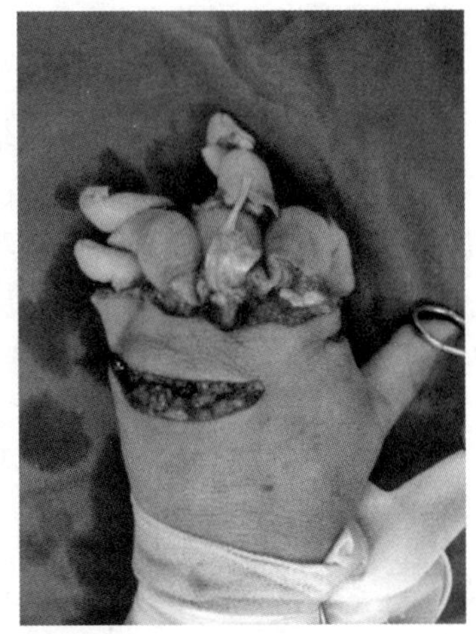

图 1　患者术前左手部创面

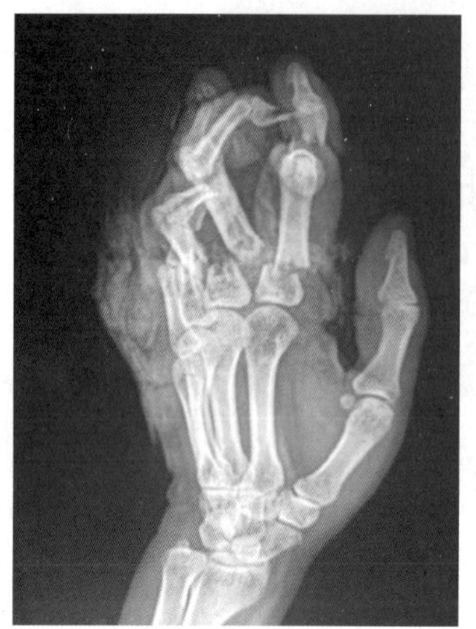
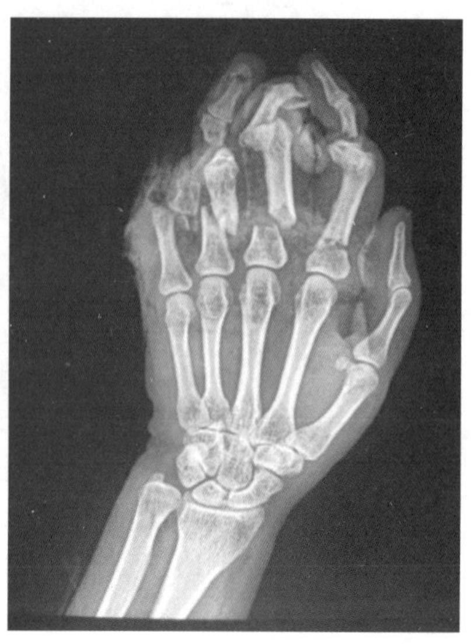

图 2　术前左手部 X 线片

入院完善相关检查，入院时血糖 13. 7 mmol/L，术前急诊会诊，排除手术禁忌证，院长统一指挥，制定治疗策略：①彻底清创，标记血管神经；②骨折复位，快速贯穿固定；③无血再植，由远及近。

二、手术方法和术后处理

手术在全身麻醉下进行，由于离断指体部分软组织相连，共分 3 组医师轮流手术。第一组：显微镜下对左手第 2 ～5 指及掌背创面无血状态下彻底清创，游离标记血管、神经、肌腱断端，根据软组织清创情况短缩指骨 0. 2 ～0. 5 cm。由于绞肉机致伤的特殊性，术中多次用超声脉冲冲洗装置冲洗创面，减少术后感染概率。为缩短手术时间，依次用克氏针快速贯穿固定骨折断端，依次缝合指伸肌腱、指深屈肌腱。第二组：无血状态下，按照示、中、环、小指的顺序，根据血管管径，由远及近选择“三、四定点”褥式外翻缝合方法，每节段吻合静脉 2 或 3 条。第三组：按照示、中、环、小指的顺序，根据血管管径，由远及近选择“三、四定点”褥式外翻缝合方法，探查指的指掌侧固有动脉缺损，取前臂掌侧浅静脉进行吻合，重建动脉供应。手术共移植血管 4 条，吻合端口 39 处，分组轮流，用时 14. 75 h。

术后严密观察患指微循环情况，护理人员每日 3 次，使用血管多普勒监测患指动脉搏动情况。每日换药，用温生理盐水加稀释碘伏浸泡，减少感染概率。患者有糖尿病史 2 年余，未进行系统性治疗，内科多次会诊，每天三餐前及晚上 9 点给予定量注射胰岛素，测量空腹及三餐前后血糖，根据患者血糖情况动态调整。根据患者心理特点，制定相应的支持策略和心理干预方案，以心理健康促进躯体康复，增强患者治疗决心，克服恐惧、焦虑心理，提高再植指体的成活率。术后 4 周去除固定克氏针，行早期康复功能锻炼。采用 CPM、中药熏洗、作业疗法及感觉再教育等早期康复训练，出院后动员医生、患者、家属共同参与，最大限度恢复肢体功能[1]。

三、结　果

术后第2～5指血运良好，指体完全成活（图3）。根据中华医学会手外科学会上肢部分功能评定试用标准[2]，术后2年随访情况如表1、图4所示。

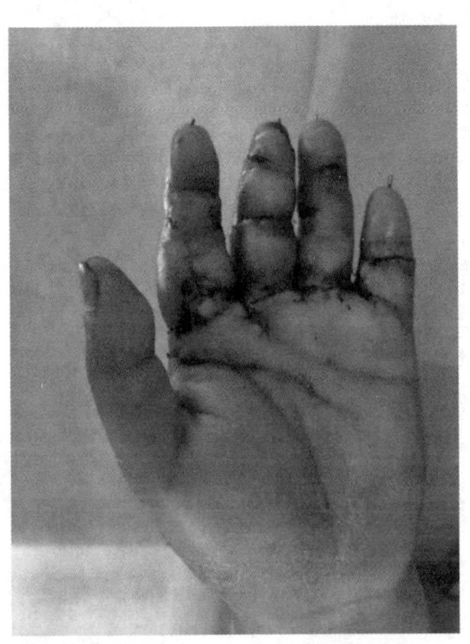

图3　术后2周左手部观

表1　患者左手第2～5指术后2年随访

指标	示指	中指	环指	小指
运动功能	15	16	16	16
日常生活活动	15	15	16	16
感觉恢复	16	16	16	16
血液循环状态	10	10	10	10
外观	20	16	20	20
恢复工作情况	7	7	7	7
总分	83	80	85	85
评定等级	优	优	优	优

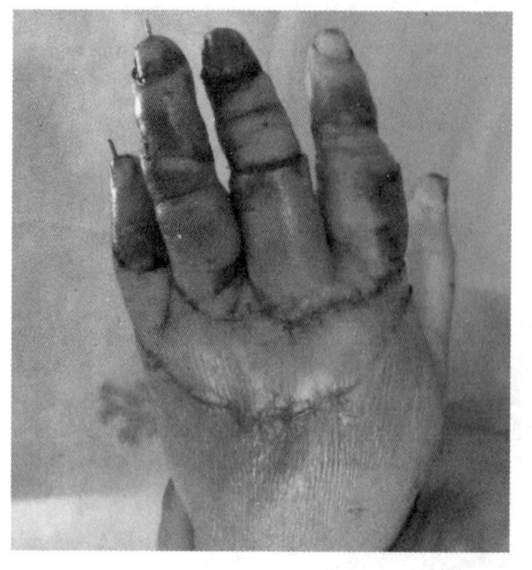
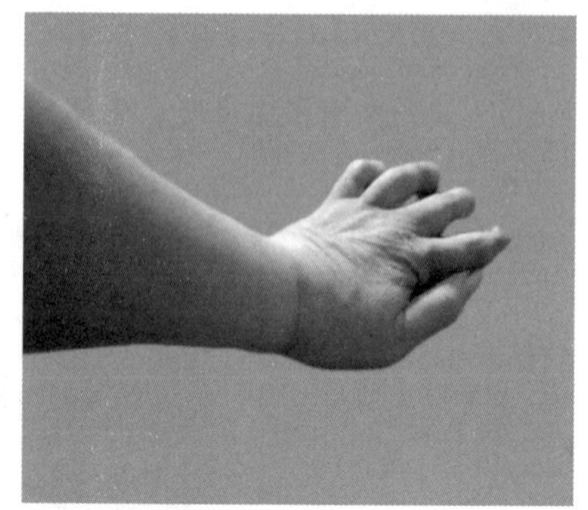
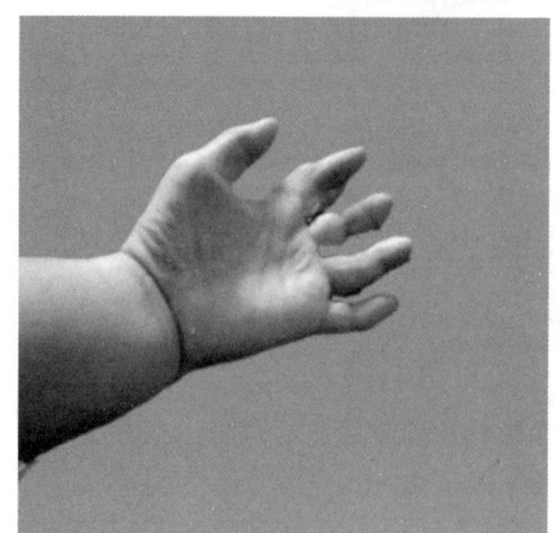
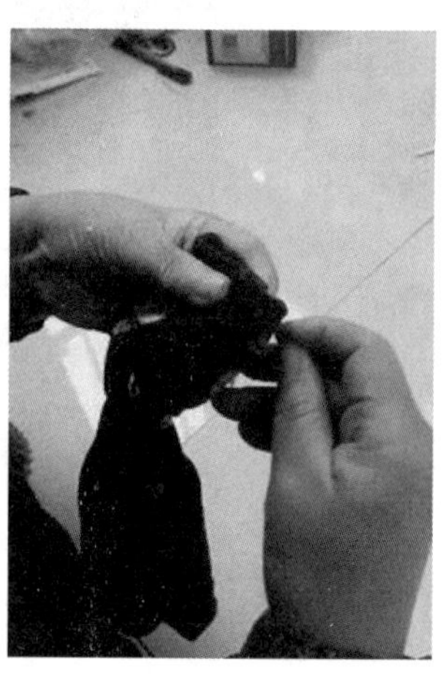

图4　术后2年左手部观

四、讨　论

绞肉机切、挤、压、转、拉等多种作用力，导致受伤肢体伤情复杂，同时创面污染严重，软组织床条件差。患者有糖尿病史2年余，未进行系统性治疗，患者入院时血糖值较高。患者指体成活面临着诸多风险，一旦出现血管危象，就会形成恶性循环。再植的目的是使离断手指重新存活、恢复良好的功能及外形，同时还可改善患者肢体残缺造成的自卑心理。

此前我院有单手多平面17节离断再植成功，是世界第一例。为此，我们不断总结经验教训：①多指多节段完全离断时可分组进行手术[3]，每组需有一名经验丰富的显微外科医师主刀，不但可以缩短手术时间，还能使医生能在充沛精力的工作时间段保证手术质量；②不全离断时操作在一只手部进行，手术时间长，术者体力消耗大，对时间的要求更为严格，合理分组科学轮换，既不影响手术进程，又能保证手术质量；③既要清创彻底，又要顾惜皮肤及各类组织；④采用单枚克氏针纵向贯穿固定骨骼方便快捷，需防止各指旋转，一般甲缘平行，屈指时轴线指向舟状骨结节；⑤高质量的吻合血管是再植指体成活的关键，我们采用“三、四定点”褥式外翻血管吻合法[4]进行断指再植术，方法简单、易操作，通畅率高；⑥再植要按示、中、环、小指的顺序进行，使功能重要的手指先恢复血液循环；⑦多学科会诊，积极治疗原发病，使治疗更为安全、有效；⑧采用CPM、中药熏洗、作业疗法及感觉再教育等早期康复训练，出院后动员医生、患者、家属共同参与，最大限度恢复肢体功能。

参考文献

[1] 谢昌平，侯建玺，谢书强，等. 单手多平面17节段离断再植成功一例［J］. 中华显微外科杂志，2009，32（3）：244-244.

[2] 潘达德，顾玉东，侍德，等. 中华医学会手外科学会上肢部分功能评定试用标准［J］. 中华手外科杂志，2000，16（3）：130-135.

[3] 潘风雨，田万成. 多指离断中的同步法再植［J］. 中华手外科杂志，2006，22（5）：286-288.

[4] 吴召森，侯建玺，谢书强，等. 三定点和四定点褥式外翻血管吻合法在断指（肢）再植中的应用［J］. 中华显微外科杂志，2019，42（1）：75-77.

［赵旭、谢书强、吴召森、韩颖干、李建永（通讯作者），郑州仁济医院］

术中临时寄养在复杂再植中的应用 2 例

赵建军　谢振军　张建华 等
河南省人民医院（郑州大学人民医院）

一、病例 1

患者男，46 岁，机器皮带轮绞伤致右上肢撕脱离断 6 h 急诊入院。专科查体：右上肢自臂中部撕脱离断，前臂肌肉、血管、神经于中段撕脱完全离断，皮肤逆行撕脱，软组织挫伤严重，断端大量黑色污染物（图 1A、图 1B）。接诊后紧急完善相关检查，排除手术禁忌证，同时补液、预防感染治疗。紧急制定再植方案，决定采取术中临时寄养的方案：先进行清创，行临时寄养再植，切取携带胫后血管的 flow-through 小腿内侧皮瓣，最后通过皮瓣血管桥接再植前臂。

全身麻醉后仔细刷洗断肢，简单清创，去除污染物及无活性组织，将断肢简单缝合固定于近断端（图 1C），直接吻合尺动、静脉与肱动、静脉（动、静脉比例为 1∶1），临时寄养于近断端，尽快重建断肢血运。此后，根据远断端肢体组织血供恢复情况精准判断失活组织，进行清洗，精准、仔细的清创，止血后包扎。更换手术衣、手套，根据断肢皮肤缺损程度及血管缺损情况设计切取携带胫后血管的 flow-through 小腿内侧皮瓣（图 1D），面积 27 cm × 7 cm，皮瓣游离、切取完成（图 1E），供区取同侧大腿刃厚皮片游离移植。断离原来吻合的肱动脉、肱静脉、尺动脉、肱静脉，外固定架固定骨折和关节，将肱动脉、肱静脉与 flow-through 小腿内侧皮瓣的动、静脉吻合，将胫后动、静脉远端与桡动、静脉吻合，将臂部头静脉、大隐静脉、前臂头静脉依次吻合，修复神经、肌肉、肌腱，缝合右上肢伤口，完成肢体再植（图 1F）。术后 2 年随访情况如图 1G、1H 所示，术后 CTA 如图 1I 所示。

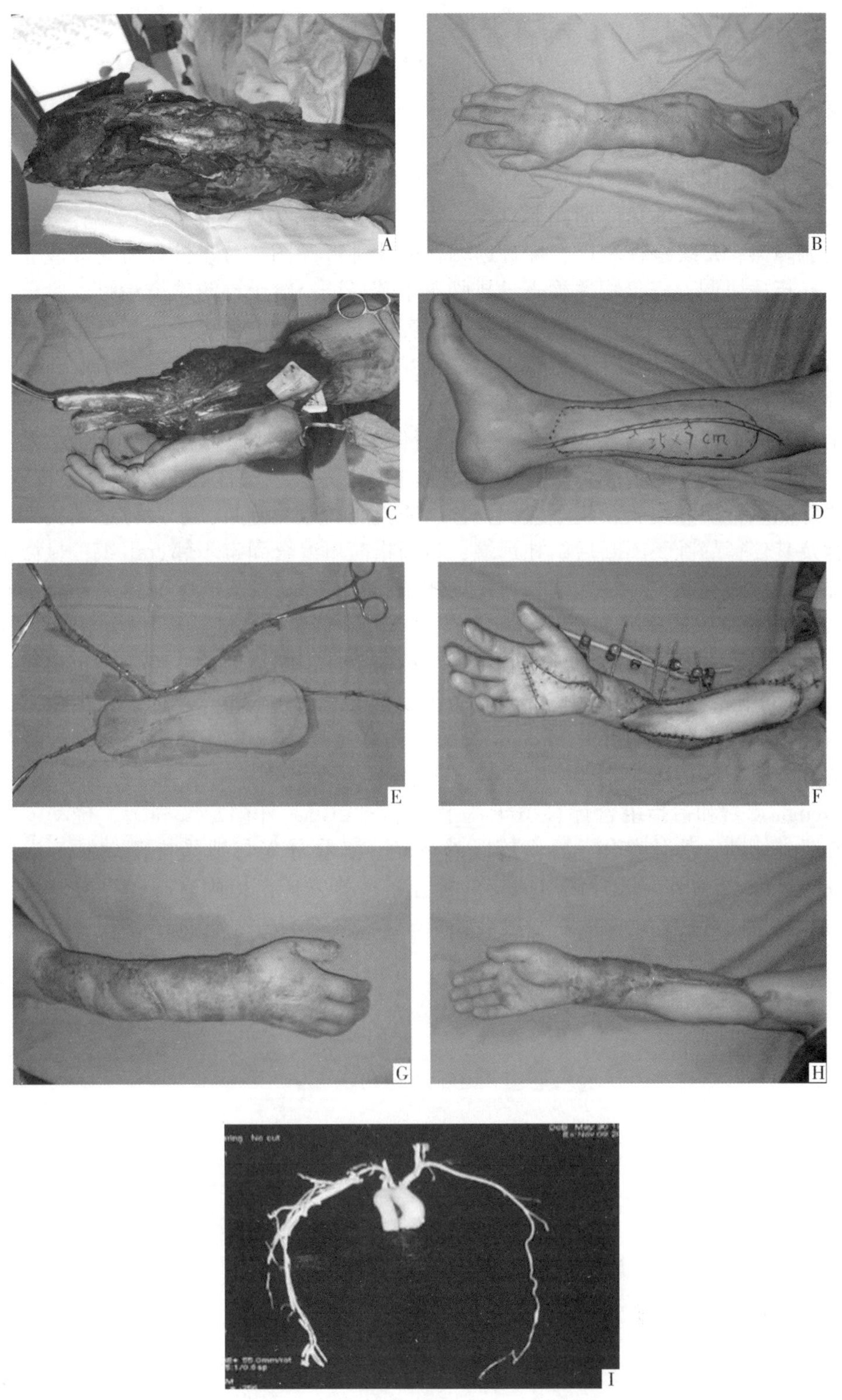

A. 右上肢近端；B. 右上肢远断端；C. 寄养于近断端；D. flow-through 胫后动脉皮瓣；E. 切取的胫后动脉血流桥接皮瓣；F. 术后右上肢外观；G. 术后 2 年随访背侧观；H. 术后 2 年随访掌侧观；I. 术后 CTA

图 1　病例 1 伤情及其手术情况

二、病列 2

患者男，52 岁，钢丝绳绞伤致左前臂骨、拇指撕脱离断 12 h 急诊入院。专科查体：左拇指自掌骨中段撕脱离断（图 2A），屈、伸肌腱自近端抽出约 10 cm，断端组织挫伤不规则，虎口皮肤、大鱼际肌撕脱挫伤，污染严重（图 2B），尺桡骨远端骨擦音、骨擦感，功能障碍；X 线检查左尺、桡骨远端粉碎性骨折（图 2C）。接诊后立即成立手术团队，统一指挥协调，完善相关检查，排除手术禁忌证，给予预防感染治疗。紧急讨论制定手术再植方案，我们同样采取术中临时寄养的方案：先清创离断拇指，将拇指临时寄养于右大腿旋股外侧动脉降支血管束，清创左手断端并处理前臂骨折，切取 flow-through 股前外侧皮瓣和拇指组合体进行再植。

全身麻醉下仔细刷洗断指，显微镜下清创离断的左拇指，去除污染物及无活性组织，保留部分屈、伸肌腱，备用。于右大腿外侧预先大致设计股前外侧穿支皮瓣位置，于大腿外侧纵行切开皮肤及皮下组织，分离股直肌和股外侧肌，于大腿远端找到旋股外侧动脉及其伴行静脉，离断后结扎远端，将断指简单缝合固定于邻近组织，显微镜下将旋股外侧动脉降支动、静脉远端与拇指尺侧指固有动脉、2 条指背静脉（动、静脉比例为 1∶2）吻合，临时寄养于旋股外侧降支血管束上（图 2D），第一时间快速重建拇指血运。另一组手术医生已经清洗断肢，进行精准、仔细的清创，并复位固定尺、桡骨远端骨折（图 2E），测量左手虎口皮肤软组织缺损面积为 12 cm × 7 cm，根据血管、神经缺损情况切取携带断指的 flow-through 股前外侧穿支皮瓣，并携带股外侧皮神经和股外侧肌的部分肌支，将皮瓣和拇指组合体（图 2F）完全游离，结束寄养，缝合皮瓣供区。flow-through 皮瓣和拇指组合体移植于左手部（图 2G），外固定架固定，桡动、静脉近端与旋股外侧动、静脉吻合，再将旋股外侧动、静脉分支与拇指桡侧动脉、指背静脉（1 条）吻合，通过支配股外侧肌肌支的神经桥接修复拇指指固有神经，股外侧皮神经与拇指一侧指固有神经近端吻合，缝合伤口。术后 2 年随访情况如图 2H、2I 所示。

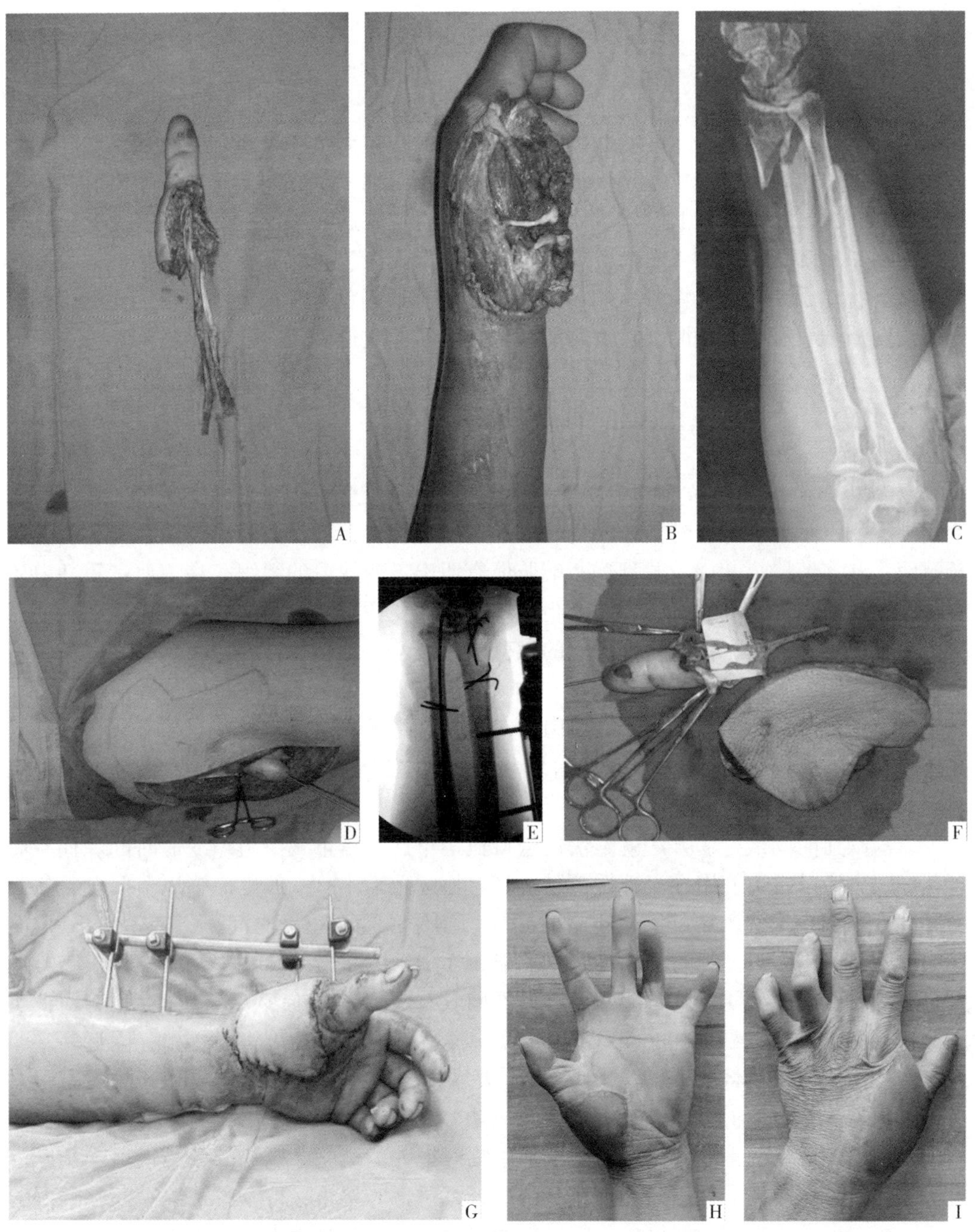

A. 患者撕脱离断左拇指；B. 左手拇指离断近侧残端；C. 尺桡骨骨折；D. 寄养再植于右大腿；E. 尺桡骨骨折固定术后；F. 拇指和皮瓣组织体；G. 拇指和皮瓣组织体移植于左手术后；H. 术后2年随访掌侧观；I. 术后2年随访背侧观

图2 病例2伤情及其手术情况

三、结　果

术后 1 个月，病例 1 再植右前臂及皮瓣和病例 2 左拇指及皮瓣均完全成活，再植肢体血运良好，伤口愈合良好。病例 2 术后 3 个月行二期手术，环指屈指浅肌腱转位修复拇长屈肌腱，示指固有伸肌腱转位修复拇长屈肌腱，术后 8 个月拆除外固定支架。

术后 2 年随访：病例 1 右前臂成活良好，皮瓣颜色、质地良好，无溃疡，肘部屈伸功能恢复，左手功能部分恢复，CTA 显示重建动脉通畅良好。病例 2 拇指及皮瓣成活良好，皮瓣质地良好，无臃肿，左手功能大部分恢复，重返工作岗位。

四、讨　论

复杂断肢（指）再植时不易成活，主要有以下几个特点：①入院前耽搁时间长；②断端损伤严重，合并有骨折、血管、神经等复合损伤；③伤口污染严重，清创需要较长时间；④多节段离断伤，并且远断端肢体有肌肉不耐缺血的组织存在，血运重建刻不容缓；⑤撕脱离断伤有血管、神经等组织缺损，需要桥接游离组织瓣，血运重建耗时费力。面临以上情况时，仅有精湛娴熟的显微外科技术是不够的，即使我们手术时间再快也快不过组织的缺血时间。一般组织缺血 6 ～ 8 h，包括冷缺血时间和热缺血时间，尤其是含肌肉的断肢，断指虽然不含肌肉组织，最好也不要超过 12 h。这要求我们需要在战略战术上有所突破，换一种角度和思路来解决这个问题，那就是尽量缩短缺血的时间。

缩短缺血时间最好的方法就是快速进行血运重建，尽量减少组织缺血时间，而且越短越好。有文献报道使用导流管桥接进行临时血运重建[1-2]，但也面临以下问题：①目前并无专用的导流管产品可供使用，只能自行制作，也会花费时间，二期效果不确切；②通畅容易受阻，只能短时间间断通血，长时间通血易形成血栓；③手掌部血管较细，无合适的导管匹配；④静脉不能回流，血液回收有限，失血较多，甚至休克。针对此类病例特点和面临的问题，1986 年 Godina 等[3]报道世界上第一例寄养再植，因近断端组织挫伤、污染严重，将断手寄养于腋下 65 天后进行回植，再植取得成功。此后有很多学者采用寄养再植取得了此类复杂再植的成功[4-5]。

我们借鉴以往的寄养再植，提出了术中临时寄养的概念。以往的各类报道中是断端再植条件差、全身情况差不允许再植时，进行远位寄养再植，待全身情况、断端情况稳定后，行二期手术再进行回植。我们提出的寄养再植理念是手术过程中的短暂寄养，将断端处理、游离组织切取等工作完善后，一般 4 ～ 8 h 后进行回植。2018 年 Tu 等[6]回顾了 1986—2016 年 22 篇报道的 38 例寄养再植，寄养时间为 6 ～ 319 天。我们的创新是手术中的临时寄养，时间为 4 ～ 8 h，突破传统上的寄养常规和时间限制，可以最大程度地减少缺血时间，同时争取充足的手术时间。

术中临时寄养有以下优点：①减少肢体缺血时间，减少组织坏死及感染的风险，利于肢体再植成活和功能恢复；②减少毒素产生，减轻再灌注损伤的危害；③为仔细清创及近端再植、切取游离组织等赢得充足的时间；④患者全身情况不佳或手术时间较长，有生命危险时，可以转为长期寄养，二期再进行回植；⑤减少手术次数和住院时间，一期手术即可完成断肢再植。其缺点是：一次完成多节段离断再植风险较大。

关于手术中 4 ～8 h 的临时寄养有两个问题值得探讨：①从时间上是否可以称之为寄养再植，或是临时血运重建；②如何命名，是短暂寄养还是临时寄养。任何技术发展都会有其局限和极限，显微外科技术不可能一直保持较高较快的水平，也不是每名显微外科医生都能达到较高较快的水平，而术中临时寄养这一种方法或理念，能最大程度地减少肢体缺血的时间，对复杂断肢（指）再植起到更好的促进作用。

参考文献

[1] 李正维，孙庆仲，孙刚. 断肢再植术中血运的临时重建［J］. 中华创伤骨科杂志，2003，5（3）：98－100.

[2] 蒋继亮. 43 例离断大肢体再植临床回顾性分析［J］. 东南国防医药，2015，17（6）：648－649.

[3] GODINA M，BAJEC J，BARAGA A. Salvage of the mutilated upper extremity with temporary ectopic implantation of the undamaged part［J］. Plast Reconstr Surg，1986，78（3）：295－299.

[4] YANG J，YANG W，CAO S，et al. Local ectopic implantation for salvaging an amputated thumb：an anatomical study and a case report［J］. Ann Plast Surg，2013，70（2）：187－191.

[5] WANG K C，HUNG K S，CHANG T Y，et al. Temporary ectopic implantation of an amputated leg using the distal runoff vessel of the anterolateral thigh flap followed by subsequent prefabricated chimeric replantation［J］. Ann Plast Surg，2019，82（1）：71－75.

[6] TU Y，LINEAWEAVER W C，CULNAN D M，et al. Temporary ectopic implantation for salvaging amputated parts：a systematic review［J］. J Trauma Acute Care Surg，2018，84（6）：985－993.

［赵建军、谢振军（通讯作者）、张建华、赵国红、孙华伟、魏鹏飞，河南省人民医院（郑州大学人民医院）］

全手脱套伤救治 1 例

杨晓博　沈柳杨　李建永 等

郑州仁济医院

一、患者情况

患者杨某，女，36 岁。因挤压致左手疼痛、出血、活动受限约 3 h 于 2020 年 8 月 × 日入院。左侧全手挤压毁损伤，自左腕近端约 5 cm 处向手指远端脱套，示、中、环指脱套至远指骨间关节，小指完全脱套，拇指脱套至指骨间关节处并关节离断，手掌、手背皮肤挫伤较重，近端出血活跃，手指远端暗紫色，肢体冰凉无血运，掌侧、背侧可见血管、神经、肌腱断端外露，各屈、伸指肌腱呈抽拉撕裂样损伤，创面污染重，余未见异常。X 线片示：左手拇指指骨间关节脱位离断，近节骨折，小指末节骨折离断（图 1）。

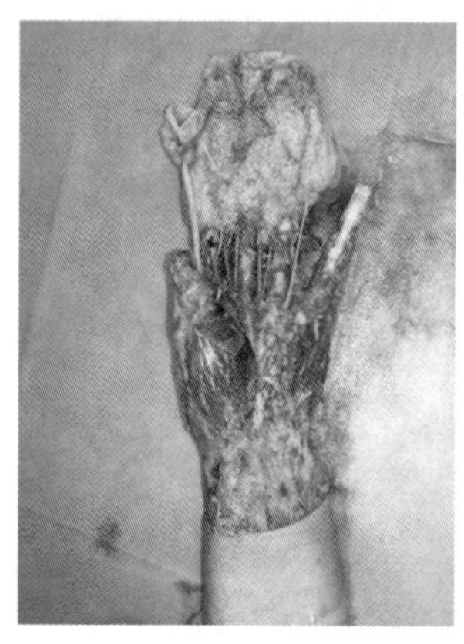
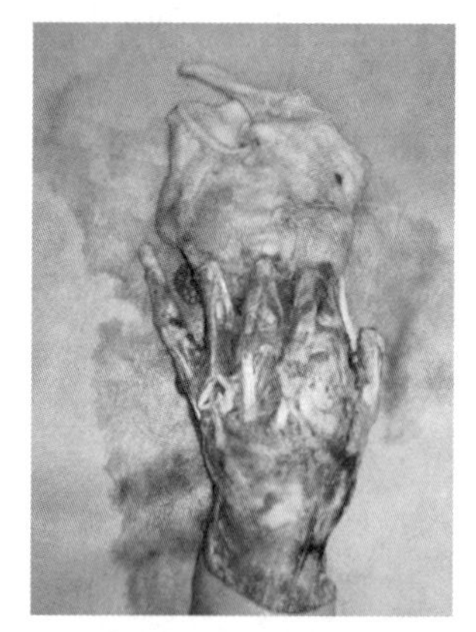
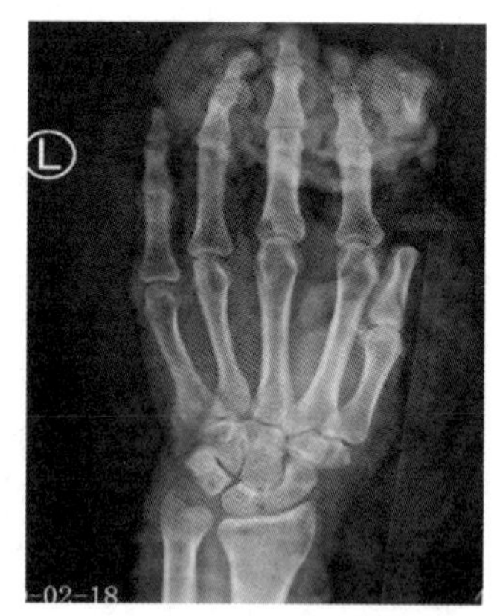

图 1　患者左手受伤时照片及 X 线片

二、治疗经过

左手行伤口扩创血管神经肌腱探查修复术、骨折固定、组织块原位回植术。简要过程：清创后，我院显微外科团队 8 人分工协作、接力手术，将拇指、小指骨折处短缩、融合、固定，缝合各手指已断裂的屈、伸肌腱。显微镜下将手背部浅静脉与腕部深静脉相吻合，移植血管修复损伤的动脉，血管吻合我们应用“三、四定点”褥式外翻血管吻合法（图2）。我们将脱套皮肤回植至腕部，并给予切孔引流减张，加压包扎，遗留创面二期行游离皮肤移植术。术后回植皮肤及移植的游离皮肤成活良好，遗留拇指短缩及虎口挛缩问题，于受伤后3个月行应用 Ilizarov 延长技术行拇指延长术，应用虎口撑开装置行虎口开大术（图3），术后5周去除虎口撑开装置。拇指延长术后5个月，测量拇指共延长2 cm左右，拆除拇指外固定架，双手拇指对比，长度相当。患者伤后18个月，患手外观恢复良好，手指对指、提、拉、捏等基本动作均可进行（图4）。

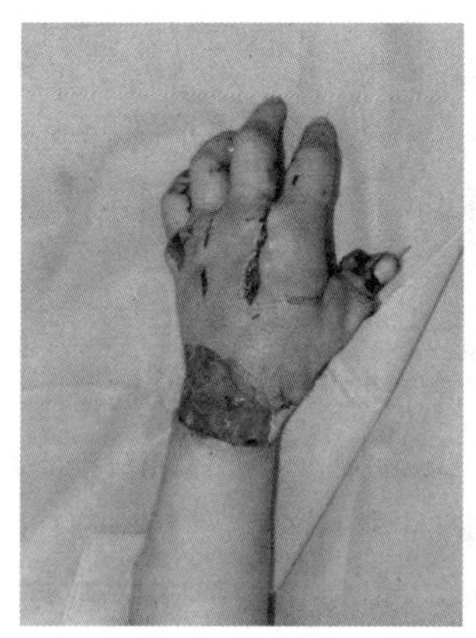
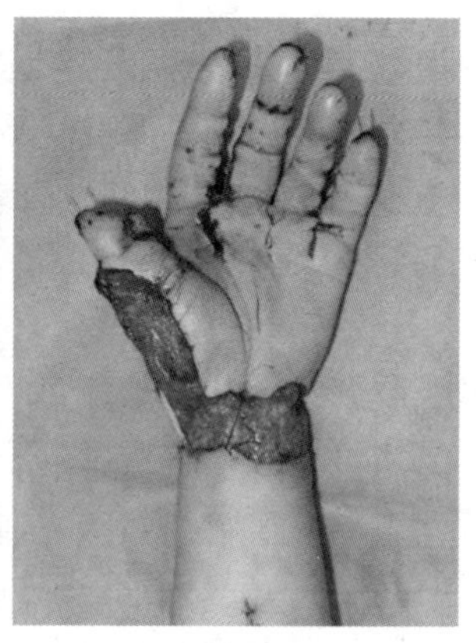

图2　患者左手全手脱套急诊清创显微修复术后

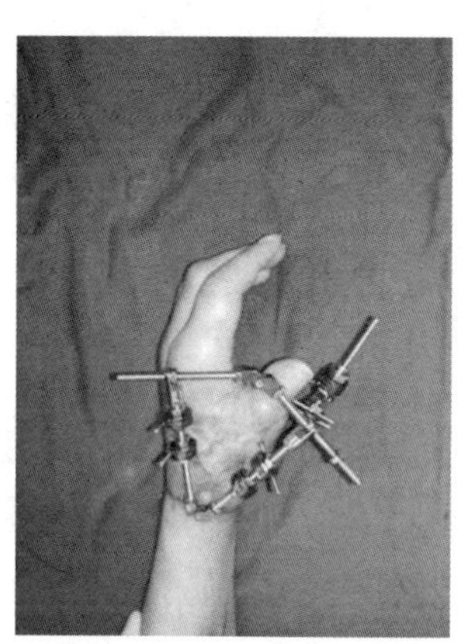

图3　左手虎口开大及拇指延长术后

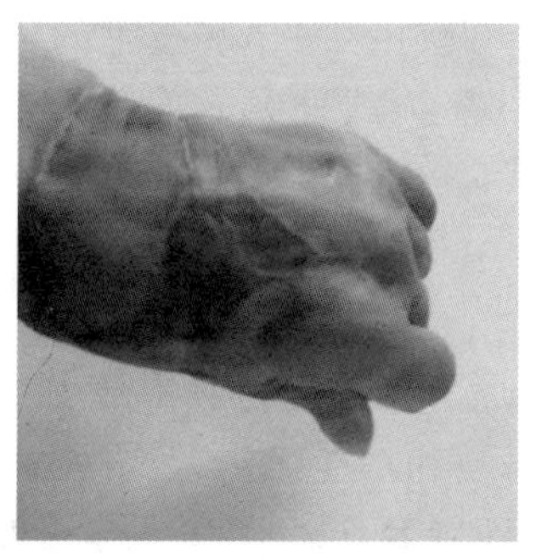
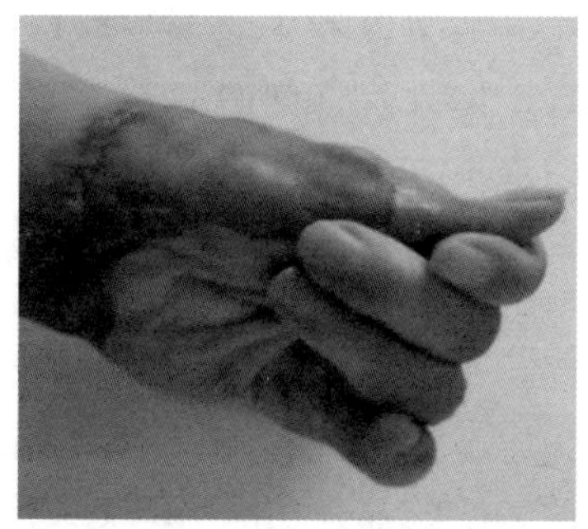
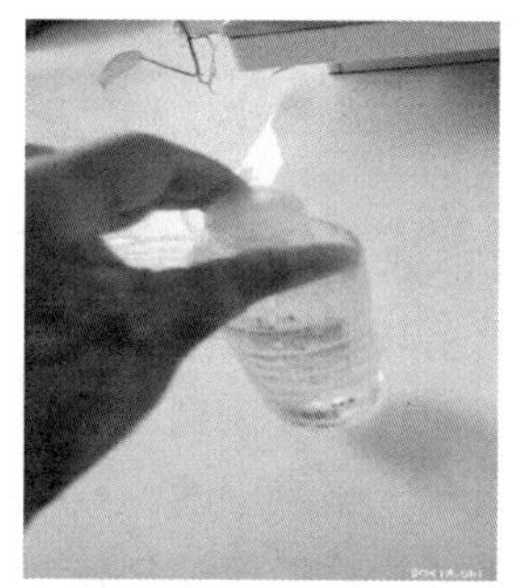

图4　术后18个月左手指功能

三、讨　论

脱套伤的定义为："皮肤脱套伤是皮肤连同皮下组织自损伤患肢近端向远端呈'脱袖套'样撕脱。好发于四肢，常为上肢被卷入高速转动的机器中绞轧损伤。"[1] 手脱套伤被称为"手部皮肤损伤最棘手的问题"。想要治疗此类外伤，必须有默契的团队合作、精湛的技术及明确的治疗目标。

1. 默契的团队合作

非洲有句格言说："如果你想走得快，你就一个人走。如果你想走得远，你就同别人一道走。"[2] 显微外科自20世纪初形成到20世纪末发展成熟，从最开始的单人放大镜下手术操作到现在的多人、多组、多团队协作，从最开始简单的血管吻合、缝合到现在的大肢体离断、复杂多发伤，对团队的要求越来越高。

手部脱套伤作为手部最严重的创伤之一，如若患者本身再存在生理功能障碍，将使整个治疗存在巨大风险。我院作为一家创伤专科医院[3]，面对此类疾病时，首先启动急诊绿色通道，全程采用动态评估保肢模式。通过多学科共同参与会诊，由各骨科、显微外科、重症等各科主任、专家组成员完成术前评估，同时检验科、输血科、手术室全力配合，多学科协作，边抢救、边检查、边诊断、边评估，争取 30 min 内完成术前准备工作。

前臂脱套伤往往涉及多支血管损伤，需显微缝合，手术时间长，麻醉风险大，因此尽可能缩短手术时间、提高手术质量能大大提升手术成功率。这就需要有足够强大、默契的团队，分工协作、接力手术操作，缩短手术时间，降低肢（指）体坏死率，降低麻醉及手术风险，保证手术的质量和效果。

2. 精湛的技术

精湛的技术是医生的立身之本。脱套伤的整个治疗过程中涉及多种术式，只有牢牢把握每种术式的适应证，熟练操作，才可以轻松应对各种不良反应，才能在治疗上游刃有余。该病例涵盖了包括脱套皮肤回植术、血管吻合术、血管移植术、虎口开大术、Ilizarov 技术等多种术式。其中在吻合血管时，要尽可能多地吻合静脉，以利于血液回流，降低局部水肿。必要时可将近端深静脉与远端浅静脉吻合，加强静脉回流。在吻合皮肤时，可将皮肤进行“V”字形减张缝合，防止环形愈合压迫血管。同时也可注意散在切口，局部加压、区域加压包扎等细节以利于脱套皮肤成活。此外，在一些技术的创新上，我院也给予了独到的见解。如我院首创的“三、四定点”褥式外翻[4]连续血管吻合方法在保障血管通畅性的前提下大大提高了吻合质量。我院王宏鑫等[5]对 Ilizarov 技术结合改良构型的微型外固定器有深入的摸索及探讨。

3. 明确的治疗目标

手作为人体最灵活的器官，人们对手的功能需求很大。脱套伤被称为“手部皮肤损伤处理上最棘手的，结果一般均不理想，术后多遗留关节僵硬和功能障碍”，并强调对于此类疾病应该“以恢复和改善手的部分功能为原则”[6]。而脱套伤术后引起的手部畸形或组织粘连，应早日行康复治疗，必要时行整形或组织肌腱松解手术。虽然显微技术高速发展下，患肢（指）存活率高，但术后患肢（指）功能较差，因此在讨论患者手术适应证及禁忌证时，患肢（指）功能的恢复应在整个治疗过程中都必须考虑。

我院始终将“手的最终功能”作为贯穿整个治疗的最终目标。从最初入院时由专家组讨论，判断预期效果，决定是否进行保肢，再到病情稳定后如何提高手指的功能，康复师及时介入病人的治疗，实现患肢（指）快速康复，提高生活质量。

参考文献

[1] 彭力平. 实用骨伤科手册 [M]. 长沙：湖南科学技术出版社，2008：326.

[2] 龙红莲，汪树东. 诺贝尔和平奖获奖演说精编 [M]. 哈尔滨：北方文艺出版社，2010：277.

[3] 侯建玺，谢书强，吴召森，等. 伴有多发伤的严重肢体损伤救治的仁济经验 [J].

中华显微外科杂志，2021，44（4）：476－477.
［4］吴召森，侯建玺，谢书强，等. 三定点和四定点褥式外翻血管吻合法在断指（肢）再植中的应用［J］. 中华显微外科杂志，2019，42（1）：75－77.
［5］王宏鑫，谢书强，侯建玺，等. Ilizarov 技术治疗创伤性指体短缩［J］. 中华骨与关节外科杂志，2021，14（6）：543－547.
［6］钟杏梅，操少荣，李文军. 创伤骨折救护与康复［M］. 武汉：湖北科学技术出版社，2003：177.

［杨晓博、沈柳杨、李建永、张松健、谢书强（通讯作者），郑州仁济医院］

游离双踇趾腓侧甲皮瓣移植拼接再造拇指 1 例

李苗钟　刘林海　俞　淼 等

宁波市第六医院手外科

一、患者情况

患者女，34 岁，因左拇指末节分离畸形半小时急诊入院。专科查体：左手拇指末节沿近段水平横形脱套性完全离断，拇指双腓侧指固有神经呈“鼠尾状”外露，左拇指末节指骨完整外露，离断指体活动不能，感觉丧失，色苍白，皮温低，毛细血管返流无，指腹广泛淤斑；创缘不齐，创面内布满油污（图 1）；其余各指未见明显异常。诊断：左拇指末节脱套性毁损性完全离断。入院后完善相关检查，排除手术禁忌证后行急诊手术。术中探查见左拇指双腓侧指掌侧固有动脉及动脉弓长段毁损，双腓侧指掌侧固有神经自拇指近节撕脱，无再植条件。因患者保留指体外形及功能要求，一期予清创，左拇 VSD 引流，予抗生素预防感染、止痛、消肿等对症治疗。术后第 5 天，行左拇指再造术。

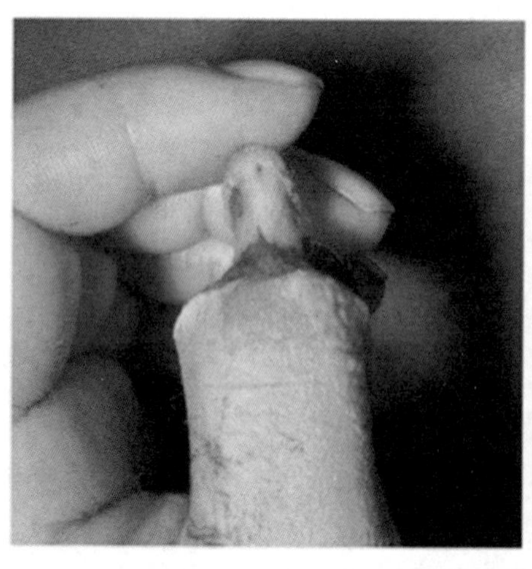
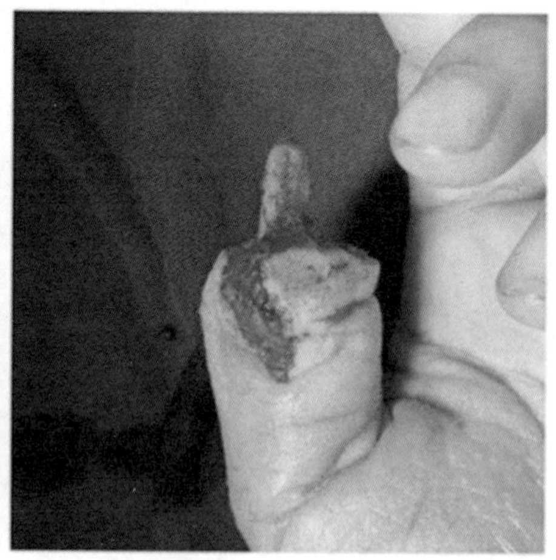

图 1　患者左拇指清创前创面情况

二、拇指再造手术

患者予臂丛神经阻滞联合硬膜外麻醉成功后，取平卧位，左上肢外展 80°，拆除 VSD 引流装置后，常规消毒铺巾，上止血带。

术中见左拇末节仅残留末节指骨，末节甲床、甲皱襞、皮肤软组织完全缺损，创缘少量新鲜肉芽生长。予清创，修剪创缘皮肤，清除创面内肉芽组织，双氧水及生理盐水冲洗 2 遍，聚维酮碘稀释液浸泡 5 min。在拇指近节指腹双腓侧作延长切口，寻及双腓侧指掌侧固有动脉、指掌侧固有神经，游离 2 条指背静脉备用。

设计右足踇趾腓侧甲皮瓣，携带 1/3 甲床组织，皮瓣大小约 2 cm × 3 cm（图 2、图 3），于右踇趾腓侧近端延长切开，逐层切开皮肤及皮下组织，寻及趾背静脉 1 条、踇趾腓侧趾底动脉、腓侧趾底神经，予保护好血管主干，保护分离末节趾底远端动脉弓，分离趾背静脉。于腱膜表面游离皮瓣，保留血管蒂约 2 cm。同理，设计左足踇趾腓侧甲皮瓣，携带 1/3 甲床组织，皮瓣大小约 2 cm × 3 cm（图 2、图 3），保留踇趾腓侧趾底动脉、腓侧趾底神经及 1 条趾背静脉，保护分离末节趾底远端动脉弓，血管蒂长约 2 cm。

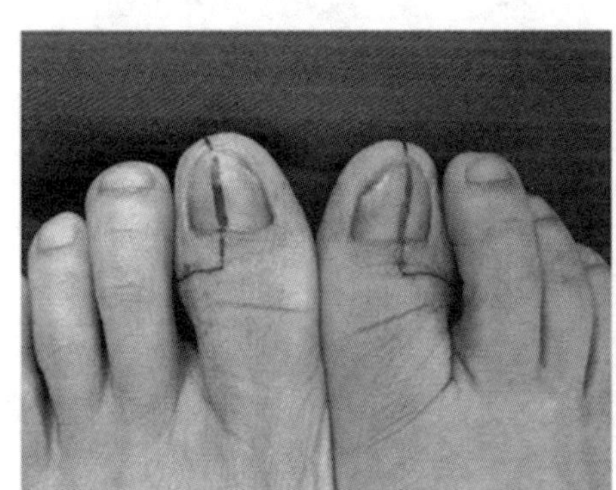

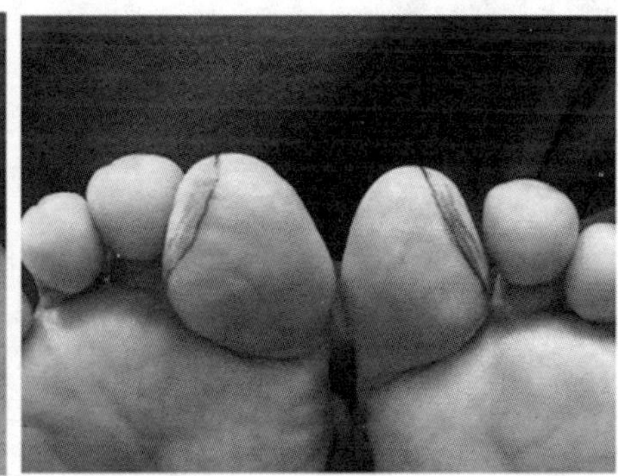

图 2　患者双踇趾腓侧甲皮瓣设计

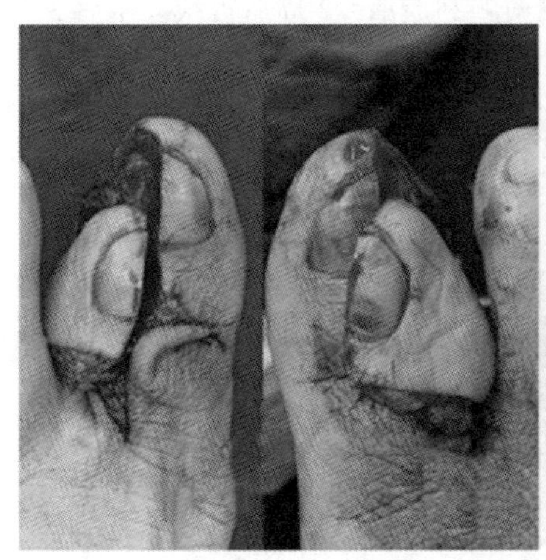

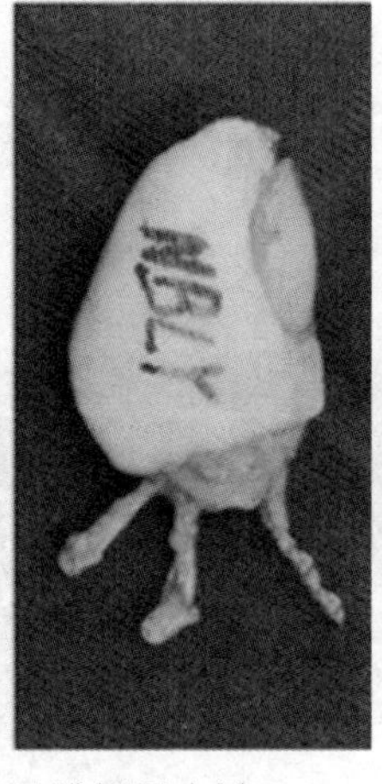

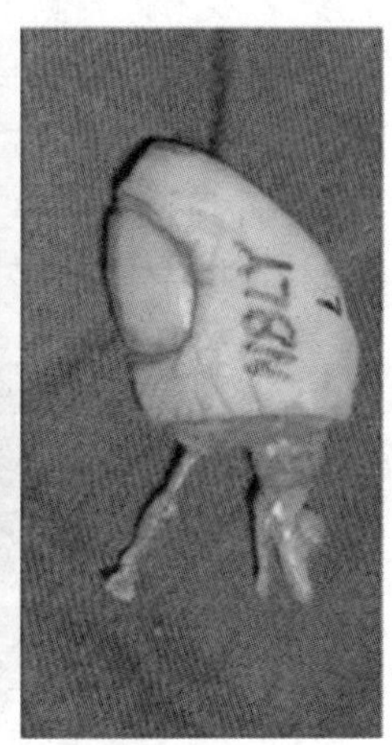

图 3　切取踇趾腓侧甲皮瓣

将双蹈趾腓侧甲皮瓣移植至受区，肝素－生理盐水溶液冲洗血管蒂，显微镜下再次清创，结扎血管小分支，将两块皮瓣拼接组合，移植于拇指末节缺损区（图4）。显微缝合：显微镜下 10－0 显微缝线“两定点法”将右足蹈趾腓侧甲皮瓣携带的趾底动脉与左拇桡侧指掌侧固有动脉吻合，左足蹈趾腓侧甲皮瓣携带的趾底动脉与左拇尺侧指掌侧固有动脉吻合，同时吻合两块拼接皮瓣的趾底远端动脉弓吻合口；将双蹈趾腓侧甲皮瓣携带的趾背静脉与左拇指背静脉吻合；9－0 显微缝线“束膜法”分别将双蹈趾腓侧甲皮瓣携带的趾底神经与左拇指掌侧固有神经吻合。松止血带后见吻合血管通畅，吻合口无漏血，皮瓣组织血运良好，色红润，毛细血管反流存在。予 4－0 可吸收线间断缝合皮肤，8－0 可吸收线间断缝合甲床，将原趾甲加压缝合。

供区处理：双足蹈趾掌侧作 V 形切口，尖端朝向近端胫侧，沿着筋膜层分离，斜向远端腓侧推进 1 cm，4－0 可吸收线间断缝合关闭供区创面（图4），无菌纱布包扎。

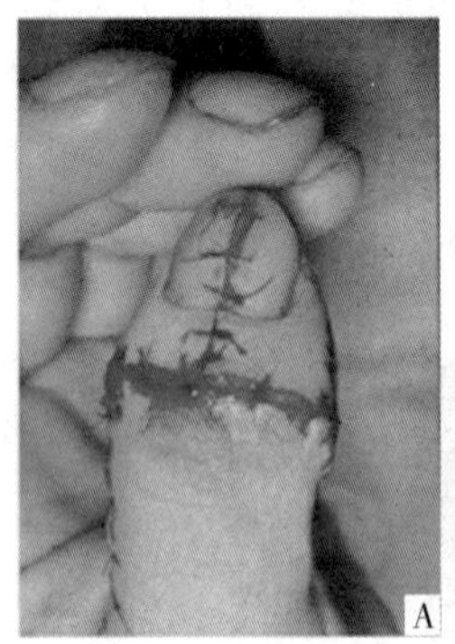
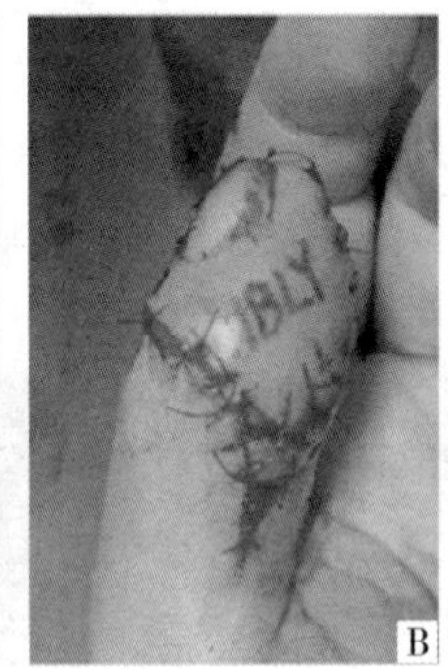
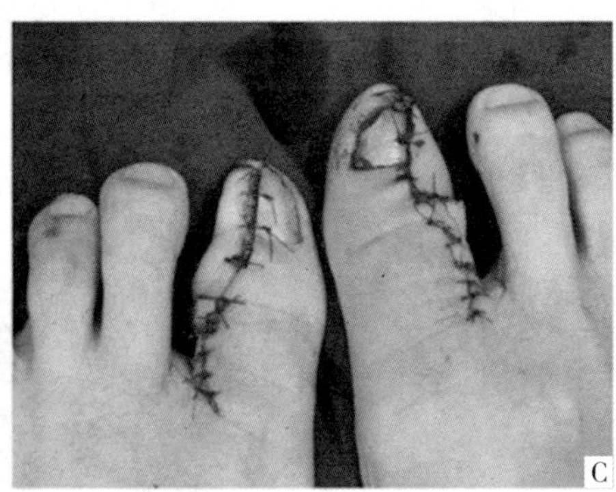

A、B. 双蹈趾腓侧甲皮瓣拼接再造拇指；C. V－Y 皮瓣推进修复供区创面

图4　左拇指再造和供区修复

三、结　果

术后患者双蹈趾腓侧甲皮瓣血运良好，皮瓣顺利成活，2 周后拆线。术后 3 个月随访，左拇指移植皮瓣成活良好，无指体灰紫，左拇指指甲生长良好，甲襞完整（图5）；动态两点辨别觉 7 mm，按中华医学会手外科学会拇、手指再造功能评定标准评价：优（14 分）。足部供区推进皮瓣成活良好，双足行走、跑跳功能均未受影响（图6）；按 Maryland 足功能评分标准：优（98 分）。

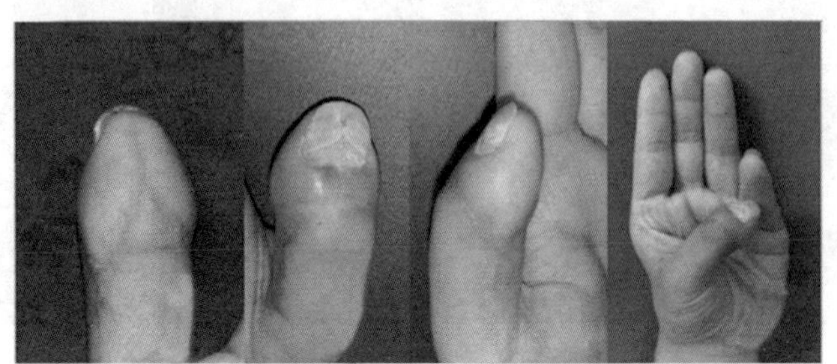

图5　术后 3 个月随访，再造拇指外形美观，功能良好

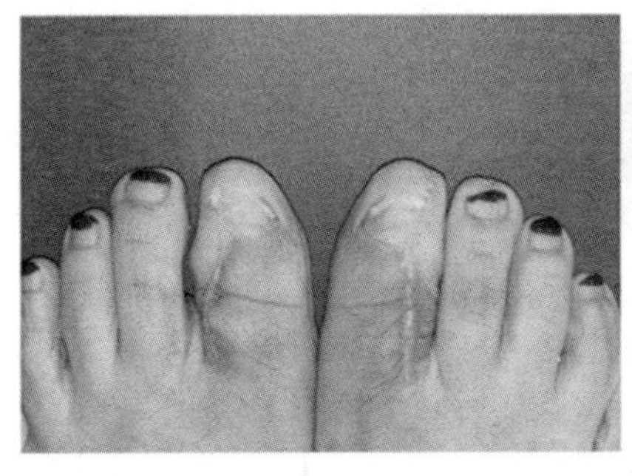
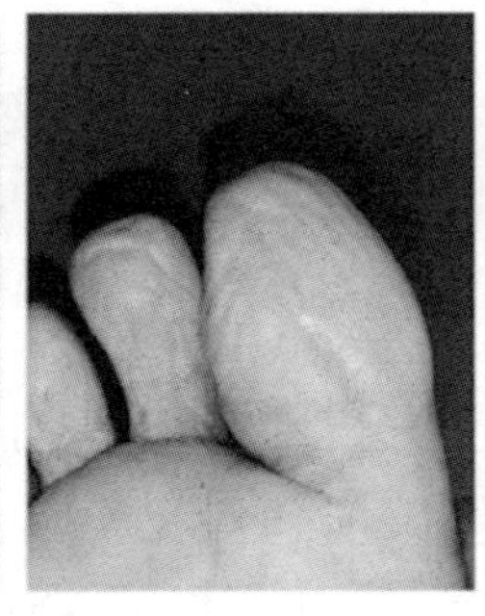
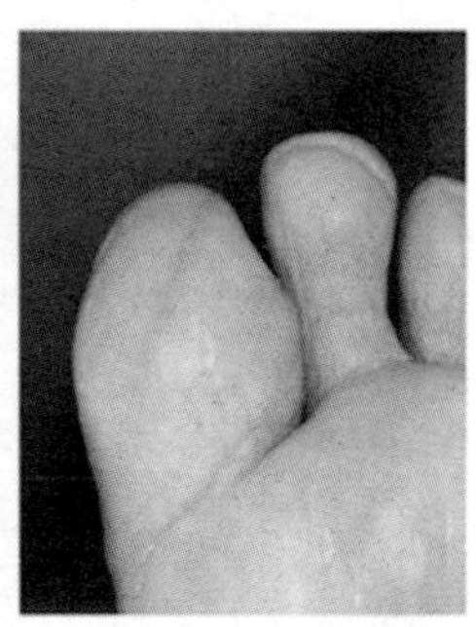

图6 术后3个月供区推进皮瓣成活良好

四、讨 论

本例患者特点：①左拇指末节脱套性缺损，皮肤软组织自IP关节以远缺损，甲床及甲基质完全缺损；②左拇指末节指骨、指骨间关节、侧副韧带及肌腱完整保留；③左拇指双腓侧指掌侧固有动脉及神经断端水平位于近节中段；④患者有强烈的保指意愿，要求再造指体外形美观，供区损伤最小。

随着显微外科技术的发展，拇指末节缺损全形再造的方法有很多[1-4]。传统游离足趾移植[5]以牺牲足趾为代价，将畸形转移到了足部，且足踇趾末节宽厚，其余足趾相对短小，末端膨大，若用于手指末节重建，外形不美观[6]。游离单一甲皮瓣联合游离穿支皮瓣显微修复足部供区也是近年来较常用的手术方式[7]，但为了匹配足够宽度的指甲，甲皮瓣移植后足部供区趾甲残留较少[8]。并且，游离甲皮瓣仅取了一侧甲皱襞，移植后指甲两侧甲襞外形不对称，影响外观。因此，手术设计的重点在于如何设计再造指体接近正常手指，且供区损伤尽可能最小。无论是周径还是指甲宽度，拇指外形均小于足踇趾。我们设计切取双侧约1/3趾甲宽度的足踇甲皮瓣，同时携带同侧的甲皱襞及等宽的甲基质，拼接后接近患者健侧拇指指甲宽度及外形。测量患者右拇指末节周径，设计足踇甲皮瓣的组织量及皮肤宽度，拼接后接近患者健侧拇指指腹。术中吻合双侧踇甲皮瓣之间的趾底动脉弓，为踇甲皮瓣提供“双重血供”，同时踇趾腓侧趾底神经与受区拇指掌侧固有神经吻合，促进再造指体的感觉恢复。足踇趾予“V-Y”推进皮瓣覆盖继发创面缺损，尽最大可能保持了足趾的外形和功能的完整，减少供区损害。

本手术操作难点：术前个性化设计，术中精准切取两侧踇甲皮瓣，且术中需要吻合趾底动脉弓，手术时间和手术风险有所增加，因此术者需具备娴熟的显微外科技术。

操作要点：①患者术前需行双侧第1跖背动脉超声检查，确定其分型，方便手术设计；②术前应对健侧指体进行周径及长度的测量，有条件者可在术前应用3D打印技术分别重建骨与软组织外形，为皮瓣个性化设计提供基础；③游离踇甲皮瓣时应保留足够长的趾底动脉弓，提供“双保险”；④拼接双侧踇甲皮瓣，甲床予8-0可吸收线缝合后，将原趾甲加压缝合，确保新生指甲平整。

参考文献

[1] 王增涛. 拇指及手指的全形再造 [J]. 中华显微外科杂志，2020，43 (5)：424-434.

[2] SHEN X F, MI J Y, XUE M Y, et al. Modified great toe wraparound flap with preservation of plantar triangular flap for reconstruction of degloving injuries of the thumb and fingers：long-term follow-up [J]. Plast Reconstr Surg，2016，138 (1)：155-163.

[3] 王增涛，丁自海，邹继耀，等. 踇趾趾尖移植再造手指指尖 [J]. 中华显微外科杂志，2003，26 (1)：6-8.

[4] 王欣，潘佳栋，陈宏，等. 吻合血管蒂的踇甲皮瓣包绕第二趾复合组织游离移植再造拇指 [J]. 中华移植杂志（电子版），2010，4 (2)：119-123.

[5] 杨东岳，顾玉东，吴敏明，等. 第二趾游离移植再造拇指40例报告 [J]. 中华外科杂志，1977，15 (1)：13-18.

[6] 程国良. 中国足趾移植拇手指再造的发展与提高 [J]. 中华显微外科杂志，2017，40 (1)：5-7.

[7] 王欣，潘佳栋，黄耀鹏，等. 两个或以上组织瓣游离移植再造拇手指并修复足部供区59例 [J]. 中华手外科杂志，2016，32 (5)：321-324.

[8] 黄耀鹏，王科杰，丁文全，等. 拇指再造术后游离穿支皮瓣修复足部供区的疗效 [J]. 中华创伤杂志，2017，33 (2)：134-136.

[李苗钟、刘林海、俞森、周晓玲、李学渊（通讯作者），宁波市第六医院手外科]

拇指Ⅴ度缺损再造1例

陈 川 黄耀鹏 潘佳栋 等

宁波市第六医院手外科

一、患者情况

患者男，26岁，因打稻机绞伤至右拇指Ⅴ度缺损37年，于2014年3月来院就诊。其自诉于37年前不慎被打稻机绞伤右拇指，当即右拇指部分毁损，急送院治疗，予以行残端术。患者为进一步再造拇指、改善手功能来我院。

既往体健，无高血压、冠心病、糖尿病等相关病史。入院查体：右拇指第一掌骨远端以远完全缺失，创口已愈合，屈拇活动存在，拇对掌不能，右手第2～5指完好，活动感觉良好（图1A、B）。结合患者自身意愿及手术条件，经科室讨论后行游离右侧踇甲瓣联合第2趾骨腱复合组织再造拇指、游离右侧旋髂浅动脉穿支皮瓣（superficial circumflex iliac perforator flap，SCIPF）修复足部软组织缺损，并用同侧髂骨重建足第2趾骨结构。

二、手术方式

麻醉成功后，右上肢外展80°，常规右上肢及右下肢和髂腹部消毒铺巾。术中于切开残端皮肤，探查见拇指指掌侧固有神经、拇长伸肌健和拇长屈肌腱断端、拇短展肌腱及拇短屈肌腱残头均存在粘连于掌骨近端，于右腕桡侧鼻烟窝处作一弧形切口约2.5cm暴露桡神经浅、桡动脉鼻烟窝支及其伴行静脉、头静脉备用。将右足踇甲瓣及第2趾以同一血管蒂取设计切口（图1C），切开皮肤，暴露出背侧的浅静脉及第1跖背动脉，用于同时供养踇甲瓣及第2趾，然后锐性分离出右踇甲瓣，在第2跖骨头处截骨保留及第2足趾的屈、伸肌腱及趾神经后切取复合组织（图1D）。在右髂骨的股动脉搏动点前至髂前上棘连线为皮瓣轴线设计SCIPF（图1E），大小为7.5 cm×6.5 cm，在深筋膜浅层分离皮瓣，保留穿入皮肤的穿支血管，逆行分离至旋髂浅血管蒂至股动脉发出处，同时将旋髂浅静脉保留入皮瓣内，切取并游离皮瓣。在右髂部取约6 cm长条状器骨条，创面用骨蜡封闭后，逐层缝合关闭髂部切口。将右足游离踇甲瓣包绕第2趾骨腱组织，将第2趾末节去除关节面后与踇趾末节趾骨对位并用2枚1.0 mm的克氏针固定，然后将第2跖骨与掌骨对位后用一块Y形钢板和5枚螺钉固定，4－0不可吸收肌腱缝线“8”

字法将拇指伸肌健与第 2 趾伸肌腱缝合，改良 Kessler 法将拇指屈肌腱与第 2 趾屈肌腱缝合，拇短展肌腱及拇短屈肌腱缝合在第 2 跖趾关节囊，显微镜下 9－0 显微缝线将拇指指神经与踇甲瓣的趾神经吻合，将复合组织瓣的血管经皮下隧道移至右手鼻烟窝处。分别用 9－0 显微缝线、两定点法将第 1 跖背动脉与桡动脉吻合，足背静脉与桡动脉伴行静脉吻合，大隐静脉与头静脉吻合（图 1F）。将获得的髂骨修建成第 2 趾状，植入足第 2 趾处，并用 1.2 mm 及 1.0 mm 克氏针各 1 枚固定，游离 SCIPF 移植至右足供区（图 1G），显微镜下用 10－0 缝线，将血管蒂与第 1 跖背动脉吻合，其伴行静脉与足背浅静脉吻合。皮瓣内的旋髂浅静脉与足背另一条浅静脉通过微血管吻合器吻合。缝合皮肤创口，术中出血约 50 mL。术后患者生命体征平稳，安返病房。

术后予预防感染及支持、对症等治疗，各项生命体征平稳，右手及右足稍肿胀，无红肿溢脓，无波动感，右手再造拇、手指及右足皮肤血运良好。

三、结　果

出院后 2 周起按计划于我院进行康复训练，每月进行 1 次功能评估。再造拇指术后 2 周，随访时可见再造指体及足部皮瓣血运良好（图 1H）。术后 1 年随访情况如图 1I、J 所示。7 年后随访，患者手部及足部创面愈合良好，再造指体及足部皮瓣血运良好（图 1K），无明显骨质吸收和关节强直的现象。手部功能明显改善，再造拇指对指功能无障碍。再造的手指基本满足日常需求，如拧瓶盖、洗碗、穿衣服、抓握物品等。且足部运动功能未有明显减退，能正常走路、慢跑、轻度体育运动等。再造手指的 TPD 为 8 mm。根据 Michigan 手功能评分：80 分；中华医学会手外科医学分会拇手指再造功能评定：14 分。

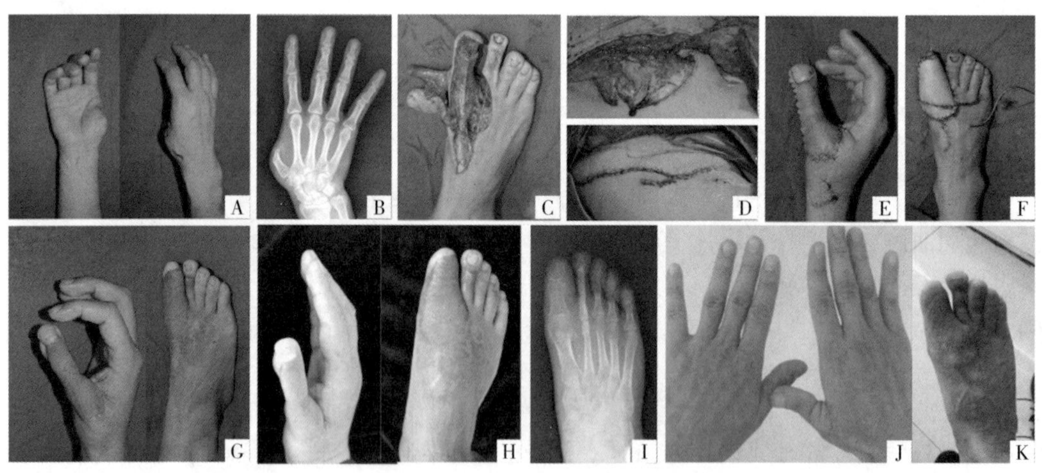

A. 患者术前右手拇指Ⅴ度缺损；B. 术前 X 线片；C. 术中右足趾的切取；D. 术中 SCIPF 的切取；E. 术中一期关闭腹部皮瓣供区切口；F. 术中再造右手拇指后的外观；G. 术中游离 SCIPF 覆盖右足供区创面；H. 再造术后 2 周随访；I. 重建术后 1 年随访；J. X 线片显示右足术后 1 年情况；K. 重建术后 7 年随访

图 1　本例患者及其手术情况

四、讨 论

拇指在日常生活中的作用和人体美学中的重要性是毋庸置疑的。对手指缺损的修复重建不仅仅要改善其外观形态，达到符合美学的标准，更要注重功能的恢复以及对供区损伤的修复。由于足部与手部的组织结构同源，皮肤厚度接近及感觉灵敏等特点，目前足趾被认为是最适合修复手指缺损的材料。自 1966 年杨东岳等[1]首创了第 2 足趾移植再造拇手指术式以来，该术式得到了迅速推广。但由于第 2 趾的周径、长度、趾甲大小及趾腹膨大的外观与拇指均有所差异，故造成再造的拇指“畸形”的出现。随后 1983 年由于仲嘉[2]首创了踇甲皮瓣联合第 2 足趾移植再造拇指，使得再造的拇指外形及大小形态接近正常拇指。

拇指Ⅴ度缺损属于重度缺损，其传统的再造术有手指转位拇化[3]、骨皮管成形再造[4-6]、残端提升植骨术等，这些手术虽然能重建手部基本的握持功能，但是再造拇指缺乏灵活性、美观性和感知性。随着显微外科技术的进步，第 2 足趾游离移植再造拇指使拇指再造进入了一个新台阶。第 2 足趾再造拇指术给了患者一个较灵活又具有感觉功能的拇指，而且它的外形也接近正常的拇指。

足部供区骨皮组织复合缺损，早期主要采用残端修整或者同时联合游离植皮、局部皮瓣、岛状皮瓣等方法来修复创面，这样操作比较简单，也能一期修复创面，但是会损失一部分趾体，对患者生理和心理造成严重的影响。我们采用游离旋髂浅动脉穿支骨皮瓣修复足部供区的手术方法，尽可能地恢复了足部供区正常的解剖结构，保留了供区趾体的长度，减少了足部供区的损伤，符合目前供区损伤最小化的原则，能够减轻患者的心理负担。皮瓣成活后血供良好，耐磨、不容易出现溃疡，不会产生贴骨瘢痕，对足部供区的影响非常小[7-8]。带血运的髂骨的骨愈合速度快、愈合率高。游离的旋髂浅动脉穿支嵌合骨皮瓣供区只留下一条线性瘢痕，损伤小，容易被患者所接受。

本例病例再造的拇指在外形上相对美观，远期无明显骨质吸收和关节强直的现象。在供区由于用 SCIPF 覆盖了创面，后期供区创面的皮瓣较传统的植皮更加耐磨，且不出现明显的瘢痕，减少了足部由于瘢痕形成导致的不适感。供足在骨性结构上由于仅丧失了第 2 足趾骨架，对患者平时正常的行走和跑步功能无明显影响。

参考文献

[1] YANG D Y, GU Y D. Thumb reconstruction utilizing second toe transplantation by microvascular anastomosis: report of 78 cases [J]. Chin Med J (Engl), 1979, 92 (5): 295 – 309.

[2] 于仲嘉. 手或全手指缺失的再造技术 [J]. 医学研究通讯，1985，14 (10): 306.

[3] 马丽，吴维彬. 残缺食指转位行拇指再造 2 例报告 [J]. 海军医学杂志，1987，8 (3): 63 – 64.

[4] 杨安群. 急诊植骨加皮管拇、食指再造 [J]. 医学理论与实践，2001，14 (8): 734 – 735.

[5] 吴伯刚. 用髂部皮管及髂骨移植行手指再造 [J]. 中华外科杂志, 1981, 19 (5): 295 - 296.
[6] 郭解军. 邻指残骨编织再植固定包埋拇食指再造 30 例 [J]. 中华显微外科杂志, 2000, 23 (1): 70 - 71.
[7] 黄耀鹏, 丁文全, 尹善青, 等. 游离旋髂浅动脉穿支嵌合骨皮瓣修复拇指再造术后的足部供区 [J]. 中华显微外科杂志, 2017, 40 (3): 229 - 233.
[8] 黄耀鹏, 王科杰, 丁文全, 等. 拇指再造术后游离穿支皮瓣修复足部供区的疗效 [J]. 中华创伤杂志, 2017, 33 (2): 134 - 136.

[陈川、黄耀鹏、潘佳栋、王欣 (通讯作者), 宁波市第六医院手外科]

多块皮瓣一期修复手部多发性创面1例

吴　巩　李木卫　黄少耿 等

深圳市龙岗区骨科医院手外科

一、患者情况

患者男，38岁，因右前臂、右手绞伤畸形缺损出血疼痛1.5 h收治我院。专科查体：右前臂中段肢体畸形，异常活动，肢体肿胀明显，可及骨擦感，前臂无明显挫裂伤口；右手掌大鱼际肌至拇指指端、小鱼际肌至小指指端掌侧复合组织（皮肤软组织、屈肌腱及部分骨质）缺损，肌肉、肌腱及骨质外露；右手掌近端至远端皮肤软组织呈纵行条纹状挫裂伤，间距约0.5 cm，深及皮下，手掌挫裂，皮肤颜色苍白，血运差；示指中末节及中、环指自近节近端至指端掌侧复合组织（皮肤软组织、屈肌腱及部分骨质）缺损，手背、手指背侧软组织存留，指体关节活动功能障碍（图1A）。急诊在臂丛麻醉下行右手清创负压引流加尺桡骨骨折外固定支架固定。术后第2天出现右前臂骨筋膜间室综合征，予切开减压负压引流治疗。由于右手5处创面存留，予制定手术修复方案。

二、创面修复经过

首先设计左股前外侧分叶皮瓣（图1B）分别修复右手拇指（包含大鱼际，面积为11 cm×6 cm）及小指（包含小鱼际，面积为11 cm×4 cm），皮瓣的动脉分别与桡动脉和尺动脉端侧吻合，伴行静脉分别吻合；设计右侧足底内侧皮瓣（图1C）修复右环指创面（面积为9 cm×3 cm），皮瓣动脉与第2指总动脉吻合，皮瓣静脉与指背静脉吻合；设计右足第2趾胫侧皮瓣（图1C）修复右示指创面（面积为5 cm×2 cm），左足第1趾腓侧皮瓣（图1D）修复右中指创面（面积为8 cm×2.5 cm），皮瓣的趾动脉、神经分别与指掌侧固有动脉、神经吻合，皮瓣静脉与指背静脉吻合；中、环、小指的远侧指骨间关节行关节融合；供区直接闭合（图1E）；右前臂外固定支架拆除，尺、桡骨骨折复位加压钢板螺钉内固定治疗。

三、结　果

术后5块皮瓣血运良好，完全成活，无血管危象出现（图1F）。伤口愈合后行康复治疗。2年后，右手皮瓣臃肿，瘢痕挛缩；予拆除尺桡骨钢板螺钉的同时，行皮瓣显微削薄及瘢痕“Z”形整形。

术后 2.5 年随访，右手皮瓣外形美观，不臃肿，无色素沉着，色泽与周围相近，质地柔软（图 1G、1H），触觉、痛觉恢复可，皮瓣感觉恢复状况：拇指皮瓣（S_2）、示指皮瓣（S_3^+）、中指皮瓣（S_3）、环指皮瓣（S_2）、小指皮瓣（S_2）；手部功能恢复满意，手指活动度 TAM[1] 可达到健侧的 75 % 以上。示指远侧指骨间关节由于掌板挛缩导致屈曲挛缩畸形。

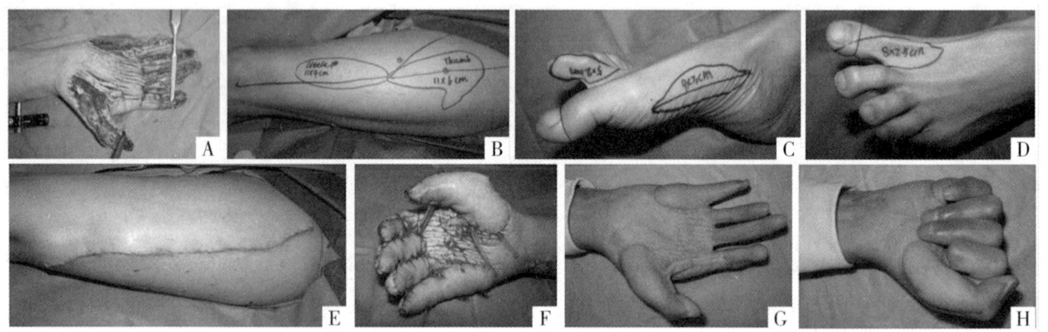

A. 患者清创后创面情况；B. 左侧股前外侧皮瓣设计；C. 右足底内侧皮瓣和第 2 足趾胫侧皮瓣设计；D. 左足踇趾腓侧皮瓣设计；E. 左大腿股前外侧皮瓣供区直接闭合；F. 术后右手外观；G. 术后 2.5 年随访（右手休息位）；H. 术后 2.5 年随访（右手握拳位）

图 1 本例患者及其手术情况

四、讨　论

手是人类重要的劳动器官，在日常工作和生活中直接暴露于外界环境中，容易遭受不同类型的损伤，外伤导致手部皮肤软组织缺损非常常见。该病例手部掌侧多处皮肤软组织缺损，骨质及肌腱结构大部分完整，有保肢条件。对于手部创面缺损的病例，目前常见的修复方案可选择腹部带蒂皮瓣，但是带蒂皮瓣需要长时间固定在特定位置，因难以进行早期功能锻炼或治疗周期长影响锻炼导致手功能恢复较差，容易导致关节僵硬[2]；且断蒂后，皮瓣尖端可能存在血供障碍而坏死的现象[3]。股前外侧皮瓣可修复较大的创面，同时可根据创面类型设计分叶皮瓣，可作为选择的方案，通过并指来统一覆盖创面，后期皮瓣成活稳定后再行分指手术；但是需要增加手术次数，且在并指的同时同样因难以进行早期功能锻炼，容易导致关节僵硬[4]。腓动脉穿支皮瓣可根据穿支的解剖定位，切取多块皮瓣修复创面；但是可切取的面积有限，同时皮瓣内缺少神经支配，很难形成感觉皮瓣[5]。足趾侧方皮瓣用于修复手部掌侧软组织缺损，特别是末节指端的皮肤软组织，是最理想的选择，其皮肤质地及纹理和手指指端皮肤相仿，同时皮瓣有比较恒定的趾底固有神经，可用于和指掌侧固有神经端端吻合，术后感觉的恢复比较理想；但是皮瓣可切取的面积有限[6]。足底内侧皮瓣也是一个理想的修复手部掌侧皮肤软组织缺损的方案，耐磨性良好，可切取面积相对较大[7]。综合以上各种皮瓣的优缺点，本团队考虑选择多种皮瓣来组合修复右手多发创面。

本例患者的右拇指指端皮肤软组织基本存留，皮肤软组织缺损的部位为桡侧末节远段至大鱼际，拇、示、中指作为主要功能指，在拇指指端尺侧皮肤大部分存留的情况下，优先考虑选择带有趾神经的趾侧方皮瓣进行修复，因此，选取右足第2趾胫侧皮瓣修复右示指创面，左踇趾腓侧皮瓣修复右中指创面，右侧足底内侧皮瓣修复面积相对较大的环指创面，左侧股前外侧皮瓣（两块）修复右拇指－大鱼际及右小指－小鱼际创面。通过选择性的组合皮瓣来达到精准修复右手多发创面。

该患者右手掌侧多发性创面的修复，需要科室团队成员的默契合作，手术难度大、时间长；但是皮瓣存活后患者可进行及时的早期功能锻炼，有效减轻关节僵硬及肌腱粘连的发生，为患者手部功能恢复争取了宝贵的时机。在临床过程中选择合适的皮瓣进行组合以达到精准化、精细化的修复，可作为手部多发创面修复的一种考虑方案。

参考文献

[1] 潘达德，顾玉东，侍德，等. 中华医学会手外科学会上肢部分功能评定试用标准［J］. 中华手外科杂志，2000，16（3）：4－9.

[2] 刘长松，朱熙铭，徐强，等. 穿支皮瓣与腹部带蒂皮瓣治疗手外伤皮肤软组织缺损疗效比较［J］. 中华全科医学，2020，18（10）：1671－1674.

[3] SABAPATHY S R，VENKATRAMANI H，PLAYA P M. The use of pedicled abdominal flaps for coverage of acute bilateral circumferential degloving injuries of the hand［J］. Trauma Case Rep，2015，1（3－4）：25－31.

[4] 柳志锦，巨积辉，刘胜哲，等. 以筋膜蒂相连的单穿支双叶型股前外侧皮瓣修复四肢创面的临床研究［J］. 中国临床解剖学杂志，2021，39（5）：593－597.

[5] 葛华平，苗平，王瑞，等. 显微修薄腓动脉穿支皮瓣修复手部皮肤缺损［J］. 实用手外科杂志，2020，34（4）：402－404.

[6] 范亚生，王杰，杨开波，等. 足趾侧方游离皮瓣修复手指软组织缺损的临床分析［J］. 现代诊断与治疗，2016，27（8）：1538－1539.

[7] 吴霄，邓建林，徐健锟，等. 足底内侧动脉浅支为蒂的游离足内侧穿支皮瓣修复手腕掌部深度软组织缺损［J］. 临床骨科杂志，2021，24（3）：382－384.

［吴巩、李木卫（通讯作者）、黄少耿、张喆、陈智颖、马立峰、杨延军、张子清，深圳市龙岗区骨科医院手外科］

应用足部分叶皮瓣修复合并多指节段性损伤的断指再植8例

杨　林　赵建文（通讯作者）　张建政

中国人民解放军总医院第四医学中心骨科医学部显微外科

手指的严重外伤、软组织缺损，是显微外科常见外伤之一，但如何将手指创伤降到最低限度，并使手指感觉、外形及功能达到最佳状态，一直是显微外科面临的难题。对于单独手指组织缺损，修复重建方法很多；但是，多指同时存在机器碾压、重物砸击所致的血管、皮肤缺损的节段性损伤，则修复难度较大，方式有限。自2017年1月至2021年12月，我院应用足部分叶皮瓣修复合并血管损伤的多指节段性损伤，取得较满意的疗效，现报道如下。

一、应用解剖

第1跖背动脉起源于足背动脉，根据其在第1跖骨间隙内的位置可以分为如下3型。Ⅰ型：第1跖背动脉起于足背动脉，走行于第1跖骨间背侧肌浅面（Ⅰa）和深筋膜之间（Ⅰb）；Ⅱ型：第1跖背动脉位置较深，常起于足底深支下部，动脉于第1跖骨间隙远侧1/3处移行至骨间肌表面的为Ⅱa型，走行于骨间肌内并且于足底深支还发出一细小动脉走行于骨间肌表面的为Ⅱb型；Ⅲ型：第1跖背动脉细小，与趾底动脉无吻合或吻合支细小，其向远端进一步在跖骨头部分成踇趾趾背动脉和第2趾趾背动脉，二者进一步向远端走向足底，分别同踇趾腓侧趾底动脉及第2趾胫侧趾底动脉吻合，供应踇趾与第2足趾相邻的区域。供区浅层存在丰富的趾背静脉以及深部的动脉伴行静脉，向近端汇入足背静脉弓后继续回流入大隐静脉[1-2]。我们所设计的足部分叶皮瓣即以第1跖背动脉（Ⅰ、Ⅱ型）为血管蒂，而静脉回流通过分叶中的皮下静脉完成。

二、临床资料

本组共计8例患者，其中男性7例，女性1例，年龄为30～55岁。致伤原因：机器伤5例，重物砸伤2例，交通事故1例。皮瓣修复部位：环、小指5例，示、中指3例。8例患者均合并不同程度肌腱损伤及掌、指骨骨折。

三、手术方法

患者取仰卧位，伤手外展置于手术桌上，采用全身麻醉。供区下肢及受区上肢均应用气囊止血带止血。

（1）受区准备。对受区彻底进行清创，解剖游离损伤的血管、神经、肌腱，将血管损伤部分切除，两端健康的血管端口予以标记后备用。在伤指侧方纵行向远端切开减张，复位并使用克氏针或钢板固定骨折，根据损伤情况一期吻合神经、肌腱。

（2）皮瓣设计。根据创口外形轮廓裁剪一布样，根据布样在供区设计皮瓣，皮瓣设计面积较受区创口面积略大 10%。同时，在设计皮瓣时将桥接所用血管一同设计在皮瓣中。

（3）皮瓣切取。在供足踇趾和第 2 足趾指蹼处按布样设计分叶皮瓣，皮瓣根据创口设有多个分叶，用于对应手背缺损、伤指指背缺损、伤指侧方减张切口。沿设计线切取皮瓣，先按皮瓣分叶方向在每分叶皮下解剖并游离出一两条体表浅静脉，血管夹夹闭后切断，结扎不进入皮瓣的静脉断口，将皮瓣分叶切下。再于第 1、2 趾指蹼处向深层游离出踇趾趾背动脉及第 2 趾趾背动脉，沿该处动脉向近心端逆行游离出第 1 跖背动脉，向远心端游离出踇趾腓侧趾底动脉和踇横动脉，以第 1 跖背动脉作为皮瓣血管蒂，根据受区需要预留合适长度后切断第 1 跖背动脉及踇横动脉，将皮瓣整体切下。供区用体表浅静脉桥接第 1 跖背动脉及踇横动脉以保证踇趾血供。受区皮瓣按设计方案将分叶同切口一一对应，皮瓣血管蒂同受区掌背动脉吻合，分叶中包含的静脉分别用作桥接伤指需要桥接的静脉。

（4）皮瓣移植。皮瓣转移到手部创面后，按设计方案将分叶与创口一一对应后缝合固定，将血管蒂内的第 1 跖背动脉与创口内掌背动脉相吻合。皮瓣内所含的皮下静脉根据需要用于桥接修复伤指的指动脉及其伴行静脉。血管吻合后观察皮瓣及伤指血运情况，缝合皮肤后采用引流片加强创口引流。

（5）术后处理。术后常规应用低分子肝素钠、罂粟碱、二代头孢菌素等药物，予以红外线持续照射，抬高患肢促进静脉回流，每 2 h 观察皮瓣及手指的血液循环情况并监测皮温变化。

四、结　果

8 例皮瓣及伤指全部成活，术后 14 d 拆除缝线，8 周后拔除克氏针，X 线片观察骨折愈合情况，根据骨折愈合情况开始针对关节僵硬和肌腱粘连进行康复锻炼。随访 6 ～ 20 月，受区皮瓣同周围正常皮肤愈合良好，外形无明显臃肿，颜色无明显差别，按照《中华医学会手外科学会上肢部分功能评定试用标准》[3] 评定疗效：优 4 例，良 4 例。足部供区遗留线性瘢痕，行走功能未受影响。

五、典型病例

患者男，48 岁，因左手示、中、环、小指机器挤压伤在外院行清创缝合、骨折复位克氏针固定术治疗。因术后受伤 4 指全部出现血运障碍，于伤后 10 h 转入我院。第一次手术采用体表浅静脉桥接移植方式，重建 4 指断裂的动脉及静脉，拉拢缝合创口，血管重建后四指血供得以恢复（图 1）。但在术后第 2 天环指及小指再植后严重肿胀，发生静脉危象。故当天予以紧急手术探查（图 2），发现先前吻合桥接的静脉已经全部栓塞。面临再植手指肿胀、手背部软组织挫伤严重、静脉需要重新桥接吻合、切开减张后软组织缺损等一系列问题。

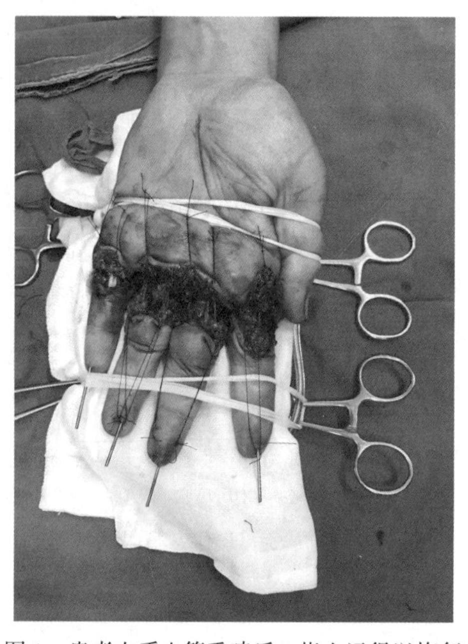

图 1　患者左手血管重建后 4 指血运得以恢复

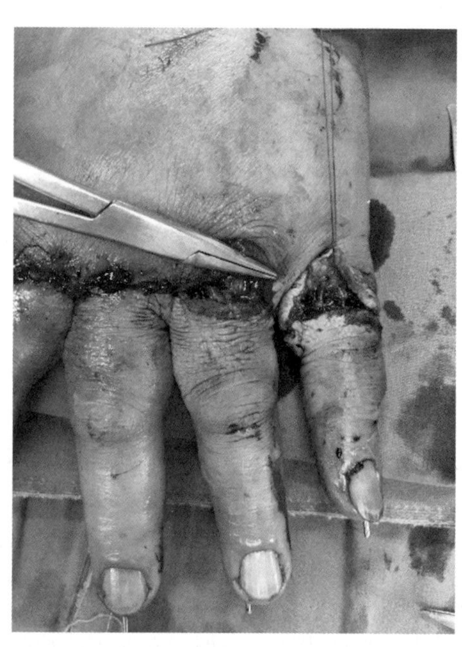

图 2　环、小指出现静脉危象，静脉栓塞

分别在环指尺侧及小指桡侧做纵行切口切开减张，游离栓塞的静脉，将栓塞段血管予以切除，冲洗切口后，修整两侧端口备用。此时伤手环指及小指指根部形成一星形不规则样切口。先用布样勾勒出切口外形轮廓，后在左足第 1、2 趾指蹼处按布样设计分叶皮瓣。该皮瓣共设计 5 个分叶，分别对应手背缺损、环指指背缺损、环指侧方减张切口、小指指背缺损及小指侧方减张切口（图 3）。将切下的皮瓣按设计方案将分叶同切口一一对应，皮瓣血管蒂中动脉同第 4 掌背动脉吻合，分叶中包含的静脉分别用作桥接栓塞的环指、小指静脉。

松开止血带后，观察皮瓣血运好，吻合口通畅，环指、小指末梢血运得以改善，缝合手部切口后皮瓣张力不大，环指、小指侧方的两个分叶有效对伤指进行增容（图 4）。供区切口直接缝合关闭，观察蹈趾血运未受影响。

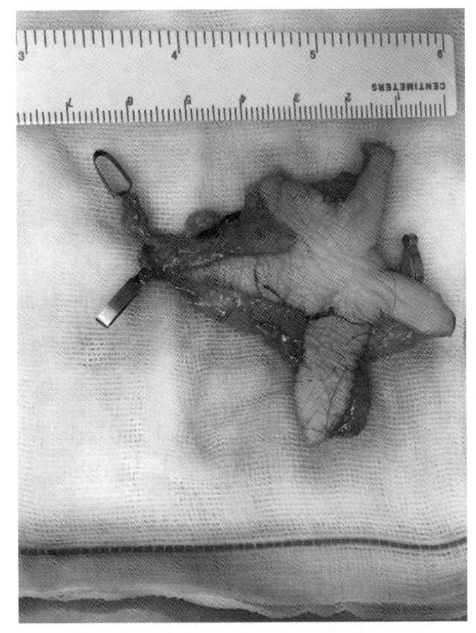

图3 设计分叶皮瓣

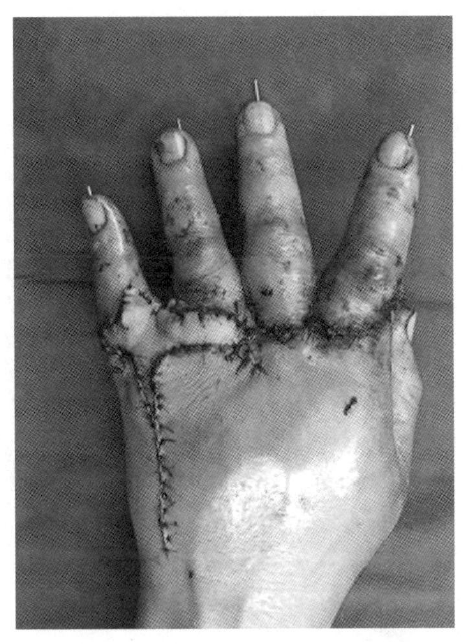
图4 移植皮瓣于受区修复缺损

本例的皮瓣及受伤4指完全成活（图5），供区及受区均一期愈合。术后6个月随访，皮瓣受区及供区切口完全愈合，皮瓣外形、颜色与手部正常皮肤相近（图6）。术后2年随访，伤指外形及伸屈功能恢复良好，达到正常，可独立完成抓握、持物、系纽扣等动作，受区及供区均遗留线形瘢痕，患者行走功能无影响（图7、图8）。

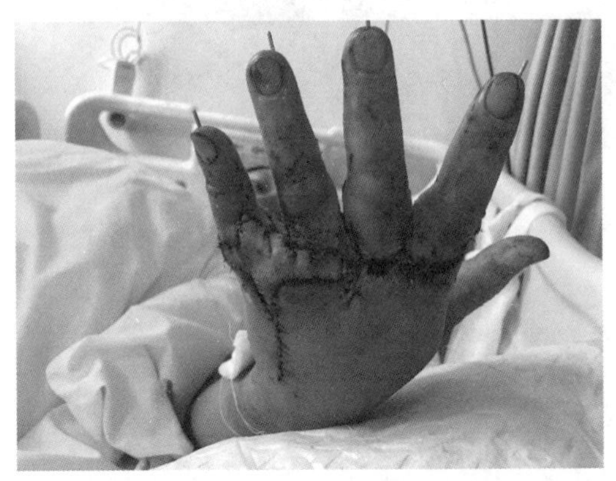
图5 术后10天，伤指及皮瓣均成活良好

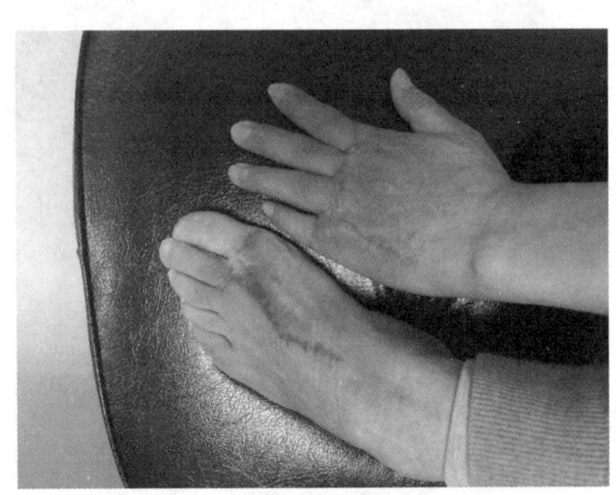
图6 术后6个月随访，受区及供区均已愈合

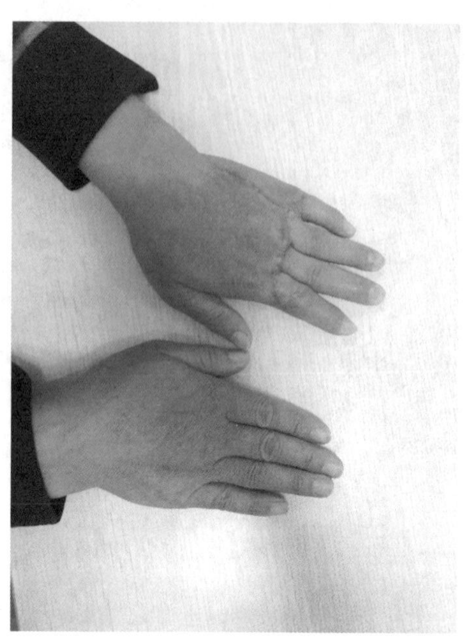

图 7　术后 2 年随访，供区遗留线性瘢痕，皮瓣色泽同正常组织相近

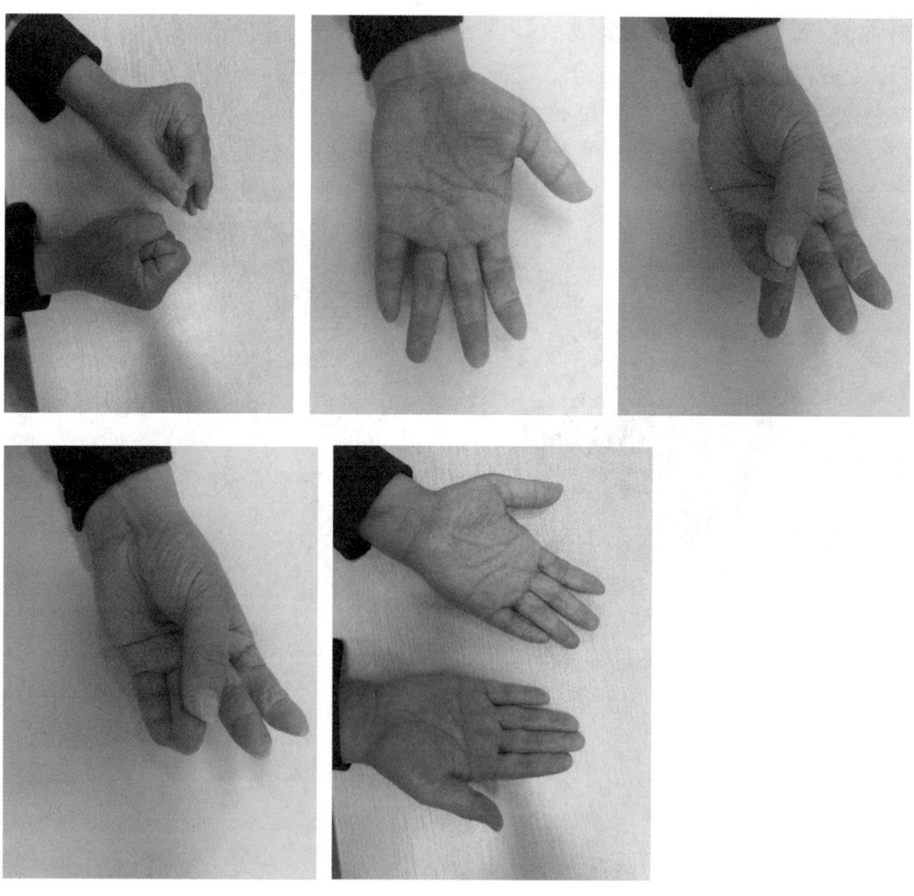

图 8　术后 2 年随访，伤手功能表现

六、讨 论

在典型病例中，患者断指再植后伤指严重肿胀，出现静脉危象。对于此种暴力致严重软组织损伤患者的治疗过程中，解决再植后手指肿胀严重、手部软组织挫伤严重、桥接血管栓塞、切开减张后软组织缺损这一系列问题是当务之急。保肢成功的关键在于尽早解除静脉危象，恢复断指血供。直接短缩手指虽然可以解决上述问题，但是术后手指外形、功能均与正常手指存在极大差异，远期功能恢复往往不理想。

在此，我们设计了具有为伤指增容功能的足部指蹼区分叶皮瓣修复节段性损伤带来的手部血管、皮肤缺损。从受区看，局部软组织遭砸压后损伤严重，静脉桥接吻合后再度栓塞，无合适软组织保护血管，给治疗带来困难，皮瓣所设计的分叶结构可以重建环指及小指静脉回流以及确保创口充足软组织覆盖；而增加覆盖减张切口的2叶是皮瓣设计的重点，它们可以有效提高伤指容积，在一定程度上缓解肿胀，减轻肿胀对再植手指带来的不利影响，为远期患手功能恢复提供了有力支持[4-6]。再从供区看，充分考虑到足趾指蹼和手部的指蹼同源性，能够满足覆盖手指及手背侧皮肤缺损，皮瓣切取后对跗横动脉进行重建可避免影响䟲趾血供，较小的皮瓣体积又能够实现足背供区直接缝合，对足部功能及外观影响较小。但需要注意的是，在本例皮瓣的设计和切取上，第1跖背动脉的起源、走行、皮支穿出区域以及末端同䟲趾腓侧跖底动脉的吻合等特征的确定在此皮瓣的设计和切取中起到至关重要的作用。第1跖背动脉变异较多，对于 Gilbert Ⅲ型的第1跖背动脉在这里无法满足本文方法所需。因此，在皮瓣设计伊始应提前行多普勒超声检查，明确血管走行，以提高手术成功率。

综上所述，采用足部分叶皮瓣移植修复多指节段性损伤断指再植，既可以很好地修复软组织缺损，又可以利用皮瓣内静脉作为桥接血管，最重要的是侧方减张口分叶覆盖，有效增加了伤指软组织容量，能够缓解断指再植后软组织肿胀对血管造成的压迫，最大限度地保障手功能恢复，还能充分保证供区的功能和外形，达到了满意的修复效果。

参 考 文 献

[1] 钟世镇，徐达传，丁自海. 显微外科临床解剖学 [M]. 济南：山东科学技术出版社，2000：98－101，504－550.

[2] 朱小雷，王增涛. 䟲趾静脉的解剖学研究及其临床意义 [J]. 中国临床解剖学杂志，2006，24 (6)：655－657.

[3] 潘达德，顾玉东，侍德. 中华医学会手外科学会上肢部分功能评定试用标准 [J]. 中华手外科杂志，2000，16 (3)：130－135.

[4] 王增涛，蔡锦芳. 䟲趾 C 形皮瓣修复手指环形组织缺损 [J]. 中华显微外科杂志，2001，24 (2)：88－90.

[5] 王先成，乔群. 第1跖背动脉拟行足背皮瓣修复足远端创面 [J]. 中华整形外科杂志，2005，21 (2)：101－103.

[6] 刘育杰，丁小珩，焦鸿生，等. 多种游离微型穿支皮瓣修复手指皮肤缺损的疗效分析 [J]. 中国美容整形外科杂志，2017，28 (2)：78－82，128.

7 岁儿童右肩胛带撕脱离断治疗及长期随访 1 例

郑宇棋　郑晓菊　王新宏 等

西安凤城医院手足显微外科

一、患者情况

患者男，7 岁。皮带轮绞压致右上肢自肩胛带撕脱离断 5 h 入院，查体：右上肢自肩胛带断离，近端见肩胛骨断端外露，创缘皮肤撕脱，腋动脉断端栓塞，神经呈“马尾状”自远端抽出，外露长 12～14 cm。远端肢体皮肤可见平行状齿轮压痕，创缘皮肤撕脱伴不规则缺损，肩胛骨及部分附着肌肉断端外露（图 1）。X 线片示：肩胛骨中部骨小梁中断，远端离体（图 2）。诊断：右肩胛带撕脱离断伤。入院时生命体征平稳，无复合伤。术前 MESS 评分 11 分。清创后进一步探查明确：①肩胛骨远端自肩胛窝内断离脱出，肩关节完整，冈上肌自起点处缺损，肩周部皮肤软组织撕脱，缺损位于臂近端内侧、腋动脉与肱动脉交界处，面积约 12 cm×7 cm；②腋动脉缺损约 12 cm，伴行静脉 1 条及头静脉断端挫伤，但无缺损；③腋神经自入三角肌前撕脱缺损，桡神经缺损，正中神经、尺神经断裂，肌皮神经入肌点处断裂（图 3）。

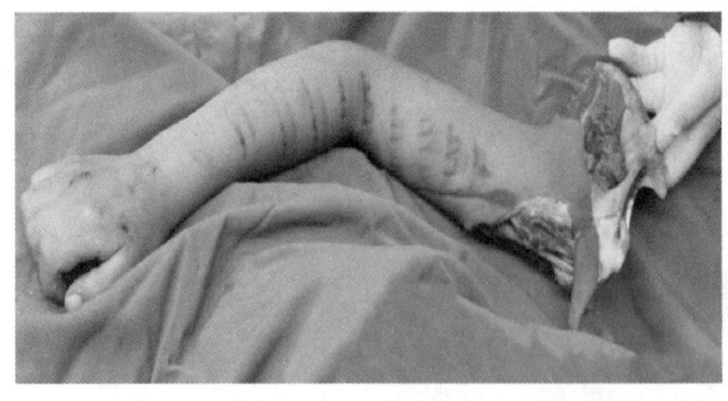
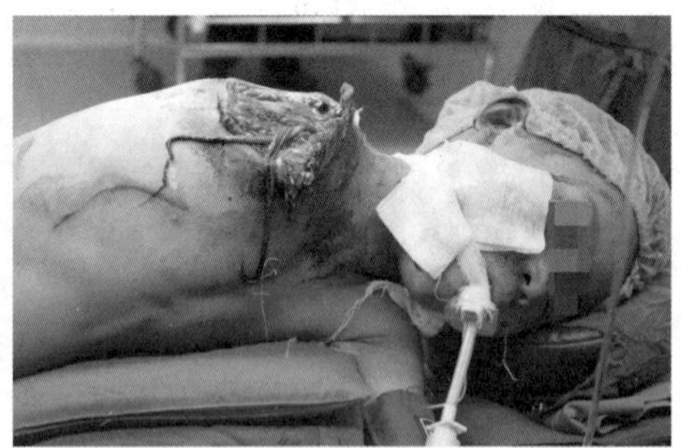

图 1　患者术前离断右上肢与近端情况

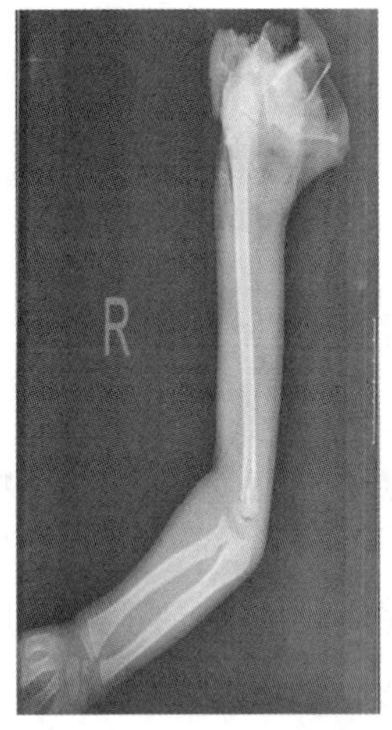

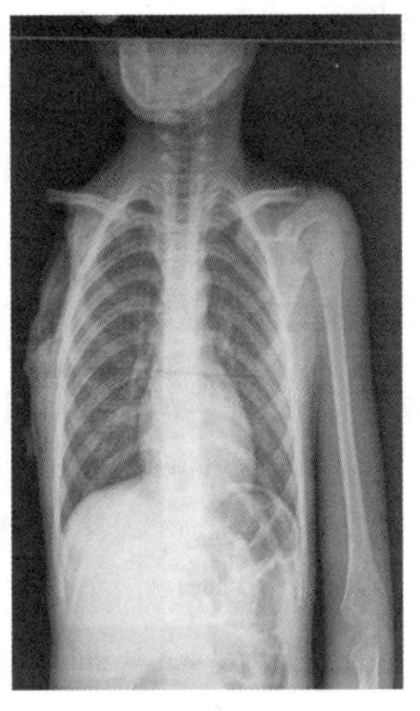

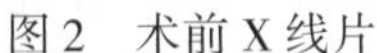
图2 术前X线片

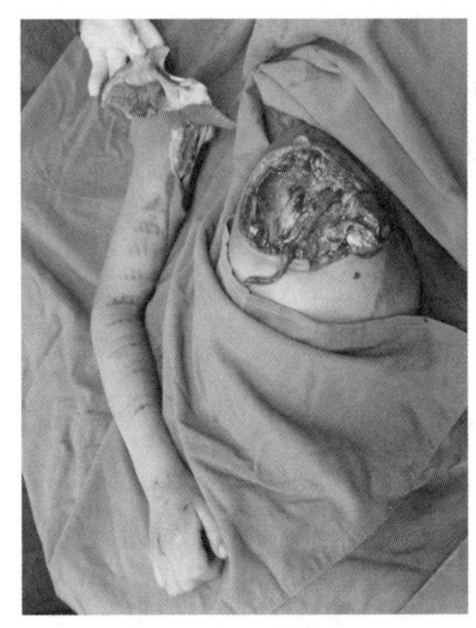
图3 清创后情况

二、修复过程

清创后将肩胛骨复位，用腱性组织固定于肩胛窝内（图4），切取大隐静脉，倒置桥接于腋动脉缺损部位，同时吻合头静脉及1条伴行静脉。肢体通血后分别将肌皮神经、正中神经、尺神经断端对接缝合。此时吻合的血管、神经走行位于皮肤软组织缺损区内，设计股前外侧皮瓣（面积为14 cm×8 cm）（图5），切取后移至缺损处（图6），将旋股外侧动脉降支近端与移植的大隐静脉进行端侧吻合，同时将其2条伴行静脉与皮下静脉吻合。前臂掌侧进行切开减压。

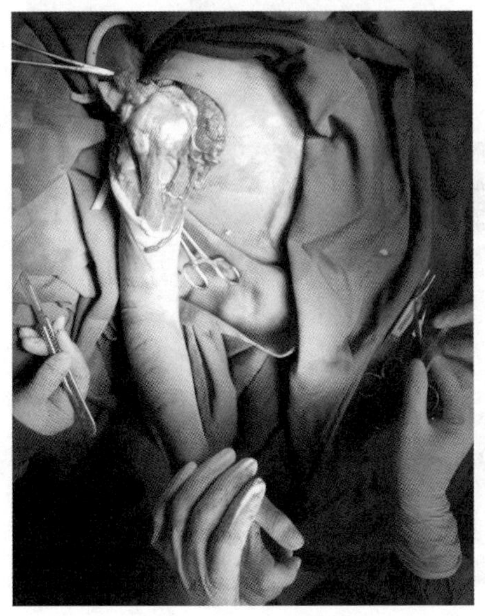
图4 断肢固定于肩胛窝

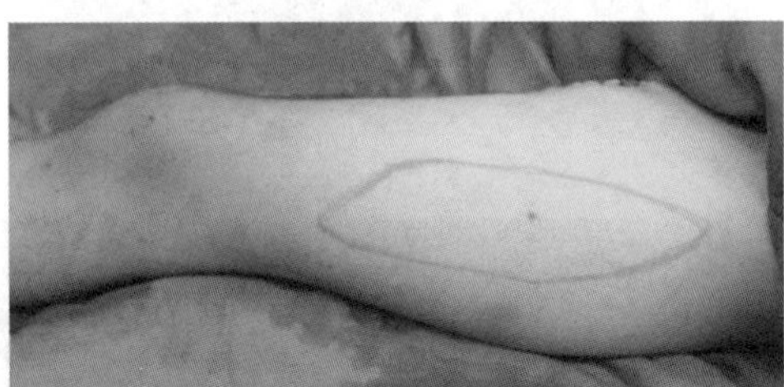
图5 设计股前外侧皮瓣

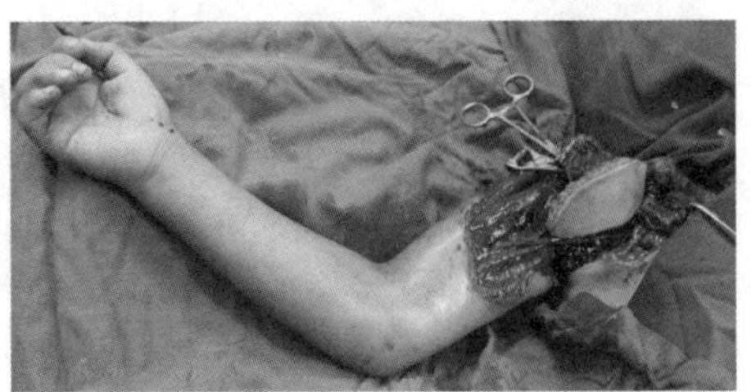
图6 肢体通血后皮瓣移植受区

术后常规抗感染、抗痉挛、抗凝等治疗，术后 2 周肢体消肿后，前臂切开减压，伤口直接缝合。术后 6 周指导患肢功能锻炼。术后 6 个月，行斜方肌移位右肩外展功能重建术。

三、结　果

患者右侧肢体及皮瓣一期成活，肩外展功能术后 9 个月随访，肩关节主动外展可达 30°，屈肘 11°（图 7）。术后 11 年随访（图 8），右上肢长度略短于健侧，前臂周径略小于健侧，双侧肢体温度相同，右桡动脉搏动弱于健侧；肢体痛觉、触觉、温度觉恢复，右手及各指两点辨别觉 15 ～ 20 mm；肩关节主动外展 30°，右肘关节屈曲 120°，腕关节屈曲 80°，右拇、示、中、环指近、远之间关节主动屈曲 5°，屈肘、屈腕肌力 5 级，屈拇、屈指肌力 3 级；主动伸肘、伸腕及伸指功能未恢复；患者独自住校生活 3 年，生活及学习可自理，患者及其家属对肢体外形和功能满意。

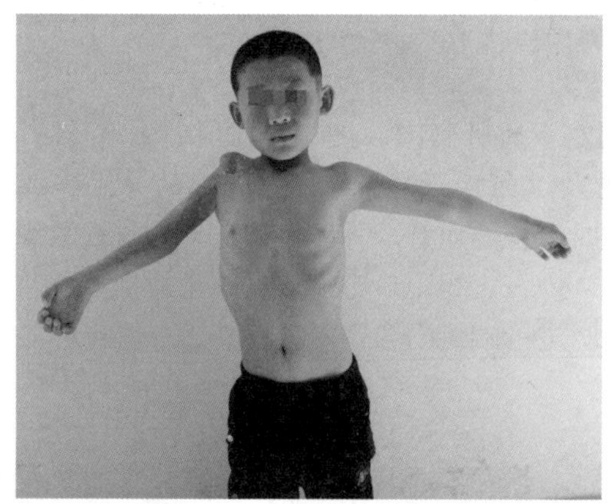
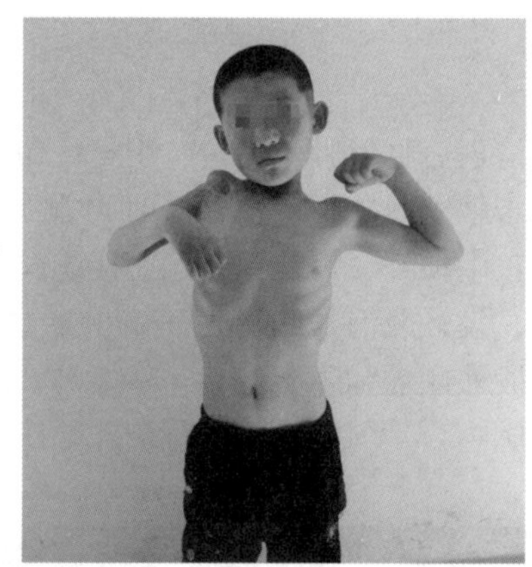

图 7　肩外展功能重建术后 9 月

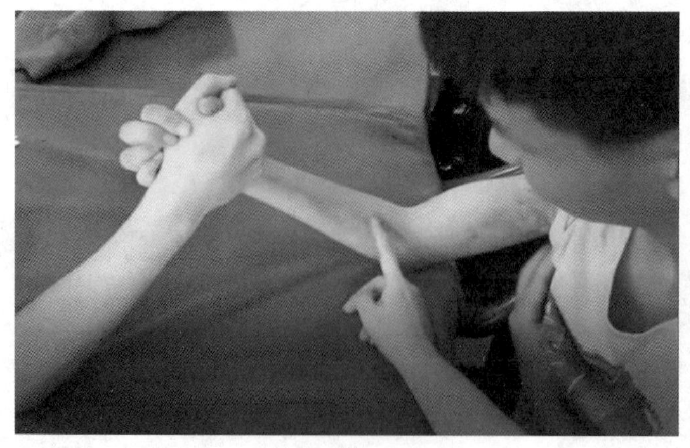
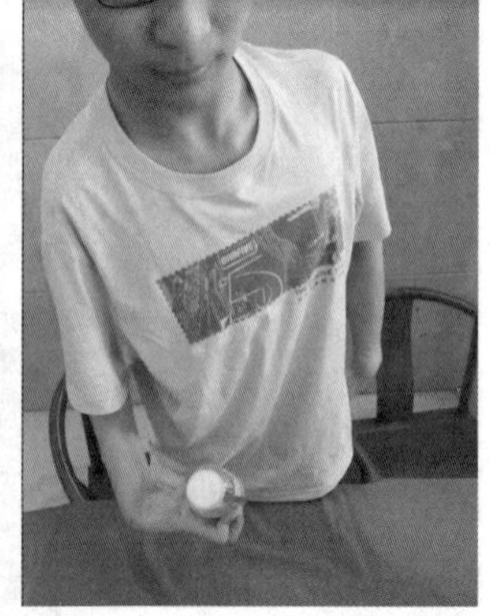

图 8　术后 11 年随访

四、讨 论

上肢高位离断的再植手术在临床中一直具有挑战性，其损伤平面高，软组织损伤重，往往合并严重失血性休克及其他复合伤，再植手术面临很大风险[1-2]。目前尚无全面、统一的手术指征可供参考，该领域仍存在一定的争议[3-4]。虽然我们有百余例上肢离断再植的经验，但该患儿年龄之小，离断部位之高，此前未曾遇到，当时国内外文献查新亦无同类报道，无可供参考的成功经验。患者家属保肢愿望强烈，当地就诊多家医院，为了保肢从外省赶到我院。患儿年龄小，截肢对于今后的心理、生理影响难以估料；虽然离断部位高，但肢体尚完整，骨、关节、肌肉、血管、神经等无大范围毁损；无复合伤，同时可能因为血管栓塞的原因，入院生命体征平稳，无休克情况；伤时天气寒冷，肢体缺血时间并不很长。综合考虑上述情况，我们决定行断肢再植手术。此时面临的治疗难点：①患者年龄小，术中失血耐受差；②术后肢体功能若无恢复，可能成为“赘生物”；③肌肉缺血坏死，继发肾功能损害问题；④肢体动脉稚嫩，并且有大段缺损；⑤神经高位抽出及部分缺损，功能如何恢复；⑥腋、臂部皮肤缺损位于血管走形区，如何进行吻合后血管的保护。

针对上述问题，我们制定了相应的计划和措施：①术中维护低血压，减少失血，并根据监测指标积极输血及调整。②患者腋神经撕脱缺损，但斜方肌仍在，可通过二期斜方肌移位重建肩外展功能[5]；肌皮神经断端挫损程度轻，根据我们既往经验，通过显微吻合后能够恢复一定的屈肘功能，从而避免成为“赘生物”。③为了减少肌肉缺血坏死风险，争分夺秒地缩短术前准备时间，同时安排多组人员分工合作；严密监测相关指标，并做好血液透析准备。④采用大隐静脉桥接缺损动脉，重建肢体血运。⑤术中仔细探查神经断端，将其向远端分离，确保断端组织健康，显微镜下仔细缝合。⑥一期设计游离股前外侧皮瓣，与移植的大隐静脉进行端侧吻合或与其分支吻合。充分的术前评估与准备，患儿入院 40 min 后即进入手术室，伤后 7 h 肢体恢复通血。

在该患者年龄、离断部位、围手术期管理等方面，即使在 11 年后的现在，治疗难度也非常大。急诊一期进行断肢再植已是挑战，同期进行游离皮瓣移植修复，更是对显微外科团队毅力和体力的考验。因为体位原因，医生全程都是在站位俯身的状态下完成血管吻合操作的，最终取得了非常满意的效果。

撕脱性断肢再植同期进行游离皮瓣移植覆盖血管走形部位，可起到保护血管、减少肿胀卡压、增加抗感染的作用，是肢体成活的关键。儿童肩胛带离断，通过仔细的评估与手术设计，可恢复肢体感觉及部分肢体功能。随着显微外科技术的发展，患者再植肢体功能通过进一步手术治疗预期可得到进一步改善。

该患者桡神经缺损，伸肘、伸腕、伸指功能未恢复，导致休息时肢体屈肘、屈腕状态，我们既往的高位离断患者，即使桡神经无缺损直接缝合，也会出现类似情况或腕关节不稳。近年来我们再植时急诊一期行腕关节固定，较好地解决了腕关节不稳的问题。同时考虑一期行伸肘功能重建，有望缩短疗程，提高治疗效果。

参考文献

[1] 糜菁熠，芮永军，赵刚，等. 上臂离断再植回顾性研究 [J]. 中国骨与关节杂志，2015，4 (12)：946－949.

[2] GULGONEN A，OZER K. Long-term results of major upper extremity replantations [J]. J Hand Surg Eur Vol，2012，37 (3)：225－232.

[3] NG W K，KAUR M N，THOMA A，et al. Long-term outcomes of major upper extremity replantations [J]. Can J Plast Surg，2014，22 (1)：9－13.

[4] 牛志勇，刘敏，马林，等. 上臂毁损性离断的再植与功能重建 [J]. 中华显微外科杂志，2006，29 (6)：462－463.

[5] 田光磊，韦加宁. 肌肉移位肩关节外展外旋功能重建术 [J]. 中国矫形外科杂志，2001，15 (2)：1118－1120.

[郑宇棋、郑晓菊 (通讯作者)、王新宏、李海军、代创国，西安凤城医院手足显微外科]

幼儿前臂离断伴全身多发伤再植成功1例

高钦锋　杨成鹏　柳志锦 等

苏州大学附属瑞华医院手外科　苏州大学医学部

一、患者情况

患者女，3岁，因车祸伤致左前臂离断、流血伴疼痛1 h急诊入院。专科检查：左上肢于前臂中近1/3平面离断，离断肢体完整，离断平面皮肤挫伤严重，可见肌肉、肌腱及尺、桡骨断端外露，未见血管神经抽出。左手背见一纵行伤口，深及皮下，示指近节背侧表皮挫伤，可触及骨擦感，指体畸形，近节掌侧可见一斜形挫裂伤口，深及肌腱。离断平面前臂近端皮肤挫伤重，肌肉挫伤重，近端伤口内可见骨折、肌肉断端外露（图1A、1B）。右侧颜面部肿胀较明显，右面颊上部可见一约2 cm×5 cm擦伤，无深部组织损伤。右足外踝部及右足背多处不规则擦伤，以右足外踝部一约2 cm×5 cm擦伤尤其明显，表面少量血性渗出。X线片：左尺、桡骨中段以远缺如，左示指近节指骨骨折（图1C）。头颅CT：右侧上颌窦积液。诊断：①左前臂中段完全离断伤；②左示指近节指骨骨折；③左示指双侧指掌侧固有动脉、神经断裂；④头部外伤；⑤右踝部及右足皮肤挫伤。急诊在全身麻醉下行左前臂清创，尺、桡骨骨折复位弹性髓内钉内固定，前臂再植，示指近节指骨骨折复位内固定，双侧指掌侧固有动脉吻合、神经缝合，医用高分子夹板外固定术。

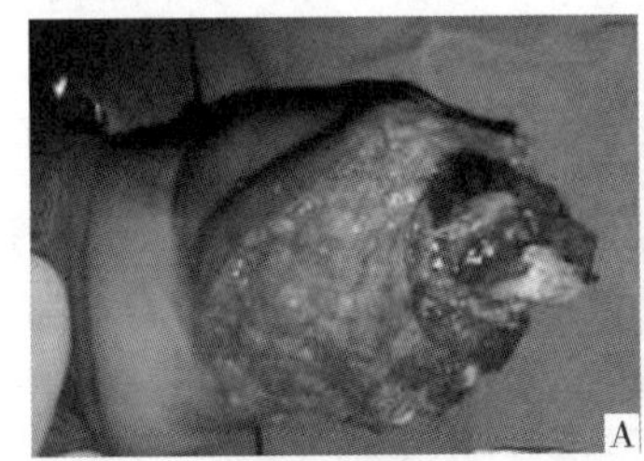
A

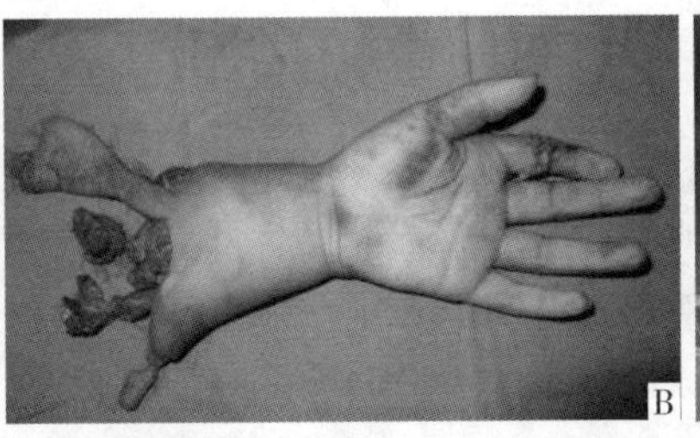
B

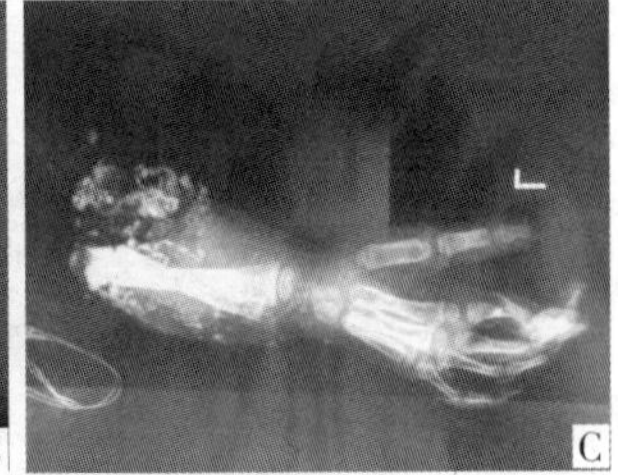
C

A. 左前臂近端；B. 左前臂远端；C. X线片

图1　术前患者情况

二、治疗经过

由于前臂肌肉组织挫伤严重，尺、桡骨短缩约4 cm，采用弹性髓内钉内固定。依照优先修复动脉，重建离断肢体血供的原则，先吻合尺动脉以尽快（入院后3 h）恢复肢体供血，修复第2～5指屈、伸肌，拇长屈、伸肌及尺、桡侧腕屈伸肌腱，部分肌肉挫烂，均将腱性部分全部编织缝合于残余肌肉组织；然后修复桡动脉及伴行静脉、头静脉、尺动脉伴行静脉、贵要静脉；修复正中神经、桡神经、尺神经。示指骨折复位后用2枚克氏针及钢丝固定，然后分别吻合和缝合双侧指掌侧固有动脉、神经。手术全程约7.5 h（图2）。术中输入同型红细胞悬液2 U。术后转ICU对症治疗，观察患儿生命体征变化，根据患儿体重严格计算用药，并视情况补充血容量，防止水电解质紊乱、酸碱平衡失调；抗感染、抗凝及抗痉挛等对症治疗；适时换药；及时进行血常规及生物化学检查，预防急性心肾功能衰竭及并发症的发生。

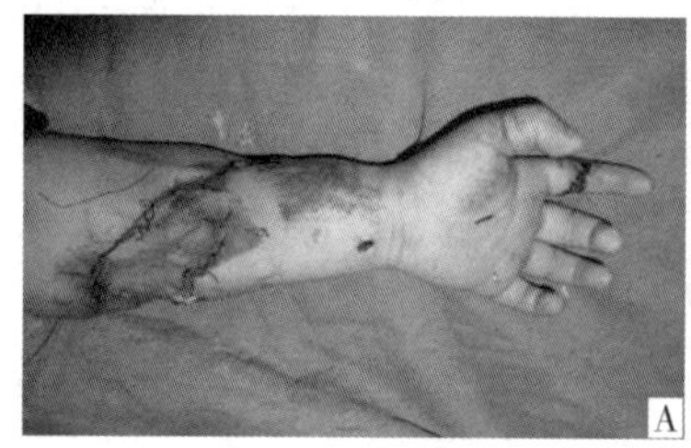

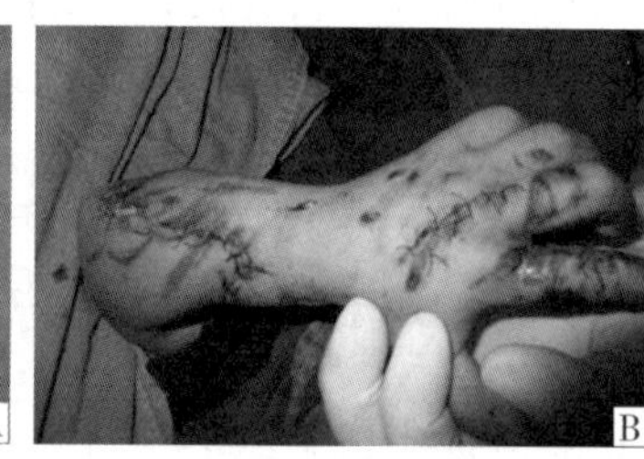

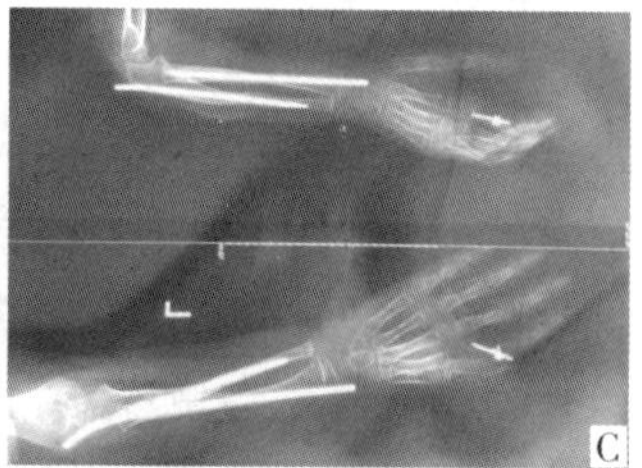

A. 左前臂掌侧；B. 左前臂背侧；C. X线片

图2 术后患者左前臂情况

三、结　果

术后患儿顺利度过危险期，肢体存活，伤口一期愈合，2周拆线；3周拆除外固定，进行物理疗法和康复训练。术后6周转入康复科行康复功能锻炼。术后4个月左尺桡骨骨折愈合，行内固定取出术，出院（图3）。

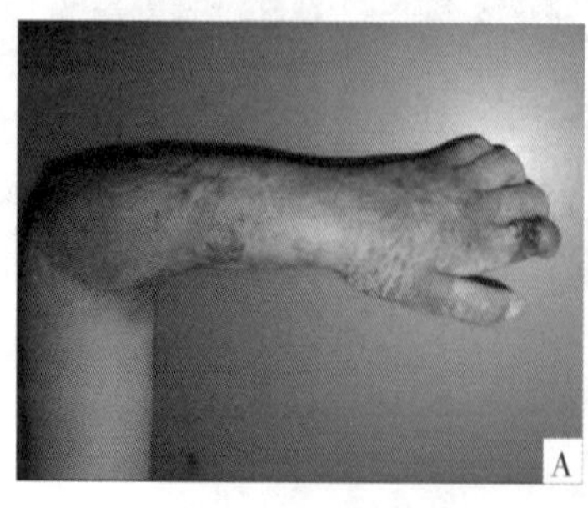

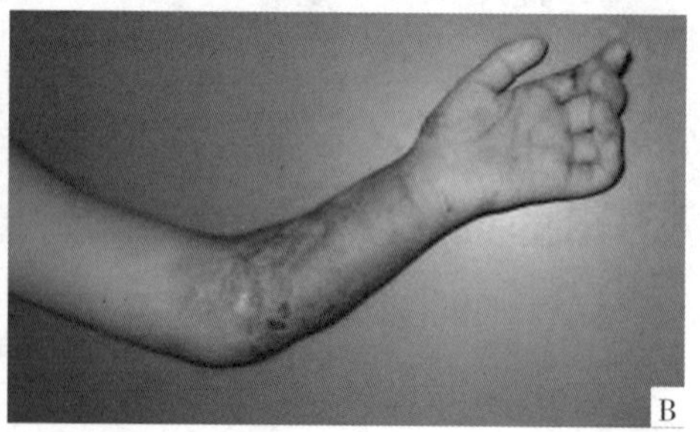

A. 左前臂背侧；B. 左前臂掌侧

图3 出院时左前臂伤口恢复情况

术后12个月康复评估，腕关节掌屈活动度0°～75°，背伸0°～80°，尺偏15°～35°，桡偏0°～30°；拇指掌指关节屈伸为0°～30°、－10°～0°，指骨间关节屈伸为50°～85°、0°～0°；示、中、环、小指掌指关节主动屈曲分别为0°～60°、0°～90°、0°～90°、0°～90°；示、中、环、小指近指骨间关节屈曲分别为30°～35°、0°～70°、0°～90°、0°～90°，远指骨间关节屈曲分别为0°～60°、0°～60°、0°～70°、0°～70°。左腕背伸、掌屈肌群肌力均为4⁺级。拇指对掌对指功能良好。

术后3年随访（图4、图5），左手第1～5指感觉恢复接近正常，指端两点分辨觉5～7 mm。与健肢对比，左侧肢体短缩约3 cm。采用上肢部分功能评定试用标准评价治疗效果[1]，再植肢体功能优，疗效令人满意。

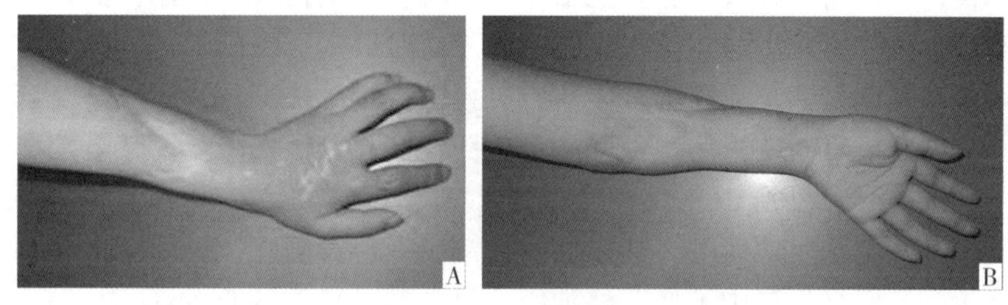

A. 左前臂背侧；B. 左前臂掌侧

图4　术后3年随访左前臂外观情况

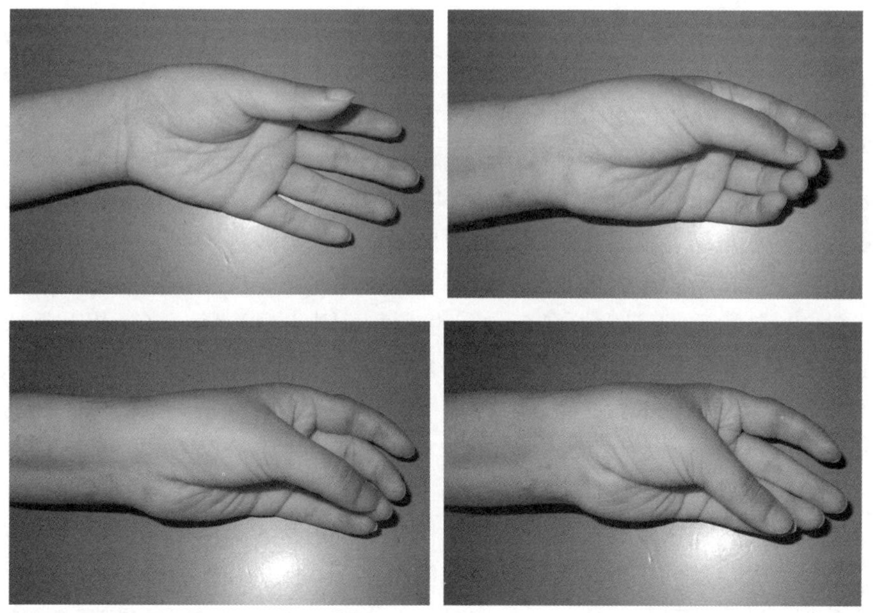

图5　术后3年随访左手拇指对指功能恢复情况

四、讨　论

幼儿多发伤伴前臂完全离断临床上较少见[2-3]。对于是否进行保肢，可根据患者的年龄、生命体征、肢体离断时间、血管神经损伤程度、医疗条件以及手术医生的经验和技术等进行综合判断。考虑该患儿既往无心肺系统疾病，伤后肢体远端相对较完整，受伤时间较短且其父母强烈要求再植，而且保全肢体对于患儿身心发育具有重要意义，于是决定行再植手术。

多发伤的急救重点关注生命体征是救治的基础。伤后出血过多，常发生失血性休克，所以急救时首先要建立静脉通路，给予足够的血容量，以保证患者生命体征的平稳以及再植手术的成功。在抗休克治疗后尽快实施再植术是断肢再植的必要策略。Sfeir等[4]统计肢体离断缺血时间 <6 h 的截肢率为 6.7%，缺血时间 >6 h 的截肢率高达 33.3%。对于断肢离断平面的情况，断肢的保存条件都会影响其再植的成功率。本例患儿是左前臂完全离断后 1 h 就诊，肢体较完整，且断肢保存于 4 ℃冰箱内，来院后立即采取急救流程，予以输血补液等抗休克治疗的同时，多学科会诊合作，加强围手术期管理，统筹安排，保障患儿生命体征平稳，本着先救命后治病的原则，争分夺秒，尽可能在最短时间内使肢体先恢复血供。采用非常规再植技术尽快恢复肢体血供是获得满意疗效的前提。清创完成对断端采用弹性髓内钉内固定后，以优先修复动脉重建离断肢体血供的原则，首先吻合尺动脉以尽快恢复肢体供血，再修复第 2 ～5 指屈、伸肌，拇长屈、伸肌及尺、桡侧腕屈伸肌腱，然后修复桡动脉及伴行静脉、头静脉、尺动脉伴行静脉、贵要静脉；最后修复正中神经、桡神经、尺神经。高质量的血管、神经、肌腱修复技术是肢体成活的关键措施。在显微镜下尽量多吻合血管，以保证再植的成功，以及避免术后因回流障碍导致肢体肿胀而进一步影响手功能的恢复，同时尽量要找到所有的神经，一期吻合。只有早期的神经功能恢复，才能使再植肢体恢复感觉和运动，同时也可避免由于神经本身的损伤导致肌肉萎缩或失去控制。术后早期积极有效的康复治疗也是不可或缺的环节。幼儿肌肉组织生长迅速，伤口愈合快，术后应早期康复介入。长时间的制动会导致肌肉的粘连和关节囊的挛缩，而且相较于前臂和腕关节，拇指的对指功能更为重要。良好的对指功能是完成精细活动的基础，本例患儿对指、对掌功能恢复理想，大鱼际肌外观饱满与术后早期积极有效的康复介入有较大关联。术后患儿肢体短缩 3 cm，随访发现前臂略萎缩，外观较为满意，左手第 1 ～5 指感觉恢复接近正常，指端两点分辨觉 5 ～7 mm。随着生长发育，能否缩小两侧外观差距，前臂及手掌的感觉与运动功能能否进一步恢复，需要长期随访结果评定[4]。有研究报道，上肢再植患肢的关节活动度、握力、捏力在术后 5 年才会停止增加[5]。所以，该例患儿的感觉和功能还是有进一步恢复的空间的。

总之，对于多发伤伴有肢体离断的幼儿，在保证其生命体征平稳的情况下，争分夺秒，在最短的时间内先恢复其肢体血供，尽快完成再植手术，术后予以早期积极有效的康复治疗，恢复其患肢的感觉与功能。与截肢相比，本例患儿保留了肢体，恢复了手部大部分的功能，减少了对患儿成长发育中身心的影响，家属也更容易接受。

参考文献

[1] 潘生德，顾玉东，侍德. 中华医学会手外科学会上肢部分功能评定试用标准 [J]. 中华手外科杂志，2000，16 (3)：130－135.

[2] 方光荣，汤海萍，程国良，等. 幼儿断臂再植 1 例 [J]. 人民军医，2001，44

(8)：490.
[3] 周绍勇，张航，唐林俊，等. 幼儿前臂不全离断再植成功一例［J］. 中华手外科杂志，2015，31（1）：8.
[4] SFEIR R E，KHOURY G S，HADDAD F F，et al. Injury to the popliteal vessels：the Lebanese war experience［J］. World J Surg，1992，16（6）：1156－1159.
[5] GULGONEN A，OZER K. Long-term results of major upper extremity replantations［J］. J Hand Surg Eur Vol，2012，37（3）：225－232.

［高钦锋、杨成鹏、柳志锦、李友、巨积辉（通讯作者），
苏州大学附属瑞华医院手外科、苏州大学医学部］

后 记

（一）

历经第一季度春节假期就地过年与节后疫情防控，2021 中国显微外科传承与创新论坛第 1 站——穿支皮瓣与软组织缺损修复（1）分叶穿支皮瓣专题于 2021 年 4 月 10 日终于在美丽的张家界华天大酒店召开了，线上线下同步直播。感谢承办方——中南大学湘雅医院、张家界市人民医院，感谢合作支持方——中华医学会显微外科学分会、广州和平骨科医院、科创医疗集团。侯春林、裴国献、徐永清、徐达传、穆广态、王望生、陈爱民、张世民、芮永军、丁小珩、赵广跃、徐雷、王欣、章一新、汪华侨、战杰、刘保一教授等国内知名学者，湖南省医学会朱建华秘书长，湘雅医院党委书记张欣教授，湖南省显微外科界专家、教授受邀出席，顾立强、唐举玉教授任论坛主席，吴攀峰教授任执行主席。论坛主要分三大板块：一是分叶穿支皮瓣专题研讨，二是专家共识，三是青年医生病例报告竞赛。

专家共识分两部分，也是此次的重头戏。第一部分，延续 2020 中国显微外科传承与创新论坛（2）湘雅站公开研讨与多次小范围专家座谈后，形成“特殊形式穿支皮瓣及其衍生术式命名专家共识”。2020 年 12 月，《中华显微外科杂志》审稿专家与编辑部编审组建议，使用“特殊形式穿支皮瓣衍生术式湘雅 - 唐分类”，按国际惯例，体现中国学者对其贡献和命名提名地，分 4 级，用罗马数字表示。此次论坛与会编委和共识专家们，提前一天对“命名专家共识”样稿认真通读、仔细修改，各自提出书面审稿意见。10 日中午又进行了 1 个小时的集体讨论，编委们充分肯定了此份“专家共识”，提出了建设性意见，最后结论：①建议唐举玉教授先以个人名义，中英文发表《对特殊形式穿支皮瓣及其衍生术式命名的思考》；②今年 9 月底广州第 13 届全国显微外科学术大会期间，再进行一轮研讨与解读；③一致同意用“唐氏分类”；④建议唐教授在适当时候在长沙召开国际穿支皮瓣研讨会，达成国际性“特殊形式穿支皮瓣及其衍生术式命名长沙共识”。

“穿支皮瓣分分合，五种衍生十八个；湘雅医院唐举玉，传承创新勇拼搏；修复重建世界里，中国显微奏高歌。”——2021 年 4 月 10 日，在张家界参加“分叶穿支皮瓣专题研讨会”有感（张世民）

这是一次很好的“闭门小范围专家共识”讨论会，再加上一周前（4 月 3 日）在宁波召开的《严重开放性肢体创伤早期救治专家共识》第二次讨论会“宁波闭门会议经验”——小范围讨论 + 起草组及时修改完善。当然，某一站论坛专家共识第一轮，还是应该坚持像此次张家界“分叶穿支皮瓣研讨会”一样，集中国内优势单位 5 ～ 8 位专家骨干作中心发言，由牵头人作某一主题专家共识初稿或设想的解读，与会专家研讨（并协商专家共识逐步完善的进程与分工等，欢迎有丰富临床经验与学术研究的各位加盟，请与牵头人联系！），进行相关主题的青年医生病例竞赛，同时网上视频直播，充分彰显权威性、学术性、公开性。我想：一个专家共识的定稿发表，一定要进行两轮或两轮以上公开的论坛研讨和若干次小范围闭门研讨，经中华医学会显微外科学分会委员群和《中华显微外科杂志》编委群公示征求意见后，方可在《中华显微外科杂志》刊出。

股前外分叶穿支皮瓣、DIEP分叶穿支皮瓣、旋肩胛分叶穿支皮瓣、桡侧副分叶穿支皮瓣、骨间后分叶穿支皮瓣、削薄分叶穿支皮瓣、嵌合分叶穿支皮瓣、颌面部分叶穿支皮瓣……唐举玉教授对分叶穿支皮瓣专家共识（初稿）的解读，多位骨干的集中研讨，侯春林教授等的精彩点评，来自国内7省区20余位青年医生参加病例报告竞赛，不时掀起一个个学术小高潮。“骨科在线”“科创云学院”网上5G直播，共计15000多人观看收益。

对！这是一场显微外科学术大餐，是显微人传承创新、光大发扬的直接展示，也是弘扬“显微外科技术—显微外科学”的最好诠释。

附 显微外科学（Microsurgery）：以创伤再植、功能重建、修复再造等为主要领域，解决该领域内以显微外科技术为核心治疗手段的临床问题及其相关的基础研究，并不断吸纳现代科学技术的最新研究成果，从而丰富、发展和促进现代显微外科技术在其它领域应用的学科。（朱家恺主编：《显微外科学》，人民卫生出版社2008年版）

（顾立强 2021年4月11日于张家界）

（二）

2021年7月31日，国务院联防联控机制举行新闻发布会介绍：新冠病毒德尔塔变异毒株病毒载量高、传播速度快、传播能力强，在一些地方（南京、郑州、张家界、扬州等地）还可能出现疫情（已波及10省25市），这就要求我们的防控措施更要突出快、狠、扩、足。当日，中华医学会学术会务部紧急叫停8月份全国性中华医学会线下学术活动（包括原定8月7—8日中华医学会第13届全国显微外科学术大会广州审稿会），只允许线上学术活动。我所在的广州市呼吁市民非必要不出省；中山大学附属第一医院严格执行政府严防严控决议，原则上不离穗。

是啊！2020年华夏大地上发生了一场波澜壮阔的抗疫斗争，在中共中央坚强领导下，全国人民众志成城、不畏艰险，医务人员成为最美“逆行者”，迅速取得中国抗击新冠重大战略成果。但是，国际疫情始终未得到有效控制，尤其是德尔塔变异株出现后，国际航班屡屡熔断，对中国国内防疫构成严重威胁。虽然2021年5月广州荔湾茶楼事件，得益于政府果断决策与市民配合，及时扑灭疫情，但花费了众多人力物力，尤其是2个月时间。此次南京禄口机场事件、郑州六院事件等，也正是“外防输入、内防反弹”防控策略中人为出现微小防疫漏洞被无限放大，需要全国人民再次配合政府尽可能在较短时间内有效控制疫情。问题是截止到8月8日，新冠疫情防控形势依然严峻，多久恢复正常未知！

那原定于 2021 年 9 月 2—4 日在广州召开的中华医学会第 13 届全国显微外科学术大会命运如何——取消？延期？按时举行但调整会议形式？需要我们中华医学会显微外科学分会常委会在中华医学会学术会务部指导下作出集体决议。不可否认，时间紧，任务重、多、杂（涉及中华医学会显微外科学分会委员换届交班），我作为中华医学会显微外科学分会第十届委员会主任委员、中华医学会第 13 届全国显微外科学术大会主席，必须有思考、提建议，与常委们共决策、敢担当。

以下是我对新冠疫情下中华医学会第 13 届全国显微外科学术大会的一些思考与建议：

1. 原则：抗疫为先、遵守规定、按时完成、突出重点、保证学术（寻求新冠疫情下学术交流最佳形式）。

2. 时间：2021 年 9 月 4 日（周六）08：00—17：00（或 18：00）。

3. 形式：线上会议［广州主会场（会议主持、开幕致辞、各主题点评、大会总结等实时播出）、各省分会场，加个人收看……］。

4. 主题：创新推动进步、学术引领未来（新技术、新理论、新见解……）。

5. 演讲方式：录播（学术引领，时间控制，提前录制提交）。

6. 开幕致辞（实时播出）：大会主席、中国显微外科突出贡献奖（刘小林）与终身成就奖（侯春林）获得者、广东医学会领导（承办方）、中华医学会领导（主办方）等，其他特邀嘉宾改为录播视频祝贺（由原定各常委联系人落实）。

7. 主持与点评、大会总结（实时播出）：线上线下（主会场）各一，专家论坛线上两三人，候任主委徐永清作大会总结。

8. 常委带头作用：特别要发挥中华医学会显微外科学分会全体常委的带头作用，按照中华医学会学术会务部要求，与组委会（学术、组织、秘书处）一起带动全国委员与青委会委员、下一届委员提名人、大会发言交流者等做好新冠疫情下会议注册、主分会场组织，带头做好学术交流视频录播、上传，以保证会议顺利进行。

9. 会后制作《中华医学会第 13 届全国显微外科学术大会视频》（中华医学会网站视频）。

10. 会后公开出版《中华医学会第 13 届全国显微外科学术大会资料汇编》（纸质版）：①编委会成员：组委会成员（主分会场主席、秘书长）、常委；②正文：会议交流书面文字稿（有小结，突出“新”）、演讲视频（设二维码）；③主分会场书面点评总结：主席提交；④未交流稿件：分类列出题目，设二维码识别 word 文档；⑤附录。

11. 会后组织《中华医学会显微外科学分会新冠疫情下开展学术交流的专家共识》（中英文双语）。

12. 酌情组织会后会（SICOT 骨显微专题研讨、中美显微外科交流等），时间待定。

非常欣慰的是，今天在中华医学会学术会务部孟庆龙主任指导下，全体常委们认真审阅、讨论了大会组委会报告，并作出决议，一致同意按时于 2021 年 9 月 4 日（周六）召开中华医学会第 13 届全国显微外科学术大会（线上会议，主会场设在广州）。

预祝新冠疫情下大会学术交流一切顺利！中国显微外科事业蓬勃发展！

（顾立强 2021 年 8 月 8 日夜于广州）

（三）

2021 年 10 月 30 日，一个值得纪念的日子！

Clinical Orthopaedic Microsurgery（*COM*）（Internal Communications Only，内部交流）第 1 卷第 1 期终于如期出版了！“万里长征迈出了第一步”，如释重负、感慨万千！

2019 年元旦假日期间，我突发双侧脑干血栓，经积极抢救转危为安，但行动能力等重度受损。家人悉心照顾、陪伴与医院领导、同事关怀鼓励，使我渡过了漫长的康复期，恢复了基本的生活自理能力与伏案工作能力。刘小林教授等科室领导积极为我谋划“人生转型”。2019 年 9 月 4 日在刘小林总编辑推荐下，我接任《中华显微外科杂志》第 4 任总编辑，边上班边康复。

2020 年初，《中华显微外科杂志》在第 43 卷第 1 期“卷首语”中提出了“传承、创新、团结、合作、国际化”的新使命，其中重要的举措之一是创办“中国显微外科传承与创新论坛”。还有就是为杂志国际化做好人、财、物储备，待各方面条件成熟、时机合适时，筹备创办一本有中国特色、具国际视野的临床显微外科英文杂志 *Clinical Microsurgery*：*Review & Case Report*，真正为中国显微外科走向世界、融入国际学术大家庭做出实质性贡献。2020 年《中华显微外科杂志》第 43 卷第 2 期（4 月份）及时组织“新型冠状病毒肺炎防治专栏”，在编辑部英文志愿者与冷柏教授（英籍特聘英文编辑）的帮助下，刊发《中华医学会显微外科学分会新型冠状病毒肺炎疫情期间开展显微外科手术专家共识》（中英文全文双语）。第 3 期（6 月份）、第 4 期（8 月份）顺利刊出《中国显微外科技术进展》（中英文全文双语），旨在系统介绍中国显微外科成就、方便国内外显微外科同行间的学术交流（现每期刊出 1 篇）。2020 年 9 月 5 日，中国显微外科传承与创新论坛（7）——严重肢体创伤救治专题暨国际骨科与创伤学会（SICOT）骨显微专题网络研讨会在广州举行，这也是“2020 中国显微外科传承与创新论坛”国际第 1 站，来自美国、德国、罗马尼亚、意大利、埃及、日本等 10 余位专家学者与中国同行积极互动，为践行国际间学术交流合作迈出了第一步，也为《中华显微外科杂志》征集了国际稿源。2020 年 9 月 13 日，中山大学附属第一医院显微创伤手外科 2020 年度学科建设工作会议上，科室同事们分析了中国学者非英语母语致中国显微外科成果在国际间交流、传播滞后及中西方文化差异对显微重建理念认识不同等问题，讨论了申办英文显微外科杂志的必要性、可行性与时机等［有利条件：中山大学附属第一医院显微外科团队（有创办《中华显微外科杂志》经验）、国际学术组织 SICOT Orthop Microsurg Committee（朱庆棠教授任 SICOT 骨显微委员会主席）等；中国显微外科传承与创新论坛（依托国内显微外科优势医院专题研讨、青年病例竞赛、国际站等）；SICOT 骨显微专题研讨；2 年的稿件储备，初期以 Review、Case Report 等约稿为主。］，一致同意申办，并责成顾立强、朱庆棠教授等深入调研、启动筹备 *Clinical Orthopaedic Microsurgery*，落实人、财、物储备。

在中国，要创办一本英文专业性学术期刊，何其不易？国家新闻出版署对此有严格的规定。1999—2005 年我曾随裴国献教授参与创建《中华创伤骨科杂志》，知道其中的艰辛，更知道“万事开头难”。The important thing is that “someone gets cracking”, and that he does it well.（重要的是“有人能开始干起来”，而且能干好。）

2020年华夏大地上发生了一场波澜壮阔的抗疫斗争，在中共中央的坚强领导下，全国人民众志成城、不畏艰险，医务人员成为最美“逆行者”，迅速取得中国抗击新冠疫情重大战略成果，党和国家有关部门及时发出了“把论文写在祖国的大地上”的号召。

2021年6月，中共中央宣传部、教育部、科技部印发《关于推动学术期刊繁荣发展的意见》（中宣发〔2021〕17号），旨在加强学术期刊建设，提升国家科技竞争力和文化软实力，构筑中国精神、中国价值、中国力量。其中“五、提升国际传播能力”提出：“提升开放办刊水平：支持学术期刊深化与国际同行交流合作，……支持学术期刊根据学科发展和学术交流需要创办外文或双语学术期刊。”

2021年7月7日，广东省委宣传部出版处来中山大学附属第一医院调研座谈，传达《关于推动学术期刊繁荣发展的意见》精神。2021年9月，中共广东省委宣传部、广东省科学技术厅发布《2020—2021年度广东省高水平科技期刊建设项目指南》，支持广东省高水平中文与英文科技期刊建设。我想，这是创办英文学术平台、彰显传播显微外科成果业绩的“中国名片”——*Clinical Orthopaedic Microsurgery* 的最佳时机！

实际上，2021年6月27日，*Clin Orthop Microsurg* 筹备小组会议召开，参加会议的有顾立强、朱庆棠、冷柏、郑灿镔、杨建涛、邓佩军、顾凡彬等，启动了 *Clin Orthop Microsurg* 创刊号的编辑。会后，又得到刘小林、汪华侨、张旭（河北三院）及 Ahmad Addosooki（埃及）、Bruno Battiston（意大利）、Marko Bumbasirevic（塞尔维亚）、Alexandru Georgescu（罗马尼亚）、Frederic Schuind（比利时）等教授的积极响应与认真编审。参与编辑、校对的还有涂哲慧、封静及英文志愿者小组成员。今天，在大家的共同努力下，*Clin Orthop Microsurg* 创刊号（内部交流）面世了，可喜可贺！好的开始是成功的一半。当然，今后的路还很长，路途还很艰难，需要我们编委会与编辑部全体同仁团结一致、奋发图强，以早日获得国家及国际正式出版物刊号、公开发行！

Ideas are cheap，results are priceless（想法很便宜，结果却无价）——世界显微外科之父 Harry J. Buncke 语，让我们共勉！

（顾立强 2021年10月30日于深圳）

（四）

2021年12月11日晚，在长沙 SICOT（国际矫形及创伤学会）中国部显微外科专委会第3届委员会换届会议上，唐举玉教授任主委，朱庆棠教授等任副主委，我被推荐为名誉主委。祝贺唐举玉主委，祝贺各位副主委、常委、委员。感谢 SICOT 中国部金大地主席，感谢唐主委，感谢各位副主委、常委、委员。

1995年，我参加学术交流时，初次认识 SICOT。2012年，我加入了由邱贵兴院士发起成立的 SICOT 中国部（SICOT China Chapter），并出席了首届 SICOT 中国大会（The First Congress of SICOT in China）。2015年9月17—19日，我有幸出席第36届 SICOT 世界骨科大会（36th SICOT Orthopaedic World Congress），并受邱贵兴院士信任，由金大地

教授推荐参与筹备 SICOT 中国部骨显微（修复）分会、负责 SICOT 中国部骨显微分会场，被推选为首任主委。2017 年 9 月 9—10 日，SICOT 中国部显微（修复）分会与中山大学附属第一医院、《中华显微外科杂志》在广州联合主办“2017 严重肢体创伤综合保肢与功能重建专题研讨会”，并召开第一届 SICOT 中国部显微（修复）分会常委会。

2017 年 11 月 31 日至 12 月 2 日，组织 SICOT 中国部骨显微分会部分委员参加了南非开普敦第 38 届 SICOT 世界骨科大会（12 名代表注册参会）。SICOT 骨显微外科委员会组织的中国骨显微外科专场（由 Marko 教授和顾立强教授共同主持）取得圆满成功，9 名中国代表向各国同行介绍了中国显微外科历史和最新进展（另有 2 位代表在创伤后显微外科重建专场发言），受到国际同行的热切关注，SICOT 骨显微外科委员会主席 Marko 教授高度赞赏中国骨显微外科所取得的成就。会议期间，还得到邱贵兴院士的关心、指导，尤其是金大地教授的大力支持与直接推荐，我们还和 Marko 教授就如何加强中国学者、学术组织与 SICOT 骨显微委员会的合作进行磋商并达成了广泛共识。此次会议为中国骨显微外科走向世界，在国际舞台发挥中国力量奠定了坚实基础。

2018 年 8 月，经 SICOT 有关部门通讯投票，顾立强教授当选 SICOT 骨显微外科委员会共同主席。2018 年 9 月，在太原召开的 2018 SICOT 中国部学术年会上，邱贵兴院士在工作总结中充分肯定 SICOT 中国部骨显微分会学术交流活动。

2018 年 10 月 10—13 日，第 39 届 SICOT 世界骨科大会在加拿大蒙特利尔召开。SICOT 中国部骨显微外科代表团注册 26 人，参会人员 15 人。大会特设中国骨显微外科专场，由 Marko 教授、顾立强教授共同主持。朱庆棠、郑晓菊教授等受邀在大会主会场发言。中国部骨显微外科代表团的热情参与与精彩发言，再次展示了“中国力量”“中国水平”，得到了 SICOT 骨显微外科委员会委员们和与会各国代表的好评。

2018 年 11 月 2—4 日，Marko 教授等 5 位 SICOT 骨显微委员会委员被邀出席第 12 届中华医学会全国显微外科学术大会。2019 年 9 月 8—10 日，5 位 SICOT 骨显微委员会委员被邀出席 2019 中华医学会显微外科学分会严重肢体创伤救治专题研讨会。

2019 年 9 月 8 日，SICOT 中国部显微分会进行第 2 届委员会换届，柴益民教授任主任委员，唐举玉教授任常务副主委，朱庆棠教授任副主委兼秘书长。2019 年 9 月底，在天津召开的 2019 SICOT 中国部学术年会上，邱贵兴院士代表 SICOT 中国部授予顾立强“SICOT 中国部杰出贡献奖”。

2019 年 12 月 4—7 日，在唐举玉、朱庆棠教授带领下，中国骨显微外科代表团出席第 40 届 SICOT 世界骨科大会。朱庆棠教授当选新一届 SICOT 骨显微外科委员会主席。

回顾这些年参与 SICOT 骨显微外科学术活动，我特别感谢关心、鼓励、支持中国骨显微外科有组织走向世界、登上国际一流学术平台的各位前辈、各位朋友，尤其是邱贵兴院士（SICOT 副主席、SICOT 中国部原主席）、金大地教授（SICOT 执行委员、SICOT 中国部主席）、Marko Bumbasirevic 教授（SICOT 执行委员、SICOT 骨显微委员会原主席），及刘小林教授（SICOT 中国部骨显微外科专委会顾问）、朱庆棠教授（SICOT 骨显微委员会主席）等各位同道。感谢中国骨显微外科同道们的付出与支持！

个人体会：要有情怀、有能力，主要指个人业务能力，就是要有较高骨显微外科学术水平，不仅有临床技术特长、能解决疑难重症，而且有一定的科研能力，逐渐形成在骨显微某一方面的特色，在国内、国际本专业领域有影响力；要有担当、集体观，定位准、敢负责、善执行、干成事，对集体（团队、国家）负责、对上级负责，既然是集体行为，要充分发挥同事们的作用，团结一致、民主集中、统一认识、形成合力，多沟通、多商量、多汇报、定目标，积极主动、创造性地完成组织交代的任务，在国际骨显微领域积累在某一方面的国际影响力，自觉维护集体与国家利益。具体工作中善于交流，立足自己学术兼职，积极团结、组织、带领骨显微同道参与国际骨显微学术活动，积极承办本专业国际、国内学术活动，逐渐增加个人与团队的曝光度；结交朋友，就是要多读书、多分享、多交流、多好评（赞美他人，包括“竞争对手”）、多分担、多付出，真心、真诚、真实、真情、真爱；尊重前辈、尊重老师、尊重同道，“走出去、请进来”，“觅知音”，互帮互助、共同进步；“心底无私天地宽”，尊重“对手”、化解“误会”，不给学生留“负资产”（刘小林语）。学术是根，团结是魂！

个人心愿：①联合 SICOT 骨显微外科委员会创办 *Clinical Orthopaedic Microsurgery*（临床骨显微外科英文杂志）；②联合 SICOT 中国部骨显微外科专委会主办“中国显微外科传承创新论坛”；③倡议 SICOT 骨显微外科委员会或 SICOT 中国部骨显微外科专委会，设立“Microsurgery Traveling Fellowship Program in China”，资助致力于骨显微外科事业的国际 SICOT 会员来华在数个骨显微外科中心进行为期三个月的进修学习，共同提高骨显微外科学术水平。

衷心祝愿中国骨显微外科明天更美好！

（顾立强 2021 年 12 月 16 日于广州）

（五）

2022 年 6 月 16—17 日，由《中华显微外科杂志》主办、西安凤城医院承办的“2021 中国显微外科传承与创新论坛”西安站及青年医师病例报告竞赛全国总决赛在西安蓝海风万怡酒店成功举办。为了响应国家疫情防控工作要求，本次会议同时通过网络会议直播的形式在线上召开。刘小林、顾立强、赵德伟、徐永清、唐举玉、赵广跃、王欣、侯建玺、汪华侨等教授，及陕西省郭永明、滕云升、许玉本、宋涛等出席本次会议。顾立强教授和西安凤城医院王保山院长担任大会主席，西安凤城医院手足显微外科病院郑晓菊院长担任执行主席。

6 月 16 日晚上，“2021 中国显微外科传承与创新论坛”西安站举行了青年医师病例报告竞赛，有陕西、浙江、辽宁、内蒙、河南、甘肃等地选手参加，最终决出一等奖 2 名、二等奖 5 名、三等奖 8 名。本次竞赛前五名选手成功入围全国总决赛。6 月 17 日上午的专家讲坛中，刘小林、顾立强、赵德伟、徐永清、唐举玉、王欣、侯建玺、汪华侨等教授授课，郑晓菊院长汇报了西安凤城医院四肢严重创伤急诊一期修复的临床实践、思考与改进。6 月 17 日下午进行“2021 中国显微外科传承与创新论坛”青年医师病例报告竞赛全国总决赛。

“2021 中国显微外科传承与创新论坛”共举行了 9 站专题论坛，各站均设青年医师病例报告竞赛环节。最终，各站 38 位优胜奖青年才俊克服疫情带来的困难汇聚古都西安（另有 12 人因故放弃），角逐总决赛桂冠。竞赛评审团组成：刘小林（主席）、顾立强、徐永清、唐举玉、朱庆棠（因山洪抢险请假）、芮永军（因疫情防控请假）、王欣、赵广跃、侯建玺、郭永明、许玉本、宋涛、欧学海、郑晓菊、汪华侨。评审团评审工作原则：各自打分、综合评分、现场公布（方法：去掉一个最高分、一个最低分，计平均分；按得分高低排名）。二位监票员滕云升、刘刚义主任现场全程监督。

总决赛分两轮进行：第一轮为视频参赛形式。时长 3 min，遴选出 15 名优胜者进入第二轮现场竞赛（第一轮视频比赛进入前 15 名内，但又不在现场不能继续进行第二轮现场比赛的，组委会设“特别奖”；由此出现的空缺由第 16 名及以后选手依次替补进入第二轮现场比赛）；第二轮为现场竞赛形式，要求参赛选手进行现场 PPT 汇报并回答评委提问。汇报限时 5 min，回答问题 1 min。奖项设置：一等奖 2 名、二等奖 5 名、三等奖 8 名，特别奖若干名，优胜奖若干名；颁发获奖证书、纪念品等各一份。《中华显微外科杂志》编辑部常湘珍编辑主持因故未到现场的参赛选手抽签仪式（现场二位嘉宾代为抽签）并现场直播，以体现公平、公正、公开。《中华显微外科杂志》编辑部主任汪华侨教授主持全国总决赛，中华医学会显微外科学分会徐永清候任主委等作现场点评，评审团主席刘小林教授作总结致辞。

经过两轮激烈比拼，最终决出一等奖 2 名（西安凤城医院郑宇棋、湖北医药学院附属太和医院文科）、二等奖 5 名、三等奖 8 名、特别奖 9 名、优胜奖 14 名。按比赛规则，总决赛一、二等奖病例报告将陆续刊登于 2022 年《中华显微外科杂志》，获奖者优先纳入下一届《中华显微外科杂志》特约青年编委候选人。祝贺他们在各自单位学术带头人的指导下，传承创新、敢担重任，诊治了一例例高难度伤病疾患，完成了具有国际水准的显微修复重建手术。从他们身上，我们看到了显微外科事业的未来希望。

（顾立强 2022 年 6 月 17 日于西安）

论 坛 图 片

热烈欢迎参加中国显微外科传承与创新论坛的各位专家莅临酒店

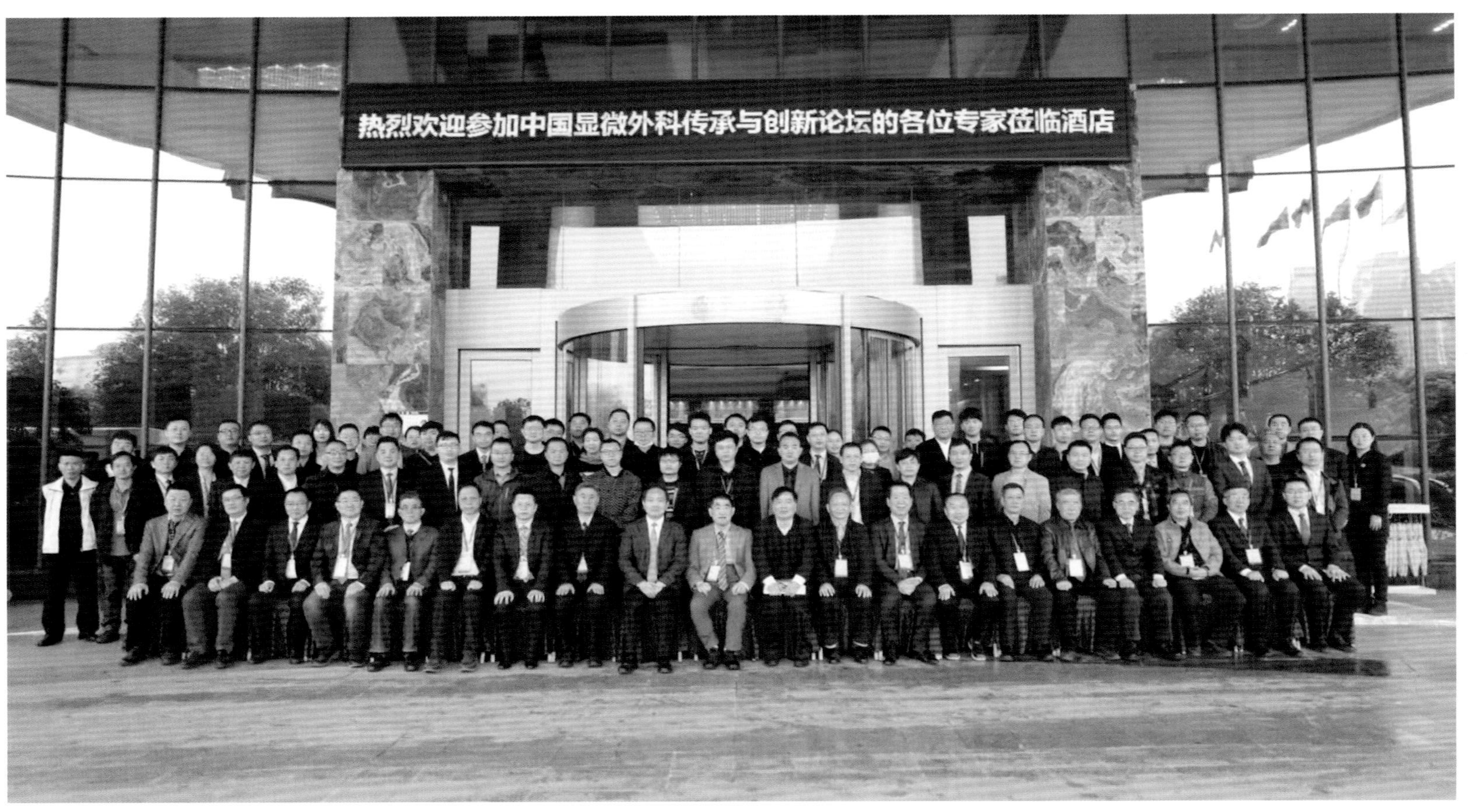

2021中国显微外科传承与创新论坛张家界站（2021年4月10日）

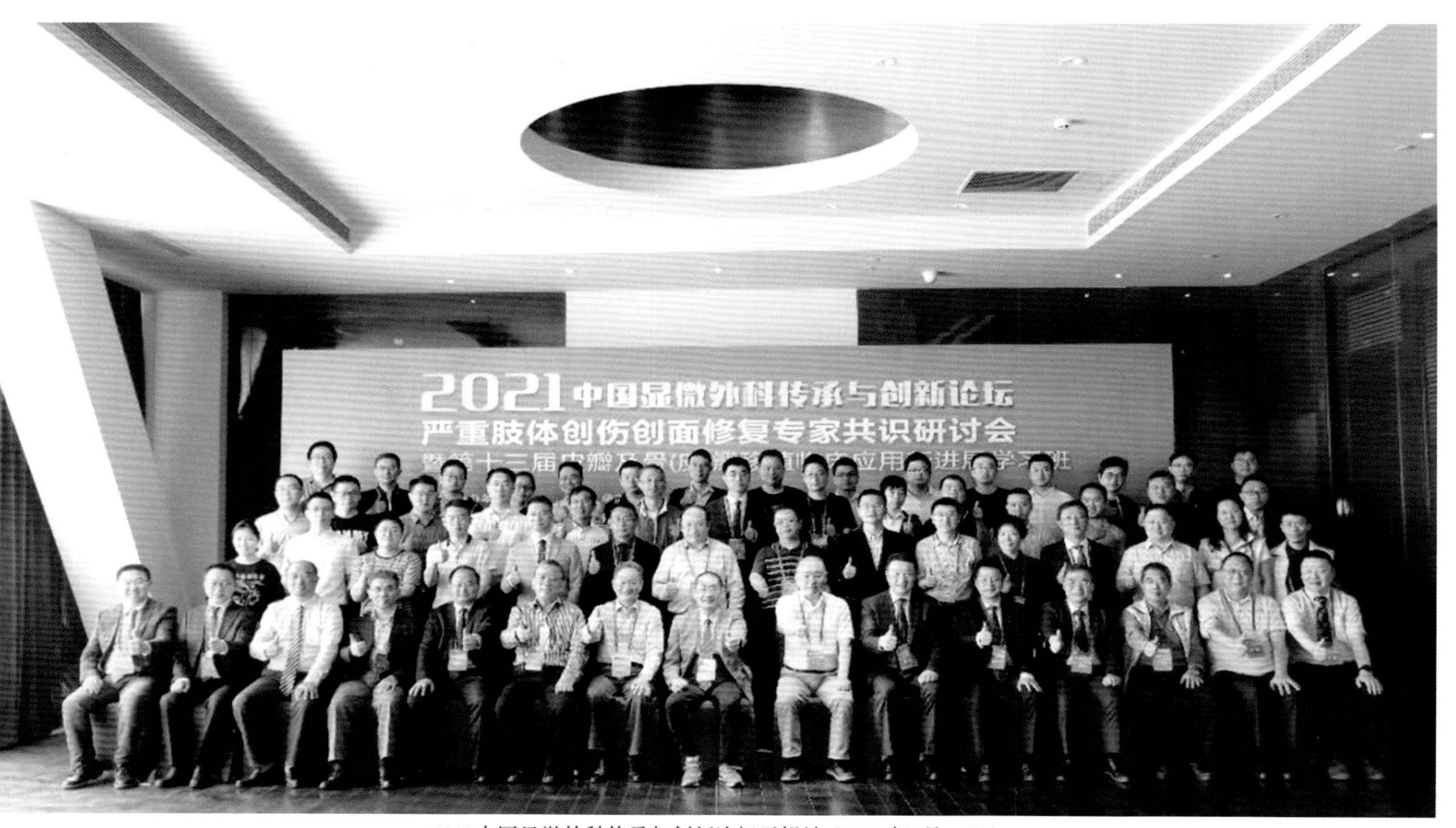

2021中国显微外科传承与创新论坛无锡站（2021年5月15日）

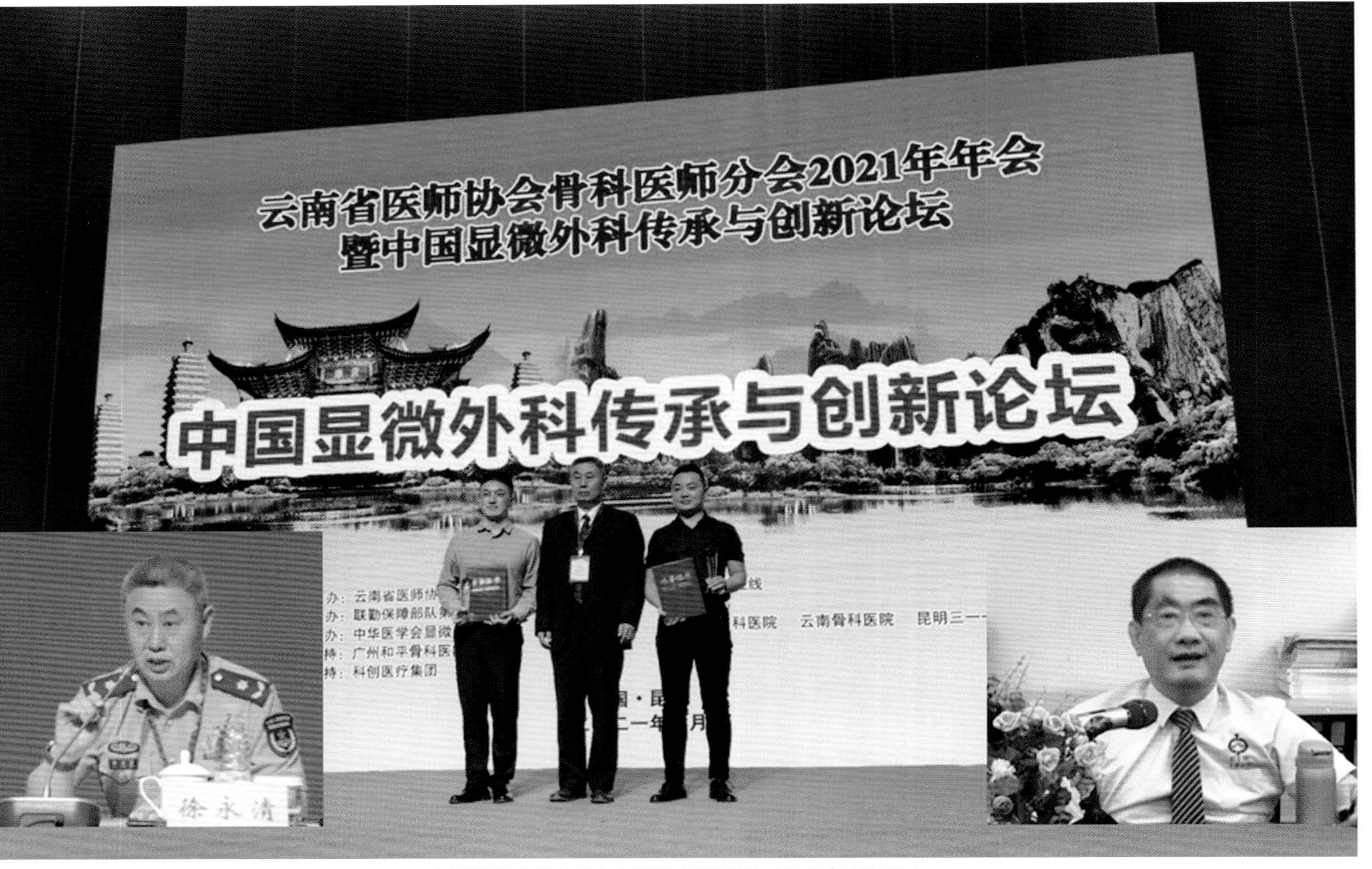

2021中国显微外科传承与创新论坛昆明站（2021年6月5日）

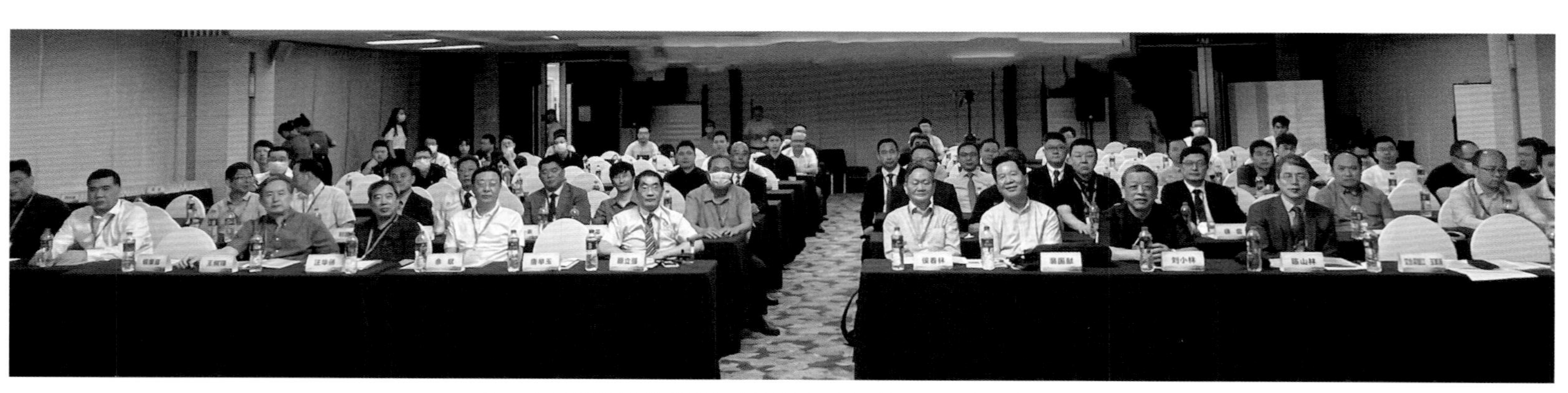

2021中国显微外科传承与创新论坛武汉站（2021年7月10日）

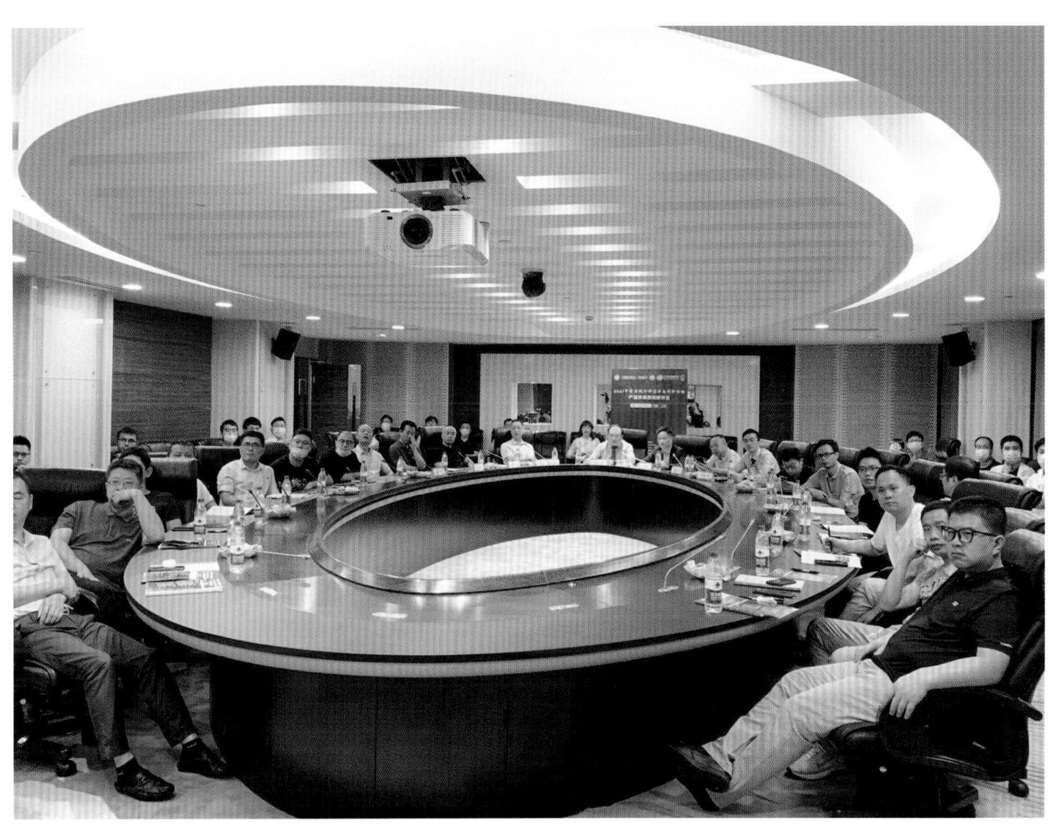

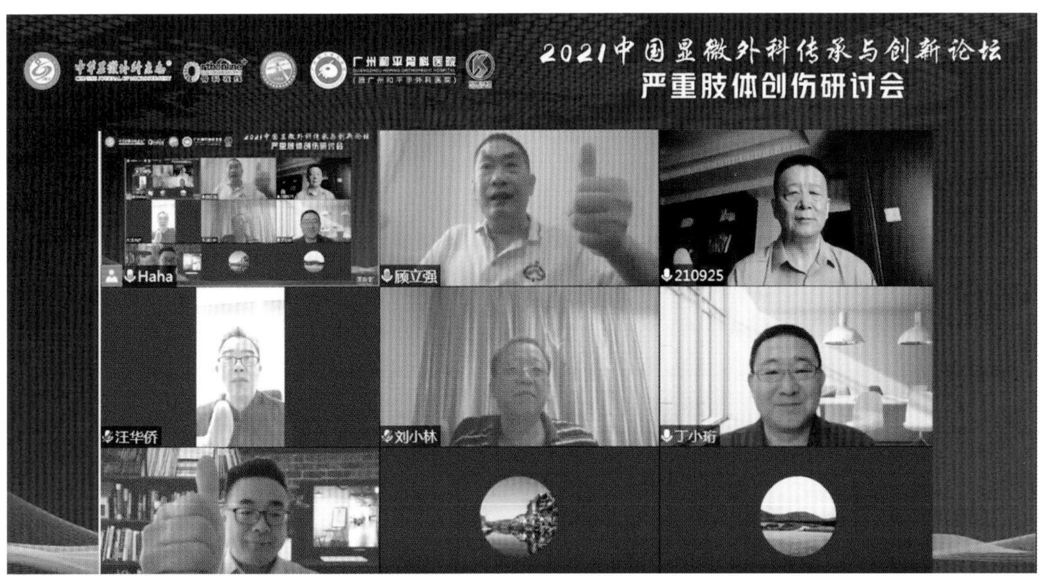

2021中国显微外科传承与创新论坛上海站（2021年9月25日）

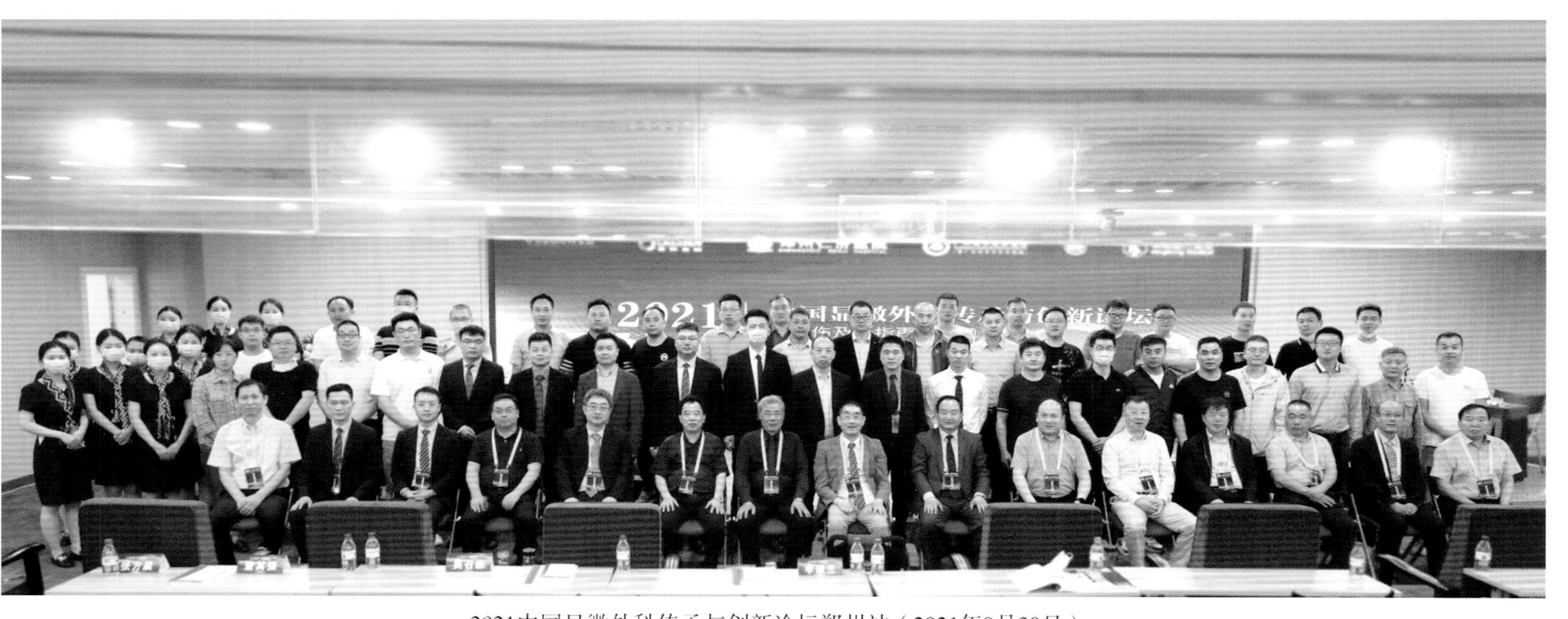

2021中国显微外科传承与创新论坛郑州站（2021年9月30日）

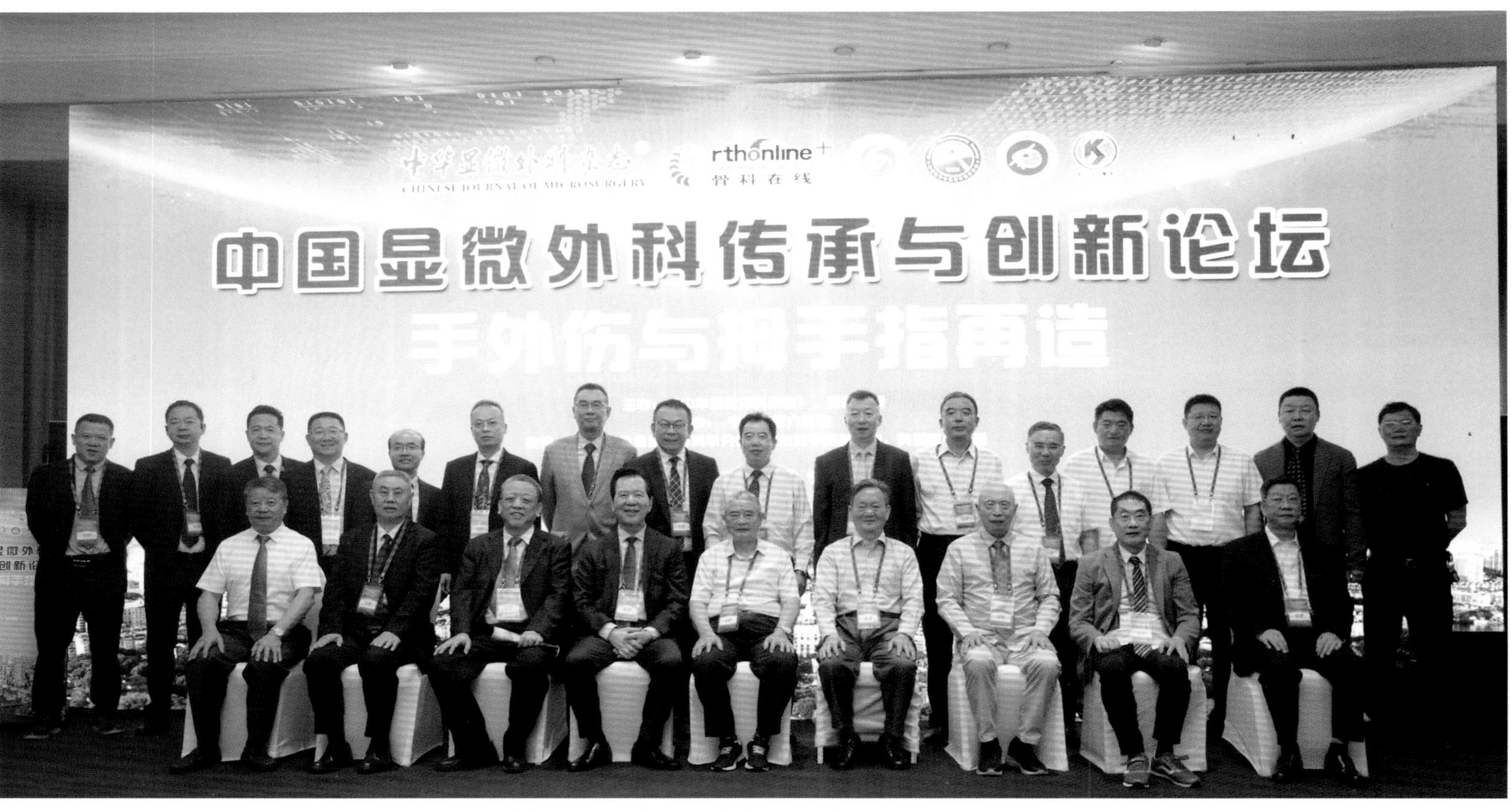

2021中国显微外科传承与创新论坛宁波站（2021年10月9日）

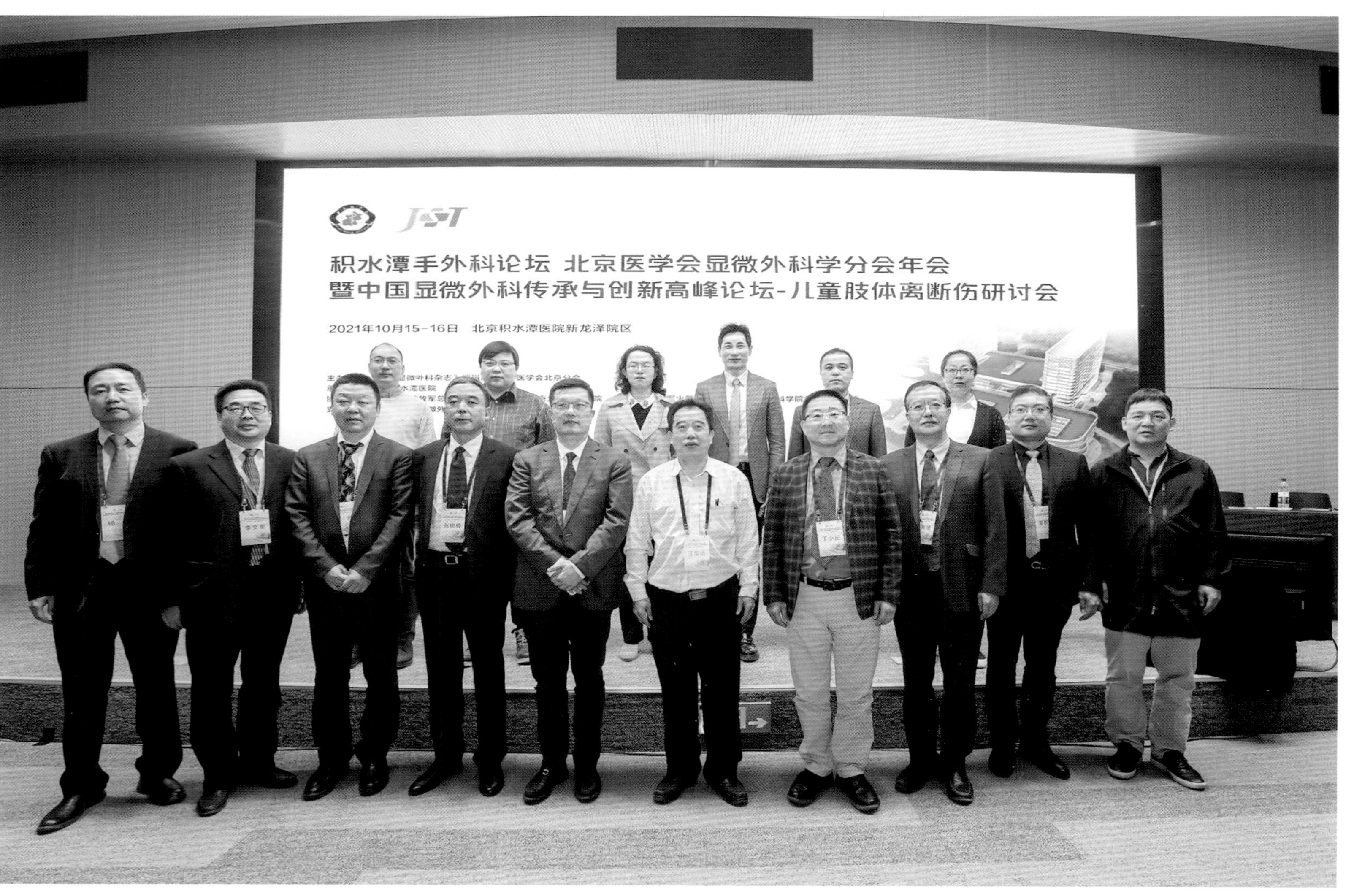

2021中国显微外科传承与创新论坛北京站（2021年10月16日）

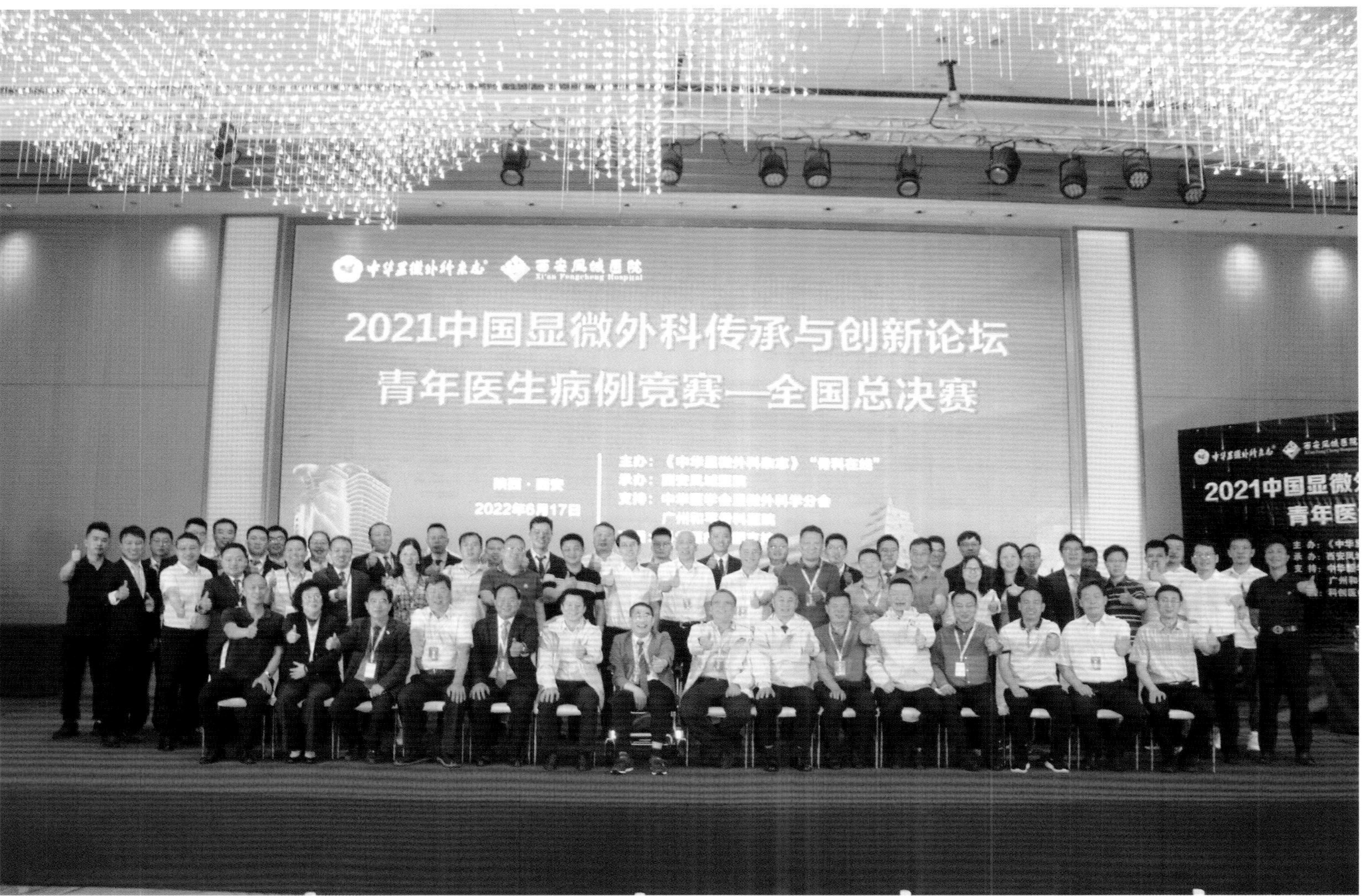

2021中国显微外科传承与创新论坛西安站（2022年6月17日）

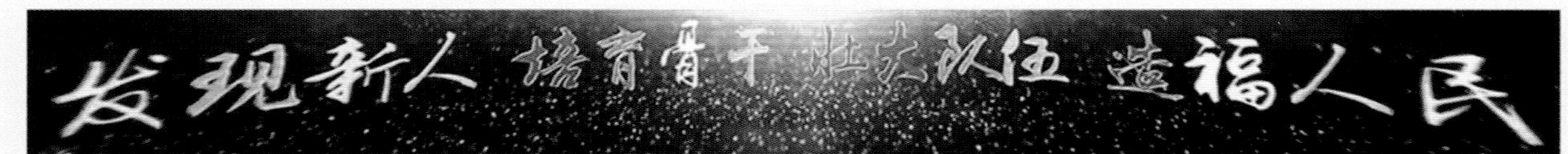

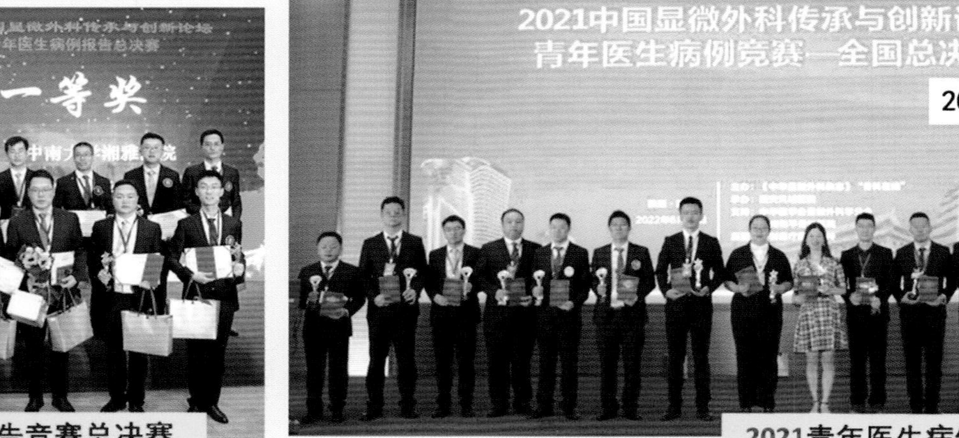

按比赛规则，总决赛获一、二等奖的病例报告将优先刊登于《中华显微外科杂志》，获奖者优先纳入下一届《中华显微外科杂志》特约青年编委候选人。2021年起，获三等奖的病例报告，杂志也约稿发表。

2020及2021中国显微外科传承与创新论坛青年医生病例报告全国总决赛获奖选手合影